Walter Baumgartner (Hrsg.)

Klinische Propädeutik der inneren Krankheiten und Hautkrankheiten der Haus- und Heimtiere

Walter Baumgartner (Hrsg.)

Klinische Propädeutik der inneren Krankheiten und Hautkrankheiten der Haus- und Heimtiere

5., aktualisierte Auflage

Mit 103 Abbildungen und 35 Tabellen

Unter Mitarbeit von
Cornelia J. Ketz Riley · Gerd Schlerka · Maximilian Schuh
Gerald Schusser · Alexandra Scope · Johann Thalhammer
Andrea Tipold · Lore Vasicek

Parey Buchverlag Berlin 2002

Parey Buchverlag im
Blackwell Wissenschafts-Verlag GmbH
A Blackwell Publishing Company
Kurfürstendamm 57, 10707 Berlin
Firmiangasse 6, 1130 Wien

Blackwell Science Ltd
Osney Mead, Oxford, OX2 0EL, UK

Blackwell Science, Inc.
350 Main Street, Malden
MA 02148 5018, USA

Blackwell Science, Asia Pty
54 University Street, Carlton
Victoria 3053, Australien

Anschrift des Herausgebers:
Prof. Dr. med. vet. Walter Baumgartner
Veterinärmedizinische Universität Wien
II. Medizinische Universitätsklinik für Klauentiere
Veterinärplatz 1
1210 Wien, Österreich

Gewährleistungsvermerk
Die Medizin ist eine Wissenschaft mit ständigem Wissenszuwachs. Forschung und Weiterentwicklung klinischer Verfahren erschließen auch gerade in der Pharmakotherapie veränderte Anwendungen. Der/die Verfasser/in dieses Werkes haben sich intensiv bemüht, für die verschiedenen Medikamente in den jeweiligen Anwendungen exakte Dosierungshinweise entsprechend dem aktuellen Wissensstand zu geben. Diese Dosierungshinweise entsprechen den Standardvorschriften der Hersteller. Verfasser und Verlag können eine Gewährleistung für die Richtigkeit von Dosierungsangaben dennoch nicht übernehmen. Dem Praktiker wird dringend empfohlen, in jedem Anwendungsfall die Produktinformation der Hersteller hinsichtlich Dosierungen und Kontraindikationen entsprechend dem jeweiligen Zeitpunkt der Produktanwendung zu beachten.

Die Deutsche Bibliothek – CIP-Einheitsaufnahme

Klinische Propädeutik der inneren Krankheiten und Hautkrankheiten der Haus- und Heimtiere : mit 35 Tabellen / Walter Baumgartner (Hrsg.). Unter Mitarb. von Cornelia J. Ketz Riley ... – 5., aktualisierte Aufl. – Berlin : Parey, 2002
ISBN 3-8263-3427-2

1.–3. Aufl.: Walter Jaksch/Erich Glawischnig. Klinische Propädeutik der inneren Krankheiten und Hautkrankheiten der Haus- und Heimtiere.
Verlag Paul Parey, Berlin und Hamburg
4. Aufl.: 1999, Blackwell Wissenschafts-Verlag, Berlin · Wien

E-mail: parey@blackwis.de
Internet: http://www.blackwell.de

ISBN 3-8263-3427-2 · Printed in Germany

Einbandgestaltung: unter Verwendung von Abbildungen aus dem vorliegenden Buch
Satz und Repro: Type-Design, Berlin
Druck und Bindung: druckhaus köthen, Köthen/Anhalt

Gedruckt auf chlorfrei gebleichtem Papier

Vorwort zur fünften Auflage

Die rege Nachfrage nach der 4. Auflage ermöglichte es uns, eine 5., aktualisierte Auflage bereitzustellen. Die alte Auflage wurde hierfür an einigen Stellen überarbeitet und den neuen Erkenntnissen angepaßt. Das bewährte Konzept wurde beibehalten. Diese Neuauflage liefert den Studierenden der Veterinärmedizin sowie den praktizierenden Tierärzten wie bisher das Basiswissen für die klinische Untersuchung von Haus- und Heimtieren.

Wien, im Januar 2002 *Walter Baumgartner*

Vorwort zur vierten Auflage

Die „Klinische Propädeutik der inneren Krankheiten und Hautkrankheiten der Haus- und Heimtiere" erscheint in ihrer 4., neubearbeiteten und erweiterten Auflage. In der Herausgeber- und Autorenschaft ist ein Wechsel eingetreten. Nach dem Ausscheiden des bisherigen Herausgebers, Prof. Dr. E. Glawischnig, übernahm Prof. Dr. W. Baumgartner die Neuauflage des Buches. Neben den bewährten Mitautoren konnten für die Bereiche „Schwein" Herr Prof. Dr. M. Schuh, „Kleintiere" und „Nervensystem" Herr Prof. Dr. J. Thalhammer, „Heimtiere" Frau Dr. C. Ketz Riley und „Ziervögel" Frau Dr. A. Scope gewonnen werden.

Die exakte klinische Untersuchung stellt nach wie vor die wesentliche Grundlage für die Erstellung von Krankheitsdiagnosen dar. Auf Labor- und Spezialuntersuchungen sollte jedoch nicht verzichtet werden, weshalb auch die bildgebende Diagnostik in dieser Auflage Berücksichtigung fand.

Um den Umfang des Buches nicht unnötig zu vergrößern, wurde in weiten Teilen die bisherige tierartenübergreifende Beschreibung beibehalten, obwohl den Autoren bewußt ist, daß zukünftig den Tierarten weitaus mehr Bedeutung zukommen wird als den bisher im Vordergrund stehenden Disziplinen. In größerem Umfang wurden Erweiterungen, Änderungen und Ergänzungen vorgenommen (z. B. Trennung Geflügel und Ziervögel; neue Checklisten für Herdenuntersuchung; genauere Beschreibung der physiologischen Befunde; neurologischer Untersuchungsgang; eigenes Kapitel für Heimtiere u. a.).

Den Mitautoren, Klinikmitarbeitern, Freunden und Kritikern (also allen, die geholfen haben, das Buch zusammenzustellen) gebührt mein besonderer Dank für wertvolle Ratschläge, Korrekturlesen und Durchsicht einzelner Abschnitte. Herr Prof. Dr. J. Troxler leistete einen wertvollen Beitrag zu den Abschnitten Tierhaltung und Tierschutz. Insbesondere sei meiner Sekretärin, Frau S. Kolb, für den unermüdlichen Einsatz beim Schreiben der Manuskripte ausdrücklich gedankt.

Herrn Dr. A. Müller vom Blackwell Wissenschafts-Verlag danke ich für die ausgezeichnete Zusammenarbeit sowie für die sorgfältige Ausstattung des Buches.

Die „Klinische Propädeutik" sollte den Studierenden der Veterinärmedizin als brauchbare Hilfe zum Erlernen der klinischen Untersuchungsmethoden dienen. Des weiteren hoffen wir, den Anforderungen der praktizierenden Tierärzte Rechnung zu tragen.

Für das Autorenteam

Wien, im August 1999 *Walter Baumgartner*

Vorwort zur ersten Auflage

Die letzte Auflage der klassischen „Einführung in die klinische Diagnostik der inneren Erkrankungen und Hautkrankheiten der Haustiere" von Prof. Dr. *David Wirth* ist vor mehr als 25 Jahren erschienen. Während dieser Zeit haben die Landwirtschaft und die Veterinärmedizin so umfangreiche Entwicklungen und Veränderungen erfahren, daß man vielfach mit neuen Methoden und einer anderen Mentalität an die Untersuchung und Behandlung von Tieren und die Diagnose von deren Krankheiten herangehen muß. Die moderne Intensivtierhaltung stellt den Tierarzt vor Probleme, die früher zumindest in Europa größtenteils unbekannt waren. Mit der zum Teil daraus resultierenden Entwicklung der diagnostischen Hilfswissenschaften macht sich außerdem ein Trend zur Mißachtung oder Vernachlässigung von klinischen Untersuchungsmethoden bemerkbar bzw. glaubt man, im Gegensatz zu den „exakten" theoretischen Wissenschaften klinische Symptome mehr oder weniger „gefühlsmäßig" erkennen, beurteilen und interpretieren zu können. Befunde werden häufig in konversatorischer Form niedergelegt und bedeuten unter Umständen von Tierarzt zu Tierarzt Verschiedenes. Es beginnt sich eine „Fachsprache" zu entwickeln, die zum Teil bereits im deutschen Sprachgebiet nicht mehr einheitlich ist.

Das vorliegende Buch, das bewußt auf der schon ein Jahrhundert alten klinischen Methodologie der Wiener medizinischen und veterinärmedizinischen Schule fußt und aufgrund der Erfahrungen einer nahezu 25jährigen Lehrtätigkeit der Autoren erarbeitet worden ist, sucht diesen Anforderungen gerecht zu werden. Vor allem wurde dem Rind, den kleinen Wiederkäuern, dem Schwein und dem Geflügel großer Raum gewidmet und versucht, eine diagnostische Breite wie beim Pferd und beim Hund zu erreichen. Auch die Stuben- und Ziervögel sowie die wichtigsten Pelztierarten wurden berücksichtigt. Erstmalig wurde in einer klinischen Propädeutik auf die ganz anders gearteten diagnostischen Techniken in der modernen Intensivtierhaltung, insbesondere beim Schwein und Geflügel, eingegangen. Der Beurteilung der Umweltverhältnisse, die für die Entstehung von Krankheiten in derartigen Betrieben oft ausschlaggebend sind, wurde ebenso breiter Raum gewidmet wie den klassischen diagnostischen Methoden unmittelbar am Tier. Die damit erhobenen Befunde am gesunden Tier und deren pathologischen Abweichungen werden soweit wie möglich in einer normierten Fachsprache beschrieben, die für die Studierenden der Wiener Kliniken verbindlich ist und die, wie wir hoffen, auch im übrigen deutschen Sprachraum zur

Vereinheitlichung der Befundbeschreibung beitragen soll. Um das Verständnis für das Krankheitsgeschehen zu erleichtern, wurde soweit wie möglich für jedes Symptom die pathophysiologische Grundlage, d. h. also der Mechanismus seines Zustandekommens, ausführlich dargestellt.

Wir sind mit *Wirth* der Meinung, daß im klinischen Unterricht zunächst grundsätzlich allgemeines Verständnis für das Fachgebiet geweckt und ein allgemeiner Überblick gegeben werden soll und daß dann erst auf dieser Grundlage die ins einzelne gehende gründliche Ausbildung erfolgen soll. Das Erlernen des „medizinischen Denkens" aber auf der Basis einer exakten und nahezu handwerksmäßig penibel ausgeübten Untersuchungstechnik (Untersuchungsgang) erscheint uns wesentliche Grundlage einer guten klinischen Ausbildung zu sein.

Die beiden Autoren können mit Stolz und Freude mitteilen, daß sowohl Prof. Dr. DDr. h. c. *David Wirth,* ehem. Vorstand der Medizinischen Klinik der Tierärztlichen Hochschule Wien, als auch Prof. Dr. DDr. h. c. *Karl Diernhofer,* ehem. Vorstand der Buiatrischen Klinik der Tierärztlichen Hochschule Wien, das Unternehmen begrüßt und gutgeheißen haben. Wir hoffen, ein Buch vorgelegt zu haben, das nicht nur den Studierenden beim Erwerb veterinärmedizinischer Kenntnisse unterstützt, sondern auch dem praktizierenden Tierarzt Rat und Hilfe in seiner täglichen Arbeit gibt und alles beinhaltet, was er unmittelbar am Patienten bzw. im landwirtschaftlichen Tier-Produktionsbetrieb benötigt.

Die beiden Verfasser sind Herrn Prof. Dr. *H.-Ch. Löliger,* Bundesforschungsanstalt für Kleintierzucht Celle, für seine Ratschläge bei der Abfassung des Abschnittes über die Pelztiere zu großem Dank verpflichtet.

Der Dank der Verfasser gilt ebenso Herrn Prof. Dr. *B. Vollmerhaus,* Institut für makroskopische Anatomie der Tiere der Universität München, der Frau *Li Körner* bei der Erstellung der Zeichnungen fachlich unterstützte. Frau *Li Körner,* München, gilt unser Dank für das geduldige Eingehen auf unsere Wünsche bei den Zeichnungen.

Wien, im Herbst 1975 *Walter Jaksch/Erich Glawischnig*

Autorenverzeichnis

Prof. Dr. med. vet.
Walter Baumgartner
Veterinärmedizinische Universität Wien
II. Medizinische Universitätsklinik für
Klauentiere
Veterinärplatz 1
1210 Wien
Österreich

Dr. med. vet. Cornelia J. Ketz Riley
Kansas State University
College of Veterinary Medicine
Dept. of Clinical Sciences
1800, Denison Avenue
Manhattan, KS 66506-5606
USA

Dr. med. vet. Gerd Schlerka
Veterinärmedizinische Universität Wien
II. Medizinische Universitätsklinik für
Klauentiere
Veterinärplatz 1
1210 Wien
Österreich

Prof. Dr. med. vet.
Maximilian Schuh
Veterinärmedizinische Universität Wien
II. Medizinische Universitätsklinik für
Klauentiere
Veterinärplatz 1
1210 Wien
Österreich

Prof. Dr. med. vet.
Gerald Schusser
Universität Leipzig
Veterinärmedizinische Fakultät
Medizinische Tierklinik
An den Tierkliniken 11
04103 Leipzig
Deutschland

Dr. med. vet. Alexandra Scope
Veterinärmedizinische Universität Wien
Universitätsklinik für Geflügel
Veterinärplatz 1
1210 Wien
Österreich

Prof. Dr. med. vet.
Johann Thalhammer
Veterinärmedizinische Universität Wien
I. Medizinische Universitätsklinik für
Einhufer und Kleintiere
Veterinärplatz 1
1210 Wien
Österreich

Prof. Dr. med. vet. Andrea Tipold
Tierärztliche Hochschule Hannover
Klinik für kleine Haustiere
Bischofsholer Damm 15
30173 Hannover
Deutschland

Prof. Dr. med. vet. Lore Vasicek
Veterinärmedizinische Universität Wien
Universitätsklinik für Geflügel
Veterinärplatz 1
1210 Wien
Österreich

Inhaltsverzeichnis

Einleitung

1

Krankheiten bei Tier und Mensch werden nach *Wirth* „aufgrund von besonderen Veränderungen des Lebenszustandes erkannt". Diese Abweichungen vom physiologischen Zustand sind die Krankheitserscheinungen oder **Symptome.** Man unterscheidet *subjektive Symptome* („symptoms" der Angelsachsen), die der Patient fühlt und dem Arzt mitteilt, und *objektive Symptome* („signs" der Angelsachsen), die der Arzt ohne Beeinflussung durch den Patienten feststellt. Da den Tieren die Mitteilungsfähigkeit für subjektive Empfindungen in der Regel fehlt, hat es der Tierarzt vorwiegend mit objektiv zu erhebenden Symptomen zu tun. Voraussetzung für die Erkennung derartiger Abweichungen von der Norm sind Kenntnisse des physiologischen Zustandes bzw. des physiologischen Verhaltens der betreffenden Tierart, die aber auch von der Umwelt, einschließlich des Trainings und der Abrichtung, beeinflußt werden. Wird unter Berücksichtigung dieser Verhältnisse aus den Abweichungen von der Norm eine Krankheit festgestellt, so bezeichnet man das als **„Stellen einer Diagnose"** oder „diagnostizieren".

Die zu einer Diagnose führenden *Denkvorgänge* lassen sich zwanglos den Stufen einer wissenschaftlichen Analyse des Denkaktes zuordnen. Dabei kann man mehr oder weniger deutlich 5 logisch unterschiedliche Stufen erkennen:

1. Auftreten einer Schwierigkeit; 2. Lokalisieren und Präzisieren dieser Schwierigkeit; 3. Ansatz einer möglichen Lösung; 4. Logische Entwicklung der Konsequenzen des Ansatzes, und 5. die weitere Beobachtung bzw. das experimentelle Vorgehen führen zur Annahme oder Ablehnung dieser Hypothesen, d. h. der Denkprozeß findet seinen Abschluß, indem man sich für oder wider die bedingt angenommene Lösung entscheidet.

Auf das Diagnostizieren übertragen bedeutet dies, daß wir zunächst einmal die Abweichung von der Norm als Auftreten einer Schwierigkeit erkennen können und bei unserem diagnostischen Unternehmen zu lokalisieren und zu präzisieren haben. Als mögliche Lösung sind dann die Krankheitserscheinungen entweder einem bekannten Modell zuzuordnen, oder es ist zumindest die Funktionsstörung zu erkennen. Schließlich ist durch weitere Beobachtungen oder durch ein experimentelles Vorgehen (Therapie) die Richtigkeit unserer Hypothese über die Art der Krankheit zu überprüfen. Dieser Vorgang hat sich von Tag zu Tag zu wiederholen und die Hypothese (= Diagnose) ist zu korrigieren, wenn die Entwicklung der Symptome nicht mehr mit ihr im Einklang steht.

Alles dies ist letzten Endes nichts anderes als das sogenannte „medizinische Denken" und verläuft bei einem erfahrenen Praktiker vielfach intuitiv bzw. zum Teil unbewußt.

Das Ingangsetzen des Denkprozesses beim Diagnostizieren erfolgt durch den Nachweis einer Abweichung von der Norm (= Schwierigkeit), d. h. der *Feststellung eines oder mehrerer Symptome.* Voraussetzung hierfür ist einerseits die Ausschöpfung möglichst vieler diagnostischer Möglichkeiten und andererseits die Erwerbung der technischen Fähigkeiten, überhaupt eine Abweichung von der Norm zu erkennen. Für den ersten Zweck hat sich der Untersuchende eines **„Untersuchungsganges"** oder – insbesondere in der Intensivtierhaltung mit ihren vielen technisch bedingten Umweltfaktoren – einer **„Check-Liste"** zu bedienen, die verhindern, daß er eine Untersuchungsmethode oder einen Untersuchungspunkt übersieht. Die meisten *Fehldiagnosen* kommen nicht so sehr durch ein technisches oder empirisches (mangelnde Erfahrung) Unvermögen bzw. falsche Denkvorgänge zustande, sondern einfach dadurch, weil vergessen wird, eine Reihe von diagnostischen Möglichkeiten auszuschöpfen. Bezüglich der **technischen Voraussetzungen für die Erkennung eines Symptoms** ist aber zu sagen, daß eine klinische Medizin ohne Empirie nicht möglich ist. Neben dem Üben der technischen Fertigkeiten bei diagnostischen Handlungen ist die Schulung der Beobachtungsgabe wichtige Aufgabe des klinischen Unterrichtes. Nur die Erfahrung oder die Unterweisung durch einen Erfahrenen wird die richtige Beurteilung der gefundenen Veränderungen ermöglichen, und auch das vorliegende Buch kann keinesfalls den praktischen klinischen Unterricht ersetzen.

Die nächste Stufe ist die *richtige Deutung einer Abweichung von der Norm,* d. h. das Lokalisieren und Präzisieren der oben erwähnten Schwierigkeit, die den Denkprozeß in Gang gesetzt hat. Hierzu sind für den Internisten neben morphologischen Kenntnissen vor allem solche der Physiologie, Physik und Biochemie unserer Haustiere notwendig, aber auch der Umweltfaktoren. *Jedes Symptom ist im Prinzip ein physiologischer Vorgang, der nur quantitativ, qualitativ oder zeitlich von der Norm abweicht.* Allgemeine Pathologie bzw. Pathophysiologie erklären das Zustandekommen dieser Abweichungen und sind daher wichtige Bestandteile der klinischen Tätigkeit.

Als nächsten Punkt hat der Untersucher die verschiedenen Symptome zu korrelieren und ihre gegenseitige Unabhängigkeit oder Abhängigkeit, vielfach im Wege des Ausschlusses, zu prüfen, um zur dritten Stufe, nämlich dem Ansatz einer möglichen Lösung (= Diagnose) zu kommen. Ist ein Symptom nur auf eine bestimmte Krankheit zurückzuführen, so wird es *pathognomonisches* (krankheitsbezeichnendes) *Symptom* genannt. In den meisten Fällen ist es nicht möglich, gleich eine bestimmte Diagnose zu stellen, d. h. nicht nur das Organ oder den Sitz der Krankheit, sondern auch die Ursache und die Art der Erkrankung festzustellen. Oft ist es überhaupt nicht möglich, festzustellen, welches Organ krank ist und was die Ursache davon ist. In solchen Fällen spricht man von *symptomatischer Diagnose,* d. h. es wird nur ein bestimmtes prägnantes Symptom als Diagnose angeführt. Mitunter ist es möglich, eine Funktionsstörung eines oder mehrerer Organe festzustellen, ohne die genaue Art der betreffenden Organkrankheit nachzuweisen, dies ist eine *Funktionsdiagnose.* Läßt sich die Krankheit in einem bestimmten Organ lokalisieren, dann spricht man von *Organdiagnose,* und nur wenn nicht nur eine Organlokalisation, sondern auch einwandfrei die Ursache und die Art der Erkrankung (Entzündung, Degeneration) festgestellt wurden, *von ätiologischer Diagnose.* Ist die Krankheit nicht mit Sicherheit zu erkennen, so stellt man eine *vorläufige* oder *Verdachtsdiagnose.* Das Diagnostizieren hat zwei Aspekte; einerseits soll gesagt werden, was nicht vorliegt: *Diagnose per exclusionem,* und andererseits, was tatsächlich vorliegt: *affirmative Diagnose.* Das Abwägen und Ausschließen der verschiedenen Möglichkeiten wird als **Differentialdiagnose** bezeichnet.

Wir sehen immer wieder, daß klassische Krankheitsbilder heute nicht mehr „lehrbuchmäßig" auftreten, sondern daß Symptomatologie und Verlauf verschwimmen und auch ihre Ätiologie komplexer wird. Wesentlich ist es, aufgrund der pathophysiologischen Kenntnisse über die Grundlagen einer Krankheitserscheinung zumindest zu einer *Funktionsdiagnose* zu kommen, da dann in vielen Fällen schon therapeutisch eingegriffen werden kann.

Die **sogenannten Umweltfaktoren** (Stressoren) wirken sich vor allem in der **Intensivtierhaltung,** also bei Schweinen, beim Geflügel, bei Pelztieren und gewissen Versuchstieren aus. Die Beeinflussung erfolgt vor allem über das Hypophysen-Nebennierenrinden-System, und das Selyesche Adaptationssyndrom bzw. die dieses auslösenden Stressoren haben besondere Bedeutung erlangt. Dabei spielen auch „psychische" Faktoren eine Rolle, und zwar nicht nur bei hochentwickelten Tierarten, sondern z. B. auch beim Geflügel. Vielfach ist nicht mehr der Erreger die ausschlaggebende Ursache eines Krankheitssyndroms, sondern es sind die Umstände, die ihn wirksam werden ließen.

Die *Intensivtierhaltung* bedingt eine *technische Umstellung bei der Gewinnung der Symptome.* Der Diagnostiker hat sich statt mit einem Patienten mit einem Bestand oder einer Herde auseinanderzusetzen und muß sich die Symptome in dieser Einheit zusammensuchen, so daß bei der Wertung eines Symptoms auch dessen Häufigkeit im Bestand eine Rolle spielt. Außerdem muß der Tierarzt betriebswirtschaftliche, soziologische, ökologische und andere, das Krankheitsgeschehen der Tiere beeinflussende außermedizinische Faktoren berücksichtigen und die entsprechenden Kenntnisse aufweisen.

Schließlich hat der Untersucher die *Richtigkeit seiner Diagnose* an Hand des Krankheitsverlaufes, bei den Infektionskrankheiten unter Berücksichtigung der Epidemiologie (des Seuchenverlaufes in einem großen Gebiet) bzw. aufgrund des Erfolges seiner Therapie oder seiner Bekämpfungsmaßnahmen, zu *kontrollieren* und eventuell zu ändern. Er hat also nicht nur eine Bestätigung der Lösung seines logischen Denkvorganges zu suchen, sondern er hat auch diese Lösung dauernd in Frage zu stellen. Hier spielt der *Zeitfaktor* im weiteren Sinne eine Rolle. Es kommt nicht nur auf das Zusammenspiel der Symptome zu einem bestimmten Untersuchungszeitpunkt an, sondern auch auf die Änderung des Musters der Symptome im Verlauf mehrerer Tage und Wochen, die in manchen Fällen erst zu einer Diagnose führt.

Die für die einfache klinische Untersuchung herangezogenen Methoden werden mit Hilfe unserer Sinnesorgane vorgenommen.

Mit Hilfe der **Adspektion** (Besichtigung) werden die Körperoberfläche und die von außen sichtbaren Körperöffnungen und Organe untersucht. Durch Zuhilfenahme einer Lupe können dabei auch feinere Veränderungen wahrgenommen werden. Die **Inspektion** (innere Besichtigung) von Körperhöhlen oder Körperhöhlenöffnungen erfolgt mit freiem Auge oder unter Zuhilfenahme von Instrumenten (Endoskope, Spekula).

Mit Hilfe der **Palpation** (Betastung) kann man sowohl die Körperoberfläche als auch das Innere von Körperhöhlen bzw. unter der Haut oder in bestimmten Hohlorganen liegende Organe untersuchen (äußere und innere Palpation).

Durch die **Perkussion** (Beklopfen) werden mit Luft oder Gas gefüllte Organe untersucht und aus den Schalländerungen auf den Luft- oder Gasgehalt geschlossen (Lunge, Nebenhöhlen des Kopfes, Pansen, Labmagen, Blinddarm, Haut).

Durch **Auskultation** (Behorchen) werden Organe, die sich bewegen (Herz, Darm, Pansen) bzw. in denen Flüssigkeit oder Luft strömt (Lunge, Herz), untersucht.

Das *Feststellen von Gerüchen* (Ausatmungsluft, Körperausscheidungen und Ausdünstungen) hat nur in speziellen Fällen diagnostische Bedeutung.

Einfache **besondere Untersuchungen** sind das Abwiegen zur *Körpermassebestimmung*, das Abmessen zur *Größenbestimmung*, Bestimmung der Rückenfettdicke sowie die Benotung durch das „Body Condition Scoring".

Mit Hilfe von **Probepunktionen** werden Flüssigkeiten aus den Körperhöhlen oder Körpergeweben gewonnen. Mittels **Biopsie** kann man kleine Gewebestücke (Bioptate) ausstanzen und anschließend einer mikroskopischen oder histologischen Untersuchung zuführen.

Mit Hilfe bestimmter **physikalischer Untersuchungsmethoden**, insbesondere der **Röntgenstrahlen** und des **Ultraschalles**, werden Veränderungen an inneren Organen sichtbar gemacht. Durch das Ableiten von Elektropotentialen, insbesondere vom Herzen (**Elektrokardiographie**), aber auch von anderen Organen (Gehirn: **Elektroenzephalographie**), ist es möglich, Störungen im Erregungsablauf in diesen Organen festzustellen.

Durch das **Einverleiben bestimmter Substanzen** kann man entweder, wenn es sich um Bakterienpräparate handelt, die Reaktionslage des Organismus feststellen (**Allergische Proben**) oder, wenn man über die physiologische Verteilung und Ausscheidung dieser Substanzen informiert ist, Funktionsstörungen bestimmter Organe (**Funktionsproben**) nachweisen.

Dies ist ein Übergang zu den sogenannten **Laboratoriumsuntersuchungen.** Das sind physikalische und klinisch-chemische bzw. histologische, mikroskopische, bakteriologische, parasitologische und serologische Untersuchungen von Geweben, Blut und Blutserum sowie von Körperausscheidungen (Harn, Kot, Eiter, Sekrete, Milch).

Das vorliegende Buch behandelt die Entstehung und Bedeutung der Symptome sowie die Verfahren, mit denen man sie gewinnt, und schließlich einen Teil jener Methoden, mit denen man auf den Patienten therapeutisch einwirken kann. Dies entspricht dem Fachgebiet der Klinischen Propädeutik, die die Vorkenntnisse für das Diagnostizieren von Krankheiten, deren Behandlung (Therapie) und Vorbeugung (Prophylaxe) liefert.

In der Klinik werden die Krankheiten besprochen und dabei u. a. auf *Ätiologie* (Krankheitsursache), *Pathogenese* (Krankheitsentstehung) bzw. *Pathophysiologie, spezielle Symptomatik, Diagnose und Differentialdiagnose, Prophylaxe und Therapie* eingegangen. Daraus ergibt sich dann die für den Tierbesitzer wichtige Prognose (Vorhersage), d. h. die Aussage des Tierarztes über den weiteren Verlauf der Krankheit (Dauer, Ausgang, Behandlungskosten).

Ausschlaggebend für den guten Diagnostiker sind neben der *sorgfältigen und vollständigen Untersuchung* und der *richtigen Erkennung der Symptome* noch der *Sinn für das Wesentliche* und das Vermögen, dieses bei den diagnostischen Erwägungen einzusetzen. Es ist nicht ausschließlich die medizinische Gelehrsamkeit, die den guten Diagnostiker und Tierarzt ausmacht, sondern eine gewisse Beweglichkeit des Geistes, die Erfassung der Dynamik pathologischer Vorgänge und ein – geradezu kriminalistischer – Spürsinn für oft rein technische Störungen der Umwelt, die aufgrund von Erfahrung, aber auch einer gewissen Begabung erworben werden müssen.

2 Untersuchungsgang

Bei Tieren muß die Untersuchung stets so durchgeführt werden, daß kein Organ vergessen wird. Wie erwähnt, ist der größte Teil aller Fehldiagnosen auf eine mangelhafte Ausführung der Untersuchung zurückzuführen. Man wird daher in der Mehrzahl der Fälle nicht nur das eventuell als Krankheitssitz zu vermutende Organ, sondern *alle* wichtigen Körperorgane untersuchen. Damit bei dieser Untersuchung nichts vergessen wird, ist es zweckmäßig, sich an eine bestimmte Reihenfolge zu halten, also einem Untersuchungsgang zu folgen. Dabei ist es an und für sich gleichgültig, wie dieser verläuft; wichtig ist nur, daß nichts vergessen wird. Dies gelingt am besten, wenn man sich an eine bestimmte Reihenfolge so gewöhnt, daß man sie automatisch einhält.

Bezüglich der Art des *Untersuchungsganges* gibt es zwei Prinzipien, nämlich eine **Untersuchung nach Organsystemen** (Magen-Darm-Trakt, Atmungstrakt, Kreislauf- und Lymphsystem) und einen **topographischen Untersuchungsgang**, der bei jeder Körperregion alle dort vorkommenden Organe und Organsysteme einbezieht. Der Vorteil des ersteren liegt im logischen Aufbau und in der zusammenhängenden Darstellung eines bestimmten Funktionskomplexes, wie z. B. des gesamten Magen-Darm-Traktes. Er erfordert allerdings mehr Arbeitsaufwand und birgt die Gefahr in sich, daß bei einer bestimmten Funktionsstörung nur dieses betreffende Organsystem untersucht und eine Störung von seiten anderer Organsysteme übersehen wird bzw. nicht daran gedacht wird, daß die gefundenen Störungen auch auf die Erkrankung eines anderen Systems zurückzuführen sind. Der Vorteil des topographischen Untersuchungsganges liegt im verringerten Arbeitsaufwand (es wird in der Regel nach Feststellung des Allgemeinzustandes oder bestimmter besonderer Untersuchungen mit der Untersuchung am Kopf begonnen und im Bereich der kaudalen Körperregionen aufgehört) und weiterhin darin, daß man eben sämtliche Funktionsstörungen einer bestimmten Region registriert und sie erst zum Schluß in logischen Zusammenhang zu bestimmten Organstörungen bringt. Die Untersuchung wird also viel unvoreingenommener durchgeführt. Daraus ergibt sich aber auch der Nachteil dieses Untersuchungsganges, nämlich die schon erwähnte unsystematische Vorgangsweise, die das Erlernen erschwert.

Nach dem *Ausmaß* unterscheidet man einen **allgemeinen Untersuchungsgang,** der in nahezu allen Fällen angewendet wird. Er ist modifiziert in der Intensivtierhaltung und bei bestimmten Tierarten (Geflügel) und wird ergänzt durch sogenannte **besondere Untersuchungen** (rektale Untersuchung, Harnuntersuchung, Blutuntersuchung) und durch besondere Untersuchungsgänge, die ein bestimmtes Organsystem umfassen (Haut, Nervensystem). Bei bestimmten Syndromen kann ein abgekürzter Untersuchungsgang angewendet werden (Kolik der Pferde). Die Wiener Schule bevorzugt den *topographisch ausgerichteten Untersuchungsgang* von Wirth, der aber bestimmte Organsysteme funktionell zusammenfaßt. Beim *Rind, kleinen Wiederkäuer und Schwein steht am Anfang* (ebenso wie bei *jeder* anderen Untersuchung oder Manipulation an diesen Tierarten!) *eine spezielle Untersuchung auf Maul- und Klauenseuche.* Liegen Hautkrankheiten oder Krankheiten des Nervensystems vor, so wird er durch den *Hautuntersuchungsgang* bzw. den *neurologischen Untersuchungsgang* ergänzt. In der *Intensivtierhaltung* wird der Grunduntersuchungsgang modifiziert, und die Punkte Anamnese und Umwelt werden besonders ausführlich behandelt (Check-Liste). Beim *Kolik-Syndrom der Pferde* wird der Untersuchungsgang abgekürzt und erfaßt nur den Magen-Darm-Trakt und den Kreislauf. In allen Zweifelsfällen ist aber auch hier der vollständige Untersuchungsgang anzuwenden. Die *besonderen Untersuchungen* ergänzen die einfachen Untersuchungsgänge durch spezielle und meist mit technischem Aufwand verbundene diagnostische Verfahren, die nur in bestimmten Fällen eingesetzt werden.

2.1 Schema der Untersuchungsgänge

2.1.1 Einzeltier

Die Untersuchungsgänge lauten wie folgt:

Allgemeiner Untersuchungsgang für Säugetiere
(Geflügel siehe S. 367, Heimtiere siehe S. 394)

1. MKS-Untersuchung bei Klauentieren
2. Nationale
3. Vorbericht
4. Allgemeinverhalten, Körperhaltung
5. Ernährungszustand
6. Haarkleid, Horngebilde
7. Hautoberfläche
8. Hautelastizität
9. Hauttemperatur
10. Innere Körpertemperatur
11. Auge, Lidbindehaut
12. Nase, Nasenschleimhaut, Nebenhöhlen des Kopfes
13. Maul- und Rachenhöhle
14. Obere Halsgegend, Kehlkopf, Husten
15. Hals, Drosselrinne, Blutangebot
16. Lymphknoten
17. Puls, peripherer Kreislauf
18. Atmung
19. Adspektion und Palpation des Herzstoßes

Wiederkäuer, Schwein (Untersuchung auf Maul- und Klauenseuche):
Maulhöhle (Abb. 2.1–2.4)
Euter (Abb. 2.5)
Klauen (Abb. 2.6)

Abb. 2.1 Untersuchung der Maulhöhle beim Rind (Maul- und Klauenseuche). Umstülpen der Oberlippe mit beiden Händen.

Abb. 2.2 Untersuchung der Maulhöhle beim Rind (Maul- und Klauenseuche). Umstülpen der Unterlippe.

Abb. 2.3 Untersuchung der Zungen- und Backenschleimhaut beim Rind (Maul- und Klauenseuche), linke Seite: Erfassen der Zunge und Hervorziehen von bzw. nach rechts; gegenüberliegende Backe mit Daumen und Zeigefinger der anderen Hand seitwärts ziehen.

Abb. 2.4 Untersuchung der Zungen- und Backenschleimhaut (Maul- und Klauenseuche), rechte Seite: Die Manipulation erfolgt auf die gleiche Weise, jedoch seitenverkehrt.

Abb. 2.5 Untersuchung des Euters (Maul- und Klauenseuche). Adspektion der Zitzen.

Abb. 2.6 Untersuchung der Klauen (Maul- und Klauenseuche). Adspektion und Palpation des Klauensaumes und des Zwischenklauenspaltes bei Haupt- und Afterklauen aller Extremitäten.

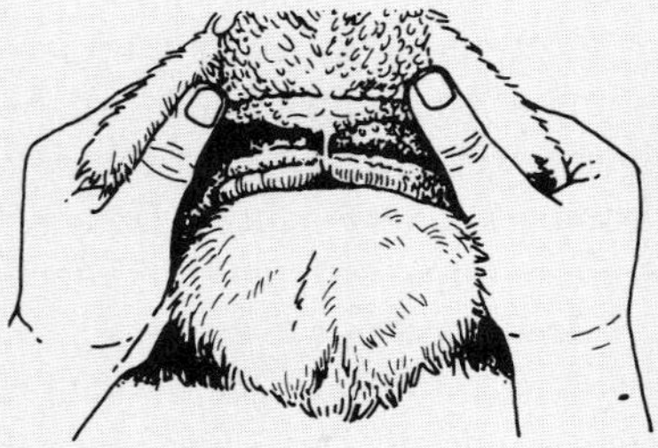

Abb. 2.1

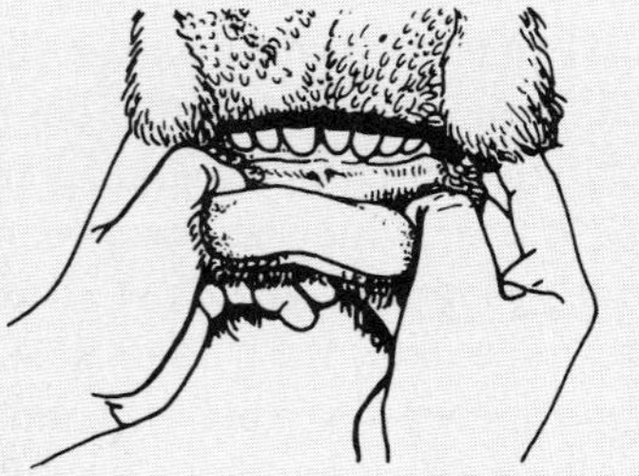

Abb. 2.2

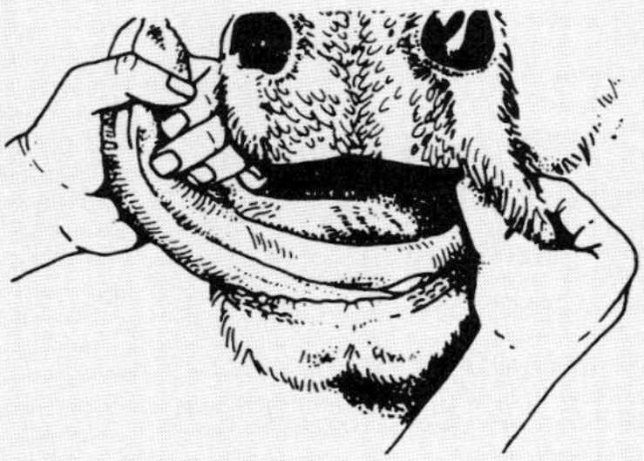

Abb. 2.3

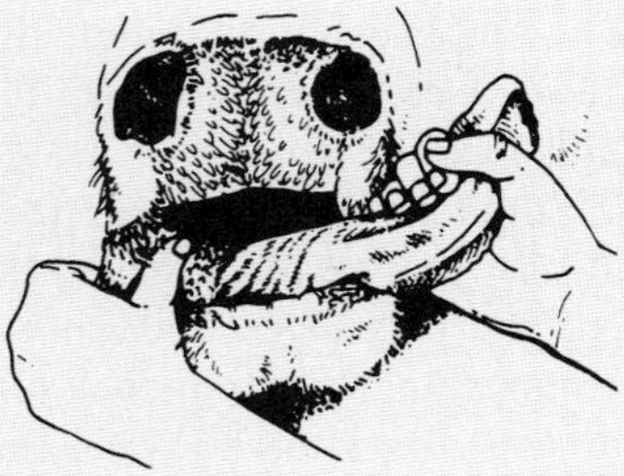

Abb. 2.4

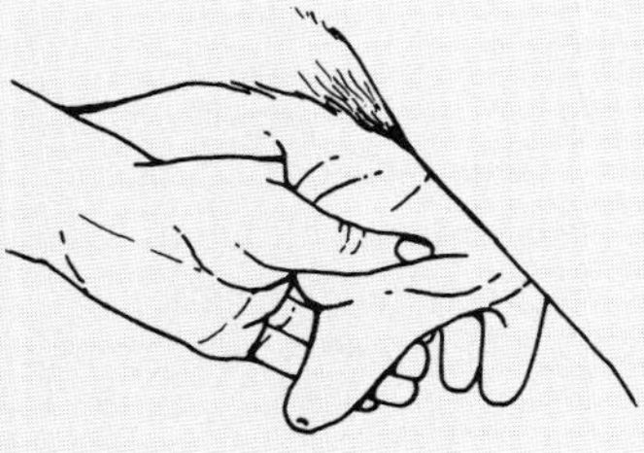

Abb. 2.5

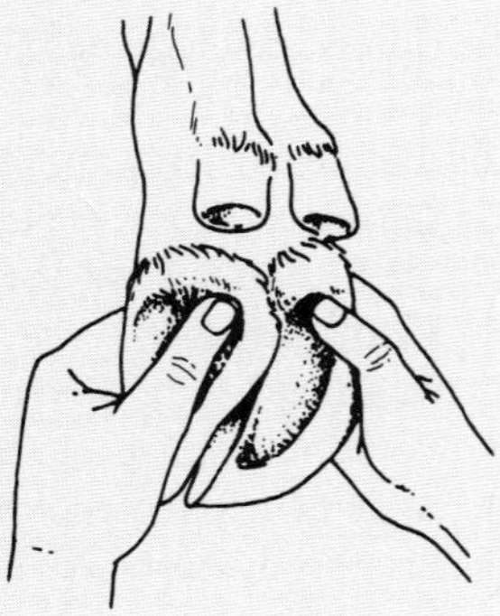

Abb. 2.6

20. Perkussion der Lunge
21. Perkussion des Herzens
22. Auskultation der Lunge
23. Auskultation des Herzens
24. Untersuchung des Abdomens
25. Besondere Untersuchungen
26. Zusammenfassung der Symptome (Erstellen einer Problemliste)
27. Differentialdiagnose, Diagnose
28. Prognose
29. Therapie
30. Prophylaxe

MKS – Wiederkäuer: Veränderungen besonders an Flotzmaul, Maulhöhle, Zunge, Zwischenklauenspalt, Afterklauen, Zitzenspitze, Zitzenbasis.
MKS – Schwein: Veränderungen besonders an Klauen, Klauensaum, Sohlenballen, mediale Seite der Extremitäten bis Karpal- bzw. Tarsalgelenk, Lahmheit.

Dermatologischer Untersuchungsgang

1.–7. wie beim allgemeinen Untersuchungsgang

7a. Hautoberfläche (im Bereich der Erkrankung):

1. Lokalisation der Veränderungen
2. Größe und Form der veränderten Stellen
3. Deren Abgrenzung gegen die Umgebung
4. Haarausfall
5. Zahl und Art der Effloreszenzen
6. Verfärbung der Haut
7. Hautschwellung
8. Hauttemperatur
9. Schmerzhaftigkeit
10. Juckreiz
11. Besondere Untersuchungen

Fortsetzung des allgemeinen Untersuchungsganges ab Punkt 8.

Neurologischer Untersuchungsgang

1. Nationale
2. Vorbericht
3. Allgemeiner Untersuchungsgang
4. Allgemeinverhalten und Bewußtsein
5. Haltung und Gang
6. Besichtigung und Betastung des Schädels
7. Untersuchung der Kopfnervenfunktionen
8. Besichtigung und Betastung der Wirbelsäule
9. Haltungs- und Stellreaktionen
10. Muskelmasse und Muskeltonus
11. Spinale Reflexe
12. Schmerzempfindung
13. Lokalisation der Läsion
14. Erstellung einer Liste von möglichen Differentialdiagnosen
15. Besondere Untersuchungen (Röntgen, EEG, EMG, Liquor cerebrospinalis, Muskel- bzw. Nervenbiopsie)
16. Differentialdiagnose, Diagnose
17. Prognose
18. Therapie

Kolikuntersuchungsgang beim Pferd

1. Nationale
2. Vorbericht

3. Allgemeinverhalten (Zergliederung des Kolikanfalls)
4. Ernährungszustand (chronischer Kolikpatient)
5. Haarkleid (Schweißausbruch), Hautoberfläche (Verletzungen), Hautelastizität und Hauttemperatur
6. Innere Körpertemperatur
7. Kopfschleimhäute (Lidbindehaut, Nasen-, Maulschleimhaut), Kapillarfüllungszeit
8. Blutangebot
9. Puls
10. Atmung
11. Palpation des Herzstoßes
12. Auskultation des Herzens
13. Abdomen
14. Rektale Untersuchung
15. Nasenschlundsonde (Menge und pH-Wert der Magenflüssigkeit)
16. Besondere Untersuchungen (Bauchpunktion, Hämatokrit, Gesamteiweiß im Plasma, Elektrolyte, Blutgasanalyse, Ultraschall des Abdomens – vorwiegend beim Fohlen)
17. Zusammenfassung der Symptome (Erstellen einer Problemliste)
18. Differentialdiagnose, Diagnose
19. Prognose
20. Therapie

2.1.2 Untersuchung der Herde oder Gruppe

Die Untersuchungsgänge unterscheiden sich dadurch, daß sowohl im Punkt Vorbericht als auch in einem eigenen Abschnitt Umweltverhältnisse die *Haltungsbedingungen* registriert werden, und weiterhin, daß vor der Untersuchung bestimmter Einzeltiere die *Herde als Ganzes betrachtet* und die dabei feststellbaren Krankheitserscheinungen ihrer Art und Häufigkeit nach registriert werden. Ersteres ist prinzipiell nichts Neues, denn auch bei der Einzeltierhaltung wird man sich über die Lebensverhältnisse des Patienten informieren und dies im Punkt Anamnese vermerken. Dies gilt auch für in größeren Gruppen gehaltene Pferde, Hunde und Katzen (Gestüte, Zwinger, Katzenheime).

Für die landwirtschaftlichen Nutztiere werden nachstehend die vor der Einzeltieruntersuchung besonders zu beachtenden Punkte besprochen und für die Intensivtierhaltung bei Rind und Schwein im Kapitel Vorbericht spezielle Checklisten angegeben, die bei der Bestandsuntersuchung Punkt für Punkt zu beachten sind.

Klauentiere: Anamnese (Vorbericht); Krankheitsverlauf; Vorbehandlung; Epidemiologie; Fütterung; Produktionsdaten; Schlachtbefund; Besichtigung des Bestandes; klinische Untersuchung inklusive Probenentnahme; Diagnose; Therapieplan; Protokollführung; prophylaktische Maßnahmen; Zucht-, Vermehrungs-, Mastbetrieb.

Rind

Im Zuchtbetrieb sind bei der Stallvisite die Tiere einer Herde grundsätzlich von vorn und von hinten zu betrachten. Bei der *Betrachtung von vorn* wird das Verhalten der Tiere dadurch geprüft, indem man festhält, ob die Tiere dem Untersucher nachsehen und ob sie aufmerksam sind. Weiters sind das Flotzmaul, die Nasenöffnungen und die Augen auf Effloreszenzen, Verfärbungen und Ausfluß anzusehen. Gleichzeitig wird festgehalten, ob das Futter von allen Kühen gefressen wurde und ob Stellungsanomalien (vorbiegige Haltung, gekrümmter Rücken), Schwellungen oder Abschürfungen an den Karpalgelenken feststellbar sind. Dies gibt bereits wertvolle Hinweise auf die Güte des Aufstallungssystems. Gleichzeitig werden dabei die richtige Montage und das gute Funktionieren der Tränkebecken sowie die Anhängevorrichtung überprüft.

Bei der *Betrachtung von hinten* erfolgen die Beurteilung des Ernährungszustandes, der Hautoberfläche und des Haarkleides. Bei stehenden Tieren sieht man mit einem Blick die Symmetrie oder Asymmetrie der Euterviertel ebenso wie Abschürfungen oder Schwellungen im Bereich der Sprunggelenke. Der Verschmutzungsgrad, die Klauenlänge und die Kotbeschaffenheit sind zu beachten.

Bei *liegenden Tieren* ist danach zu prüfen, ob Euter und Zitzen über die Standkante hinunterhängen und ob ein Scheidenausfluß besteht (dieser ist bei liegenden Rindern viel leichter zu sehen). Anschließend werden einige Tiere aufgetrieben und dabei ihr Verhalten (Ausgleiten, längeres Verweilen auf den Karpalgelenken usw.) beobachtet. Ein gesundes Rind steht wie folgt auf: Knien auf den Karpalgelenken, Schwungholen und vollkommenes Erheben der Nachhand, Vorstrecken des linken oder rechten Vorderbeines (oft Behinderung durch den Futterbarren) und Erheben der Vorhand.

Danach erfolgt eine Besichtigung der *Melkanlage* und der *Milchkammer* sowie eine Kontrolle des eventuell vorhandenen Euterhygieneprogrammes. Abschließend werden die *Futterlagerräume* kontrolliert, eine makroskopische Überprüfung des angebotenen Futters (Geruch, Aussehen, Farbe, bei Silage pH-Wert) vorgenommen und die jeweils verabreichten Anteile der Ration (nach Wiegung) notiert.

Im **Kälberstall** wird grundsätzlich so wie im Kuhstall vorgegangen. Besonderes Augenmerk ist zu legen auf Nasen- und Augenausfluß, Atemfrequenz, Husten, Nährzustand der Tiere, Hautoberfläche, Haarkleid, Verschmutzung in der Analgegend (Durchfälle), Tränkesystem (Kübeltränkung oder Automatentränkung) und Stallklima. Da für eine erfolgreiche Kälbermast ein optimales Nährstoffangebot Voraussetzung ist, sind Ablaufdatum der Milchaustauscher, Teilchengröße, Vitamingehalt (A, B, E), der Gehalt an Antioxidantien zur Stabilisierung der Fette und die technischen Einrichtungen für die Herstellung eines einwandfreien Tränkegutes zu überprüfen. Viele Mißerfolge bei der Kälbermast sind auf Unzulänglichkeiten bei der Zubereitung des Tränkegutes (zu kalt, Klumpenbildung) zurückzuführen. Schließlich ist festzuhalten, wieviele Tiere pro geschlossenem Luftraum gehalten werden und ob die Mast im relativ verlustreichen Umtriebsystem oder im gewinnbringenderen All-in-All-out-System erfolgt. Die vorhandenen Desinfektionsgeräte sind auf ihre Leistungsfähigkeit zu überprüfen.

Im **Rindermastbetrieb** wird ebenso vorgegangen. Das Hauptaugenmerk ist hier auf die Haltung (aufstallungsbedingte Krankheiten) und auf die Fütterung (Zusammensetzung der Ration) zu legen. Durch zu viel Schrot und ein Unterangebot an Rohfaser sind häufig eine chronische Pansenazidose und eine vermehrte Bildung von Harnsand zu beobachten. Daher bei männlichen Tieren die Pinselhaare auf eventuell vorhandene Kristalle untersuchen.

Schwein

Auch beim Schwein ist es zweckmäßig, sich wie beim Rind vorerst in allen Stallungen einen Überblick über die einzelnen Nutzungsgruppen zu verschaffen. Der Untersucher registriert das Allgemeinverhalten (Ruhe, Bewegung, Liegen, Stehen), die Bewegungsabläufe (Gelenke), den Atmungs- und Verdauungstrakt (Ausflüsse, Niesen, Husten, Dyspnoe, Durchfall, Verstopfung), den Ernährungszustand sowie die Hautoberfläche.

Schaf und Ziege

Bei Schaf und Ziege trifft im großen und ganzen das beim Rind Gesagte zu. Bei **weidenden** Schafherden ist zu prüfen, ob das Angebot an Futter und die Größe der Weide ausreichend ist für die bestückte Herde. Bei Betreten der Weide ist aufgrund des neugierigen Charakters der Ziegen mit einem Annähern der Tiere zu rechnen, während Schafe im allgemeinen eher auf Distanz gehen und sich zu Gruppen zusammenschließen. Die Weideflächen sollten frei von Giftpflanzen (Herbstzeitlose, Eibe) sein. Weiterhin muß fließendes Wasser vorhanden sein, da die Tiere sonst aus Pfützen trinken. Da sowohl Schaf als auch Ziege Nässe nicht lieben, sollte auf jeden Fall ein Witterungsschutz gegeben sein, welcher mindestens auf 3 Seiten geschlossen sein sollte, um Zugluft zu vermeiden. In der Herde ist auf Bewegungsstörungen zu achten. Vor allem ist zu klären, ob sie sich in Form von Lahmheiten (Moderhinke, Tiere nehmen dabei kniende Stellungen ein), Ataxien, Zwangsbewegungen oder Paresen äußern. Ferner sind Ernährungszustand, Kotbeschaffenheit, Haarkleid und Hautoberfläche zu beurteilen. Ein vermehrtes Haftenbleiben von Wolle an Durchschlupfen (Stacheldrahtzäunen) weist auf Juckreiz sowie Woll- und Hautschädigungen hin. Bei **Stallhaltung** sind insbesondere die fütterungshygienischen Einrichtungen und die Futterlagerräume zu beachten. Es soll auch geprüft werden, ob andere Tiere (Katzen!) sich in den Stallungen oder Futterlagerräumen aufhalten. Im **Ablammstall** Lebhaftigkeit der Lämmer, Fortbewegung, Gelenke und Analgegend überprüfen sowie die Euter der Muttertiere kontrollieren.

Im Anschluß an die Herdenuntersuchung erfolgt die Untersuchung von Einzeltieren nach dem angegebenen Schema.

2.2 Befundprotokollierung (Krankengeschichte)

Die erhobenen Befunde werden in ein Formular, Karteikarte, Check-Liste oder in einen Computer eingetragen, wobei man sich *ausschließlich* der definierten *Fachausdrücke* zu bedienen hat!

Vor allem in der Intensivtierhaltung, aber auch für Dokumentationszwecke (EDV), können vorgegebene Befundergebnisse in den Formularen enthalten sein, die einfach abgehakt werden. Wichtig ist es, bei Herdenuntersuchungen die Anzahl (Prozentsatz) der mit einem bestimmten Symptom behafteten Tiere anzugeben bzw. zu schätzen.

Je nach Schwere des Falles und den örtlichen Gegebenheiten wird der *Krankheitsverlauf* (mehrmals) täglich oder in größeren Intervallen kontrolliert, wobei es von der Erfahrung des Tierarztes abhängt, ob er jeweils den gesamten Untersuchungsgang oder nur Teile desselben wiederholt. Bei hospitalisierten Tieren sind mindestens zweimal täglich das Allgemeinverhalten, Puls, innere Körpertemperatur und Atmung, Futter- und Wasseraufnahme sowie Kot- und Harnabsatz zu registrieren. Die Kontrolle der inneren Körpertemperatur kann aber ebenso wie Milch- und Eierleistung vom Tierhalter durchgeführt werden.

Die (täglichen) *Änderungen des Krankheitsbildes* sind in den genannten Formularen zu verzeichnen und bilden zusammen mit den sonstigen erhobenen Befunden (Labor, Röntgen, Futtermitteluntersuchung) die **Krankheits-** oder **Krankengeschichte.** In der Intensivtierhaltung bezieht sich diese auf eine Herde oder einen Bestand.

3 Allgemeines zur Untersuchung von Tieren, Zwangsmaßnahmen

Vor Betreten der Stallungen sind in *größeren Betrieben gereinigte* und *desinfizierte* Überschuhe oder einmal zu verwendende Kunststoffüberzüge und eventuell neue Arbeitskleidung (Mantel, Hose, Overall, Kopfbedeckung, Überschuhe, Stiefel, Einmalhandschuhe) anzulegen und die Hände zu reinigen und zu desinfizieren. Bei einzelnen oder in kleinen Gruppen bzw. extensiv gehaltenen Tieren, insbesondere Pferden, Hunden und Katzen, kann man sich mit dem Anlegen eines neuen Arbeitsmantels und von Überschuhen begnügen. Manche Tiere scheuen sich vor weißen Mänteln; in der Praxis ist den grauen oder dunkelfarbenen Mänteln der Vorzug vor den weißen zu geben. Nach Beendigung der Untersuchung und Verlassen des Betriebes sind diese Kleidungsstücke wieder abzulegen, die Hände und Stiefel zu reinigen und zu desinfizieren, um eine Weiterverschleppung von Krankheitserregern zu vermeiden.

Ähnliches gilt auch bei der Untersuchung von *Patienten in der Ordination* des Tierarztes. Nach Beendigung der Intervention sind Instrumente und Ordinationstisch zu reinigen und zu desinfizieren, desgleichen die Hände (falls nicht einmal zu verwendende Plastikhandschuhe benützt werden), und bei Verdacht einer Infektionskrankheit ist auch der Arbeitsmantel zu wechseln.

Die *Untersuchung* soll schonend und mit Ruhe, dennoch aber mit vorsichtiger Festigkeit ausgeführt werden. Bewegungseinschränkende *Zwangsmittel* kommen nur dann in Betracht, wenn man mit gütlicher Behandlung überhaupt nicht auskommt.

Für den **Umgang mit den Patienten** sind Kenntnisse des physiologischen Verhaltens, der Abwehr und der Fluchtreaktionen der betreffenden Tierarten notwendig. Unter Umständen ist eine örtliche oder allgemeine Sedierung oder Narkotisierung des Tieres notwendig und schonender. Vermieden werden soll auch eine Verletzung des Untersuchenden oder seiner Gehilfen. Allerdings sollte die diesbezügliche Vorsichtigkeit im Interesse einer genauen Untersuchung nicht übertrieben werden.

3.1 Pferd

Vor dem Herantreten an ein Pferd muß dieses immer angesprochen werden. Aus der Reaktion kann man entnehmen, ob es gutartig ist oder nicht (Zurücklegen der Ohren, Zuwenden des Hinterteiles, Ausschlagversuche). Das Pferd muß richtig gezäumt oder zumindest mit einem Halfter versehen sein (nur in geschlossenen Räumen oder Höfen vertretbar) und von einem Gehilfen gehalten werden. Ist es vorn angehängt, so veranlaßt

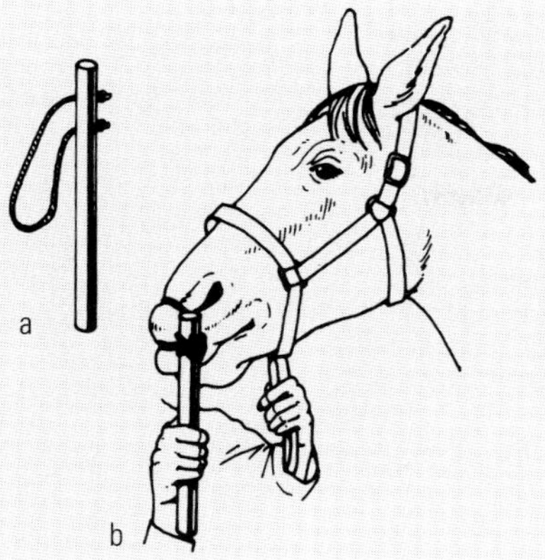

Abb. 3.1
a) Lippen-Bremse für Pferde;
b) Anlegen der Bremse an der Oberlippe.

man es durch Anrufen zum Seitwärtstreten, nähert sich dem Kopf und erfaßt es am Halfter. Im Bereich der Extremitäten tritt man immer nur von der Seite an das Pferd, da in diese Richtung das Ausschlagen am schwierigsten ist. Das Herangehen und Berühren eines Pferdes soll nie zaghaft, sondern kraftvoll erfolgen. Unruhige Tiere lassen sich durch gütliches Zureden oder Abklopfen besänftigen.

Die einfachste **Zwangsmaßnahme** ist das *Aufheben eines Fußes.* Man läßt jenen Vorderfuß aufheben, an dessen Seite man untersucht. Nur bei bestimmten Untersuchungen an den Hinterextremitäten werden auch diese abwechselnd aufgehoben. Die *Bremse* ist ein Holzstab mit Schlinge aus fester Schnur, die um die Lippe gelegt und durch Drehen mäßig angezogen wird (Abb. 3.1). Der dadurch erzeugte Schmerz lenkt die Aufmerksamkeit des Pferdes von der Untersuchung ab. Bei Anlegen einer derartigen Bremse wurde eine Erhöhung des Endorphinspiegels nachgewiesen, die zu einer Schmerzlinderung führt. Trotzdem sollte aus Gründen des Tierschutzes die Bremse nur dann eingesetzt werden, wenn es unumgänglich notwendig ist. Eingehendere Untersuchungen und kleine Operationen sind nach Sedierung und unter Umständen nur in einem *Zwangsstand* möglich.

Saugfohlen werden in Gegenwart ihrer Mütter untersucht, wobei man sie leicht am Kopf hält. Widerspenstige Tiere werden von zwei Personen derart gehalten, daß diese sich vor der Brustbeinspitze und hinter den Sitzbeinhöckern die Hände reichen.

Liegende Tiere werden durch Anrufen, sanfte Peitschenhiebe oder einen elektrischen Viehtreiber *zum Stehen gebracht,* wenn es die Krankheit gestattet. Vorher läßt man die Vorderfüße gerade ausstrecken und durch Gehilfen den Kopf und den Schweif beim Aufstehen unterstützen. Ein einfaches *Aufstehgerät* ist eine Leiter mit einem Gurt, auf den das liegende Pferd seitlich geschoben wird. Der Gurt wird unter dem Bauch vorgezogen und über den Rücken des Pferdes an der Leiter befestigt. Mehrere Personen können nun das Pferd hochheben. Das Anbringen des Gurtes ist so zu bemessen, daß das Tier nach dem Aufrichten in der Gurtlage mit den Extremitäten den Boden erreicht (Abb. 3.2).

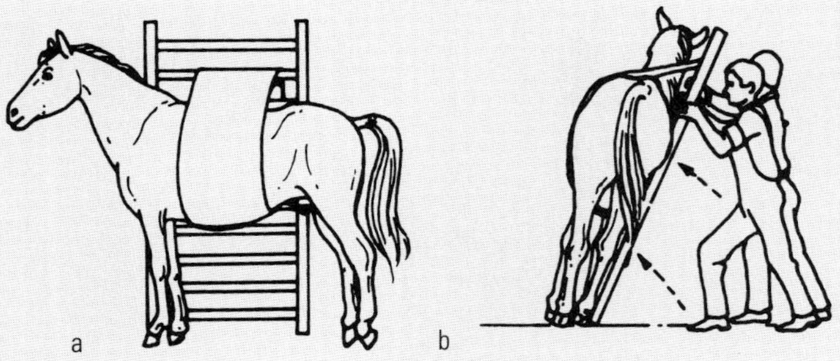

Abb. 3.2 Einfache Leiter mit Gurt zum Aufrichten von liegenden Pferden: a) das liegende Pferd wird soweit auf die Leiter gezogen und mit dem Gurt über dem Abdomen angeschnallt, daß es dann beim Stehen mit den Extremitäten den Boden berühren kann; b) Vorgang während des Aufrichtens des Pferdes.

Für die *Sedierung* der Pferde können als Sedierungsmittel *Acepromazinmaleat* 0,04–0,10 mg/kg KM i.v., i.m. oder 2–6 g/100 kg KM oral, *Detomidinhydrochlorid* 0,02–0,04 mg/kg KM i.v. oder i.m., *Xylazinhydrochlorid* 0,3–0,5 mg/kg KM i.v. (kann auch mit derselben Dosis wiederholt werden) verabreicht werden.

3.2 Rind

Das Rind reagiert auf jähe Bewegungen vor seinen Augen mit Abwehrbewegungen des Kopfes. Daher ist es zweckmäßig, mit den Händen möglichst wenig in den Bereich der Augen zu kommen. Der Untersucher geht an das Rind von links oder rechts hinten heran, spricht es an, klopft es ab und geht dann nach vorn zum Kopf. Wenn man von der linken Seite an ein Rind herantritt, so klopft man dem Tier mit der rechten Hand leicht auf die rechte Gesichtshälfte, worauf es sofort mit dem Kopf nach links ausweicht. Hierauf fährt die linke Hand ebenfalls über den Nasenrücken auf die rechte Gesichtshälfte, biegt den Kopf noch mehr nach links, gelangt mit den Fingern in die Nasenöffnungen (Nasengriff) und erfaßt gleichzeitig mit der rechten Hand das linke Horn. Geht man von rechts an das Tier heran, so sind alle Handgriffe im entgegengesetzten Sinne auszuführen. Anschließend lehnt sich der Untersucher im Bereiche der Schulter oder des Halses mit vom Tier abgekehrten Fußspitzen an. Er wird so vom Tier, ohne Schaden zu erleiden, in die eine oder andere Richtung mitbewegt, außerdem wird ihm das Rind nie auf die Zehen steigen.

Bei widerspenstigen Tieren gelingt das Abfangen sehr gut und rasch mit einem *Keilriemen,* der über das Flotzmaul bis etwa auf die halbe Distanz zwischen Flotzmaul und Augen über den Kopf geschoben wird. Der Keilriemen ist genügend steif, rutscht nicht und bereitet dem Tier keine Schmerzen. Die weitere Fixierung erfolgt mit *Leder-* oder *Kettenhalftern.*

Zum Einfangen von freilaufenden Rindern (Weide-, Almhaltung usw.) eignet sich eine *Fangschleuse.*

Die verschiedenen **Zwangsmaßnahmen** sollen nur bei ungebärdigen Tieren Verwendung finden. *Nasenbremse* (Ochsenbremse nach HARMS, Bremse nach HAAKE, Hauptner-Bremse nach REETZ).

Durch starkes Aufbiegen des Schwanzes in der Medianlinie über den Rücken nach vorne unter wippenden Bewegungen reiben sich die einzel-

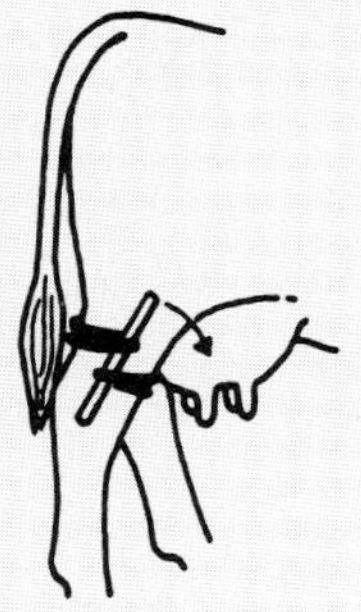

Abb. 3.3
Schenkelbremse beim Rind.

nen Wirbel am Schwanzansatz gegeneinander und bereiten dem Tier Schmerzen, worauf es still hält *(Texasbremse)*. Der Kniefaltengriff oder eine bügelförmige *Schlagfessel* zwingen die Tiere ebenfalls ruhig zu stehen.

Eine Doppelschlinge aus Hanf kann oberhalb des Sprung- oder Karpalgelenkes mit einem kurzen Stock solange zusammengedreht werden, bis das Tier die Extremität entlastet (Abb. 3.3). Klauenkorrekturen und kleine Verbände lassen sich so gut anlegen. Bei schweren Sprungstieren ist diese Methode aber nicht geeignet. Zur Klauenkorrektur ist ein fahrbarer *Zwangsstand* zu empfehlen.

Bevor man **Stiere** untersucht, müssen sie mit einer Führstange am Nasenring abgefangen werden.

Das Einziehen des *Nasenringes* erfolgt mit der Nasenringzange nach Hauptner, bei der die Ringeinziehvorrichtung und die Fixiervorrichtung für das Tier in einem Gerät zusammengebaut sind. Das erste Führen mit dem Stab am Ring soll frühestens 14 Tage nach dem Einziehen erfolgen, da ein frischeingezogener Ring erhebliche Schmerzen verursacht. Stiere sollten grundsätzlich von 2 Männern mit je 1 Führungsstange und Blende geführt werden.

Für das **Abwerfen des Rindes** stehen folgende Methoden zur Verfügung:

Heuseilmethode. Ein etwa 10 m langes Seil wird an den Hörnern des Rindes festgebunden und zieht von dort seitlich der Wirbelsäule (wenn das Rind nach rechts gelegt werden soll, links neben der Wirbelsäule oder umgekehrt) zur Brust, wird hinter dem Schultergürtel einmal rundherum geschlungen, zieht weiter bis vor den Hüfthöcker, macht dort nochmals eine Schlinge und wird dann gerade nach hinten gezogen. Das Tier legt sich langsam nieder, daher bei allen Bodenverhältnissen möglich. Wenn das Rind liegt, sofort Kopf fixieren und Extremitäten fesseln. Für diese Art des Niederlegens werden 3 bis 4 Hilfskräfte benötigt (Abb. 3.4).

Beim Abwerfen mit den verschiedenen *Wurfzeugen* geht das Rind schnell zu Boden. Es muß daher für eine gute *Unterlage* gesorgt werden. Am besten eignen sich *dicht zusammengestellte Strohballen* (kein loses Stroh!) mit einer darüber gelegten Plane. Notfalls kann man das Tier

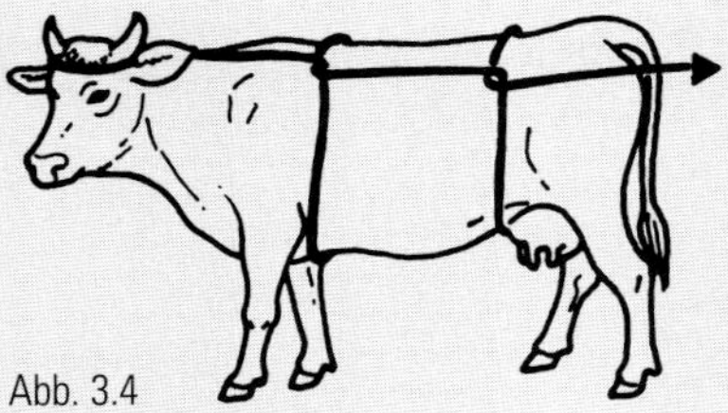

Abb. 3.4

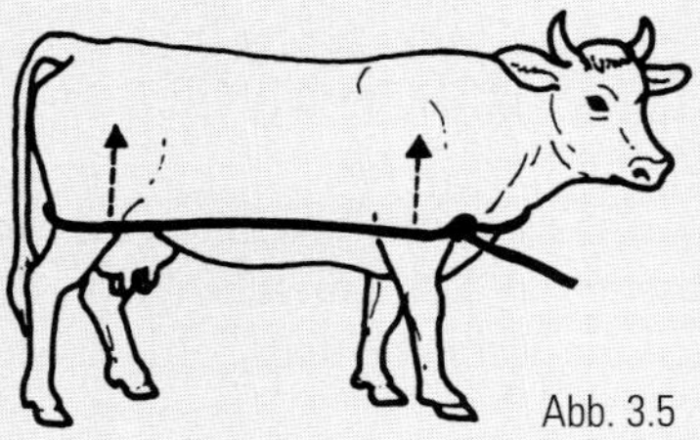

Abb. 3.5

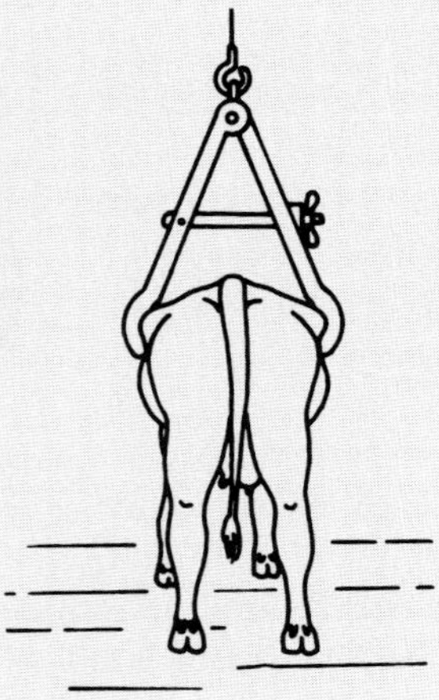

Abb. 3.6

Abb. 3.4
Heuseilmethode zum Abwerfen des Rindes.

Abb. 3.5
Johnesches Seil zum Aufstellen liegender Rinder.

Abb. 3.6
Aufheben liegender Rinder mit dem Bagshawe-Flaschenzug.

auch auf einer weichen Wiese abwerfen. Die Schnallen des Wurfzeuges müssen im Gegensatz zum Pferd oberhalb der Fesselgelenke angelegt werden.

Als sehr gute Methoden zum Niederlegen von Rindern (und auch Pferden) eignen sich verschiedene *Operationswagen* (z. B. Modell Rosensteiner, Modell Götze). Die verschiedentlich entwickelten hydraulischen Hebebühnen oder Hubstapler mit aufklappbaren Pulten sind wohl nur Kliniken vorbehalten.

Für die Ausschaltung der Motorik eignen sich *Muskelrelaxanzien, Narkotika* und *Sedativa.*

Sedativa (Vorsicht bei Anwendung bei schweren inneren Erkrankungen und Intoxikationen): *Rompun®* ad. us. vet.: 1–2 ml je nach KM i.m., Wirkungseintritt nach etwa 10 Minuten.

Aufheben festliegender Rinder. Folgende Maßnahmen können versucht werden (Voraussetzung ist der Ausschluß von Frakturen):

Elektrischer Treibstock. Der elektrische Stromschlag kommt für das Tier überraschend; es bekommt Angst und versucht aufzustehen. *Stark reizende, aber gefahrlose* Injektionspräparate (Vitamin C) subkutan in die Schwanzafterfalte applizieren. Der brennende oder stechende Schmerz in der Analgegend veranlaßt das Rind sich zu erheben. Der *Schwanz wird* auf dem harten Stallboden mit dem Stiefel *gewalkt.* Der Schmerz am Periost der Wirbelkörper veranlaßt das Tier aufzustehen.

Gelingt es mit den genannten Methoden nicht, das Tier zum Stehen zu bringen, so kann mit Sicherheit angenommen werden, daß es infolge hochgradiger (hgr.) Schwäche einfach nicht in der Lage ist, sich zu erheben. Hier kann man nun, falls 4 bis 5 Hilfskräfte (je 2 an jeder Seite, ein Mann am Kopf) zur Verfügung stehen, mit dem *Johneschen Seil, den Aufstehversuch durchführen* (Abb. 3.5). Bei Tieren mit Adduktorenrissen, wie sie nach Geburten, Gebärparesen oder auf zu glatten Böden häufig vorkommen, sind die Hinterextremitäten vor dem Aufstehversuch über den Fesselgelenken mit einem starken Ledergurt zusammenzubinden (Vergrittungsgeschirr). Das Ausgleiten der Extremitäten wird so verhindert.

Das *Bagshawe-Prinzip* beruht darauf, daß dieses Gerät an einem Flaschenzug hängend unter den Hüfthöckern an der Muskulatur angreift und das Tier in der Nachhand hebt. Bei schweren Tieren muß die Hängedauer sehr kurz gehalten werden, da es sonst ventral vom Hüfthöcker zu Muskelrissen kommen kann (Abb. 3.6).

Mit dem *Hebegerät nach Dr. Kaltenböck* bzw. mit dem *Hebegerät nach Rosensteiner* können Rinder jeder Gewichtsklasse zum Stehen gebracht werden. Das Gerät ist zerlegbar und kann im Praxisauto mitgeführt werden.

Der Transport von festliegenden Rindern sollte nur auf einer *Schleppmatte* erfolgen.

3.3 Kleine Wiederkäuer

Beim *Abfangen* dürfen Schafe nicht an der Wolle angefaßt werden. Das Fangen von hinten erfolgt am besten durch Griff mit der Hand dorsal vom Sprunggelenk. Dabei dürfen die Gliedmaßen nur nach kaudal gezogen werden, anderenfalls besteht die Gefahr von Frakturen oder Luxationen. In Schäfereien grundsätzlich das Abfangen durch den Schäfer mit der Schäferschippe durchführen lassen. Das Abfangen von vorn erfolgt durch Ziehen der Vorderextremität nach vorn. Damit aber die Tiere sich nicht wegdrehen, muß am Kopf gegengehalten werden.

Im Stand der Ruhe werden kleine Wiederkäuer so *fixiert*, daß dem neben dem Gehilfen stehenden Tier die aufgestellten Finger in den Kehlgang zwischen die Unterkieferäste gedrückt werden. *Umsetzen* der kleinen Wiederkäuer: Das Tier steht vor dem Gehilfen oder Untersucher mit dem Kopf nach links. Die linke Hand wird vor die Brustapertur gelegt, die rechte Hand wird über den Körper des Tieres hinweg in die rechte

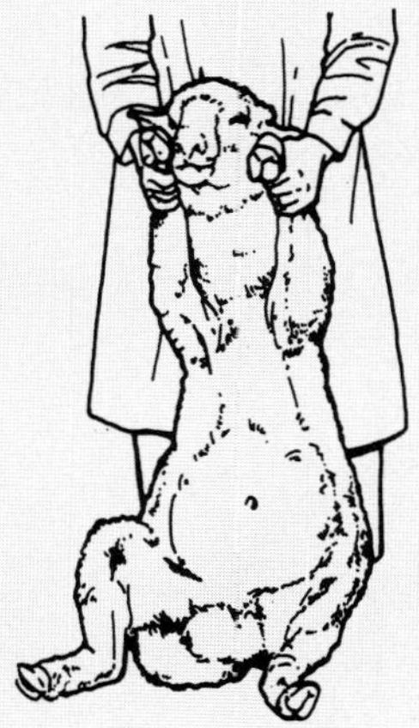

Abb. 3.7
Fixieren eines Schafes nach dem Umsetzen.

Kniefalte geführt. Das Tier wird nun über das linke Knie aufgehoben und umgesetzt. Dabei müssen die Hinterbeine genügend weit vom Boden abgehoben werden, da die Tiere sonst sehr stark abwehren können. Das umgesetzte Tier wird hierauf mit beiden Knien des Umsetzenden beiderseits der Schultern gut gestützt. Die Fixierung der Vorderextremitäten erfolgt dorsal der Fesselgelenke. In dieser Stellung können Brust, ventrales Abdomen, Penis, Processus urethralis, Hodensack, Euter und Klauen gut untersucht und behandelt werden (Abb. 3.7).

3.4 Schwein

Schweine sind im allgemeinen gutmütige Tiere. Äußerste Vorsicht ist jedoch bei Sprungebern und ferkelführenden Sauen geboten.

Mit *leeren Sauen* oder schwereren *Mastschweinen* wird der für die Untersuchung notwendige Kontakt so hergestellt, daß man die Tiere am Rücken scheuert (Bürste oder kurzer Stock) oder bei Sauen das Gesäuge kräftig massiert. Hochträchtige bzw. laktierende Sauen beruhigen sich hierauf und legen sich in der Regel nieder.

Jüngere Schweine (Saugferkel, Absetzferkel, Läufer) verbringt man am besten zu zweit in eine kleine Schweinekiste, worauf sie für die klinische Untersuchung ebenfalls gut zugänglich sind, vor allem aber nicht schreien.

In die *Eber-* oder *Muttersauen-Box* ist unbedingt ein *Schutzinstrument* mitzunehmen. Als sehr zweckmäßig erwiesen sich hierfür sogenannte Schutzbretter (Abb. 3.8) oder Besen (nur bei der Sau). Schutzbretter, die

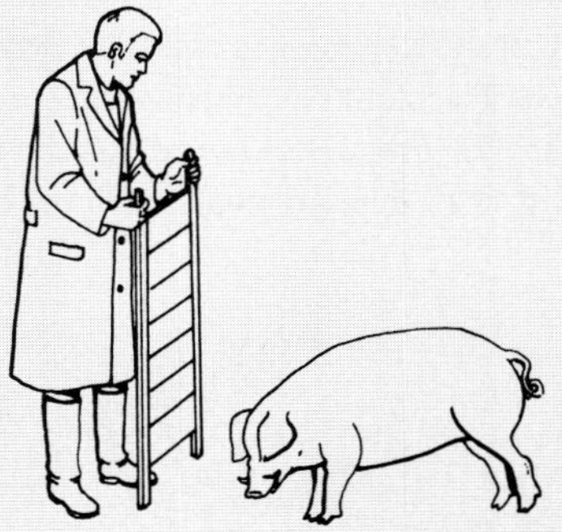

Abb. 3.8
Schutzbrett für die Untersuchung von Ebern oder Muttersauen.

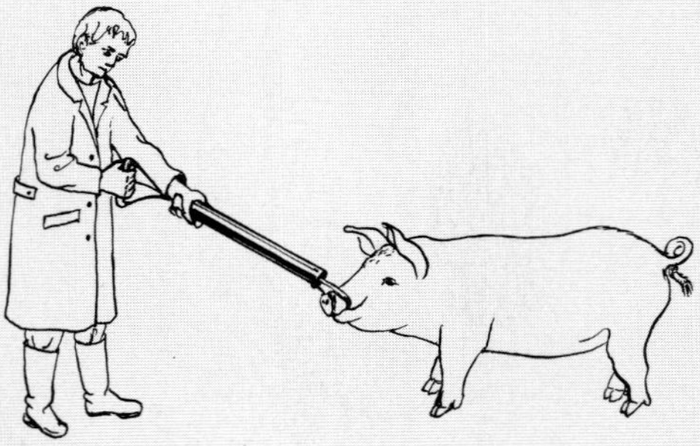

Abb. 3.9
Catcher zum Fixieren von Schweinen.

man vor sich herträgt, haben den Vorteil, daß sich die Tiere in Ecken hineindrängen lassen und ruhig verhalten.

Sind derartige Geräte nicht vorhanden, so sind die Tiere *mit einer Hand am Schwanz zu fassen, und mit der anderen ist eine* Hanf- oder Drahtschlinge (= Oberkieferschlinge) über den Rüssel bis hinter die Hauer (Eckzähne) zu schieben. Als Grundsatz sollte gelten: Solange man einen Eber oder eine bösartige Muttersau am Schwanz festhält, können sie nicht schlagen oder beißen. Der Eber stellt sich zum Kampf und schlägt mit den Hauern seitlich von unten herauf auf den Feind zu. Das Tier entwickelt dabei nicht nur eine ungeheure Geschwindigkeit und Geschicklichkeit, sondern es ist auch sein Aktionsradius außerordentlich groß. Ferkelführende Muttersauen schlagen nicht, sondern sie stürmen meist mit offenem Maul auf den Eindringling zu. Gelingt es bei solchen Tieren nicht, den Schwanz zu fassen, so fixiert man sie mit einem sogenannten *Catcher* (*Oberkieferschlinge* in einem Führungsrohr, Abb. 3.9). Sie haben den Vorteil, daß die fixierten Tiere nicht nachdrängen können.

Für *spezielle Untersuchungen* (Röntgenaufnahmen usw.) werden die Tiere in *Vollnarkose* gelegt. Für die Praxis wird bei Schweinen je nach Nährzustand 2 mg Stresnil/kg KM i.m. und 15 mg Ketamin-Hydrochlorid/kg KM i.v. verwendet. Bei intravenöser Applikation beider Präparate als Mischspritze tritt die Wirkung rascher ein.

3.5 Hund

Es ist zweckmäßig, sich vorerst über die Gemütsart des Hundes durch Befragen des Besitzers, vor allem aber durch Beobachtung des Verhaltens des Tieres zu informieren. Ausdruck eines Aggressivverhaltens ist das Sträuben der Haare, Zurückziehen der Lippen und Knurren. In der Regel wird man durch ein festes Herantreten und kräftige Anrufe geringgradig (ggr.) widerspenstige Tiere untersuchen können. Durch freundliches Zureden und Streicheln kann man sich das Vertrauen vieler Hunde in kurzer Zeit erwerben.

Die Untersuchung erfolgt auf einem Tisch, dessen Höhe nach Möglichkeit der Größe des Tieres angepaßt werden sollte. Praktisch sind Tische, die sich in Bodenhöhe versenken lassen. Schwere Hunde können dann selbständig auf den Tisch steigen. Dieser wird anschließend in eine für den Untersucher angenehme Höhe gebracht. Große Hunde sollen am Boden untersucht werden. Das Hinaufheben eines Hundes auf den Tisch geschieht mit beiden Armen, die Hals und Rumpf umfassen. Gutmütige Hunde werden am Kopf festgehalten, bei widerspenstigen Tieren hält die Hilfsperson mit der rechten Hand den Hund dorsal an Kopf und Nacken und mit der linken Hand von unten gegen den Unterkiefer, wobei der rechte Unter- und Oberarm das Tier von der rechten Seite her festklemmt und notfalls niederdrückt. *Wesentlich beim Halten eines Hundes ist immer die Fixierung von Kopf und Hals.*

Lassen sich die Tiere im Stehen nicht untersuchen, so sind sie durch zunehmenden Druck von dorsal in der ersterwähnten Stellung in Brust-Bauchlage mit abgewinkelten Extremitäten zu bringen. Sind sie in dieser

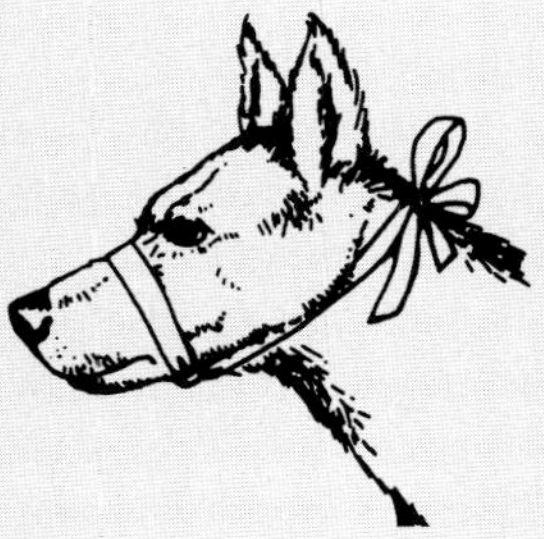

Abb. 3.10
Zugebundener Fang eines Hundes.

Stellung immer noch widerspenstig, so sind die Hinterextremitäten bzw. die Kruppe von einem zweiten Gehilfen zu halten. Das Verbringen in *Seiten- oder Rückenlage* wird dadurch eingeleitet, daß der Helfer weiterhin Kopf und Hals mit einer Hand fixiert und mit der anderen über den Thorax des Tieres greift und die seinem Körper anliegende Extremität (von medial) erfaßt. Der Tierarzt (oder eine zweite Hilfsperson) erfaßt die beiden Hinterextremitäten, und nun wird das Tier vom Gehilfen so weggedreht, daß es mit dem Rücken zum Gehilfen gerichtet ist und dem Tierarzt die Bauchseite zugewandt wird. Kleinere und gutmütige Hunde können dann vom Gehilfen wieder allein gehalten werden, indem er mit einer Hand eine oder beide Vorderextremitäten erfaßt, mit dem Arm gleichzeitig Kopf und Hals niederdrückt und mit der anderen Hand beide Hinterextremitäten fixiert.

Bei Hunden, die am Beißen nicht gehindert sind, soll man unverhoffte Berührungen vermeiden und den Kopf laufend beobachten.

Das Beißen kann durch einen Beißkorb verhindert werden, der aber bei jähen Bewegungen, wenn er aus Metall ist, den Untersucher oder Gehilfen verletzen kann. Besser ist das *Anlegen einer Schlinge* (Abb. 3.10) oder eines *Beißkorbes aus festem Material.*

Zur **Sedierung** der Hunde verwendet man (nicht bei Tieren mit Kreislaufstörungen) Acepromazin® 0,05–0,22 mg/kg KM p.o., i.v. oder i.m. (max. 3 mg) oder Alpha2-Agonisten (Xylazin, Medetomidin).

3.6 Katze

Katzen stellt man auf den Tisch und läßt sie vom Besitzer an den Vorderfüßen und am Kopf festhalten. Ist die Katze widerspenstig, so werden die Vorderfüße von einem Gehilfen mit der linken Hand gehalten und der Kopf von unten mit der rechten Hand umfaßt oder der Kopf wird im Nacken fixiert. Der rechte Ellenbogen bzw. der Thorax des Gehilfen drücken die Katze wieder auf den Tisch nieder und klemmen sie dort ein. Das Verbringen in Seitenlage und das Zubinden des Maules (Abb. 3.10) erfolgen wie beim Hund. Zum Schutz vor Bissen und Kratzwunden sind Lederhandschuhe empfehlenswert.

Im allgemeinen sind **Zwangsmaßnahmen** bei der Katze nur im Hinblick auf eine Arzneimittelapplikation oder Blutentnahme sowie Setzen eines Venenkatheters notwendig. Bei der einfachen klinischen Untersuchung kann und sollte auf sie in der Regel verzichtet werden, was auch im Hinblick auf die Erregung des Tieres und die dadurch bedingte Verfälschung der Untersuchungsergebnisse zu beachten ist.

Zur Verhinderung des Kratzens und Beißens kann man die Tiere in eine Decke oder in einen Sack so einhüllen, daß nur die vordere oder die hintere Körperhälfte hervorschaut. Zweckmäßigerweise wird dieser Sack eigens angefertigt und ist durch einen Zug in seiner Öffnungslichtung zu verändern bzw. zu fixieren.

Zur **Sedierung** der Katze verwendet man: Acepromazin® 0,05–0,10 mg/kg KM i.v., i.m. oder 0,5 mg/kg KM p.o. (maximal 1 mg) oder Alpha2-Agonisten (Xylazin, Medetomodin).

4 Nationale (Kennzeichen, Signalement)

Am Beginn jeder Untersuchung (ausgenommen Klauentiere) ist das Nationale des Patienten oder der Herde sorgfältig festzuhalten. Dazu dienen: Tierart, Farbe, Geschlecht, angeborene und erworbene Abzeichen (Brände, Narben, fehlende oder verstümmelte Körperteile), Alter, Körperhöhe, Körpermasse, Rasse und Nutzungs-/Verwendungsart. Das geschriebene Nationale kann durch eine einfache Zeichnung oder eine (Farb-)Photographie ergänzt werden.

4.1 Pferd

Farbe, Geschlecht, Abzeichen, Alter, Körperhöhe, Körpermasse, Name, Rasse und Nutzungs-/Verwendungsart.

4.1.1 Farbe

▶ *Schimmel* (Farbe des Deckhaares weiß oder überwiegend weiß und mit schwarzen, braunen, roten bzw. gelben Haaren gemischt): Milchschimmel; Eisen-, Braun-, Rot-, Honigschimmel; Forellen-, Fliegen-, gemischter Schimmel (fleckenförmige Anordnung des anders gefärbten Haares).

Rappe (Deck- und Langhaar schwarz): Kohl-, Glanz-, Sommerrappe.

Fuchs (Deckhaar sowie Mähne und Schweifhaar licht- oder dunkelrot gefärbt): Licht-, Lehm-, Gold-, Kupfer-, Schweiß- (Langhaar lichter als Deckhaar, dieses dunkel, so als ob das Pferd schwitzen würde!), Rot-, Dunkelfuchs.

Brauner (Deckhaare braun, Mähne und Schweifhaar schwarz): Hell-, Reh-, Kastanien- (auch Extremitäten schwarz), Dunkelbrauner.

Isabell (gelbe Farbe des Deckhaares auf lichter Haut, Langhaar weiß oder gelblich weiß).

Falbe (gelbe Farbe des Deckhaares, schwarzes Langhaar: „Semmelfalb". Deck- und Langhaar mausgrau auf dunkler Haut, Aalstrich: „Mausfalb").

Tiger (Grundfarbe weiß, darauf kleine dunkle rundliche Flecke, je nach Farbe der dunklen Flecke): Rot-, Braun-, Schwarztiger; Achattiger (wenn Flecke mit hellerem Hof umgeben sind); Schabrackentiger (nur auf Kruppe getigert).

Schecken (große unregelmäßige dunkle Flecke): Rot-, Braun-, Schwarzschecken.

Stichelhaariger Rappe, Brauner, Fuchs (weißes Haar in die Grundfarbe eingestreut, jedoch nicht überwiegend).

Stute, Hengst, Wallach, Kryptorchide.

◄ 4.1.2 Geschlecht

ad 1) Abzeichen im *Bereich des Kopfes:* Flocke, Blümel, Stern (großer, kleiner, Spitz-, Ring-, schiefer Stern, verzogener Stern, durchschossener Stern, keilförmiger Stern), Blesse (durchgehende, unterbrochene, Strichblesse, breite Blesse), Laterne, Brille, Schnäuzel oder Schnippe, Milchmaul, Krötenmaul, pigmentlose Flecke. Abzeichen *im Bereich des Körpers:* pigmentlose Flecke, Aalstrich. Abzeichen *an den Extremitäten:* Ballen, Saumband, Krone weiß, Tigerung, Fesselung (bis Fesselgelenk [un-]gleich hoch weiß), über Fessel, bis Fußwurzel weiß.

◄ 4.1.3 Abzeichen (1. angeborene, 2. erworbene)

Messung der *Haarwirbel* (Stirn, ventrale Halsseite, linke und rechte dorsale Halsseite *[Kamm],* Nackenwirbel).

ad 2) *Brände:* Ganasche, Hals, Schulter, Sattellage, Oberschenkel (sowohl links als auch rechts). *Druckflecke* in Geschirr-, Halfter- und Sattellage, *Narben, Haarschnitte* (nur 8 bis 10 Wochen sichtbar!), Schweif kupiert, Größe der Kastanien und Tätowierungen in der Oberlippeninnenseite usw.

Farbphotographien von vorne links und rechts; Mikrochip (i.m.).

Zuerst Tiere allgemein beurteilen (Haltung, weiße Haare), dann erst Zähne betrachten. Zur Altersbestimmung wird herangezogen: Durchbruch der Zähne, Form der Kaufläche, Löschen der Kunde, Kundenspur, Kernspur, Länge und Stellung der Schneidezähne (Zangen-, Winkelgebiß), Galvaynesche Furche (Tab. 4.1).

◄ 4.1.4 Alter

Die **Milchschneidezähne** sind glänzend weiß und haben an der labialen Fläche in der Längsrichtung deutliche Schmelzfalten. Sie sind kleiner als die bleibenden Zähne und zeigen einen deutlich abgesetzten Hals, das ist eine Verengung zwischen Krone und Wurzel.

Dadurch erscheint die Vorderfläche der Milchzähne dreieckig. Die auf der Reibefläche befindliche Vertiefung ist die sogenannte Kunde oder Kronenhöhle.

Die **bleibenden Zähne** sind größer als die Milchzähne, gelblich verfärbt und haben keinen Hals. Der Vorderrand überragt etwas den Hinterrand und wird daher früher abgerieben. Die Kunden sind gewöhnlich im Oberkiefer 12 mm tief, im Unterkiefer dagegen nur 6 mm. Unregelmäßigkeiten kommen aber immer wieder vor.

Die Milchhakenzähne sind ganz klein und durchbrechen selten das Zahnfleisch. Die bleibenden **Hakenzähne** der männlichen Tiere (bei weiblichen Tieren fehlen sie fast immer) erscheinen zwischen 3–6 Jahren, und zwar im Oberkiefer früher als im Unterkiefer.

Mit dem vollendeten 5. Lebensjahr ist das bleibende Gebiß vollständig und wird als *Zangengebiß* bezeichnet, weil es von der Seite gesehen den Backen einer Beißzange ähnlich sieht. Ab dem 10.–12. Lebensjahr erscheint das Gebiß stärker gestreckt, und man spricht dann von einem *Winkelgebiß.*

Der erste *Einbiß* an den Eckzähnen des Oberkiefers tritt im Alter von 7–9 Jahren auf. Er verschwindet wieder etwa um das 12. Lebensjahr. Im

Tab. 4.1
Durchbruch und Abreibung der Fohlenschneidezähne.

Kunden abgerieben	1 J.	$1^{1}/_{2}$ J.	2 J.
Durchbruch	1–2 W.	4–6 W.	5–9 M.
Oberkiefer ↑			
	Zangen (I_1)	Mittelzähne (I_2)	Eckzähne (I_3)
Unterkiefer ↓			
Durchbruch	1–2 W.	4–6 W.	5–9 M.
Kunden abgerieben	1 J.	$1^{1}/_{2}$ J.	2 J.

W. = Wochen, M. = Monate, J. = Jahr(e)

Tab. 4.2
Wechselgebiß und bleibendes Gebiß beim Pferd.

Verkehrtovale Reibefläche	27 J.	28 J.	29 J.	
Dreieckige Reibefläche	21 J.	22 J.	23 J.	
Kernspur	16 J.	17 J.	18 J.	
Runde Reibefläche	15 J.	16 J.	17 J.	
Kunden abgerieben	9 J.	10 J.	11 J.	
Beginn der Abreibung	3 J.	4 J.	5 J.	
Durchbruch der bleibenden Incisivi und Canini	$2^{1}/_{2}$ J.	$3^{1}/_{2}$ J.	$4^{1}/_{2}$ J.	3–6 J.
Oberkiefer ↑				
	Zangen (I_1)	Mittelzähne (I_2)	Eckzähne (I_3)	Hakenzähne (C)
Unterkiefer ↓				
Durchbruch der bleibenden Incisivi und Canini	$2^{1}/_{2}$ J.	$3^{1}/_{2}$ J.	$4^{1}/_{2}$ J.	3–6 J.
Beginn der Abreibung	3 J.	4 J.	5 J.	
Kunden abgerieben	6 J.	7 J.	8 J.	
Runde Reibefläche	12 J.	13 J.	14 J.	
Kernspur	13 J.	14 J.	15 J.	
Dreieckige Reibefläche	18 J.	19 J.	20 J.	
Verkehrtovale Reibefläche	24 J.	25 J.	26 J.	

J. = Jahre

Alter von 15–20 Jahren tritt der zweite Einbiß auf, der aber auch wieder verschwindet.

Mit 10 Jahren erscheint unter dem Zahnfleischrand der Eckzähne des Oberkiefers die *Galvaynesche Furche*, das ist eine Rinne in der Längsrichtung an der Lippenfläche des Zahnes, die im Alter von etwa 15 Jahren die Mitte zwischen Zahnfleisch- und Kronenrand, im Alter von 20 Jahren den Kronenrand selbst erreicht. Ab dem 20. Lebensjahr beginnt sie vom Zahnfleischrand zum Kronenrand wieder zu verschwinden. Mit 25 Jahren kommt die Galvaynesche Furche nur mehr auf der unteren Hälfte des Zahnes vor, und mit 30 Jahren ist sie verschwunden.

Mit 13 Jahren erscheint die *Kernspur*, das ist die mit Ersatzdentin kronenwärts verschlossene Pulpahöhle, im Unterkiefer an den Zangen, mit 14 Jahren an den Mittelzähnen usw.

Es muß darauf hingewiesen werden, daß das Alter aufgrund der Zahnbeurteilung bei Trabern und Vollblutpferden ganz erheblich von dem genannten Schema in Tabelle 4.2 abweichen kann.

4.1.5 Körperhöhe

Stock- und Bandmaß (vom Tragrand des Vorderfußes bis zum höchsten Punkt des Widerristes bei gerader Gliedmaßenstellung).

4.1.6 Körpermasse

Bestimmung durch Abwiegen oder Schätzung.

4.1.7 Rasse

Kalt-, Warm-, Voll-, Mischblut; Kleinpferd, Pony, Noriker, Rheinisches und Belgisches Kaltblut, Hannoveraner, Lipizzaner, Englisches Vollblut, Arabisches Vollblut, Haflinger, Shetland-Pony.

4.1.8 Nutzungs-/Verwendungsart

Zugpferd (leichtes, schweres), Reitpferd, Turnierpferd (Dressur-, Spring, Vielseitigkeits-, Military-Pferd), Traber, Galopper.

4.2 Rind

Rasse, Geschlecht, Alter, Abzeichen, Körpermasse, Körperhöhe und Nutzungsart.

4.2.1 Rasse

Das Wissen des Tierarztes bezüglich der Rinderrassen soll sich auf die in seinem Lande gehaltenen Rassen erstrecken (Rassen in Österreich: *Fleckvieh, Braunvieh, Pinzgauer, Gelbvieh, Grauvieh, Schwarzbunte, Holstein-Friesian, Rotbunte, Tuxer, Charolais, Limousin, Aberdeen Angus, Schottisches Hochlandrind, Kreuzungen u. a.*).

4.2.2 Geschlecht

Kuh, Stier (Bulle), Kastrat, Zwitter, Kryptorchide.

Zwitter und Kryptorchiden haben bei Rindern züchterische Bedeutung und sind häufig schon an ihrem mehr männlichen Verhalten erkennbar.

4.2.3 Alter

Der *Nabelstrang* ist in den ersten 4 Tagen nach der Geburt feucht, trocknet dann ein und bleibt maximal bis zu 2 bis 3 Wochen hängen. Ist der Nabel mit Medikamenten zum Schutz gegen Infektionen behandelt worden, dann trocknet er früher ein.

Auch an den *Hörnern* können Altersbestimmungen beim Kalb und später bei der Kuh vorgenommen werden. 2 bis 4 Wochen nach der Geburt zeigt sich eine Epidermisverdickung an der Stelle, an der später das Horn erscheint (Processus cornualis). Im Alter von 2 Monaten bildet sich daraus ein deutlicher, aber noch verschieblicher Hornkern in der Größe eines Kirschkerns, der mit 3 Monaten unverschieblich wird. Bis zu einem Alter von 6 Monaten ist das Horn auf eine Länge von ca. 5 cm angewachsen, mit einem Jahr auf ca. 10 cm, mit 18 Monaten beträgt die Hornlänge ca. 15 cm. Diese Zahlen können jedoch schwanken (Rassenunterschiede, Spät- und Frühreife).

Bei Kühen läßt das regelmäßige Vorkommen von Ringen an den Hörnern auf die Anzahl der Trächtigkeiten schließen (Abb. 4.1). Der erste Hornring tritt abhängig von der Rasse im Alter von 2–3 Jahren auf. Für jede folgende Abkalbung kommt ein Hornring hinzu. Bei Nichtträchtigkeit fehlt ein Ring. Bei Abortus liegen zwei Ringe knapp nebeneinander; es darf nur ein halbes Jahr dazugezählt werden.

Abb. 4.1
Altersbestimmung beim Rind an den Hörnern.
2 Hornringe (2 Trächtigkeiten): 4 Jahre alt.

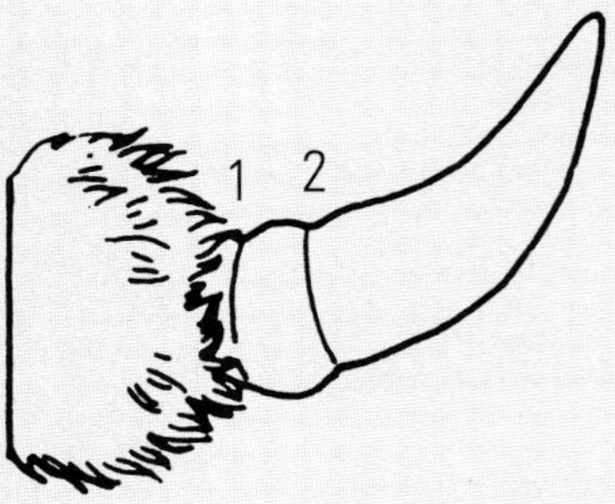

Sowohl die Milch- als auch die bleibenden Zähne sitzen locker in den Alveolen (keine Rachitis oder Knochenweiche!). Die *Milchschneidezähne* des Rindes (Abb. 4.2a) sind meißelartig und schaufelförmig. Sie sind nicht sehr groß und haben weiße Farbe. Krone, Wurzel und ein runder, langer Hals sind deutlich erkennbar. Die meisten Kälber besitzen schon bei der Geburt alle Milchschneidezähne. Sind die Eckzähne (I_4) noch nicht über das Zahnfleisch herausgekommen, so brechen sie innerhalb von 1 bis 2 Wochen durch.

In den ersten Lebenswochen stehen die Milchschneidezähne dachziegelartig neben- und übereinander. Erst im Alter von ca. 1 Monat breitet sich der Zahnbogen aus, und die Zähne stehen mit den Kronen nebeneinander.

Das die Vorder- und Hinterfläche der Zähne bedeckende *Zahnfleisch* zieht sich allmählich von den Zähnen zurück, und zwar am I_1 innerhalb von 12 Tagen, am I_2 innerhalb von 14 Tagen, am I_3 innerhalb von 3 Wochen und am I_4 innerhalb von 4 Wochen. Das Zahnfleisch wird nun wallförmig, während es vorher flach war.

Für die Altersbestimmung von 1 Monat bis ca. $1^1/_2$ Jahren geben die Zähne wenig Anhaltspunkte. Es läßt sich aber sagen, daß mit 6 Monaten die halbe Reibefläche an den Milchschneidezähnen, mit 1 Jahr die ganze Reibefläche in Reibung ist.

Von einem Wechselgebiß (Abb. 4.2b, c, d) spricht man erst ab $1^1/_2$ bis $2^1/_2$ Jahren (Tab. 4.3).

Alle **bleibenden Schneidezähne** (Abb. 4.2e, f, g) stehen am Anfang dachziegelartig nebeneinander. Die weitere Altersbestimmung erfolgt an ihrer Reibefläche, und zwar am I_1, I_2 und I_3.

Das Rind zeigt ein Zahnalter von 5 Jahren wenn $^1/_3$ der Zungenfläche des I_1 in Reibung, von 6 Jahren, wenn $^1/_2$ der Zungenfläche des I_1 in Rei-

Tab. 4.3
Wechselgebiß beim Rind.

	I1	**I2**	**I3**	**I4**
Durchbruch	$1^1/_2$–$2^1/_2$ J.	$2^1/_2$–3 J.	3–$3^1/_2$ J.	$3^1/_2$–$4^1/_2$ J.
In Reibung $^1/_4$–$^1/_2$ J. später	2–3 J.	3–$3^1/_2$ J.	$3^1/_2$–4 J.	$4^1/_2$–5 J.

J. = Jahr(e)

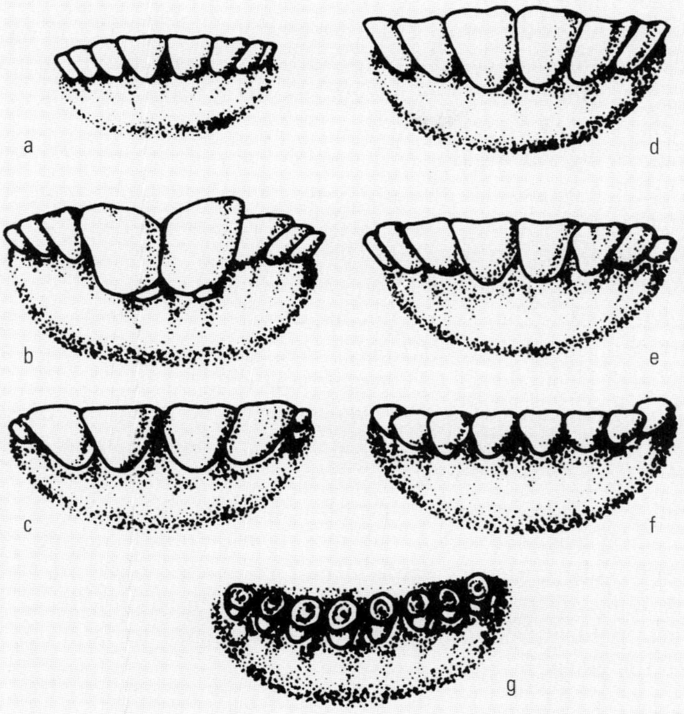

Abb. 4.2
Altersbestimmung beim Rind an den Zähnen:
a) Milchgebiß;
b) Zweischaufler;
c) Vierschaufler;
d) Sechsschaufler;
e) Achtschaufler;
f) stark abgeschliffene Schneidezähne;
g) Stummelperiode.

bung, von 7 Jahren, wenn $^1/_2$ der Zungenfläche des I_2 in Reibung, von 8 Jahren, wenn $^1/_2$ der Zungenfläche des I_3 in Reibung sind; von 9 Jahren, wenn die Reibefläche des I_1 sich fast über die gesamte Zungenfläche erstreckt, von 10 Jahren, wenn die Reibeflächen viereckig sind, von 12–13 Jahren, wenn die Reibeflächen rund sind, von 14–15 Jahren, wenn die Reibeflächen längsoval sind. Nach 15 Jahren sind die Zähne so stark abgerieben, daß praktisch nur mehr Zahnstummeln vorhanden sind (Stummelperiode).

◀ 4.2.4 Abzeichen

Angeborene Abzeichen
Im Bereich des Kopfes: vollständige oder unvollständige Brille beim Höhenfleckvieh; Schnippe, Flocke, Stern, Blesse, Milchmaul bei Niederungsrindern; Hornform.

Im Bereich des Körpers: Farbzeichnung, Euter- und Zitzenform: Anteponierte Zitzen, Bei-, Neben-, Zwischen- und Afterzitzen.

Erworbene Abzeichen
Im Bereich des Kopfes: Ohrmarken aus Metall oder Kunststoff werden mit einer Ohrmarkenzange in der Mitte des oberen Ohrrandes bzw. in der Mitte der Ohrmuschel (= EU-Ohrmarke beiderseits) eingezogen. Es müssen alle Ohrmarken genau aufgezeichnet werden. Ausgerissene bzw. verlorene Ohrmarken hinterlassen eine schlitzförmige Zusammen-

hangstrennung am Ohrrand oder ein kleines ovales Loch nahe des oberen Ohrrandes oder in der Mitte der Ohrmuschel. Ein 1,5 cm großes, kreisrundes Loch in der Ohrmitte bedeutet, daß es sich um einen Tbc-Reagenten (linkes Ohr) bzw. um einen Abortus Bang-Reagenten (rechtes Ohr) handelt.

Ein wichtiges Identitätsmerkmal stellen Tätowierungen im Innenohrbereich dar. Nasenringe, Hornfrakturen, vollzogene Enthornung sowie Hornbrände (z. B. Leistungsabzeichen „Edelweiß"; Zahlen; Kreise bei Pfandtieren) gehören ebenfalls zu den erworbenen Abzeichen.

Abzeichen im Bereich des Körpers: Besonders in Laufstallhaltungen werden Kunststoffhalsriemen mit aufgedruckten Nummern verwendet. Markierungen mit Vieh-Fettkreide sowie Haarschnitte in Form von römischen Ziffern sind nur 6–8 Wochen lang sichtbar.

Der Flotzmaulabdruck *(Nasolabiogramm)*, die Blutgruppenbestimmung, eine einfache Zeichnung oder eine Farbphotographie können als weitere Kennzeichen genutzt werden.

Ein neuartiges System zur Identifizierung von Tieren besteht darin, daß winzig kleine Mikrochips mit einer Einwegimpfnadel subkutan oder intramuskulär eingesetzt werden. Die Tierkennzeichnung mit Mikrochips funktioniert lebenslang, erlaubt durch den Nummerncode eine eindeutige Identifizierung und ist daher fälschungssicher. Der Code wird dabei mit einem Lesegerät abgelesen.

4.2.5 Körpermasse

Bestimmung durch Abwiegen oder Schätzung.

4.2.6 Körperhöhe

Sie wird mit dem Band oder Stock ermittelt. Schätzung ist möglich.

4.2.7 Nutzungsart

Zuchtrind, Milchvieh, Milchaustauschermast, Mastrind (Stier- und Ochsenmast), Kalbinnenmast, Mutterkuhhaltung, Ammenkuhhaltung.

4.3 Schaf

Rasse, Geschlecht, Alter, Abzeichen, Körpermasse und Nutzungsart.

4.3.1 Rasse

Wollschaf-Rassen: Merino-Wollschafrassen kommen in allen Kontinenten vor. In der Wollqualität sind Unterschiede zwischen Beständen australischer und europäisch-amerikanischer Herkunft erkennbar.

Fleischschaf-Rassen: deutsches Merino-Fleischschaf, deutsches schwarzköpfiges Fleischschaf, deutsches weißköpfiges Fleischschaf. Die in England vorkommenden Fleischschafrassen werden in die 3 großen Gruppen Langwollschafe (Long wools), Dünenrassen oder Kurzwollschafe (Short wools) und in die Hochlandrassen (Hill breeds) zusammengefaßt. Weitere Bedeutung haben das Texelschaf und Ile de France erlangt.

Pelzschaf-Rassen: Karakulschaf, orientalische Fettschwanzschafe (Bagdad-Lammfell, Shirasfell) usw.

Landschaf-Rassen haben eine gemischte Nutzung: Heidschnucken, Leineschaf, Rhönschaf, ostfriesisches Milchschaf, Kärntner Bergschaf,

Brillenschaf, Tiroler Bergschaf, deutsches Bergschaf, Bergamasker Schaf, weißes Gebirgsschaf, weißes Alpenschaf, Steinschaf.

4.3.2 Geschlecht

Schaf, Widder, Zwitter, Kryptorchide (siehe Rind).

4.3.3 Alter

Die Altersbestimmung erfolgt aufgrund des Zahnwechsels, der jedoch von Rassenzugehörigkeit und individueller Veranlagung abhängig ist. Wechsel der I_1 nach einem Jahr (= 2 breite Zähne), Wechsel der I_2 nach $1^1/_2$ Jahren (= 4 breite Zähne), Wechsel der I_3 nach $2^1/_4$ Jahren (= 6 breite Zähne) und Wechsel der Eckzähne nach 3–$3^1/_2$ Jahren (= 8 breite Zähne).

4.3.4 Abzeichen

Als häufigste und wichtigste erworbene Abzeichen findet man Ohrmarken und Tätowierungen.

4.3.5 Körpermasse

Bestimmung durch Abwiegen oder Schätzung.

4.3.6 Nutzungsart

Milch-, Fleisch- und Wollschaf, Hobbyhaltung.

4.4 Ziege

Rasse, Geschlecht, Alter, Abzeichen, Körpermasse und Nutzungsart.

4.4.1 Rasse

Saanenziege (hornlos), Bündener Strahlenziege (behornt), Toggenburger Ziege (hornlos), weiße Edelziege (hornlos), bunte Edelziege (hornlos), Alpenziege, Granada-Milchziege (hornlos), Gudbrandsdal-Ziege, Landziegen (behornt oder unbehornt), Karpatenziege, Banater Ziege, griechische Landziegen, Wollziegen, Zwergziegen (behornt oder unbehornt).

4.4.2 Geschlecht

Ziege, Bock, Zwitter, Kryptorchide.

4.4.3 Alter

Bei der Geburt sind 6 Milchschneidezähne, 3 Wochen später alle Milchschneidezähne vorhanden. Wechsel des I_1 mit $1^1/_2$ Jahren, des I_2 mit $1^3/_4$ Jahren, des I_3 mit 2 Jahren und des I_4 mit $2^3/_4$ bis 3 Jahren. Alle bleibenden Schneidezähne sind mit 3 Jahren vorhanden. Im Alter von 3 bis 4 Jahren erscheint auf der Reibefläche der Schneidezähne ein gelbbrauner Streifen. Mit 5 Jahren ist die Wurzel der Zangen 2 bis 4 mm, die Wurzel der Schneidezähne 0 bis 3 mm über dem Zahnfleisch sichtbar. Mit 7 Jahren ist die Wurzel der Zangen 3 bis 5 mm, die Wurzel der anderen Schneidezähne 1 bis 3 mm über dem Zahnfleisch sichtbar. Mit 10 Jahren ist die Reibefläche der Schneidezähne viereckig bis rundlich.

4.4.4 Abzeichen

(Siehe Schaf).

4.4.5 Körpermasse

(Siehe Schaf).

4.4.6 Nutzungsart

Dem Nutzungsszweck nach sind *Milch-* und *Fleischziegen* zu unterscheiden.

4.5 Schwein

Rasse, Geschlecht, Alter, Abzeichen, Körpermasse und Nutzungsart.

4.5.1 Rasse

Die europäischen Schweinerassen lassen sich in 3 Gruppen zusammenfassen, nämlich in die großen weißen Fleischrassen, in die hochspezialisierten Rassen und in die Lokalrassen.

Bei den *großen weißen Fleischrassen* unterscheidet man zwischen dem Steh- und dem Hängeohrtyp. Die *stehohrigen Tiere* werden in England als Large White, in Holland und Schweden als Yorkshire, in Deutschland, Österreich und der Schweiz als *weißes Edelschwein* bezeichnet. Die *hängeohrigen Tiere*, als *veredeltes Landschwein* oder heute als Landrasse bezeichnet, gehen auf die dänische Landrasse zurück. Das moderne Fleischschwein ist durch eine enorme Körperlänge gekennzeichnet.

Zu den *hochspezialisierten Rassen* zählen das ungarische Mangalitza-Schwein als ausgesprochenes Fettschwein und auf der anderen Seite das Piétrain-Schwein und das belgische Landrasse-Schwein als extrem fleischwüchsige und mittelgroße Schweine.

Als wiederentdeckte Rassen sind das Duroc-, Hampshire- und Welshschwein anzusehen. Sie sind gegenüber Streß sehr widerstandsfähig und liefern hochwertiges Fleisch.

4.5.2 Geschlecht

Sau, Eber, kastrierter Eber, Kryptorchide, Zwitter.

Da bei der Fleischuntersuchung Kryptorchide und Zwitter infolge des unangenehmen Fleischgeruchs als untauglich oder minderwertig zu beurteilen sind, ist es für den Tierarzt außerordentlich wichtig, diese Mißbildungen bereits intra vitam zu erkennen und zu beheben.

Der **Kryptorchide** besitzt zur Zeit der Geburt in der Regel zwei Testes und ist demnach ein männliches Tier. In einem Alter von 10 Wochen beginnen die Testes mit der Hormonproduktion und regen die akzessorischen Geschlechtsdrüsen, von denen uns besonders die rektal leicht palpierbaren Bulbourethraldrüsen interessieren, zum Wachstum an. Bei normal und beidseitig kastrierten männlichen Ferkeln kommt es hingegen zu keinem Wachstum dieser Drüsen. Der männliche Habitus des Kryptorchiden macht sich beim Schwein in der Regel ab einer Körpermasse von 35 bis 40 kg bemerkbar. Durch die rektale digitale Untersuchung der Bulbourethraldrüsen, die beiderseitig der Urethra in länglicher Gestalt am Beckenboden liegen, ist es ab dieser Gewichtsklasse möglich, den Kryptorchiden an seinen vergrößerten Bulbourethraldrüsen zu erkennen (Abb. 4.3).

Beim **Zwitter** findet man in der Regel einen Präputialbeutel ohne Präputialöffnung und ohne Penis. An Stelle der vermeintlichen Präputialöffnung befinden sich lange Pinselhaare. Die Vulva ist verbreitert. Aus ihrer ventralen Kommissur ragt ein rudimentärer Penis oder eine stark vergrößerte Klitoris mit nach dorsal mündender Harnröhre heraus. In der Regel sind bei solchen Tieren auch Hodensackbrüche vorhanden, in die entweder Teile der Gebärmutter oder Darmschlingen vorgefallen sind.

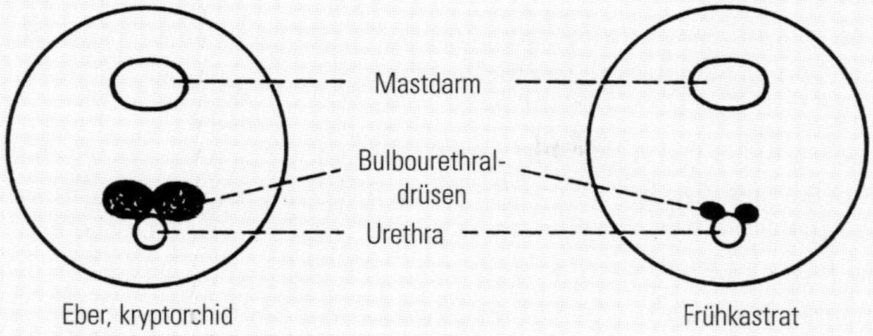

Abb. 4.3
Rektale Untersuchung beim Schwein. Die stark entwickelten (Eber, Kryptorchide) und nicht entwickelten (Frühkastrat) Bulbourethraldrüsen haben Bedeutung bei der Kryptorchidendiagnose.

4.5.3 Alter

Beim wachsenden Schwein wird die Altersbestimmung durch Schätzung der Körpermasse vorgenommen. Bei älteren Tieren wird eine Altersbestimmung an den Zähnen nicht geübt, da bei Zuchtschweinen entsprechende Aufzeichnungen vorgenommen werden.

4.5.4 Abzeichen

Als erworbene Kennzeichen gelten Ohrmarken, Tätowierungen (Außenseite der Ohrmuschel) und kupierte Schwänze.

4.5.5 Körpermasse

Schwein: Abwiegen; Schätzen. Geburtsmasse: bis 1,5 kg; 4 Wochen Körpermasse: 8–10 kg; Anfangsmast 10–12 Wochen: 25–30 kg; Mastende: 95–100 kg; Zuchtsauen: 150–200 kg; Eber: 250–300 kg.

4.5.6 Nutzungsart

Zuchtschwein, Mastschwein.

4.6 Hund

Rasse, Farbe, Geschlecht, Abzeichen, Alter, Körperhöhe, Verwendungsart, Name (Stammbaum-Name und Rufname).

4.6.1 Rasse und Farbe

Der Tierarzt sollte die wichtigsten Hunderassen, der Kleintierspezialist auch seltene Rassen erkennen. Zu beachten ist, daß manche Rassen in mehreren Größen (z. B. Königspudel, Kleinpudel, Zwergpudel) und auch in mehreren Farben (schwarzer Pudel, weißer Pudel, Aprikotpudel) vorkommen.

4.6.2 Geschlecht

Rüde, Hündin, kastrierter Rüde bzw. kastrierte Hündin, Kryptorchide.

4.6.3 Abzeichen

Angeborene Abzeichen kommen in Form von weißen Pigmentflecken bei manchen Hunderassen vor. Sie können, müssen jedoch nicht, im Nationale angeführt werden. Zu beachten ist, daß sie manchmal Rassefehler sind und wegoperiert werden. Zu den angeborenen Abzeichen gehören auch mißgebildete oder fehlende Organe.

Erworbene Abzeichen sind in der Regel Narben oder verstümmelte Organe, wie z. B. kupierte Ohren oder ein kupierter Schwanz, und Tätowierungen in der Ohrmuschel (häufigstes Abzeichen bei Rassehunden). Chipkennzeichnung.

Bei einem Bastard ist Größe, Haarcharakter (Kurz- oder Langhaar, drahthaarig) und Farbe bzw. Fleckung des Haarkleides anzugeben. Überwiegt ein bestimmtes Rassenmerkmal, so ist dies im Nationale zu vermerken (z. B. Schäferbastard, Pudelbastard).

4.6.4 Alter

Zuerst wird das Tier allgemein beurteilt (Grauwerden der Haare ab dem 6., 7. Lebensjahr im Bereich des Kopfes) und erst dann werden die Zähne betrachtet.

Die Milchschneidezähne unterscheiden sich von den bleibenden Schneidezähnen dadurch, daß sie kleiner, mehr blauweiß und spitz sind. Die Lilienform der Krone aller Schneidezähne tritt bei ihnen deutlich zutage. Zur Altersbestimmung wird Durchbruch und Abnutzung der Milchschneidezähne, der Zahnwechsel, die Abreibung der Zahnspitzen (Lilienform) und der Ausfall der Zähne herangezogen. Die Altersbestimmung ist allerdings mit großen Irrtumsmöglichkeiten behaftet. Das Nagen an Knochen und anderen harten Gegenständen, das Apportieren von Steinen, Stellungsanomalien bei bestimmten Rassen, ebenso wie ein verspäteter Zahnwechsel bei Zwerghunden und Kleinpudeln tragen dazu bei. Die Tabelle 4.4 gibt daher nur ungefähre Richtlinien. Im übrigen sind die meisten Hundebesitzer durchaus bereit, das genaue Alter ihrer Tiere mitzuteilen.

4.6.5 Körperhöhe

Ähnlich wie beim Großtier wird in bestimmten Fällen (Polizeihunde, Blindenführhunde) die Höhe bei gerader Gliedmaßenstellung bis zum höchsten Punkt des Widerristes mit Hilfe eines Stockmaßes gemessen.

4.6.6 Verwendungsart

Jagdhund (Vorsteherhund, Hühnerhund), Polizeihund, Blindenführhund, Wachhund.

Tab. 4.4
Milch-, Wechsel- und bleibendes Gebiß beim Hund.

Durchbruch der Milchschneidezähne	3–4 W.
Emporwachsen der Milchschneidezähne	1–2 M.
Auseinanderrücken der Milchschneidezähne	2–3 M.
Abnützung der Lappen der Milchschneidezähne	3–4 M.
Wechsel der Milchschneidezähne	4–5 M.
Wechsel der Milchhakenzähne	5–6 M.
Abnützung der Lappen der bleibenden Schneidezähne	
Zangen im Unterkiefer	$^1/_2$ bis $1^1/_2$ J.
Mittelzähne im Unterkiefer	$2^1/_2$ J.
Zangen im Oberkiefer	$3^1/_2$ J.
Mittelzähne im Oberkiefer	$4^1/_2$ J.
Eckzähne im Unterkiefer	5 J.
Eckzähne im Oberkiefer	6 J.
Runde bis verkehrtovale Reibfläche an den Schneidezähnen	6–10 J.
Ergrauen des Haarkleides (Kopf)	6–7 J.
Ausfallen der Schneidezähne	ab 10 J.

W. = Wochen, M. = Monate, J. = Jahr(e)

4.7 Katze

Rasse und Farbe, Geschlecht, Alter, Name.

4.7.1 Rasse und Farbe

Perserkatze, blaufarbene, rotfarbene; Siam-, Angora- und Halbangorakatze; Hauskatzen (Bastarde, europ. Kurzhaar), wildfarben, getigert, schwarz-weiß, rot-weiß, grau-weiß, gefleckt, dreifarbig.

4.7.2 Geschlecht

Kater, Katze (Kätzin), kastrierter Kater, kastrierte Kätzin, Kryptorchide.

4.7.3 Alter

Aufgrund des Zahnwechsels und der Größe des Tieres ist das Alter zu schätzen. Die Milchzähne brechen im Alter von 4–5 Wochen durch. Das Milchgebiß ist mit 8 Wochen vollständig. Der Zahnwechsel beginnt mit 6 bis 8 Monaten und ist mit 7 bis 9 Monaten beendet. Mit 15 Monaten ist die Katze ausgewachsen. Später ist eine genaue Altersbestimmung kaum mehr möglich. Man muß sich dann auf die Angaben des Besitzers verlassen.

4.7.4 Abzeichen

Neuerdings werden auch Katzen mit Hilfe von Mikrochips gekennzeichnet.

5 Vorbericht

Das Erheben eines Vorberichts (Anamnese) muß wie jede andere Untersuchungsmethode gelernt werden und soll nach einem bestimmten Schema erfolgen. Der Tierarzt braucht hierzu nicht nur *Erfahrung* und entsprechende *Kenntnisse der Medizin,* sondern auch solche im Umgang mit dem Tierbesitzer oder -halter („Sekundärpatient"). Die Intelligenz, Beobachtungsgabe und Wahrhaftigkeit des Gefragten ist bei der Auswertung der Anamnese zu berücksichtigen. Vielfach kommt man erst durch Fangfragen („Haben Sie denn noch gar nichts unternommen?") zu richtigen Erkenntnissen. Oft werden aber nicht nur absichtlich wichtige Beobachtungen verschwiegen, sondern auch, weil der Tierhalter ihnen keine Bedeutung beimißt. Durch gezielte Fragen hinsichtlich der Symptome der möglichen Krankheit muß versucht werden, konkrete Hinweise zu erhalten.

Die *Leistung der Tiere* ist durch Vornahme von Messungen objektivierbar (Zahl der Totgeburten; Körpermasse bei der Geburt, beim Absetzen oder Abspänen; Milchleistung; Zunahme der Körpermasse; Zahl der jährlich aufgezogenen Nachkommen usw.). Da die Messungen in der Rinder- und Schweinehaltung aber nicht alle von den Interessensverbänden vorgenommen werden können, muß getrachtet werden, ebenso wie in der Geflügelwirtschaft, den Besitzer selbst dafür zu gewinnen. Für den Tierarzt ist von entscheidender Bedeutung, daß er sich die täglichen bzw. monatlichen oder zweimonatlichen Leistungsmessungen bei der Erhebung des Vorberichtes im Rahmen von Bestandsbetreuungsbesuchen vorlegen läßt. Schon durch den Vergleich der Messungen von einzelnen Tieren oder Tiergruppen können wertvolle Rückschlüsse einmal auf das Einzeltier und darüber hinaus auf den gesamten Bestand gezogen werden.

Es können nicht für alle in der Praxis vorkommenden Fälle die im Vorbericht zu klärenden Fragen angegeben werden. Lediglich für die hochspezialisierte Intensivtierhaltung wird ein diesbezügliches Schema angegeben (S. 65–67). Es ist dies eine Sache der zunehmenden Erfahrung, die dann auch eine Modifikation oder Ausdehnung der angegebenen Fragen bedingt.

5.1 Allgemein (Einzeltierhaltung)

Bei Einzeltierhaltung bzw. kleineren Gruppen ist zumindest folgendes zu verlangen bzw. zu erfragen: **WAS** hat **WANN WIE** begonnen und **WIE** ist der Verlauf?

1. Abverlangen der Leistungsmessungen und Vergleich mit früheren Messungen (soweit möglich auch bei Einzeltieren).
2. **WAS?** Beschreibung der Krankheitserscheinungen.
3. **WANN?** Seit wann ist das betreffende Tier krank bzw. war dieses Tier schon einmal erkrankt?
4. **WIE?** Wie begannen die Krankheitserscheinungen (perakut, akut, subakut, chronisch)?
5. **WIE?** Wie ist der Verlauf (akut, chronisch, rezidivierend, progressiv)?
6. Ist nur dieses Tier erkrankt oder sind gleichzeitig bzw. vorher andere (unter den gleichen Erscheinungen) erkrankt? Anzahl der erkrankten Tiere im Bestand (Morbidität). Bei Fütterungs- und Infektionskrankheiten lassen sich daraus bestimmte Schlüsse ziehen. Sind Tiere aus der Familie des Patienten erkrankt (Erbkrankheiten)?
7. Impfstatus.
8. Handelt es sich bei dem(n) erkrankten Tier(en) um (ein) zugekaufte(s)? Wenn ja, so ist die Herkunft (Ort, Land, Inland, Ausland, Übersee), Art und Länge des Transportes und die Einkaufsmodalität zu erfragen: Ob Kauf von Hof zu Hof, Kauf über Händler, Kauf auf Versteigerungen. Dies ist von Bedeutung, da sich der Käufer nur im ersten Fall über den Herkunftsbestand selbst informieren kann. Ist das Tier mit anderen Artgenossen in näheren Kontakt gekommen (streunende Hunde, Katzen usw.)?
9. War das zugekaufte Tier immer gesund, und erkrankten im neuen Bestand erst nach einer bestimmten Zeit (Inkubationszeit) ein oder mehrere Tiere? Dies ist häufig der Fall bei infektiösen Erkrankungen des Atmungs- und Verdauungstraktes.
10. Wie und wie lange wurde das zugekaufte Tier in Quarantäne gehalten?
11. Wie wird gefüttert (Zusammensetzung und Menge des Futters, Technik der Futter- und Wasserverabreichung)? Wurde vor der Erkrankung eine Futterumstellung vorgenommen? Wenn ja, dann erfragen, ob abrupt oder langsam und von welchem Futter auf welches umgestellt wurde (Futterproben nehmen).
12. Wurde der Fall bereits untersucht oder behandelt; wie (womit, mit welcher Dosis) und was wurde behandelt? In der Überweisungspraxis muß genaue Auskunft über die Behandlung bzw. über die bereits durchgeführten Untersuchungen durch den überweisenden Tierarzt eingeholt werden. In der Intensivtierhaltung werden vielfach Arzneimittel vom Tierhalter oder „Futtermittelberater“ ohne Wissen des Tierarztes eingesetzt, die dann das Krankheitsbild verschleiern und die Diagnose erschweren können.
13. Sind bereits Tiere verendet? Prozentzahlen in bezug auf Erkrankungszahl (Mortalität).

14. Wurden Sektionen vorgenommen und von wem wurden sie ausgeführt? Liegen Befunde vor (pathologisch-anatomische, pathologisch-histologische, parasitologische, bakteriologische, virologische, chemische, Tierversuche)? Wenn ja, Befunde genau studieren und sehen, ob sich daraus mit dem vorliegenden Krankheitsbild Beziehungen herstellen lassen.
15. Sind nur Tiere einer Art oder mehrerer Arten oder gar Menschen erkrankt? Das ist von Bedeutung, da bei bestimmten Tierarten unterschiedliche Infektionserreger keine Krankheit verursachen.
16. Es ist festzustellen, ob innerhalb einer Tierart alle Altersstufen oder nur bestimmte Altersstufen erkrankt sind (Säuglinge, Jungtiere, Muttertiere, Masttiere).
17. Handelt es sich bei dem Bestand um einen Zuchtbetrieb (Kälberaufzucht, Milchproduktion, Ferkelproduktion, Schafzucht), um einen Mastbetrieb (Kälbermast, Baby Beef, herkömmliche Rindermast, Schweinemast, Lämmermast), oder um einen gemischten Betrieb? Die Berücksichtigung der genannten Betriebstypen ist von Bedeutung, da in diesen Betrieben jeweils ganz bestimmte Erkrankungen vorherrschen.

5.2 Intensivtierhaltung und Bestandsbetreuung

Die Bestandsbetreuung hat in der Nutztierhaltung in den letzten Jahren stark an Bedeutung gewonnen. Ziele dieser Art von Betreuung sind die Verbesserung des wirtschaftlichen Erfolges in Nutztierherden und damit verbunden die Intensivierung der tierärztlichen Tätigkeiten im landwirtschaftlichen Betrieb. Die integrierte tierärztliche Bestandsbetreuung (ITB) ist als eine Annäherung eines bestehenden Istzustandes in einem landwirtschaftlichen Betrieb an einen anzustrebenden Sollzustand und ein Erhalten der Tiergesundheit, Leistung, Produktqualität, Rentabilität und der Berufszufriedenheit (auch für den Tierarzt) auf einem möglichst hohen Niveau definiert. Die Erarbeitung und Durchführung herdenbezogener Vorbeugemaßnahmen und die Entwicklung betriebsspezifischer Managementprogramme sowie deren kontinuierliche Überwachung sollen die Herdengesundheit verbessern. Daneben wirken sich derartige tierärztliche Herdenbetreuungskonzepte auch auf den Tierschutz und den Verbraucherschutz positiv aus. Durch die Optimierung von Fütterung und Haltung sowie durch den Einsatz von effektiven Vorsorgemaßnahmen zum Schutz vor infektiösen und nicht infektiösen Krankheiten wird Rindern, Schafen, Ziegen und Schweinen eine weitgehende Erkrankungsvermeidung gesichert. Ein verringerter Arzneimitteleinsatz, größere wirtschaftliche Erfolge sowie eine ausgezeichnete Qualität der von diesen Tieren stammenden Lebensmitteln sind das Ergebnis. Die Tiergesundheitsdienste (TGD) fördern und koordinieren die Zusammenarbeit aller Beteiligten (Landwirt, Tierarzt, Verwaltung, Kammern, Fütterungsberater usw.).

Voraussetzung für eine erfolgreiche Bestandsbetreuung ist neben einem kooperativen Landwirt und einem betreuungsfähigen und -willigen

Tierarzt eine sehr gute Vertrauensbasis zwischen Tierbesitzer und Tierarzt. Exakte Aufzeichnungen von Betriebsdaten (Datensammlung, Stallkarte, Checkliste, EDV-Programme) werden für die laufende Überwachung (Monitoring, Datenverarbeitung) zur Erreichung der festgelegten Ziele der einzelnen Betreuungsbereiche benötigt. Der größte Schwachpunkt der Bestandsbetreuung ist nach wie vor die ungenügende Dokumentation.

Nachfolgend werden Beispiele von Checklisten für die Intensivtierhaltung bzw. die Bestandsbetreuung für Rinder und Schweine angeführt.

Rind (Milchviehbetrieb)

Betrieb Nr.: ______________________
Anschrift (Tierbesitzer): ______________________
Anschrift (Hoftierarzt): ______________________
Betriebsaufnahme am: ______________________
Betriebskontrolle am: ______________________

1. Anamnese

Nutzfläche

Landwirtschaftliche Nutzfläche (ha): ______________________

Ackerland: __________ Grünland: __________

Bodenbeschaffenheit:
Feucht/trocken __________ Sand/Lehm __________

Bodenuntersuchung
(wann? wie oft? wo?): __________ pH-Wert: __________

Düngung der Grünlandfläche
(wann? wie oft pro Jahr?) __________ N/Na/K/P __________

Wirtschaftsdünger/ha und Jahr: ______________________
Handelsdünger/ha und Jahr: ______________________

Tiere

Anzahl: Kühe: __________ Trächtige Kalbinnen: __________
Jungtiere: __________ Kälber: __________
Stier: __________ Laktierende Tiere: __________
Trockenstehende Tiere: __________

Rasse: ______________________

Körpermasse (kg): von ______ bis ______ Durchschnitt ______

Eigenzucht (%): __________ Zukauf (%): __________

Herdenleistung: ______________________
Milch-kg: ______ Fett %: ______ Eiweiß %: ______ Harnstoff: ______
Tankmilchzellzahl: ___ Individuelle Zellzahlen: ___ Keimzahl: ___

Fruchtbarkeitskennzahlen (mittlere Rastzeit; mittlere Güstzeit; Trächtigkeitsrate nach Erstbesamung; Trächtigkeitsindex; Erstbesamungsindex; erwartete Zwischenkalbezeit; Erstbesamungserfolg; Gesamtträchtigkeit; Intervall Kalbung – 1. Brunst; Brunsterkennungsrate):

____

Erkrankungen

Erfassung der Anzahl der Tiere mit Erkrankungen
(selten; hin und wieder; häufig): ____________________
Kohlenhydratstoffwechselstörungen: ____________________
Mineralstoffwechselstörungen: ____________________
Fruchtbarkeitsstörungen: ____________________
Euterkrankheiten: ____________________
Klauenkrankheiten: ____________________
Parasitosen: ____________________
Neugeborenensterblichkeit: ____________________
Kälberkrankheiten: ____________________
Andere Krankheitsprobleme: ____________________

Abgänge

Abgangszahl: ____________ Abgangsalter: ____________
Abgangsursachen: ____________________

Haltung

Warmstall/Kaltstall: ______ Baulicher Zustand des Stalles: ________
Aufstallung: ____________ Ganzjährig: ja/nein ____________
Anbindehaltung: ____________________
Boxenlaufstall: ____________________
Mutterkuhhaltung: ____________________
Abkalbestall: ____________________
Krankenstall: ____________________
Standmaße: ____________________
Auslauf (Weide, Alpe): ____________________
Stallboden: Material: ________ Beschaffenheit: ________
Einstreu: ja/nein Art: ______ Qualität: ______ Menge: ____
Entmistungsverfahren: ____________________
Sperriegel, Nackenholm: ____________________
Stallklima: gut/mäßig/schlecht ____________________
Liegebereich (Kopf): ____________________
Laufgänge: ____________ Melkstand: ____________
Beleuchtung: natürlich/künstlich ____________________
Lichteinfall: gut/mittel/schlecht ____________________
Stallhygiene: gut/mäßig/schlecht ____________________
Liegebereich (Kopf): ______ Laufgänge: ______ Melkstand: ______
Fliegenbekämpfung: ja/nein Wirkstoff: ____________________
Stallkalkung: ja/nein Frequenz: ____________________
Milchentzug: ____________________

Fütterung
Art der Futtermittel:
Grobsinnliche Beurteilung der Grundfuttermittel: ____________
Herkunft der Futtermittel: eigenes Futter/Zukauf ____________
Menge der Futtermittel (nach Abwaage): ____________
Reihenfolge der Fütterung: ____________
Anzahl der Fütterungen/Tag: ____________
Leistungsgruppen (Transponder): ja/nein ____________
Futterumstellungen: ____________
Fütterung während des Trockenstellens: ____________
Wasserzuteilung (Anzahl Tränken pro Tierzahl): ____________
Futtermittelanalyse: ____________
Rationsberechnung: ____________

2. Klinische Bestandsuntersuchung
Herde
Allgemeinverhalten, Körperhaltung: ____________
Freßlust: ____________
Ernährungszustand (Body Condition Score): ____________
Haarkleid, Hautoberfläche: ____________
Euter: ____________
Extremitäten: ____________
Klauen: ____________
Kotbeschaffenheit: ____________

Einzeltiere
Siehe allgemeiner Untersuchungsgang

3. Besondere Untersuchungen
Bluntuntersuchung: ____________
Serologische Untersuchung: ____________
Harnuntersuchung: ____________
Pansensaftuntersuchung: ____________
Kotuntersuchung: ____________
Milchuntersuchung: ____________
Gynäkologische Untersuchung: ____________
Bakteriologische Untersuchung: ____________
Virologische Untersuchung: ____________
Wasseruntersuchung: ____________
Wiegung der Futtermittel: ____________
Futtermittelanalyse: ____________
Rationsberechnung: ____________

4. Diagnose

5. Therapie

6. Prophylaxe

Für Untersuchungen in der Mutterkuhhaltung, bei Mastrindern sowie bei Schafen und Ziegen werden im Rahmen der Bestandsbetreuung ebenfalls Checklisten eingesetzt. Aus Platzgründen werden diese aber nicht gesondert angeführt.

Schwein

Damit sich der Tierarzt bei der Leistungskontrolle im Ferkelerzeugerbetrieb leichter orientieren kann, soll er sich nachstehender Optimal- bzw. tolerierbarer Leistungsparameter bedienen (Tab. 5.1).

Nachfolgend sind Muster von Checklisten für Untersuchungen in Schweinebeständen angeführt.

Tab. 5.1 Auswertungskennzahlen – Ferkelproduktion – Schweinemast.

Produktionsdaten	Ist-wert	Norm-wert	Grenz-wert
Ferkelproduktion			
Erstbelegungsalter (Tage)		215–235	> 240
Konzeptionsrate nach 1. Belegung (%)		90	< 80
Abferkelrate (%) (Anzahl Würfe/Belegungen x 100)		90	80
Aborte (%)		< 1	2
Anzahl lebend geborener Ferkel/Wurf		11	9,5
Anzahl tot geborener Ferkel/Wurf (%)			7
Anzahl abgesetzter Ferkel/Wurf		9–10	9
Ferkelverluste (Säugeperiode) in %		12	> 12
Absetz-Rausche-Intervall (Tage)		6	8
Umrauschquote (%)		< 10	20
Wurfindex ∅ (Anzahl Würfe/Sau)		6–7	4
Zwischenwurfzeit (Tage)		160	175
Anzahl Würfe/Sau/Jahr		2,2	2
Leertage/Wurf			15–16
Remontierungsrate (%)			33
Ausgeschiedene Sauen/Jahr (%)			33–35
Schweinemast			
Mastdauer (Tage)			130
Tägliche KM-Zunahme (g)			650
Futteraufwand			1 : 3,2
Mortalität (%)			2,5
Magerfleischanteil (%)			56

SGD-Besuchsprotokoll Zuchtsauenbetrieb

Betrieb: Betriebsnummer:

Checkliste

Arzneimittelsicherheit:

	ja	nein
Arzneimitteldokumentation (Logbuch)	❑	❑
Kühlschrank für Arzneimittel	❑	❑
Therapiesicherheit (Injektionstechnik, Spritzenreinigung, Einmalkanülen etc.)	❑	❑
Schriftliche Therapieanweisung	❑	❑

Hygiene:

	ja	nein
Reinigung/Desinfektion	❑	❑
Rein-Raus-Prinzip	❑	❑
Schadnager-, Ungezieferbekämpfung	❑	❑
Quarantänestall	❑	❑
Umkleideraum	❑	❑
betriebseigene Kleidung	❑	❑
Kadaverbehälter	❑	❑
Endo-/Ektoparasitenbekämpfung	❑	❑

Fütterung:

	ja	nein
Fütterungstechnik o. B.	❑	❑
Fütterungshygiene o. B.	❑	❑
Rationsgestaltung o. B.	❑	❑
Mykotoxinuntersuchung	❑	❑
Funktion der Tränke kontrolliert	❑	❑

Genetik:

	ja	nein
MHS-Test	❑	❑

Tiergesundheitsstatus:

	ja	nein
Anzeichen einer Zoonose	❑	❑
Anzeichen einer anzeigepflichtigen Tierseuche	❑	❑
Bestand klinisch frei von Räude	❑	❑
Bestand klinisch frei von Rhinitis atrophicans	❑	❑
Technopathien	❑	❑

Impfprogramme:

	ja	nein
Rotlauf	❑	❑
Parvovirose	❑	❑
Rhinitis atrophicans	❑	❑
E. coli	❑	❑
Influenza	❑	❑
M. hyopneumoniae	❑	❑
Stallspezifische Vakzine	❑	❑

Diagnostische Maßnahmen:

Sektion	❑	Hautgeschabsel	❑
Blutprobe	❑	Futterprobe	❑
Kotprobe	❑	Stallklimakontrolle	❑
Tupferprobe	❑	Resistenztest	❑

Bemerkungen (diagnostische Maßnahmen etc.):

Maßnahmen:

Datum: nächster Betreuungsbesuch:

Unterschrift Landwirt: Unterschrift Tierarzt: Stempel

SGD-Besuchsprotokoll Schweinemastbetrieb

Blatt 1

Betrieb: Betriebsnummer:

Checkliste

	ja	nein
Arzneimittelsicherheit:		
Arzneimitteldokumentation (Logbuch)	❑	❑
Kühlschrank für Arzneimittel	❑	❑
Therapiesicherheit (Injektionstechnik, Spritzenreinigung, Einmalkanülen etc.)	❑	❑
schriftliche Therapieanweisung	❑	❑
Hygiene:		
Reinigung/Desinfektion	❑	❑
Rein-Raus-Prinzip	❑	❑
Umkleideraum	❑	❑
betriebseigene Kleidung	❑	❑
Kadaverbehälter	❑	❑
Fütterung:		
Fütterungstechnik o. B.	❑	❑
Fütterungshygiene o. B.	❑	❑
Rationsgestaltung o. B.	❑	❑
Mykotoxinuntersuchung	❑	❑
Funktion der Tränken kontrolliert	❑	❑

	ja	nein
Gesundheitscheck: Abweichungen		
Ernährungszustand:		
Kümmerer __ %	❑	❑
Auge, Lidbindehaut: Ausfluß, Rötung	❑	❑
Nasenöffnungen: Ausfluß	❑	❑
Form des Oberkiefers (Verbiegung)	❑	❑
Niesen, Husten	❑	❑
Atmung (Pumpen)	❑	❑
Gehörgänge (Räude)	❑	❑
Verhalten (Scheuerindex)	❑	❑
Schadnager-, Ungezieferbekämpfung	❑	❑
Hautoberfläche (Ferkelruß, Räude)	❑	❑
Gelenke (Schwellungen)	❑	❑
Lahmheiten	❑	❑
Durchfall	❑	❑
Kannibalismus	❑	❑
Tiergesundheitsstatus:		
Anzeichen einer Zoonose	❑	❑
Anzeichen einer anzeigepflichtigen Tierseuche	❑	❑
Technopathien	❑	❑

Diagnostische Maßnahmen:

	ja	nein		ja	nein
Sektion	❑	❑	Hautgeschabsel	❑	❑
Blutprobe	❑	❑	Futterprobe	❑	❑
Kotprobe	❑	❑	Stallklimakontrolle	❑	❑
Tupferprobe	❑	❑	Resistenztest	❑	❑

Produktionsdaten

	Istwert	Grenzwert
Mastdauer		130 Tage
tägliche KM-Zunahmen		mind. 650 g/Tag
Futteraufwand		max. 1 : 3,2
Mortalität		max. 2,5 %
Magerfleischanteil		mind. 56 %

Einstellprophylaxe: Arzneimittel und Konzentration

Spaltentemperatur (bei Aufstallung): Belegdichte: m²/Tier

Blatt 2

Bemerkungen (diagnostische Maßnahmen etc.):

Maßnahmen:

Datum: nächster Betreuungsbesuch:

Unterschrift Landwirt: Unterschrift Tierarzt: Stempel

6 Umweltverhältnisse

Unter Umwelt ist die Umgebung der Tiere zu verstehen, wobei Haltung, Aufstallungsart, Fütterung und Klimafaktoren (Temperatur, Luftfeuchtigkeit, Luftgeschwindigkeit, Fremdgase/Schadgase) mit einbezogen sind. Grundsätzlich gilt, daß die Gesundheit und die Leistung der Tiere um so besser sind, je optimaler die Umwelt gestaltet ist und je wohler sich die Tiere fühlen. Die Beobachtung der Umweltfaktoren hat immer schon zum Untersuchungsgut des Tierarztes gehört. In der modernen Intensivtierhaltung ist die Umwelt ein wesentlicher Faktor geworden, der nicht nur Leistungsminderungen bewirkt, sondern auch das Auftreten von Krankheiten fördert oder diese sogar auslösen kann. Aber auch beim Einzeltier oder bei den konventionell bzw. in kleinen Gruppen gehaltenen landwirtschaftlichen Nutztieren ist auf die Haltungsbedingungen und die Umgebung des Patienten zu achten.

6.1 Methodik

Die Beurteilung der Umweltverhältnisse sollte wegen ihrer Bedeutung noch vor der klinischen Untersuchung der Herde erfolgen. Neben der Anamnese liefern vor allem die Besichtigung und das Messen bestimmter Stall- und Weideverhältnisse bzw. die daraus errechneten Parameter wertvolle Erkenntnisse. An Instrumenten werden u. a. benötigt: Maßband, Thermometer, Katathermometer, Hygrometer, Gasanalysator, Lichtmeßgerät, Luftkeimsammler, Analysengerät für Gesamtstaubkonzentration und Korngrößenverteilung der Staubpartikel. Grobsinnlich lassen sich mittels Geruch (Ammoniakkonzentration der Luft), Geschmack (Futter, Wasser) und Hautsinn (Luftzug, Temperatur) bestimmte höhergradige Veränderungen feststellen, die aber in der Regel einer exakten (gemessenen) Nachprüfung bedürfen.

Im Nachfolgenden werden die bei den einzelnen Umweltfaktoren zu beachtenden Untersuchungspunkte angeführt und – soweit vorhanden – Richtmaße für die Norm zum Vergleich gegeben.

6.2 Haltung

In der **extensiven Haltung** haben die Tiere die Möglichkeit zum Auslauf. Sie können auch geweidet werden. Der *Vorteil* dieser Haltungsform ist, daß die Tiere sich ausreichend bewegen können, genügend Platz haben und bestimmte Faktorenkrankheiten gar nicht auftreten. Die *Nachteile* einer extensiven Haltung sind neben einer geringeren Leistung größerer Arbeitsaufwand, besonders aber schlechte Reinigungs- und Desinfektionsmöglichkeiten der Stallungen und Ausläufe (Weiden).

Bei der **intensiven Haltung** werden die Tiere auf engstem Raum in reizarmen Ställen oder Käfigen gehalten, teils fixiert, teils nicht fixiert. Ein *Nachteil* der Intensivhaltung ist, daß die vorhin genannten Faktoren, die die Umwelt ausmachen, häufig nur unter großen finanziellen Belastungen optimal gestaltbar sind. Die *Vorteile* einer gut funktionierenden Intensivhaltung sind in einer höheren Leistung sowie in einer leichten und guten Desinfektionsmöglichkeit der Unterkünfte zu suchen.

Pferd: Einzel- oder Gruppenhaltung, mit und ohne Weidegang (Auslauf).

Rind: Einzel- oder Gruppenhaltung, mit oder ohne Weidegang; Alpung.

Schwein: *Intensiv:* Einzel-, Gruppen-, Käfig-Haltung (meist auf einstreulosen Systemen). *Extensiv:* Einfache, nicht hochtechnische Systeme, lange Säugezeit, mit Weidehaltung.

Schaf, Ziege: Stallhaltung, Weidebetrieb; kombinierte Stall-Weidehaltung. Pferchbetrieb: Dauerpferch unhygienisch; Pferch muß beweglich sein, damit täglich umschlagbar.

6.3 Stallungen

Maße (Länge, Breite, Höhe, Bodenfläche, Rauminhalt); Bauausführung (Material, Wärmedämmung) von Boden, Wänden, Decken, Fenstern (Doppel-, Einfachfenster, Größe, Zahl, Relation zur Bodenfläche). Lage des Stalles (zu anderen Stallungen, öffentlichen Verkehrswegen, Windrichtungen usw.), Skizze.

6.3.1 Pferd

Art der Stallungen, Besatz – Richtmaße

Pferde werden in geschlossenen Stallungen in Einzelboxen oder Anbindeständen gehalten. Die *Boxen* sollen 3,5 × 3,5 (12 m^2) bis 4 × 4 m (16 m^2 für Hengste und Zuchtstuten) Bodenfläche oder Bodenfläche = (2 × Widerristhöhe)^2 (WH in m) besitzen. Die schmale Seite der Einzelbox beträgt 1,5 × WH. Die Bodenfläche beim Gruppenlaufstall beträgt mindestens 3 × Widerristhöhe^2 je Pferd ohne Platz für Freßstände. Die Höhe der Boxentrennwand erstreckt sich auf 1,3 × WH. Im oberen Drittel sollen Stabgitter (6 cm Abstand) vorhanden sein. Türen ca. 1,2 m breit, in die Stallgasse (2,5 m breit) oder ins Freie (getrennte Öffnung des Oberteils) mündend.

Anbindestand ca. 1,65 bis 2 m breit, Standlänge = 2 × WH (ohne Krippe). Seitlich wie die Boxen oder durch Flankierbäume abgetrennt, hinten in die Stallgasse mündend.

Bei Freilandhaltung für Kleinpferde muß ein Stall vorgesehen sein, der zumindest an 3 Seiten geschlossen ist, um vor zu intensiver Sonneneinstrahlung sowie Wind und Regen zu schützen. Die offene Seite muß von Wind und Regen abgewandt sein. Die Grundfläche beträgt pro Tier 4 m^2. Die Bodenbeschaffenheit muß einem Stallboden gleichen (rutschfest, trocken, gut isoliert gegenüber Feuchtigkeit und Kälte). Eine ggr. Wölbung des Bodens ist vorteilhaft, damit der Harn und das Regenwasser abfließen können.

Stalleinrichtungen – Richtmaße

Futterkrippen sind 0,33 × WH m hoch, neben der Boxentüre. Selbsttränken in der Box gegenüber.

Bei geschlossenen Stallungen und vollem Besatz ist meist keine Wärmedämmung notwendig.

Das Pferd wird auf einer mindestens 10 cm dicken Strohlage gehalten. Bei Tieren, die viel liegen (Stuten und Fohlen, Pferde mit bestimmten Krankheiten, z. B. Kolik) soll die Strohlage 20–40 cm dick sein (wobei dies für eine nicht lockere Lagerung gilt) und kann eventuell durch Säge- oder Hobelspäne unterschichtet werden. Torf oder Papierschnitzel werden vorwiegend bei Hufrehe und chronisch obstruktiven Lungenkrankheiten angewendet (bis 15 cm hoch).

6.3.2 Rind

Art der Stallungen, Besatz – Richtmaße

Anbindehaltung: Unterschieden wird zwischen Kurzstand und Mittellangstand.

Beim Kurzstand steht der Raum über der Krippe dem Tier jederzeit zur Verfügung (beim Fressen, Stehen, Abliegen, Aufstehen und beim Ruhen). Die Anbindung erfolgt in Vertikal- (Grabnerkette, Halsrahmen) oder in Horizontalanbindung (Pfostenanbindung mit Spreizketten an Gleitbügeln, einseitige Seitenanbindung am Pfosten, Anbindung am Nackenrohr).

Beim Mittellangstand ist der Futterbarren nur zur Freßzeit zugänglich. Der Raum über der Krippe wird mit einem Absperr- oder Freßgit-

Tab. 6.1
Übersicht Rindviehhaltung.

Nutzungsrichtung	Haltungsverfahren	Aufstallung
Milchvieh	Einzelhaltung	Anbindehaltung Mittellangstand Kurzstand
	Gruppenhaltung	Liegeboxenlaufstall Freß-Liegeboxenstall Tretmiststall Tiefstreustall
Kälber (Aufzucht und Mast)	Einzelhaltung	Anbindehaltung Boxenhaltung
	Gruppenhaltung	Tiefstreustall Tretmiststall Vollspaltenbodenstall
Jungvieh/Mastvieh	Einzelhaltung	Anbindehaltung Mittellangstand Kurzstand
	Gruppenhaltung	Tiefstreustall Tretmiststall Vollspaltenbodenstall
Mutterkühe	Gruppenhaltung	Tiefstreustall Tretmiststall Liegeboxenlaufstall ganzjährige Freilandhaltung

ter außerhalb der Freßzeit abgetrennt. Die Kuh liegt mit dem Kopf hinter der tierseitigen Krippenwand. Die Anbindung erfolgt über Ketten an der Krippenwand.

Abkalbe-, Kranken- bzw. Isolierbuchten sind für eine moderne Rinderhaltung zu empfehlen.

Die Standplätze sind mit Langstroh oder Strohmehl eingestreut. Beim Kurzstand sind meistens Gummimatten ausgelegt; Einstreu zum Binden von Schmutz und Feuchtigkeit ist erforderlich. Der Standbelag sollte griffig, fugenlos und wärmedämmend sein (Holz, Estrich, Gummi).

Die Entmistung ist ein Festmistverfahren (Kotgraben oder Kotplattte mit mechanischer Entmistung) oder ein Flüssigmistverfahren (Schwemmentmistung, Kanalabdeckung mit Gitterrost).

Laufställe: Für Milchkühe ist der Liegeboxenlaufstall am verbreitetsten. Bei der Haltung von Kühen, Jungvieh und Mastvieh auf Tiefstreu sollte der Raum als Zweiflächenbuchten ausgebildet sein (eingestreute Liegefläche, Fest- oder Spaltenboden im Freßbereich), um Stallklauen zu verhindern und den Freßplatz tiergerecht gestalten zu können.

Tränken: Tränketröge (fließendes Wasser, im offenen Laufstall beheizbar) oder Selbsttränkebecken.

Allgemeine Anforderungen

Tiere sind so zu halten, daß ihre Körperfunktionen und ihr Verhalten nicht gestört werden und ihre Anpassungsfähigkeit nicht überfordert

Tab. 6.2 Übersicht der wichtigsten Anforderungen und deren Auswirkungen auf das Tier.

Anforderung	Positive Wirkung auf
Genügend Bewegungsmöglichkeit	Kondition, Entwicklung und Stärkung des Bewegungsapparates, Klauenabrieb, Brunst, Fruchtbarkeit
Bedarfsgerechte Fütterung und ausreichende Beschäftigungsmöglichkeit (Stroh, Rauhfutter) Jederzeit Zugang zu frischem Wasser	Verhalten (Verhindern von Verhaltensstörungen wie Zungenspielen, Scheinwiederkauen, Fell benagen, Benagen und Belecken von Stalleinrichtungen), Sättigung, Verdauung
Genügend Platz	Verhalten (Sozialkontakte, Rückzugs- und Ausweichmöglichkeit, unbehinderte Aufsteh- und Abliegevorgänge, ungestörtes Ruhen und Fressen), Tiergesundheit, Leistung
Angepaßtes Stallklima, Tageslicht und ausreichende Hygiene	Tiergesundheit, Leistung, Fruchtbarkeit, Reduktion der Keimbelastung bei regelmäßiger Reinigung und Desinfektion
Tiergerechte Aufstallung (weiche, verformbare Liegeflächen, gleitsichere und klauenschonende Böden, dem Tier angepaßte Anbindesysteme und Fütterungseinrichtungen	Verhalten und Gesundheit, Verhindern von Technopathien und haltungsbedingten Erkrankungen
Gute Betreuungsmöglichkeit	Tiergesundheit, Mensch-Tier-Beziehung, Reduktion der Unfallgefahr für Mensch und Tier

wird. Somit müssen Haltungssysteme normale Körperfunktionen gewährleisten. Sie dürfen nicht zu haltungsbedingten Schäden und Erkrankungen führen. Sie müssen so gestaltet sein, daß Betreuung und Hygienemaßnahmen optimal möglich sind und daß verfahrenstechnische Abläufe die Tiere nicht beeinträchtigen.

Gesetzliche Grundlage

EU-Richtlinien

- Richtlinie 98/58/EG des Rates vom 20. Juli 1998 über den Schutz landwirtschaftlicher Nutztiere.

  Diese Richtlinie legt Mindestanforderungen und allgemeine Aspekte der Tierhaltung fest. Diese Grundsätze schließen ein, daß die Tiere entsprechend ihren physiologischen und ethologischen Bedürfnissen unter Berücksichtigung praktischer Erfahrungen und wissenschaftlicher Erkenntnisse gehalten, ernährt und versorgt werden.
- Richtlinie des Rates vom 19. November 1991 (91/629/EWG) über Mindestanforderungen für den Schutz von Kälbern;
- Richtlinie des Rates vom 20. Januar 1997 (97/2/EG) zur Änderung der Richtlinie 91/629/EWG über Mindestanforderungen für den Schutz von Kälbern.

  Diese Richtlinie enthält insbesondere die Vorschrift, daß über 8 Wochen alte Kälber nicht in Einzelbuchten gehalten werden dürfen. Einzelbuchten für Kälber bis 8 Wochen alt dürfen keine festen Wände haben, sondern müssen mit durchbrochenen Seitenwänden ausgestattet sein, die einen direkten Sicht- und Berührungskontakt der Kälber ermöglichen. Die Breite der Einzelbucht entspricht zumindest der Widerristhöhe des Kalbes in Standposition und die Länge der Einzelbucht zumindest der Körperlänge, gemessen von der Nasenspitze bis zum kaudalen Rand des Tuber ischiadicum multipliziert mit 1,1.

  Für Kälber in Gruppenhaltung ist jedem Kalb uneingeschränkt folgende Fläche zur Verfügung zu stellen (EU-Richtlinie):

Körpermasse	Fläche pro Kalb (netto)
bis 150 kg	1,50 m^2
150–220 kg	1,70 m^2
über 220 kg	1,80 m^2

Im Sinne dieser Richtlinie sind unter Kälber Rinder bis zu einem Alter von 6 Monaten zu verstehen.

Gestützt auf die Richtlinie 97/2 EG hat die Kommission der EU die Mindestanforderungen der Richtlinie 91/629 geändert, wobei folgende Punkte wichtig sind:

- Kälber dürfen nicht angebunden gehalten werden. Ausgenommen sind Kälber in Gruppenhaltung, die während der Milch- oder Milchaustauschertränke für höchstens eine Stunde angebunden werden können.
- Die tägliche Futterration der Kälber muß genügend Eisen enthalten, damit ein durchschnittlicher Hämoglobinwert von mindestens 72 g/l

Blut gewährleistet ist. Ab der zweiten Lebenswoche muß die tägliche Futterration eine Mindestmenge von faserigem Rauhfutter enthalten, die für 8–20 Wochen alte Kälber von 50 g auf 250 g erhöht wird.
- Kälbern darf kein Maulkorb angelegt werden.

Bis jetzt hat die EU keine Vorschriften zur Haltung des übrigen Rindviehs sowie der Schafe und Ziegen erlassen.

Österreichische Gesetzgebung

In Österreich ist der Tierschutz in Ländergesetzgebungen geregelt. Um zwischen den Bundesländern einheitliche Mindeststandards zu haben, einigten sich die Bundesländer in einer Vereinbarung über den Schutz von Nutztieren in der Landwirtschaft vom 19.7. 1995 gemäß 15a BVG (15a-Vereinbarung) zu entsprechenden Mindestanforderungen für Rindvieh, Schweine und Geflügel, nicht aber für Schafe, Ziegen und Pferde.

Im folgenden werden die Mindestanforderungen für Rindvieh gemäß 15a BVG wiedergegeben. Zu beachten ist aber, daß die Vorschriften der einzelnen Bundesländer gesetzliche Gültigkeit haben. Bisweilen weichen sie von der 15a BVG ab (weitergehende Vorschriften).

Die 15a BVG regelt die Bereiche Bewegungsmöglichkeit, Sozialkontakte der Tiere, Bodenbeschaffenheit, Stallklima und Betreuungsintensität.

Die Bewegungsmöglichkeit von Tieren darf nicht in der Weise eingeschränkt werden, daß sie ihren Stand- bzw. Liegeplatz nie verlassen können. Die Liegeflächen müssen so dimensioniert sein, daß alle Tiere ohne gegenseitige Behinderung gleichzeitig artgemäß liegen können.

Kälber bis zu einem Lebensalter von 3 Wochen und Mastkälber dürfen nicht in dauernder Anbinde- oder Einzelstandhaltung gehalten werden.

Kälber dürfen nicht auf Vollspalten- oder auf einstreulosen Teilspaltenböden gehalten werden. Mastrinder dürfen nur dann auf Vollspalten gehalten werden, wenn diese nicht durchgehend sind (d. h. keine Einzelbalken, sondern Flächenroste). Die Spaltenweite richtet sich nach der ÖNORM L 5290.

Tab. 6.3
Mindestmaße für Gruppen- und Boxenhaltung von Rindern.

Tierart Rind Nutzung als	**Einraumbuchten**	**Mehrraumbuchten ohne Boxen**	**Mehrraumbuchten ohne Boxen**	**Trog- bzw. Freßplatzlänge je Tier (m)**
	Bodenfläche je Tier (m²)	Liegefläche je Tier (m²)	Lauf-, Mist- oder Freßgangbreite (m)	
Kälber bis 180 kg	1,7	1,0	1,4	0,42
Kälber bis 220 kg	2,0	1,3	1,5	0,45
Jung- und Mastvieh bis 350 kg	3,0	1,5	1,8	0,54
Jung- und Mastvieh 350–600 kg	5,0	2,5	2,0	0,70
Milchkühe	5,0	3,0	2,2	0,75

Die Liegefläche von Milchkühen muß in der Anbindehaltung eingestreut oder mit weicher, druckelastischer Unterlage versehen sein.

Der Kurzstand muß eine Standlänge von 0,9 × die diagonale Körperlänge + 30 cm betragen.

Beim Mittellangstand muß die Standlänge 0,9 × die diagonale Körperlänge + 58 cm betragen.

Die Standbreite muß 0,9 × die Widerristhöhe betragen.

Bei Kälbern muß die Standbreite gleich der Widerristhöhe sein.

Die Tabelle 6.3 gibt die Mindestabmessungen bezüglich Gruppen- und Boxenhaltung von Rindern (gemäss 15a BVG) wieder. Zusätzlich gilt bei Boxenlaufställen für Milchkühe: Liegenboxenbreite: 1,20 m, Liegeboxenlänge: 2,20 m (gegenständige Boxen) bzw. 2,40 m (wandständige Boxen).

In Laufställen für Kühe muß eine Abkalbebox vorhanden sein.

6.3.3 Schwein

Art der Stallungen, Besatz – Richtmaße

Dänische Aufstallung (Mistgang wandwärts); Schwedische Aufstallung (Futtergang wandseitig); troglose Aufstallung (Bodenfütterung); Tieflaufstall; Teilspaltenboden, Vollspaltenboden mit Schwemmentmistung oder mit Flachkanälen und Rohrentmistung, Zuchtsauenanhängung, Zuchtsauenkasten, Zwangsabferkelstände, Abferkelbuchten ohne Fixation der Sau, Flatdecks, Kistenställe.

Zuchtstall: Ferkelnest 1,00 m^2, Abferkelstand 1,90–2,20 × 0,60 – 0,70 m. Abferkelbucht 4,00–5,00 m^2. Futtertrog Sau: 0,40–0,60 × 0,40 × 0,20 m (H × B × T). Futtertrog Ferkel: 0,08–0,15 × 0,20 × 0,10 m (Tab. 6.4).

Tragende Sauen: Liegeplatzflächen Gruppen bis 6 Tiere 1,20–1,50 m^2. Mindestliegeplatzlänge 2,00 m. Freiauslauf befestigt 2,00–3,00 m^2.

Freßplatz am besten absperrbar: 0,45–0,55 × 1,60 m. Anbindung, Stand: 0,60–0,70 × 1,90 m. Kasten: 0,60–0,70 × 1,90 m.

Mastschweine: 1–3maliges Umbuchten nach Gewichtsklassen (35–70–100 kg). Jede Veränderung der Umwelt beeinträchtigt Masterfolg.

Teilspaltenboden hygienisch günstiger, Schlitzbreite 1,4–1,8 cm, Balkenbreite 6–10 cm, bei Betonrosten.

Raumbedarf: Aufzuchtstall: 35–60 m^3/GVE, Maststall: 15–22 m^3/GVE, je Bucht 8 (optimal) bis 15 Tiere.

Tab. 6.4
Mindestplatzangebot für Schweine.

	Ferkel bis 30 kg	**Schweine 30–60 kg**	**Schweine 60–110 kg**	**Sauen**
Freßplatzbreite pro Tier bei Gruppenhaltung	18 cm	27 cm	33 cm	40 cm
Zahl der Freßplätze bei Vorratsfütterung	1 pro 4 Tiere	1 pro 4 Tiere	1 pro 4 Tiere	
Einzelstände Anbindestandplätze	–	–	–	65 × 190 cm
Liegefläche pro Tier in Buchten mit separatem Kotplatz	0,25 m^2	0,40 m^2	0,60 m^2	1,10 m^2
Gesamtbuchtenfläche	0,40 m^2	0,70 m^2	1,00 m^2	2,5 m^2
Abferkelbuchten (mit Ferkel)	–	–	–	5 m^2
Buchten mit Vollspaltenböden (ÖNORM L5290)	0,30 m^2	0,50 m^2	0,70 m^2	

Tierschutzbestimmungen zur Schweinehaltung in der EU und in Österreich

Gesetzliche Grundlagen

EU: RL 19. 11. 1991 über Mindestanforderungen für den Schutz von Schweinen.

Österreich: Vereinbarung über den Schutz von Nutztieren in der Landwirtschaft vom 19. 7. 1995 gemäß Art. 15a BVG (15a – Vereinbarung): Mindestanforderungen dürfen nicht unterschritten werden.

Auszug aus der 15a BVG Vereinbarung für die Haltung von Schweinen

Bewegungsmöglichkeit: Verlassen des Stand- bzw. Liegeplatzes muß gewährleistet sein; Liegeflächen müssen so dimensioniert sein, daß alle Tiere ohne gegenseitige Behinderung gleichzeitig artgemäß liegen können.

Verbot der Anbindehaltung von Schweinen, keine dauernde Anbindung oder Einzelstandhaltung.

Licht

Lichtphase mind. 8 Stunden, max. 18 Stunden

Tierbereich-Beleuchtungsstärke von mind. 15 Lux

Fensterflächen (Neubauten) mind. 5 % der Fußbodenfläche

Schallpegel im Tierbereich: < 60 dB

Stalleinrichtung – Richtmaße

Selbsttränke (Becken- oder Zapfentränke); 15 Tiere pro Tränke; Tränken am Kotgang montiert. Trogtränke, Trogbrause bei Trogfütterung.

Entmistung: von Hand, mechanisch (Schubstangen, Faltschieber, Schrapper), Flüssigentmistung (Voll- und Teilspaltenboden).

Bedarf an Flüssigmistgrubenraum je Monat Lagerzeit: Zuchtsau oder zwei Mastschweine 0,20–0,25 m³.

Beleuchtung: künstliche Beleuchtung 20 Lux je m², 4 Watt Glühlampen, 1,5 Watt bei Leuchtstoffröhren.

6.3.4 Schaf, Ziege

Art der Stallungen, Stalleinrichtung, Besatz – Richtmaße

Aufstallungsarten: Schafe und Ziegen werden einzeln in Boxen oder als Gruppe in Laufställen gehalten. Ziegen können auch angebunden gehalten werden. Die Böden sind eingestreut, bei der Boxen- und Laufstallhaltung meistens als Tiefstreu ausgebildet, welche von Hand oder mechanisch mit Frontlader ausgemistet werden (jährlich zweimal mit anschließender gründlicher Reinigung und Desinfektion). Auf trockene Einstreu ist zu achten. Perforierte Böden (Lattenroste) sind in der Schafwie Ziegenhaltung möglich, aber kaum verbreitet. Ziegen bevorzugen zum Ruhen erhöhte Liegenischen. Für einen guten Klauenabrieb eignen sich befestigte Ausläufe. Platz für ein Klauenbad ist vorzusehen. Sowohl Schaf- als auch Ziegenställe können als Kaltställe gebaut werden. Zur Abtrennung der verschiedenen Alters- und Geschlechtsgruppen sind ausreichend Lattenhürden (Höhe 1,2 m) erforderlich. Ablammstallungen mit Einzelbuchten sind empfehlenswert.

Tränken: Trogtränke, Selbsttränkebecken; in der Höhe leicht verstellbar, bei Kaltstallhaltung im Winter beheizbar.

Weiden: Standweide, Umtriebsweide, Portionsweide.

In der österreichischen Gesetzgebung für die Haltung von Schafen und Ziegen (Tierschutz-Vereinbarung) existieren keine Mindestanforderungen für kleine Wiederkäuer. Einige Bundesländer (Burgenland, Kärnten, Niederösterreich, Salzburg, Steiermark und Tirol) haben aber Mindestanforderungen für die Schaf- und Ziegenhaltung festgelegt.

Als Beispiel seien als Mindestmaße für die Haltung von Schafen (Niederösterreichische Nutztierhaltungsverordnung) die Vorschriften Niederösterreichs angegeben (Tab. 6.5, 6.6).

Tab. 6.5 Mindestmaße für die Haltung von Schafen (Niederösterreichische Nutztierhaltungsverordnung).

Raumelement	Mutterschaf ohne Lamm	Mutterschaf mit Lamm	Mastlamm Zuchtlamm bis 6 Mon.	Zuchtlamm Jungschaf 7–12 Mon.	Zuchtwidder
Einzelboxenhaltung: Boxenfläche (m²)	1,2	2,0	–	–	3,0
mit zwei oder mehr Lämmern	–	2,3			
Gruppenhaltung: Buchtenfläche (m²/Tier)	0,8	1,2	0,5	1,0	1,5
mit zwei oder mehr Lämmern		1,5			
Freßplatzbreite (cm/Tier)	40	60	20	30	50

Raumelement	Mutterziege		Mastkitz Zuchtkitz	Zuchtkitz Jungziege	Zuchtbock
	ohne Kitz	mit Kitz	bis 4 Monate	5–12 Monate	
Einzelboxenhaltung: Boxenfläche (m^2)	1,1	1,8	–	–	3,0
mit zwei oder mehr Kitzen		2,3			
Gruppenhaltung: Buchtenfläche (m^2/Tier)	0,7	1,1	0,5	0,6	1,5
mit zwei oder mehr Kitzen		1,4			
Freßplatzbreite (cm/Tier)	40	60	20	30	50

Tab. 6.6 Mindestmaße für die Haltung von Ziegen (Niederösterreichische Nutztierhaltungsverordnung).

6.4 Stallklima

Im Stallklima sind Luftqualität, Temperatur, Luftwechsel und Luftgeschwindigkeit zusammengefaßt; auch der Staub- und Keimgehalt der Luft ist zu berücksichtigen.

Die Luftqualität der Stalluft umfaßt die Fremdgas- sowie die Gesamtstaubkonzentration (= Grob- und Feinstaub – größer als 10 µm bzw. kleiner als 5 µm) mit Korngrößenverteilung der Staubpartikel, die Gesamtkeim- und Pilzkeimzahl sowie die Wasserdampfkonzentration der Stalluft. Staubpartikel, die einen kleineren Durchmesser als 5 µm aufweisen, sind lungengängig, das heißt, diese können in die Bronchioli und Alveolen inhaliert werden. Die Feinstaubkonzentration (Durchmesser der Partikel kleiner als 5 µm) darf 6 mg/m^3 Stalluft nicht überschreiten. Für den Gesamtkeimgehalt pro Liter Stalluft (angegeben in kolonienbildenden Einheiten pro Liter = KBE/l) und für den Pilzkeimgehalt pro Liter Stalluft (angegeben in Pilzkolonien pro Liter = PK/l) liegen noch keine einheitlichen Grenzwerte vor. Die Wasserdampfkonzentration (Ausatmungsluft, Schweiß, Harn und Kot) hängt von der Stalltemperatur und von der Besatzdichte ab.

Temperatur

Messen an verschiedenen Stellen (Wände, Fenster, Decke, Boden, Ein- und Austrittsöffnungen der Luftschächte; im Bereich der Tiere: Boden, Käfighöhe, Batterie) und mehrmals (täglich, wöchentlich, zu bestimmten Jahreszeiten) in der Höhe der Tiere.

Klimazone, Lage des Stalles, Außentemperatur, Sonneneinstrahlung.

Wärmedämmung: Baumaterial und Dampfsperre der Stallwände und des Daches (einschließlich Zwischendecke); k-Wert (= Wärmeenergie in Kcal, die pro Stunde bei einem Temperaturgefälle von 1 °C zwischen Innen- und Außenseite durch 1 m^2 Stallwand hindurchgeht). Fenster, Türen, Stallboden (Material, Isolierschicht, Streu).

Belüftung

Art (Schwerkraft-, Zwangsbelüftung, Porenbelüftung, Sauglüftung, Drucklüftung). Anzahl und Anordnung der Luftschächte und Ventilatoren (maximaler und minimaler Luftwechsel/Stunde), Querschnitt der Abluft- und Zuluftöffnungen, Gesamtquerschnitt, Luftbewegung, Luftgeschwindigkeit an verschiedenen Stellen (Eintritts- und Austrittsöffnungen, Bereich der Tiere). Luftverhältnisse in der Umgebung des Stalles, Hauptwindrichtung.

Luftfeuchtigkeit (Hygrometer) und *Fremdgase* an verschiedenen Stellen des Stalles messen (Luftfeuchtigkeit auch in der Umgebung des Stalles)! Diffusionsröhrchen für Ammoniak und Kohlendioxid.

6.4.1 Arbeitswerte für Stallklima

(Temperatur, Luftfeuchtigkeit, Fremdgase, Luftwechsel, Luftgeschwindigkeit)

Pferd

Im Pferdestall ist nach neueren Erkenntnissen die Kalthaltung, d. h. eine Aufstallung bei Stalltemperaturen, die den Außentemperaturen weitgehend angeglichen sind, vorteilhaft. Es soll eine relative Luftfeuchtigkeit von 50–70 % herrschen. Für Geburtsstallungen mit Fohlen werden 18–20 °C angegeben.

Grenzwerte von Fremdgasen:
CO_2: < 0,10 Vol. % = < 1000 ppm.
NH_3: < 0,001 Vol. % = < 10 ppm.
H_2S : 0 ppm.

Um einen ausreichenden Luftkubus pro GVE von mindestens 48 m^3 zu erreichen, ist neben einer Boxenfläche von 12 m^2 auch eine Raumhöhe von 4 m vorzusehen. Dadurch ist eine genügend gute Luftumwälzung (Schwerkraftentlüftung) möglich. Der Luftwechsel ist das Verhältnis zwischen der stündlich durch einen Stallraum geforderten Luftmenge und dem Rauminhalt des Stalles, wobei als Orientierungswerte im Winter 3–4facher und im Sommer 10–20facher Luftwechsel je Stunde gelten. Die Luftgeschwindigkeit soll mindestens 0,1 m/s betragen, aber 0,2 m/s nicht übersteigen. Die Fensterfläche soll mindestens $^1/_{20}$ der Stallfläche ausmachen.

Rind, Schaf, Ziege

Ein optimales Stallklima herrscht dann vor, wenn die Klimaelemente Umgebungstemperatur (Luft- und Oberflächentemperatur, Luftfeuchtigkeit und Luftbewegung) innerhalb eines Bereiches liegen, in welchem das Tier die Körperfunktionen mit einem minimalen Aufwand an regelnden Eingriffen aufrechterhalten kann. Ferner müssen die Konzentrationen schädlicher Gase sowie von Staub und Mikroorganismen in der Stalluft möglichst gering gehalten werden, damit die Gesundheit der Tiere nicht beeinträchtigt wird. Zugleich trägt ein gutes Stallklima auch zur Gesundheit der im Stall arbeitenden Personen und zum Gebäudeschutz bei. Entscheidend ist sowohl für Rindvieh- wie auch für Schaf- und Ziegenställe, daß die Räume gut durchlüftet sind, Tageslicht aufweisen und daß die Liegeflächen gut wärmegedämmt und trocken sind. Wiederkäuer vertragen unter diesen Bedingungen sehr wohl tiefe Temperaturen, die Sommerhitze stellt oft das größere Belastungsproblem dar.

Optimalbereich:	Stalltemperatur:	0–20 °C	
	Luftfeuchtigkeit:	60–80 %	
	Luftgeschwindigkeit:	Sommer:	0,2 m/s
		Winter:	0,1 m/s

Maximalbereich für Fremdgase:	Kohlendioxid:	3500 ppm
	Ammoniak:	10 ppm
	Schwefelwasserstoff:	5 ppm

Schwein

Die Messung der Temperatur in *Körperhöhe* der Tiere ist besonders bei Ferkeln wichtig. Eine grobe Schätzung (kalt-warm) ist aufgrund der Art des Liegens möglich:

Zuchtsau	15–20 °C
Ferkelnest 1.–2. Wo.	35–25 °C
Ferkelnest ab 3. Wo.	25–20 °C
Zuchtsauen bis 3 Mo. trächtig	10–18 °C
Mastschweine 30–75 kg	20 °C
70–100 kg	15 °C

Wärme- und Wasserdampfabgabe: je GVE/h
Wärme 1200 kcal, Wasserdampf 400 g.

Maximalbereich für Fremdgase:	Kohlendioxid:	0,35 Vol. %	3500 ppm
	Ammoniak:	0,003 Vol. %	30 ppm
	Schwefelwasserstoff:	0,001 Vol. %	10 ppm

Ventilatorlüftungsmerksätze:

1. Wände, Decken, Böden dicht, keine Lüftungskurzschlüsse.
2. Zuluft nicht von Düngerstätte und über Kotgänge.
3. Abluft weg von menschlicher Behausung (Gerüche!).
4. Unterdruck- oder Sauglüftung, Überdruck- oder Drucklüftung (besser bei Warmluftheizung).
5. Eine Entlüftungsanlage auf 8–10 Schweine GVE, d. h. 3200–4000 m^3 pro Stunde Leistung je Ventilator.
6. Achtung auf etwa schlecht ventilierte Plätze (Schwanzbeißen).
7. Keine extremen Luftbewegungen, Reaktionen der Tiere beobachten (diese Plätze sind frei oder Haufenbildung).
8. Sehr eindrucksvolle Kontrolle der Luftbewegung durch Rauchpfeifen oder Vernebelungsgeräte feststellbar.
   Behaglichkeitswerte: im allg. 0,2 m/s als Grenzwert.

Tab. 6.7
Soll-Luftrate (m^3/h/Tier).

	30 kg	50 kg	100 kg
Sommer	48	70	110
Winter	6	10	12
Frühjahr/Herbst	25	35	55
	Durchmesser (cm)	**Max. (m^3/h)**	**Min. (m^3/h)**
Ventilatorleistung	50	7 000	1 800
	40	4 500	1 200

Tab. 6.8
Optimaltemperatur in Schweineställen.

Abferkelstall	1. Woche p.p.	Absetzen
Vollboden + Einstreu	18 °C	15 °C
Teilspaltenboden	20 °C	17 °C
Vollspaltenboden	22 °C	19 °C
Saugferkel (Ferkelnest)	> 2 kg KM	35–36 °C
Absetzferkel		32–25 °C
Läufer	20 kg KM	28 °C (1 Woche)
Tragende Sauen		
Einzelhaltung		21–23 °C
Teilspaltenboden		+ 1–2 °C
Eber		
Vollboden		16 °C
Teilspaltenboden		18 °C

– 1 °C = 100 g zusätzlich Futter!

Lufttemperatur	Relative Luftfeuchtigkeit	Luftgeschwindigkeit in m/s
10 °C	60	0,05
15 °C	65	0,10
20 °C	70	0,25
25 °C	75	0,40

Stalltemperatur	**(°C)**	
Abferkelstall	18	
Saugferkel 1. Woche	32	
Saugferkel 2.–4. Woche	28	
Absetzferkel 4. Woche	27	
Absetzferkel 8. Woche	22	
Vormaststall	20	
Maststall	18	(einstreulose Haltung + 2 °C)

Geschlossene Ställe Mindestluftraten von 60 m^3/h (Winter) bzw. 250 m^3/h/GVE (Sommer) (Tiermassen in kg/500 × Faktor Nutzungsrichtung*):

* Nutzungsrichtungsfaktoren:	Ferkel bis 30 kg	2,50
	Mastschweine bis 50 kg	2,00
	Mastschweine bis 110 kg	1,25
	Jungsauen bis 130 kg und säugende Sauen	1,25
	Leere und trächtige Sauen	0,75

Lufteintrittsöffnungen 0,35 m^2 Fenster- und Toröffnungen/GVE.

Luftfeuchtigkeit: 60–80 %

$>$ 80 % = Wachstum von Mikroorganismen, höherer Energieverlust, geringere Lüftungsraten.

$<$ 60 % = überheizte Stallungen; trockene Außenluft; Austrocknung der Atemwege, hoher Staubanfall, Reizhusten.

7 Allgemeinverhalten, Körperhaltung

Unter Allgemeinverhalten sind das Gebaren des Tieres und seine Reaktion auf die Umgebungseinflüsse (der psychomotorische Gesamteindruck) zu verstehen. Nicht mit dem Allgemeinbefund (Puls, Innere Körpertemperatur, Atmung) verwechseln! Unter Körperhaltung wird die Unterstützung des Stammes durch alle Extremitäten und die normale Kopf-Hals-Haltung verstanden.

7.1 Methodik

Zur richtigen Beurteilung sind gute Kenntnisse des physiologischen Verhaltens der einzelnen Tierspezies notwendig. Bestehen Zweifel, so vergleicht man das Verhalten des Patienten mit jenem gesunder Tiere. Die Untersuchung erfolgt durch Adspektion und Herbeiführen von Umwelteinwirkungen akustischer und mechanischer Art (Geräusche machen, Vorführen des Tieres, Aufzäumen, Auftreiben, Wegtreiben).

Beim *Pferd* werden besonders beachtet: Ohrspiel, Kopfbewegungen, Fliegenabwehr.

Gesunde *Rinder*, *Schafe*, *Ziegen* und *Schweine* nehmen an den Vorgängen ihrer Umgebung mit charakteristischen Bewegungen des Kopfes, der Ohren und Augen teil (Neugierde). Beim Eintreten in den Stall bzw. in die Stalleinheit Verhinderung von Unruhe durch Klopfen bzw. Pfeifen.

Beim *Hund* beachtet man Ohrspiel, Blick, Lautgebung, Schweifbewegungen (Schweifmuskulatur gehört beim Hund zur „mimischen Muskulatur“); bei der *Katze* Spieltrieb, Reinigungstrieb, „Schnurren“.

Junge Tiere sind im allgemeinen neugierig, nähern sich gern dem Besucher und sind in der Ausführung der Bewegungen schneller.

7.2 Physiologischer Befund

7.2.1 Allgemeinverhalten

▶ Erwachsene Tiere: **„ruhig und aufmerksam“.**
Jungtiere: **„lebhaft und aufmerksam“.**

Mit der Beurteilung des Allgemeinverhaltens findet eine Prüfung des Bewußtseins, der Sinneseindrücke, ihrer Leitung zum Zentralnervensystem, ihrer Verarbeitung im Zentralnervensystem und der dadurch hervorgerufenen, vorwiegend motorischen Reaktionen statt. Es stellt also eine grobe Prüfung des Nervensystems, aber auch der Muskeln und anderer Bewegungsorgane dar.

Erwachsene Tiere und Jungtiere: **„der Tierart entsprechend"**.

◄ 7.2.2 Körperhaltung

7.3 Pathologische Befunde

Änderungen können sich in Verminderung oder Steigerung der Verhaltensäußerungen kundtun, die jeweils ggr., mgr. und hgr. sein können.

◄ 7.3.1 Verminderung des Allgemeinverhaltens

Geringgradige Verminderung des Allgemeinverhaltens: *Matt, teilnahmslos* bzw. *apathisch* (bei fieberhaften Zuständen und Intoxikationen). Die Tiere sind weniger lebhaft, lassen den Kopf hängen; bei Pferd, Rind, Schwein und Hund ist das Ohrspiel vermindert und die Augen- und Kopfbewegungen verzögert; Katzen liegen viel. Der Patient macht einen schläfrigen Eindruck. Beim Gehen wird leichtes Schwanken beobachtet, die Extremitäten werden unphysiologisch vorgeführt (Zehenenden streifen den Boden). Die Augenlider werden halb geschlossen gehalten, es besteht keinerlei Lebhaftigkeit mehr, die spontane Futter- und Wasseraufnahme sind reduziert. Beim Rind werden Flotzmaul und Nasenlöcher nicht mehr ausgeleckt, leeres Kauen und Zähneknirschen sind bemerkbar.

Mittelgradige Verminderung des Allgemeinverhaltens: *Stupor.* Die Tiere liegen und zeigen ausgesprochen schlafsüchtiges Verhalten, atmen tief bzw. nehmen die typischen Schlafstellungen ein. Sie sind ausschließlich durch sehr starke Reize aufzutreiben und dann vorübergehend aktiver. Nur Schmerzstimulation ändert Bewußtseinslage.

Hochgradige Verminderung des Allgemeinverhaltens: *Koma.* Das Tier ist nicht weckbar, Reflexe können verzögert oder aufgehoben, die Atmung kann oberflächlich sein. Bewußtlosigkeit kann verschiedene Ursachen haben: primäre Hirnstammläsionen, Durchblutungsstörungen oder toxische Einflüsse auf das Gehirn (z. B. Ketonkörper beim Diabetes mellitus, Milchfieber). Selbst Schmerzstimuli sind nicht in der Lage, die Bewußtseinslage zu verändern. Hierher gehört auch die Narkose, die jedoch zu einer reversiblen Bewußtlosigkeit führt.

◄ 7.3.2 Steigerung des Allgemeinverhaltens

Geringgradige Steigerungen äußern sich in *Übererregbarkeit* und *Schreckhaftigkeit* bei normalen Umwelteinflüssen.

Mittelgradige Steigerungen äußern sich in heftigeren Abwehrreaktionen (Beißen, Schlagen), Hin- und Hertrippeln, Auf- und Niedergehen, Wälzen und Fluchtreaktionen.

Hochgradige Steigerungen werden als *Exzitationen* bezeichnet und im einzelnen genau beschrieben: Rücksichtsloses Hinwerfen (Kolik), wildes Drängen nach vorn, Verbeißen in Gegenstände (Tollwut), Brüllen und Schreien, tonisch-klonische Krämpfe.

◄ 7.3.3 Kolik

Beim Pferd (unter Umständen auch bei Wiederkäuern) wird die durch Schmerzen im Abdomen bedingte Änderung des Allgemeinverhaltens als *Kolikanfall* beurteilt. Man beschreibt den Kolikanfall 1. nach seiner **zeitlichen Dauer** (kontinuierlich, diskontinuierlich, lang und kurz dauernd), 2. dem **Grad** (ggr., mgr. und hgr. Kolikanfälle) und 3. dem Einnehmen **besonderer Stellungen.**

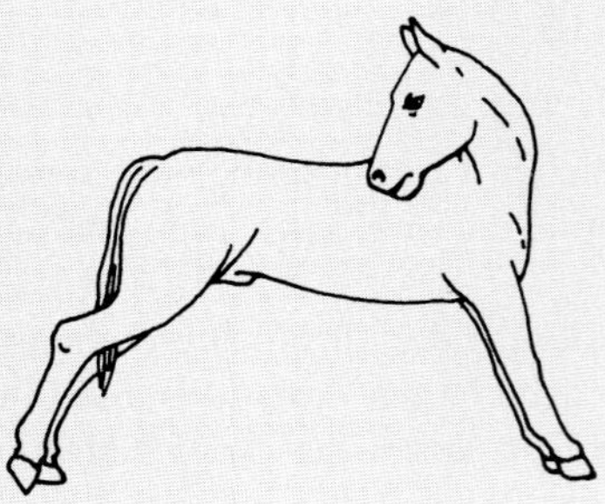

Abb. 7.1
Kolikanfall beim Pferd: Streckstellung, Umblicken nach rechts (Blinddarmgegend).

Kontinuierliche Kolikanfälle dauern ununterbrochen, *diskontinuierliche Kolikanfälle* sind von schmerzfreien Phasen unterbrochen. Es ist die Dauer des Anfalles anzugeben und auch die Dauer der schmerzfreien Phasen.

Geringgradige Kolikanfälle äußern sich im Herumtrippeln der Tiere, Schlagen mit dem Schweif gegen das Abdomen, gekrümmte Rückenhaltung. Bei *mittelgradigen Kolikanfällen* legt sich das Pferd nieder, wälzt sich auch fallweise und steht zwischendurch wieder auf. Die Unruhe ist verstärkt, es wird mit den Extremitäten gegen das Abdomen geschlagen, das Tier geht heftig in der Box herum. Bei *hochgradigen Kolikanfällen* wirft sich das Pferd rücksichtslos nieder, wälzt sich, springt wieder auf, schlägt aus und verletzt sich unter Umständen mehr oder weniger hochgradig infolge der Schmerzen.

Besondere Stellungen werden eingenommen zur Lokalisation und Erleichterung des Schmerzes. Bei geringgradigen Schmerzen im Abdomen blickt sich das Pferd nach links (Kolongegend) oder nach rechts (Blinddarmgegend) um (Abb. 7.1). Hundesitzige Stellungen werden eingenommen, um den Druck geblähter Darmteile auf das Zwerchfell zu vermindern (Zwerchfellvorstand) und damit die Atmung zu erleichtern. Rückenlagen finden sich dann, wenn dadurch der schmerzhafte Zug am Gekröse durch verlagerte und/oder obstipierte oder entzündlich veränderte Darmteile vermindert werden kann. Um den Zug am Milznierenband oder an der Verlötungsstelle der rechten dorsalen Längslage des großen Kolons (magenähnliche Erweiterung) mit der dorsalen Bauchwand durch verlagerte und/oder obstipierte Dickdarmteile zu vermindern, nehmen die Pferde auch Seitenlagen ein.

7.3.4 Körperhaltung

Haltungsfehler, Bewegungsstörungen sowie erhöhter oder verminderter Muskeltonus werden gleichfalls beim Allgemeinverhalten registriert. Die genauere Beurteilung erfolgt in der Regel aber erst am Beginn des neurologischen Untersuchungsganges (siehe dort).

Ernährungszustand

8

8.1 Methodik

Die Ermittlung des Ernährungszustandes erfolgt durch Adspektion und Palpation. Beim *Pferd* werden besonders die oberen Augengruben, Kamm, Spina scapulae, Rippen und Hüfthöcker besichtigt, beim *Rind* die lange Rücken-, Schenkel-, Gluteal- und Ankonäenmuskulatur (Body Condition Scoring). Zur Überprüfung der subkutanen Fettpolster werden Brustbein, Kniefalte und Schwanzansatz abgetastet; bei *kleinen Wiederkäuern* wegen der starken Behaarung Thorax, Abdomen, Schenkelmuskulatur und Lendenwirbelsäule. Bei *Schweinen* wird der Nährzustand durch die Adspektion der Schenkel- und der Schultermuskulatur, bei *Hund* und *Katze* werden besonders Thorax, Abdomen und Becken beurteilt. Bei langhaarigen Tieren sind diese Regionen zu palpieren.

8.2 Physiologischer Befund

Der physiologische Ernährungszustand wird als **„gut"** bezeichnet.

Bei *gutem Ernährungszustand sind* die Körperformen durch genügenden Muskelansatz und subkutanes Fettgewebe mehr oder weniger abgerundet.

8.3 Pathologische Befunde

Die pathologischen Befunde werden als „mittelgut", „mindergut" und „schlecht" bzw. „kachektisch" (Kachexie: Magersucht) oder „sehr gut" und „adipös" (Adipositas: Fettsucht) beschrieben.

Ein *übermäßiger Fettansatz* ist durch subkutane Fettdepots gekennzeichnet. Beim *Pferd* sieht man das besonders am Kamm und an der Kruppe; beim *Rind* ist dies am rundlichen Aussehen und beim *Schwein* am stark herabhängenden, pendelnden, ventralen Abdomen erkennbar. Beim *Hund* findet sich ein partieller Fettansatz meist an der Kruppe (Steißfettsucht), ein allgemeiner an allen übrigen Körperstellen.

Bei *schlechtem Ernährungszustand* sind die großen Muskelpartien nur mäßig oder schlecht ausgebildet und alle Skelettanteile, insbesondere die Akren treten deutlich hervor (Buggelenk, Schulterblattgräte, Dorn- und Querfortsätze der Wirbel, Sitz- und Hüftbeinhöcker).

8.3.1 Verschlechterung des Ernährungszustandes

Die Ursachen sind Exokarenz, Enterokarenz und Endokarenz.

Exokarenz ist möglich durch zu geringe Futtergaben oder (bei Intensivtierhaltung) zu wenig oder falsch angebrachte Futter- und Tränkestellen im Stall; weiterhin durch unzweckmäßige Futterzusammensetzung.

Enterokarenz wird verursacht durch:

a) Nichtaufnahme des Futters infolge *Nichterkennens, fehlenden Triebs zur Futteraufnahme* (Inappetenz) oder *Nichtherangelangens an die Futterstelle* (Immobilität).

b) Störung beim *Erfassen, Kauen* (z. B. Zahnprobleme) und *Abschlucken* des Futters.

c) *Störungen beim Weitertransport* des Futterbissens vom Ösophagus in den Magen: Stenosen (Verengungen), Entzündungen, Verdickungen, Divertikel (Ausstülpungen), Lähmungen, Verstopfungen des Ösophagus; Schwellung der retropharyngealen (Rind) und mediastinalen Lymphknoten und Neubildungen im Mediastinum.

d) Störungen im Bereich der *Vormägen* bzw. des *Magen-Darm-Traktes.* Diese können die Sekretion, Motilität oder die Resorption betreffen.

Bei *dyspeptischen Zuständen* kommt es zu ungenügender fermentativer oder chemischer Aufbereitung des Futters und damit zu einer verminderten Ausnützbarkeit. *Motilitätssteigerungen* führen infolge des raschen Durchganges des Futters gleichfalls zu einer zeitlich ungenügenden Verdauung und Ausnützung des Futters (Durchfall). Sie sind ebenso wie *Resorptionsstörungen* in der Regel durch Entzündungen bedingt.

e) Häufige Ursachen für Enterokarenzen sind *Parasiten* im Magen-Darm-Trakt.

Endokarenz: Nach Resorption der Nahrungsstoffe kommt es zu einer Verschlechterung des Ernährungszustandes, wenn die katabolen gegenüber den anabolen Prozessen im Zwischenstoffwechsel überwiegen. Ursachen hierfür sind chronische Infektionskrankheiten, chronischer Parasitenbefall, hormonelle Imbalancen, chronische Insuffizienzen wichtiger Organe des Zwischenstoffwechsels, wie Leber, Niere, Pankreas, bösartige Geschwülste.

In der Intensivtierhaltung gehören hierher auch die Einwirkungen unzweckmäßiger Umweltverhältnisse (Stressoreneinwirkung), die zu einer Leistungsverminderung (ungenügender Muskelansatz) führen können.

Merke: Bei jedem kachektischen Säugetier an Zahnfehler und Darmparasiten, bei Tieren in der Intensivtierhaltung auch an Stressoreneinwirkung denken!

8.3.2 Verbesserung des Ernährungszustandes ▶

Die Ursachen liegen a) in *übermäßiger Futterzufuhr* bei zu *geringer Leistung* (hochträchtige Kühe oder Kalbinnen = Verfettungssyndrom) und b) *Störungen des Zwischenstoffwechsels* (Überwiegen der anabolen gegenüber den katabolen Prozessen), insbesondere bei Störungen des Endokriniums (Gonaden, Schilddrüse, Nebennierenrinde, Hypophyse). Kastration fördert die Fettsucht.

9 Haut und Anhangsgebilde – Allgemeines

Bei der Untersuchung der Hautoberfläche und des Haarkleides sind zu berücksichtigen:

1. *Allgemein:* Haarkleid, Hautoberfläche, Hautelastizität, Hauttemperatur.

2. *Speziell* im Bereich der Erkrankung: die Punkte des Hautuntersuchungsganges. *Untersuchungsmethoden:* Adspektion und Palpation, Geruchsprüfung.

3. *Besondere Untersuchungsmethoden:* Gewinnung von Haar- und Hautproben (Hautgeschabsel, Hautzytologie, Hautbioptate) und deren mikroskopische, parasitologische, mykologische, bakteriologische und pathologisch-histologische Untersuchung, Untersuchung im Wood-Licht, Intrakutan- bzw. Allergietest.

Bei vielen Hautkrankheiten ist auch die Untersuchung *anderer Organe* des Patienten, insbesondere des Magen-Darm-Traktes, der Nieren, Leber und der Hormondrüsen notwendig, da durch dort lokalisierte Störungen eine große Anzahl von Hautkrankheiten (mit)verursacht oder unterhalten werden kann.

10 Haarkleid, Horngebilde

10.1 Methodik

Man beachtet Rasseeigentümlichkeiten und Ausdehnungen des Haarwuchses bzw. Abweichungen davon.

Im besonderen wird beim **Haarkleid** geachtet auf 1. *Glätte* und *Unversehrtheit* des einzelnen *Haares,* d. h., es werden einzelne Haare durch Adspektion und Palpation auf Knotenbildung, Bruchstellen und Länge untersucht; 2. wird der *Glanz des Haares* beurteilt (einschließlich Schweißausbruch) und 3. das *Anliegen der Haare.* 4. *Haarlose Stellen* bzw. *Haarausfall* (vermehrt Haare im Putzzeug und Kamm, seltener am Boden) werden nur dann beschrieben, wenn keine Hautveränderungen vorhanden sind bzw. die Haare geschoren wurden; 5. werden *Depigmentierungen* registriert.

Im Anschluß an das Haarkleid werden die übrigen **Horngebilde,** insbesondere *Hörner, Hufe, Ballen, Nägel* und *Klauen,* untersucht.

10.2 Physiologischer Befund

Der physiologische Befund wird beim Pferd sowie bei Rind und Ziege mit **„glatt, glänzend, anliegend"** beschrieben. Zusätzlich lautet der Befund bei Pferd und Rind **„physiologisches Winterhaarkleid"** bzw. beim Pferd **„im Wechsel"**. Bei Schaf, Hund und Katze spricht man von **„der Rasse entsprechend"**, falls die Rasse nicht erkennbar ist, von **„o. B."** (ohne Besonderheiten).

Das Haarkleid ist art- und rassebedingt sowie altersabhängig, steht aber in enger Beziehung zu den Umwelteinflüssen (Witterung, Pflege) und zum Ernährungszustand bzw. Stoffwechsel des Tieres. Bestimmte Tierarten oder Rassen sind von Natur aus rauhhaarig, struppig oder besitzen ein verfilztes Haarkleid. Zum Teil wirken sich auch die Jahreszeiten auf das Haarkleid aus. Das Sommerhaar ist vor allem bei Pferd, Rind und Ziege dünner und glänzend, das Winterhaar dichter und glanzlos. Der Wechsel äußert sich in einem Lockerwerden der Haare.

Kennzeichnend für das Haarkleid des *Wollschafes (Vlies)* ist, daß die einzelnen Haare in kleinen und kleinsten Verbänden (Strähnchen, Stäpelchen, Stapel) angeordnet sind, so daß auch nach der Schur das Vlies zusammenhält und nicht in seine Einzelteile zerfällt.

Das *Schwein* besitzt als Haarkleid nur die starren Grannenhaare (Borsten), während die weichen Flaum- oder Wollhaare fast gänzlich fehlen. Bei manchen Schweinerassen ist die Behaarung sehr dünn.

Ein besonderer *Glanz des Haarkleides* ist beim Sommerhaarkleid des Pferdes bzw. bei Pferden und Rindern in Stallhaltung, bei Ziegen, bei bestimmten Hunderassen und bei der Katze vorhanden. Er ist durch die Tätigkeit der Talgdrüsen bedingt und tritt vor allem bei regelmäßiger Pflege der Tiere auf. Bei drahthaarigen und kurzhaarigen Hunden ist physiologischerweise nur ein ggr. Glanz des Haares vorhanden.

Unter *Fettschweiß* versteht man beim Schaf das fettige Sekret der Talgdrüsen und die wasserlöslichen Ausscheidungen der Schweißdrüsen. Seine Menge ist abhängig von Rasse, Geschlecht, Haltung und Fütterung und richtet sich nach der Anzahl der Talg- und Schweißdrüsen und der Gesamtoberfläche der tierischen Haare, die den Fettschweiß im Vlies festhalten. Wollschafe haben ein fettschweißreicheres Vlies als Fleisch- oder Landschafe.

Bei längerer Weidehaltung oder im Umlaufstall wird das Haar lang, struppig und glanzlos bzw. verschmutzt, ebenso bei schlechter Pflege, wobei das Langhaar durch den Schmutz zu Strähnen oder Haarballen verfilzen kann (Weichselzopf, Plica polonica, Trichom). Dadurch können Krankheiten vorgetäuscht werden (Vergleich mit Nachbartieren). Bei verlängertem Tragen des Winterhaarkleides ist gleichfalls an krankhafte Prozesse zu denken.

Der Zustand des Haar- oder Borstenkleides spiegelt neben dem Pflege- den Gesundheitszustand wider.

10.3 Pathologische Befunde

10.3.1 Haarausfall

Er kommt bei Erkrankungen der Haut (Ekzem, Räude) als **symptomatischer Haarausfall** vor (siehe Hautoberfläche).

Wenn die Hautoberfläche unverändert ist, dann wird der Ausfall als **Alopezie** bezeichnet. Diese wird der *Ausdehnung* nach als *diffus* (über weite Gebiete des Körpers sich erstreckend), *lokal (an* umschriebener Stelle auftretend) oder *disseminiert* (an mehreren umschriebenen Stellen auftretend) beschrieben. Dementsprechend nennt man sie Alopecia diffusa, areata oder disseminata. Sie kann angeboren (Alopecia congenita) oder erworben sein.

Die Ursachen sind schwere Allgemeinkrankheiten, chronisch entzündliche gastrointestinale und immunpathologische Erkrankungen, bestimmte Vergiftungen, Mangelkrankheiten, hormonelle Imbalancen und nervale Störungen; vielfach sind sie unbekannt. *Physiologische Alopezie* tritt nur selten auf (nackthaarige Afrikanerhunde, Altersalopezie).

10.3.2 Veränderungen am einzelnen Haar

Übermäßige Behaarung (Hypertrichosis) ist zum Teil rassebedingt bzw. kommt angeboren vor oder entwickelt sich an umschriebener Stelle durch dort einwirkende ständige Reize (Entzündungen, Druck).

Depigmentierungen der Haare können aus den gleichen Gründen auftreten und müssen vom Altersergrauen (Canities senilis), das am Kopf beginnt, bzw. von den Pigmentänderungen durch Hautkrankheiten oder endokrin bedingten Störungen unterschieden werden.

Am einzelnen Haar können Knotenbildungen, Knickungen, Aufsplitterungen (Trichorrhexie) und Verdickungen auftreten. Regelmäßige Einschnürungen im Verlauf des Haarschaftes entstehen durch Ernährungsstörungen der Haarpapille und haben die gleichen Ursachen wie derartige Einschnürungen an den übrigen Horngebilden (Monilithrix). Ein Abbrechen der Haare erfolgt durch Scheuern (Juckreiz) oder infolge von Haarkrankheiten (Mykosen, Trichorrhexie).

10.3.3 Talgsekretion

▶ Der *Glanz der Haare* kann *vermehrt* (Seborrhoea oleosa: Die Haare sind verklebt; S. crustosa: fettige Krusten; S. sicca: trockene Seborrhoea) oder *vermindert* sein (Asteatose: glanzlos und stumpf; bei Ernährungsstörungen, die zu einer verminderten Talgsekretion führen).

10.3.4 Schweißausbruch

▶ Schweißausbruch wird vor allem beim Pferd beobachtet. Rinder, Schafe und Ziegen schwitzen selten (nur bei sehr hoher Stalltemperatur, schockartigen Krankheitsprozessen, Intoxikationen). Bei Schweinen erfolgt die Thermoregulation (extreme Hitze) bei Auslaufhaltung über die Suhle oder bei Stallhaltung mit Wasserberieselung. Fleischfresser haben nur wenige Schweißdrüsen, am meisten noch im Bereich der Sohlenballen.

Schweißausbruch wird dem Grade und der Ausdehnung nach beurteilt. Bei *ggr. Schweißausbruch* sieht man lediglich einen verminderten Glanz des Haares bzw. bei kurzhaarigen Tieren ein Dunkelwerden des Haarkleides gegenüber der Umgebung. Beim Betasten fühlt sich das Haar feucht an. Bei *mgr. Schweißausbruch* treten deutliche Schweißtropfen und Schaumbildung auf, die zu kleinen Gerinnseln zusammenfließen. Beim *hgr. Schweißausbruch* kommt es zum reichlichen Abfließen und deutlichen Auftropfen auf den Erdboden. Bei entsprechenden Klimaverhältnissen zeigt sich ein „Dampfen" der Tiere. Der Ausdehnung nach wird der Schweißausbruch als diffus, lokal oder disseminiert beschrieben.

Sträuben der Haare ist einerseits durch die Kontraktion der Mm. arrectores pilorum infolge einer Sympathikotonie (Fieber, Angst, Erregung, Kältegefühl), andererseits mechanisch über infiltrierten und damit gegenüber der Umgebung vorgewölbten Hautstellen (z. B. Quaddel) bedingt und dann Ausdruck einer Hautveränderung. Auch zu lange Haare, verfilzte und verklebte Haare lassen das Haarkleid rauh oder struppig erscheinen. Charakteristisch ist das Sträuben der Haare am Beginn des Fiebers gleichzeitig mit dem Kältegefühl.

10.3.5 Horngebilde

▶ Hörner, Hufe, Klauen, Krallen sowie Kastanien der Pferde unterliegen im Prinzip den gleichen Veränderungen wie Haare. Insbesondere achtet man auf Form, Größe, Pigmentierung, Konsistenz, Oberfläche, Glanz sowie Längenwachstum und Verformung (Afterklauen, Stallklauen), bei den Hufen, Klauen und Hörnern außerdem auf höhere Temperatur und Schmerzhaftigkeit.

Formveränderungen (Stallhufe und -klauen, Rollklauen) können entstehen bei schlechter oder unterlassener Huf- bzw. Klauenpflege, chronischer Hufrehe, Stoffwechselstörungen oder allgemeinen Erkrankungen und nach Infektionskrankheiten. Die *Beschaffenheit des Klauenhornes* (spröd oder weich) wird vor allem von der Haltung beeinflußt (spröde bei ganz trockener Unterlage, weich bei andauerndem Stehen auf feuchter Unterlage).

Depigmentierungen und *Brüchigwerden* des Hornes treten auf infolge von Ernährungsstörungen (aber auch Saumbandentzündungen) und Pilzbefall (Hunde, Katzen).

Herumtrippeln oder sehr häufiges *Be- und Entlasten* der Extremitäten können ihre Ursache unter anderem in schmerzhaften Prozessen im Bereiche des Hornschuhes haben; in den meisten Fällen wird dann auch Lahmheit beobachtet.

Eine *erhöhte Temperatur* des Hufes bzw. Klauenschuhes ist in der Regel Ausdruck entzündlicher Prozesse innerhalb des Schuhes (Huf- oder Klauenrehe).

11 Hautoberfläche

11.1 Methodik

Die Hautoberfläche wird durch eingehende Adspektion bei hellem Tageslicht (notfalls einer guten, farbneutralen Lichtquelle) untersucht, wobei der Patient an den Lippen (Flotzmaul, Rüsselscheibe) beginnend über Kopf, Hals, Ohren, Thorax, Abdomen, Euter, Präputium, Hodensack, Vorder- und Hinterextremitäten bis zur Schwanzspitze einer eingehenden Betrachtung zu unterziehen ist. *Kleinere Tiere* sind auf den Rücken zu legen, um Bauchhaut, Achselgegend und Schenkelinnenflächen untersuchen zu können. Bei *langhaarigen Tieren* ist unter Umständen das Scheiteln bzw. auch das Scheren der Haare notwendig. Die Innenfläche der Ohren und der äußere Gehörgang sollen gleichfalls durch Adspektion bzw. Palpation untersucht werden. Bei den *Säugetieren* sind auch die Zwischenklauen- bzw. Zwischenzehenspalten nach Aufheben des Fußes und durch Spreizen der Zehen eingehend zu untersuchen.

Die Haut ist das einzige Organ, das in seiner Gänze dem Kliniker zur Besichtigung zur Verfügung steht.

11.2 Physiologischer Befund

Hautoberfläche **„o. B."**.

11.3 Pathologische Befunde

Hautveränderungen können ebenso wie Haarkleidveränderungen ihre Ursache sowohl in Erkrankungen der Haut selbst als auch in solchen anderer Organe bzw. des ganzen Organismus haben.

11.3.1 Farbveränderungen ▶

Die Farbe der Hautoberfläche ist nur an jenen Stellen zu beurteilen, die nicht zu stark behaart und nicht rassebedingt dunkler pigmentiert sind. Die günstigsten Voraussetzungen liefert das Schwein.

Pigmentmangel kann angeboren *(Albinismus)* oder erworben *(Vitiligo)*, diffus, lokalisiert oder disseminiert sein. Er ist bedingt durch eine Verminderung oder Fehlen des Melanins. Eine hellere Farbe der Haut kann außerdem durch *Durchblutungsstörungen* (Kreislaufschwäche, Ischämie) oder Anämie (Blutarmut) verursacht sein. *Sekretrinnen* entstehen, wenn längere Zeit ein Ausfluß (Nase, Augen) stattfindet; die Haut ist durch den dauernden Reiz weniger pigmentiert. Ähnliche Wirkungen haben länger dauernde mechanische Einflüsse *(Druckstellen)*. Auch bei *neurogenen Störungen* ist Pigmentverlust möglich.

Übermäßige Pigmentierung tritt meist diffus infolge *endokriner Stö-*

rungen (Schilddrüse, Hypophyse, Nebennierenrinde, Gonaden) oder chronischer Hautkrankheiten bzw. *chronischer Reize* (chronische Ekzeme) oder aus beiden Gründen auf. Von ihr unterschieden werden muß die *physiologische Pigmentierung* bei bestimmten Rassen, Tierarten oder einzelnen Individuen.

Die *Farbe der unpigmentierten Haut* kommt auf die gleiche Weise zustande, wie die der Schleimhäute und hängt vor allem von der durchströmenden Blutmenge (Kapillarkreislauf) als auch dem Gehalt des Blutes an Erythrozyten bzw. rotem Blutfarbstoff ab. Höhere Rötung kommt durch *Hyperämie* zustande (Erweiterung der Kapillaren). Sie kann umschrieben (Macula, Entzündung), disseminiert oder diffus sein. Flächenförmige Rötungen werden als *Erythem* bezeichnet.

Verminderte Rötung der Haut (Blässe) ist ebenso wie an den Schleimhäuten die Folge einer lokalen oder allgemeinen Durchblutungsstörung oder einer Verminderung des Hämoglobingehaltes bzw. der Erythrozyten.

Blaue Verfärbung (*Zyanose*) findet sich als Folge einer *verminderten Sauerstoffspannung* bei Kreislauf- und Atemstörungen.

Die gelbe Verfärbung ist durch Ablagerung von Gallenpigment in der Haut bedingt: *Ikterus.*

11.3.2 Morphologie der Hautveränderungen

Die *Lokalisation der Hautveränderungen* ist nach Körperregionen zu beschreiben. Sie gibt zum Teil wichtige Hinweise über die Art der Erkrankung (Prädilektionsstellen).

Die *Größe* der Hautveränderungen wird mit Münzen, dem Handteller und der Handfläche verglichen. Die *Form* wird, falls sie sich nicht mit diesem Vergleichsobjekt deckt, gesondert beschrieben. *Vorwölbungen* werden mit Samen, Früchten oder Körperteilen verglichen.

In diesem Zusammenhang ist auch die Verteilung der Hautveränderungen zu beachten. Es sind entweder nur einzelne, umschriebene Hautveränderungen vorhanden (lokalisiert) oder größere, zusammenhängende Flächen verändert (diffus), oder es sind viele kleinere bis mittelgroße Veränderungen über die Körperoberfläche verteilt (disseminiert).

Die *Abgrenzung* gegenüber der gesunden Umgebung kann scharf sein, oder es besteht ein unscharfer Übergang. Sie kann gerade oder bogenförmig verlaufen (Form).

Die mit Hautveränderungen einhergehenden *Haarveränderungen* werden nach den bei der Untersuchung des Haarkleides angeführten Richtlinien beschrieben (Glätte, Bruchstellen, Ausfall, übermäßige Länge, Sträuben, Glanz, Depigmentierungen).

11.3.3 Effloreszenzen

Die wesentlichsten diagnostischen Hinweise bekommt man von den *Effloreszenzen* (Hautblüten), die nach Art, Anzahl und Verteilung beschrieben werden. Wir bezeichnen alles, was auf der Haut als Änderung des normalen Zustandes in umschriebener charakteristischer Form erscheint, mit diesem Namen.

Eine umschriebene Farbabweichung der Haut ohne sonstige Ände-

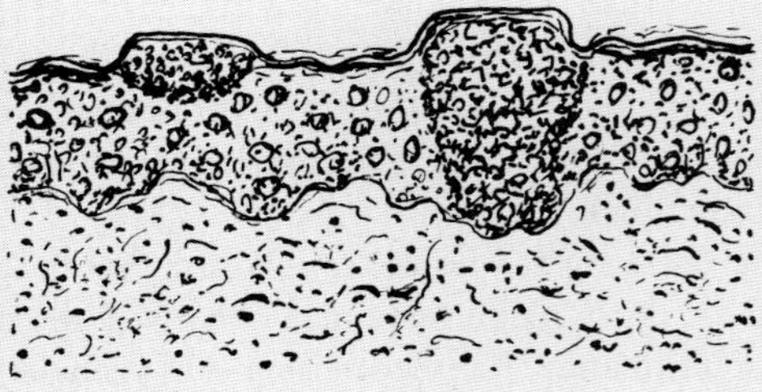

Abb. 11.1
Quaddel: a) oberflächliche Quaddel; b) tiefe, bis zum Papillar-Körper reichende Quaddel.

rung (Niveau, Oberflächenrelief, Konsistenz) wird als **Fleck (Macula)** bezeichnet. Die Flecke können auf die gleiche Weise entstehen, wie die allgemeinen Verfärbungen der Hautoberfläche. Rote Flecke bilden sich infolge einer örtlichen Erweiterung der Kapillaren (Hyperämie). Man erkennt sie daran, daß sie sich durch Druck anämisieren lassen. Sind sie klein, so spricht man auch von *Roseola*, sind sie größer, so gehen sie in das *Erythem* über. Von ihnen unterschieden werden müssen rote Flecke, die durch Blutaustritt aus den Gefäßen entstehen: *Petechien* (punktförmig); *Ekchymosen, Suggilationen* (flächenförmig). Man kann sie nicht anämisieren. Wird das Blutpigment derartiger Hämorrhagien abgebaut, so entstehen dann grüne und gelbe Flecke. Braune oder schwarze Flecke findet man besonders an haarlosen Körperstellen und nach chronischen Hautentzündungen, und zwar wieder infolge einer Vermehrung des Hautpigments. Eine fleckenförmige weiße Veränderung entsteht durch Verminderung oder Fehlen des Melanins (Depigmentierung) bzw. bei örtlichen Durchblutungsstörungen *(Ischämie)*. Blaue Flecke werden durch tiefer abgelagertes Haut- oder Blutpigment oder durch erweiterte Gefäße veranlaßt; vor allem findet man sie aber dann, wenn eine umschriebene entzündliche Reaktion nicht mehr akut ist und durch die zunehmende Stase des Blutes dieses an Sauerstoff verarmt.

Bei stärkerer Transsudation bzw. Exsudation aus den dilatierten Kapillaren kann sich die erythematöse Veränderung etwas über das Hautniveau erheben und bildet damit einen Übergang zur **Quaddel (Urtica)**. Diese entsteht infolge einer serösen Durchtränkung der Reteschicht und des Papillarkörpers, stellt ein Ödem der Dermis dar (Abb. 11.1). Sie erscheint rundlich, halbkugelig oder flach beetartig erhaben, und die Haare darüber sind gesträubt. Sie kann die Farbe der normalen Haut haben oder rot bzw. anämisch aussehen, je nachdem, ob auch die oberflächlichen Blutgefäße erweitert oder durch den Druck des Ödems zusammengepreßt sind. Quaddeln können sehr rasch entstehen und ebenso rasch verschwinden und mit benachbarten Quaddeln zu ausgedehnten Anschwellungen zusammenfließen.

Nur ausnahmsweise kommt es vor, daß die Ödemflüssigkeit der Urtica in einem Hohlraum zusammenfließt. Sie bildet also keinen natürlichen Übergang zum **Bläschen (Vesicula)**. Dies ist ein mäßig hervorragender, meist kreisrunder Hohlraum in oder unter der Oberhaut, der bis zu 1 cm groß und mit wasserhellem bis gelblichem oder auch bluti-

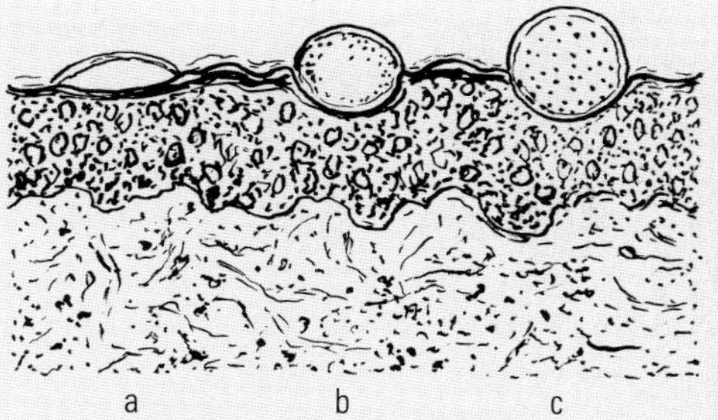

Abb. 11.2
a) oberflächliches Bläschen; b) tiefer gelegenes Bläschen; c) Pustel.

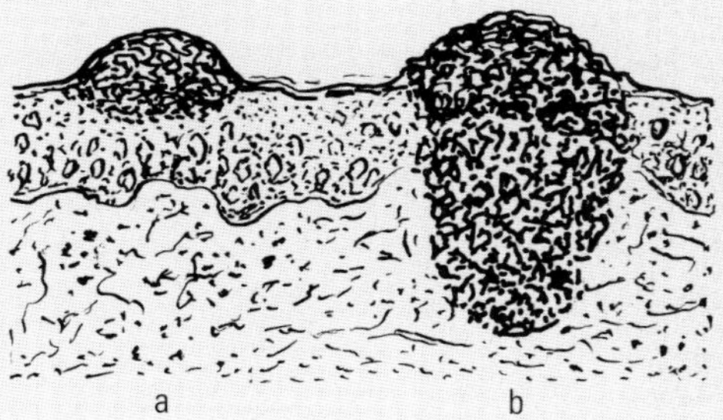

Abb. 11.3
Papel: a) oberflächliche (weiße) Papel; b) tiefe, durch Zellproliferation im Papillarkörper entstandene (rote) Papel.

gem Inhalt gefüllt ist (Abb. 11.2). Beim Platzen der Blasendecke und Auslaufen der Flüssigkeit bleiben Reste epidermaler Gewebsschichten, die zuvor das „Dach" eines Bläschens gebildet haben, zurück. Diese Schuppen sind in Form eines zirkulären Saumes angeordnet (epidermale *Colerette, Coronella*). Die Bläschen entstehen entweder im Rahmen eines interzellulären Ödems (Spongiose) durch das Zusammenfließen mikroskopisch kleiner Bläschen oder durch Zellzerfall (Nekrobiosen). Die größeren **Blasen (Bulla,** mehr als 1 cm groß) können auf die gleiche Weise entstehen, oft jedoch durch eine einfache horizontale Spaltung der Hautschichten. Die Blasen entstehen vor allem durch thermische und chemische Einwirkungen, aber auch durch Infektionserreger (z. B. MKS-Blasen, **Aphthen**).

Ist der Inhalt des Bläschens eitrig, so nennt man es **Pustel (Pustula)**. Sie entsteht teils unmittelbar durch eitrige Exsudatbildung, die sich einen Hohlraum schafft (Mikroabszeß), teils durch Vereiterung von Knötchen, Knoten oder Bläschen (Abb. 11.2). Dicht nebeneinanderliegende Eiterbläschen werden als *Impetigo* bezeichnet. Blase und Pustel haben oft einen erythematösen Hof (z. B. Staupeexanthem, Räudepusteln).

Eine feste bis linsengroße, mehr oder weniger erhabene Verdickung der Haut wird als **Knötchen (Papula)** bezeichnet (Abb. 11.3). Sie entsteht durch Zellwucherung in der malpighischen (gelblich) oder der Papillarschicht (rötlich), durch entzündliche Infiltration von Haarbälgen oder Talgdrüsen und auch durch Ansammlung und Eintrocknen des Hauttalges in den Talgdrüsen. Papeln werden am ehesten an un- oder schwach behaarten Hautstellen sichtbar. Sehr kleine Knötchen bemerkt man oft erst bei der Palpation. Die Form hängt davon ab, ob sie oberflächlich oder tief sitzen. Beim Ekzem sind sie in der Regel flach halbkugelförmig.

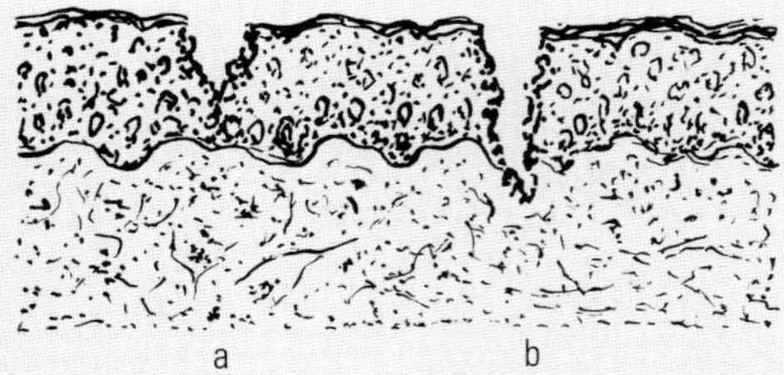

Abb. 11.4
a) Erosion; b) Exkoriation.

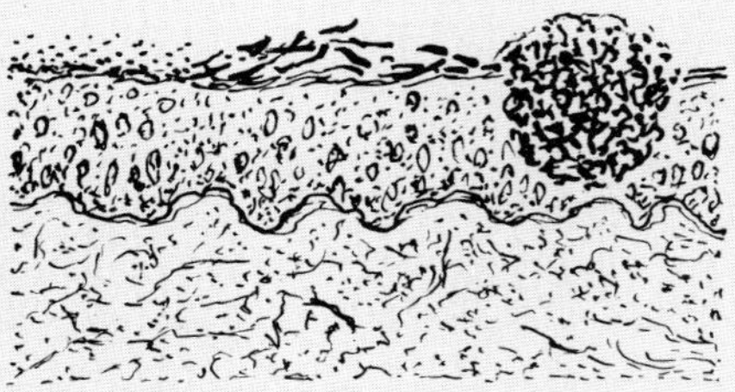

Abb. 11.5
a) Schuppen; b) lamellöse Schuppen; c) Kruste.

Vielfach neigt die Haut zu einer ödematösen Durchtränkung (*Spongiose*). Sie entwickeln sich oft zur Pustel. Ein vergröbertes Hautrelief *(Lichenifikation)* kommt auf ähnliche Weise wie die Papel durch flächenförmig ausgedehnte Proliferationsvorgänge bzw. Verdickung der Hornhautschicht zustande. Erbsen- bis haselnußgroße Verdickungen der Haut bezeichnet man als **Knoten** (**Tuberkulum**). Als **Plaque** bezeichnet man eine Erhebung, die durch Konfluieren von Papeln zustande kommt.

Papillome (Warzen) sind Geschwülste fibroepithelialer Natur. Auf der Haut des Rindes sind fungiforme (Papillomatose der Jungrinder) und filiforme (Zitzen) Papillome zu unterscheiden.

Pocken sind Papeln, die sich zu meist mehrkammerigen ca. erbsengroßen und im Zentrum eingedellten Bläschen entwickeln.

Dasselbeulen sind vorwiegend bei Rindern in der wärmeren Jahreszeit im Rücken- und Lendenbereich auftretende kastaniengroße Schwellungen mit zentralgelegenem Atemloch, die durch Parasiten (Dassellarven) verursacht werden.

Die **Erosion** ist durch ein oberflächliches Fehlen von Epidermisschichten gekennzeichnet (Abb. 11.4a). Die **Exkoriation** ist eine oberflächliche Abtragung der Epidermis. Durch Kratzen, Beißen oder Reiben aufgrund von Juckreiz fügt sich das Tier die Exkoriation selbst zu (Abb. 11.4b). Diese Veränderungen heilen ohne Narbenbildung ab.

Rhagaden (**Schrunden**) sind tiefe strichförmige Einrisse der Haut, besonders an verdickten spröden Stellen, die ihre Elastizität verloren haben. Das **Ulcus** (**Geschwür**) ist eine besonders tiefgreifende, rundliche und oft kraterförmige Gewebszerstörung, die narbig abheilt. Die **Narbe** (**Cicatrix**) hat als bindegewebiges Ersatzgewebe eine extrem dünne Epidermis, ein papillenloses gefäß- oder zellarmes und elastikafreies Korium, keine Follikel und keine Drüsen. Sie ist durch eine anämische relieflose glänzende Oberfläche gekennzeichnet.

Schuppen, Krusten und bestimmte körperfremde Stoffe faßt man unter dem Ausdruck **Scoriae** (Auflagerungen) zusammen. Die **Schuppe (Squama)** besteht aus Verbänden verhornter und losgelöster Epidermiszellen. Sie kann klein wie feiner Staub sein (kleieartig), aber auch blattartig werden (größere Zellverbände: *lamellöse Schuppe)* (Abb. 11.5a, b). Sie kann Pigment und Fett (seborrhöische Schuppe) enthalten. Die **Kruste (Crusta)** besteht aus eingetrocknetem Exsudat oder Blut, meist mit Beimengung von Haaren, Epidermiszellen und Gewebebestandteilen und ähnlichem. Die hell und honiggelben gummiähnlichen mehr oder weniger durchscheinenden serösen Krusten entstehen durch Plasmaaustritt. Mit Eiter entwickeln sich grünlichgraue oder gelbliche Krusten und mit Blut braune bis schwarze (sanguinolente) Krusten. Bei Beimengung von Hauttalg bekommen sie einen Fettglanz. Sie können sich stark über das Hautniveau erheben oder in deren Niveau liegen (Abb. 11.5c). *Schorfe* sind örtliche Nekrosen. Der *Comedo* (Mitesser) ist ein dilatierter Haarfollikel, angefüllt mit verhornten Zellen und talgigem Material. „*Follicular Cast*“ ist eine Ansammlung von Keratin um den Haarschaft.

11.3.4 Entzündungssymptome, Änderungen der Hautdicke

Die *Rötung* wurde schon bei der Farbe der Hautoberfläche bzw. unter den Maculae (Flecken) registriert.

Eine höhere *Hauttemperatur* im Bereich der Hautveränderungen ist durch eine örtliche Hyperämie (Entzündung) bedingt.

Eine *Verdickung* der Haut kann durch ein Ödem, eine Gewebszubildung oder ein Emphysem verursacht sein.

Das **Ödem** ist eine teigige Anschwellung der Haut, die auf Druck Fingereindrücke beibehält. Es entsteht durch den Austritt von Flüssigkeit aus den Kapillaren bei *Entzündungen* oder als *kollaterales Ödem* in der Umgebung eines Entzündungsherdes (Abszeß, Lymphknoten). *Nicht entzündliche Ödeme* entstehen bei Störungen des hydrostatischen, onkotischen und osmotischen Druckes im Kapillarkreislauf bzw. beim Undichtwerden der Gefäßwände. Sie sind im allgemeinen nicht Ausdruck einer Hautkrankheit, sondern Symptom bestimmter Organkrankheiten. Die Konsistenz (derb, weich) des Ödems hängt von der Menge an lockerem Unterhautbindegewebe ab. Akute entzündliche Ödeme sind am Entstehungsort höher temperiert; alle anderen Ödeme einschließlich der Senkungsödeme fühlen sich kühl an. Die Ödemflüssigkeit folgt der Schwerkraft, so daß sie unter Umständen entfernt und unterhalb von der Schadenstelle sich ansammeln kann *(Senkungsödem).*

Eine besondere Form der Ödeme sind die **Euterödeme,** die sich im subkutanen Gewebe und im interstitiellen Bindegewebe des Drüsenkörpers entwickeln. Sie treten vor und nach der Geburt oder in der Nachgeburtsperiode mehr oder weniger stark ausgeprägt auf. Diese *physiologischen* Euterödeme entwickeln sich bei Rindern in der Regel wenige Wochen oder Tage vor der Geburt und sollen post partum innerhalb von 10 bis 12 Tagen verschwinden. Sie sind nicht immer an allen Vierteln gleichmäßig ausgeprägt. Zuweilen tritt die ödematöse Anschwellung im Bereich der Zitzenbasis besonders deutlich in Erscheinung, während die Zitzenwände gewöhnlich nicht vom Ödem betroffen sind.

Von einem *pathologischen* Euterödem sprechen wir dann, wenn die Euterschwellungen solche Ausmaße annehmen, daß beim Stehen die Hintergliedmaßen gespreizt werden müssen und die Zitzen näher zum Boden reichen. Dabei ist das Gehen der Tiere behindert, das Niederlegen erschwert und das Aufstehen sehr mühsam. Die Euterhaut ist hgr. gespannt, glänzend, ggr. gerötet und ggr. schmerzempfindlich. Bei übermäßiger Dehnung kann sie manchmal sogar einreißen. Entwickeln sich die Euterödeme bereits 2 bis 3 Monate vor der Geburt, so sprechen wir von *chronischen* Euterödemen, die vor allem bei Kühen mit hoher Milchleistung auftreten. Die über den geschwollenen Euterteilen gespannte Haut fühlt sich kalt an, zeigt bei Druck zunächst eine teigige Beschaffenheit, wird im Verlauf der Zeit besonders über den zitzenwärts gelegenen Euterteilen lederartig und läßt sich nicht mehr von der Unterlage abheben (Ledereuter).

Fließt Flüssigkeit in umschriebene Höhlen zusammen (Abszesse, Hämatome), so entsteht das Gefühl der *Fluktuation.* Man untersucht mit zwei Fingern, wobei abwechselnd ein Finger einen Druck ausübt, worauf infolge der allseitigen Fortpflanzung des Druckes in einer Flüssigkeit der zweite Finger in die Höhe gehoben wird. Je nach Größe der Umfangsvermehrung verwendet man bei der horizontalen sowie der vertikalen Überprüfung der Fluktuation einen oder mehrere Finger.

Das **Hautemphysem** ist eine Ansammlung von Luft oder Gasen in der Unterhaut. Es ist durch eine sich weich und polsterartig anfühlende Umfangsvermehrung gekennzeichnet, bei der man beim Betasten das Gefühl des Blasenspringens hat, das man auch hören kann (Knistern). Bei der Perkussion erhält man einen überlauten Schall oder tympanischen Beiklang. Man unterscheidet das *aspirierte Emphysem,* das atmosphärische Luft, seltener Darmgase, von äußeren oder inneren Verletzungen (Lunge, Darm), enthält, und das *autochthone Emphysem,* das von gasbildenden Bakterien produzierte Gase enthält. Beim Hund kommen fast nur die ersteren vor.

Die *Pachydermie* oder Hypertrophie der Haut beruht oft auf einer interstitiellen Bindegewebsvermehrung und stellt sich als Verdickung und Verhärtung der Haut dar. Sie entwickelt sich vor allem bei chronischen Entzündungen oder sonstigen chronisch einwirkenden Reizen (Druck: Liegeschwielen) und muß vom Ödem unterschieden werden. Die *Hyperkeratose* stellt eine Verdickung der Hornschichten und damit der Haut dar und führt gleichzeitig zu einem deutlicheren Hautrelief. Geht sie mit Hyperpigmentierung einher, so wird dies als **Akanthose** bezeichnet.

Atrophie ist die Verdünnung sämtlicher Hautschichten.

Den **Schmerz** prüft man durch zunehmenden Druck mit dem Finger. Man muß dabei allerdings die verschiedene Empfindlichkeit der einzelnen Körperregionen und die Reaktionsweisen der verschiedenen Tierarten, Rassen und Altersgruppen beachten, wozu eine gewisse Erfahrung gehört.

11.3.5 Juckreiz

Juckreiz ist eine nur der Haut eigene charakteristische Empfindung, die zum Kratzen reizt. Tiere mit leicht beweglichen Extremitäten *(Pferd, Wiederkäuer, Fleischfresser)* benützen diese zum Kratzen. Die Tiere benagen sich auch an den betreffenden Hautstellen, und zwar auch gegenseitig (Pferd). An Stellen, die sie auf diese Weise nicht erreichen können, wird mit Hilfe von Gegenständen gescheuert (insbesondere beim *Schwein*). Juckreiz kann durch Kratzen der Tiere mit dem Perkussionshammerstiel oder mit einem länglichen Plessimeter überprüft werden. Die Prüfung auf Juckreiz sollte jedoch nicht mit den Fingern bzw. Fingernägeln des Untersuchers (Hygiene, Krankheitserregerübertragung) durchgeführt werden. Die Tiere sind unruhig (Stampfen, Hin- und Hertrippeln der Großtiere bei Extremitätenjuckreiz), insbesondere während der Nacht, wenn sie nicht abgelenkt sind (Differentialdiagnose: Nagerbefall im Stall). Juckreiz kann an den als Folge des Kratzens und Scheuerns entstandenen Kratz- (nasse struppige Stellen im Haarkleid, anfangs strichförmige Exkoriationen) und Scheuereffekten (Haarbruch) erkannt werden. Er ist zu objektivieren, wenn man die Tiere an den verdächtigen Stellen kratzt. Sie führen dann reflektorisch charakteristische Körperbewegungen (blinde Kratzbewegungen mit den Extremitäten, Lippenschlagen, Zurücklegen der Ohren) aus und äußern durch Andrängen zum Untersuchenden ihr Wohlbehagen. Juckreiz im Ohr wird durch Schütteln des Kopfes zusätzlich geäußert, Juckreiz am After durch Reiben der Tiere an der Wand (Scheuerstellen am dorsalen Schweifansatz) bzw. durch das Rutschen der Hunde mit dem Hinterteil über den Boden („Schlittenfahren").

Der Juckreiz entsteht durch unterschwellige Reizung von freien Nervenendigungen. Die Reizursachen sind bestimmte Gewebshormone (Histamin, Histidin), die beim Zellzerfall frei werden. Durch das Kratzen werden neuerlich Zellen zerstört, so daß ein aus anderer Ursache entstandener Juckreiz auch bei Abklingen dieser Ursache infolge der Kratzeffekte weiter unterhalten werden kann. Häufige Ursachen des Juckreizes sind Ektoparasiten (Räudemilben, Flöhe, Haarlinge, Läuse), bestimmte Dermatopathien (Ekzem), aber auch toxische und neurogene sowie hormonelle Einflüsse.

Gelegentlich ist auch der **Feuchtigkeitsgehalt** der Hautoberfläche und deren **Geruch** zu beachten, der für jede Tierart spezifisch ist. Abweichungen können von auf die Haut oder innerlich applizierten Medikamenten, von Stoffwechselkrankheiten oder Fäulnisprozessen im Magendarmtrakt herrühren.

11.4 Besondere Untersuchungen

Sie werden vor allem bei Verdacht einer infektiösen oder parasitären Hautkrankheit angewendet.

11.4.1 Ektoparasiten

Flöhe und deren Kot, Läuse, Haarlinge und deren Eier sowie Zecken sind durch einfache *Besichtigung*, eventuell mit Hilfe eines Vergrößerungsglases und einer guten Lichtquelle, zu erkennen.

Läuse sind Blutsauger, die bei allen Haustieren vorkommen. Sie unterscheiden sich von den Haarlingen schon makroskopisch durch den Thorax, der breiter ist als der Kopf. Prädilektionsstellen sind:

Pferd: Kamm, Kopf.

Rind: Stirnschopf, Triel, Rücken, Schwanzansatz, Schenkelinnenfläche, Euterbasis, Hodensack.

Schaf: an den wenig bewollten Stellen des Kopfes, Halses und Bauches.

Ziege: ganze Körperoberfläche.

Schwein: ganze Körperoberfläche.

Hund: ganzer Körper.

Die **Haarlinge** werden auch als Beißläuse bezeichnet. Sie besitzen einen Kopf, der breiter ist als der Thorax.

Pferd: Kamm, Hals.

Rind: Kopf, Kruppe.

Schaf: Rumpf, Flanke.

Ziege: ganzer Körper.

Hund: ganzer Körper.

An **Zecken** kommen in Europa vorwiegend die dreiwirtigen Schildzecken (Ixodidae) vor, deren Larven, Nymphen und erwachsene Exemplare zum Teil als Überträger von Infektionskrankheiten gefürchtet sind. Bevorzugte Wirtstiere sind Pferde, Rinder, Schafe, Ziegen, wildlebende Wiederkäuer, Hunde, seltener Schweine.

Flöhe spielen vor allem beim Hund eine Rolle, und zwar als Auslöser von (allergischen) Hautkrankheiten und als Zwischenwirt von Bandwürmern. Prädilektionsstellen sind Achsel- und Schenkelinnenflächen, Analgegend, Kruppe. Flohkot erkennt man als kleine schwarze Schuppen, die in Wasser aufgelöst dieses rot (Blut) färben.

Stechmücken und Kriebelmücken haben vorwiegend beim Rind und Pferd Bedeutung, wobei die Kriebelmücken folgende Lokalisationen bevorzugen: Kopf, Ohrmuschel, Vorderbrust, Unterbauch, Euter, Skrotum und Schenkelinnenfläche.

An weiteren Ektoparasiten haben **Dasselfliegen** (Hypodermose der Rinder), **Schmeißfliegen** (Hautmyiasis der Schafe) und **Lausfliegen** (Schaf, Rind, Pferd) Bedeutung. Als „Lästlinge" gelten **Bremsen** und **Stechfliegen**, deren Stich schmerzhaft und später von heftigem Juckreiz begleitet ist.

11.4.2 UV-Licht

Die Untersuchung mit der Wood-Lampe erfolgt bei Verdacht auf bestimmte Dermatophytosen (Mikrosporie). Diese Lampe liefert ein langwelliges, ultraviolettes Licht (ca. 365 nm), das in ca. 50 % der Fälle die mit Mikrosporum-Sporen befallenen Haare gelbgrün fluoreszieren läßt. Die Untersuchung muß in einem dunklen Raum durchgeführt werden, wobei alle Partien der Körperoberfläche, einschließlich der Hufe, Klauen oder prolabierten Krallen, abgeleuchtet werden. Das Ergebnis wird verbessert, wenn von den verdächtigen Stellen die Haare epiliert und die Haarwurzeln abgeleuchtet werden. Bestimmte Arzneimittel (Tetrazykline, Mineralölsalben) oder Harnreste fluoreszieren gleichfalls und können falschpositive Resultate liefern.

11.4.3 Hautgeschabsel

Ein Hautgeschabsel dient zum Nachweis von Räudemilben oder von Pilzelementen in der Haut und den Haaren. Es wird mit Hilfe eines gebauchten Skalpells und einer Epilationspinzette gewonnen.

Bei **Räudeverdacht** wird das Untersuchungsmaterial von den am meisten veränderten und unbehandelten Hautstellen (Schwein: Innenseite der Ohrmuschel) entnommen, und zwar insbesondere von deren Randpartien. Die Räudemilben verlassen nämlich das invadierte Hautstück in peripherer Richtung, um weitere Hautanteile zu befallen, und finden sich daher in größerer Zahl in diesen Grenzgebieten. Man fertigt ein oberflächliches Hautgeschabsel an, indem man mit dem Skalpell Schuppen, Krusten und Haare großflächig abschabt. Diese werden dann in 10 %ige Kali- oder Natronlauge eingelegt und nach etwa einer Stunde untersucht. Das Verfahren kann beschleunigt bzw. in seinen Ergebnissen verbessert werden, wenn man das Hautgeschabsel in der Lauge einmal aufkocht, zentrifugiert und den Bodensatz untersucht. Das Material wird auf einen Objektträger gebracht, mit einem Deckglas bedeckt, sanft gequetscht und unter dem abgeblendeten Mikroskop bei schwacher und mittlerer Vergrößerung untersucht. Bei negativem Befund sind mehrere Hautgeschabsel von verschiedenen Körperstellen zu untersuchen. Die Milben sind ohne weiteres zu erkennen, da ihr Chitinpanzer von der Kalilauge auch nach Kochen nicht angegriffen wird, während die übrigen Elemente des Hautgeschabsels mehr oder weniger aufgelöst werden.

Eine Artbestimmung kann aufgrund der Stiele und Haftscheiben gemacht werden. *Sarkoptesmilben* haben *langgestielte, ungegliederte,* tulpenförmige Haftscheiben auf kurzen Beinen. *Psoroptesmilben* haben *gestielte, dreigegliederte* trompetenförmige Haftscheiben. *Chorioptesmilben* haben *kurzgestielte, ungegliederte,* glockenförmige Haftscheiben auf langen Beinen. Die Form der Haftscheibe ist oft schlecht zu erkennen, jedoch sind ohne weiteres die Länge und die Gliederung der Stiele festzustellen. Die Milben haben im adulten Stadium 4, deren Larven nur 3 Beinpaare. Milbeneier sind große ovale Gebilde, die meist schon leer angetroffen werden.

Sarkoptes-, Psoroptes- und Chorioptesräude kommen beim *Pferd* und bei allen *Wiederkäuern* vor. Als *Schafräude* schlechthin ist die Psoroptesräude zu verstehen (Anzeigepflicht!). Außerhalb Europas kommt bei Merinoschafen die sogenannte Psorergatesräude (Psorergates ovis) vor. Beim *Schwein* kommt nur die Gattung Sarkoptes (Sarcoptes suis) vor. Bei den *Fleischfressern* finden sich gleichfalls Vertreter der Sarkoptidae.

Haarlingseier findet man an den Haaren klebend.

Zur Untersuchung auf **Demodexmilben** ist ein sehr tiefes Hautgeschabsel anzulegen, da diese Milben in der Tiefe der Haarfollikel sitzen. Hierzu wird eine Hautfalte hochgehoben, mit einigen Tropfen Glyzerin versetzt und intensiv und tief geschabt, bis eine deutliche Blutung auftritt. Das Geschabsel wird auf einen Objektträger gebracht und nativ mikroskopisch untersucht. Die Demodexmilbe erkennt man schon bei schwacher Vergrößerung als langgestrecktes, Semmelwecken-ähnliches Gebilde, das an ihrer vorderen Körperhälfte 4 Beinpaare trägt (die Larven nur 3). Prädilektionsstellen sind:

Rind: Schulterpartie, Vorderbrust, Triel, Flanke.

Schaf: Augenlider, Vulva, Präputium.

Ziege: Rückenhaut.

Schwein: Rüssel, Backen, Hals, Unterbauch, Schenkelinnenfläche, Beugefläche der Gelenke.

Hund: Kopf (Umgebung der Augen), Hals, später ganzer Körper.

Kann die Untersuchung nicht selbst durchgeführt werden, so ist das Hautgeschabsel zur Räudediagnose– im Gegensatz zu solchen für mykologische Untersuchungen – in fest verschlossenen Röhrchen zu verschicken.

Bei Verdacht einer **Hautmykose** sind neben dem Hautgeschabsel, das nicht sehr tief angelegt zu werden braucht, unbedingt auch Haare mit Wurzeln zu untersuchen, die man mit einer Epilationspinzette auszieht. Man soll sowohl von der Peripherie als auch vom Zentrum der Hautveränderungen Material gewinnen. Diese etwas modifizierte Technik ergibt sich aus dem parasitären Verhalten der Dermatophyten. Eine Anreicherung von Pilzelementen ist in den schon länger befallenen Haaren, und damit in älteren Teilen der Hautveränderung zu erwarten.

Das Material wird in 20 bis 30%iger Kalilauge (eventuell unter Zusatz eines die Pilzelemente färbenden Farbstoffes, wie z. B. 10 % Parker blueblack ink) auf einem Objektträger etwa 20 bis 30 Minuten, unter sanftem Erwärmen, erweicht. Im Anschluß wird es auf die gleiche Weise mikroskopisch untersucht. Bei *Trichophytie* findet man unter dem Mikroskop in und um das Haar sowie in den Schuppen und Krusten vorwiegend Hyphen, aber auch größere Sporen. Bei *Mikrosporie* sind die Haare von einem dichten Mantel aus kleinen Sporen umgeben und nur vereinzelt Hyphen vorhanden.

Eine schnelle und genauere Methode, Dermatophyten im Hautgeschabsel nachzuweisen, ist das fluoreszenztechnische Verfahren. Das Probenmaterial wird auf einem Objektträger aufgebracht und dazu werden wenige Tropfen der Farblösung gegeben. Es muß das Probenmaterial vollkommen benetzt und durchfeuchtet sein. So kann das Hautgeschabsel sofort im Fluoreszenzmikroskop untersucht werden. Hyphen und Sporen färben sich stärker und sind deutlich sichtbar.

Für die genaue Pilzdiagnose ist ein Kulturversuch notwendig. Hierfür sendet man das Hautgeschabsel in einem Papierumschlag verpackt (nicht in einem Röhrchen!) an ein geeignetes Institut. Mit Hilfe käuflicher Kits für die Pilzdiagnostik kann in der Praxis vom Tierarzt eine Kultur angelegt werden. Eine positive Diagnose ist in etwa 3 Wochen zu erwarten, eine negative in 3 bis 4 Wochen.

Pferd: *T. mentagrophytes gran., M. equinum*; Rind: *T. verrucosum, T. verrucosum var. ochraceum*; Schwein: *M. nanum*; Hund: *T. mentagrophytes gran., M. canis*; Katze: *M. canis.*

11.4.4 Sonstige Untersuchungsmethoden

Eiterproben aus Pusteln oder Akneknoten werden gewonnen, indem man die Haut sorgfältig reinigt und desinfiziert, dann den Knoten öffnet (Druck, Skalpell) und den austretenden Eiter in ein steriles Röhrchen einfließen läßt. Dieses wird an ein bakteriologisches Institut zur Kultivierung der Erreger und Empfindlichkeitsbestimmungen gegen Antibiotika sowie zur Vakzineherstellung eingesandt.

Für die **Hautbiopsie** benötigt man ein Lokalanästhetikum und einen Hauttrepan bzw. ein Skalpell, eine Schere, eine chirurgische Pinzette sowie Röhrchen mit Fixierungsflüssigkeit (gepuffertes 10%iges Formalin). Je nach Untersuchungsziel ist auch eine native Hautbiopsie notwendig, z. B. für immunhistochemische Untersuchungen. Zur Gewinnung größerer Hautstückchen ist die chirurgische Entfernung eines ovalen Hautstücks (entsprechend der Hautfelderung) vorzuziehen. Die Hautstückchen werden zur histologischen bzw. immunhistochemischen sowie immunfluoreszenzmikroskopischen Untersuchung eingesandt.

Da viele Hautveränderungen auch Hinweise auf innere Krankheiten geben bzw. durch diese bedingt sind, darf man keinesfalls nur das Organ Haut untersuchen, sondern hat den gesamten Untersuchungsgang zu Ende zu führen und die entsprechenden *Laboruntersuchungen* vorzunehmen. Insbesondere ist zu achten auf Nierenkrankheiten, Kreislaufkrankheiten, chronisch entzündliche Magen-Darm-Krankheiten, Leberkrankheiten und Endoparasitenbefall. Blut-, Harn- und Kotuntersuchungen sind durchzuführen.

12 Hautelastizität

12.1 Methodik

Bei *Pferd, Rind, Ziege* und geschorenem *Schaf* hebt man seitlich am Übergang vom 2. zum 3. Halsdrittel eine Hautfalte mit einer Hand ab, läßt sie aus und beobachtet, ob sie rasch oder langsam verstreicht oder gar bestehen bleibt. Auf jede spontane Faltenbildung ist von vornherein zu achten. Beim erwachsenen Pferd und besonders beim Fohlen ist die Hautelastizität am Oberlid genauer bzw. ausschließlich prüfbar. Die Hautfalte ist quer zum Oberlidrand mit Daumen und Zeigefinger erfaßbar. Beim *Schwein* und nicht geschorenen *Schaf* ist eine Prüfung der Hautelastizität nur am Oberlid möglich (Ausnahme Saugferkel: Prüfung am Hals). Beim *Kleintier* wird im Stehen mit beiden Händen eine Hautfalte über dem Rücken erfaßt.

12.2 Physiologischer Befund

Die Elastizität der Haut ist in erster Linie durch den physiologischen Wassergehalt des Gewebes (Turgor) bedingt. Die elastischen Fasern tragen nur in mäßigem Grade dazu bei.

Verstreicht die Hautfalte sofort, so lautet der physiologische Befund: Hautelastizität ist **„erhalten"**.

12.3 Pathologische Befunde

Verstreicht die Hautfalte langsam, so ist die Hautelastizität je nach der Dauer *ggr., mgr.* oder *hgr. vermindert.* Bleibt die Hautfalte nahezu zur Gänze bestehen, so ist die Hautelastizität *aufgehoben* (Lederbündigkeit der Haut). Im letzteren Fall legt sie sich auch manchmal von selbst in Falten.

Hauptursache ist die *Verminderung des Wassergehaltes* der Haut, bedingt durch: a) starke *Flüssigkeitsverluste: Exsikkose* (chronische Durchfälle, Strangulationsileus, wiederholtes Erbrechen, Polyurie, Hypoalbuminämie, hochgradiger Schweißausbruch nach Kolik oder Anstrengung); b) *Störungen des Elektrolythaushaltes* (Natrium-, Kalium-, Kalzium-Ionen) und seiner Regelmechanismen (Niere, Nebennierenrinde, Hypophyse); c) allgemeine Ernährungsstörungen, die zu einer *Verminderung der Plasma- und Gewebeproteine* führen (Abmagerung, Parasitosen); d) *Kreislaufstörungen,* die eine verminderte Flüssigkeitszufuhr zum Gewebe bedingen.

Langdauernde Ernährungsstörungen allgemeiner und lokaler Art (chronische Ekzeme) führen auch zu einer *Verminderung der elastischen Fasern.*

Mechanisch ist die Hautelastizität lokal vermindert bei Verdickungen der Haut (Sklerodermien, Bindegewebezuwachs) und Hautödem.

13 Hauttemperatur

13.1 Methodik

Beim *Pferd* umfaßt man mit der Hand das Ohr. Beim *Rind*, beim *Schwein* und bei der *Ziege* prüft man mit beiden Händen Ohrgrund, Ohrmuschelkörper, Ohrmuschelspitze, Horngrund, Hornkörper und Hornspitze. Danach streicht man mit dem Handrücken an Kopf und Hals entlang zunächst zu den Vorderextremitäten, wobei Fuß und Huf bzw. Klaue, insbesondere die Region der Fesselbeuge mit der Handfläche erfaßt werden, führt dann den Handrücken weiter über Seitenbrust und Abdomen zur Kruppe und zu den Hinterextremitäten, wobei man gleichfalls wieder mit der Handfläche Fuß und Huf bzw. Klaue umfaßt. Diese Untersuchung wird vorerst auf der linken Seite des Tieres mit der rechten Hand des Untersuchers und dann auf der rechten Seite des Tieres mit der linken Hand des Untersuchers vorgenommen. Man stellt sich dabei möglichst weit vom Tier entfernt auf und geht auch bei der Prüfung der Extremitäten nicht in die Hocke, sondern bückt sich lediglich. Die Fesselbeugeregion ist durch gute Durchblutung immer warm. Beim *Schaf* ist die Hauttemperatur durch die Wolle nicht spürbar, daher erfolgt die Prüfung nur an den Ohren und an den Extremitätenenden bzw. an den Klauen. Bei *Kleintieren* ist die Hauttemperatur infolge der Behaarung in der Regel weniger deutlich feststellbar. Der technische Vorgang ist im Prinzip der gleiche wie beim Großtier.

13.2 Physiologischer Befund

Die *physiologischen Grundlagen* der Hauttemperatur sind im Prinzip die gleichen wie jene der Hautrötung. Sie hängt in erster Linie von der Durchblutung ab. Außerdem wird sie von der Wärmeabgabe und damit von Umgebungstemperatur und Luftgeschwindigkeit beeinflußt. Je geringer die Umgebungstemperatur und je höher die Luftbewegung ist, desto stärker ist die Wärmeabgabe und umgekehrt, sofern nicht physiologische Regelmechanismen dem entgegenwirken. Die Wärmeabgabe wird durch Feuchtigkeit gefördert (Nässe, Schweißausbruch, Kühlsalben).

Die Hauttemperatur ist physiologischerweise **„regelmäßig verteilt"**, d. h. die exponierten Stellen des Körpers, wie Ohren, Hornspitzen, Hufe, Klauen sowie die distalen Abschnitte der Gliedmaßen sind wegen der im Verhältnis zu ihrer Oberfläche geringeren Durchblutung kühler als die übrige Körperoberfläche.

13.3 Pathologische Befunde

Die Hauttemperatur kann *ggr.*, *mgr.* oder *hgr. erhöht* bzw. *erniedrigt* sein, und zwar sowohl *allgemein* als auch *lokal*. Bei örtlichen Hauttemperaturveränderungen wird zusätzlich die *Lokalisation* angegeben.

13.3.1 Erhöhung der Hauttemperatur ▶

Allgemeine Erhöhung findet man bei allgemeiner *Hyperämie* der Hautgefäße, wie z. B. bei und unmittelbar nach Arbeitsleistung, intensiver Sonnenbestrahlung, Sonnenstich, Hitzschlag, Fieber.

Lokale Erhöhung ist feststellbar bei *lokaler Hyperämie* (Entzündungen der Haut und der darunter gelegenen Gewebe, Folge von Einreibungen, Wärmeapplikation, Strahleneinfluß, und sonstiger länger andauernder Reizeinwirkungen) und bei *passiver Erwärmung* der Haut, z. B. am Beginn einer Wärmeapplikation.

13.3.2 Erniedrigung der Hauttemperatur ▶

Allgemeine Erniedrigung stellt sich ein bei schlechter Durchblutung, und zwar bei *aktiver Verengung der Kapillaren* infolge niedriger Umwelttemperatur, am Beginn des Fiebers (Schüttelfrost, Gänsehaut), bei bestimmten Vergiftungen und schlechter Blutversorgung der Haut infolge Kreislaufschwächen und Blutverlusten bzw. beim Erliegen der Stoffwechselvorgänge (ante mortem). Die Fesselbeinregion ist kühl bei Schockpatienten (z. B. bei Pferden mit Strangulationsileus – Prognose ungünstig!).

Lokale Verminderung wird verursacht durch mangelnde lokale Blutversorgung (Ischämie) infolge von lokalen Gefäßkrämpfen (Kälteapplikation, Eisbeutel), Verstopfung eines Gefäßes (Thrombose, Embolie), Abklemmung oder Lumenverengung eines arteriellen Gefäßes durch äußere Einflüsse (Tumoren, Ödeme); weiterhin bei *Verdickung der Haut* und damit schlechter Wärmeleitung (Sklerodermie, Hypertrophie, Ödeme) und bei *Nekrosen* (totes Gewebe ist kalt).

Innere Körpertemperatur

14

14.1 Methodik

Instrumente: Fieberthermometer (Maximalthermometer), die an ihrem Hals eine kurze Schnur mit einer Klammer besitzen. Elektrische Thermometer (Thermoelemente).

Vor Einführen des Maximalthermometers hat man sich zu überzeugen, daß die Quecksilbersäule herabgeschlagen bzw. nicht zerrissen ist.

Das Thermometer wird schlüpfrig gemacht (Gleitmittel, Fett) und beim Säugetier nach Hochheben des Schweifes bzw. Schwanzes in die Mastdarmampulle eingeführt (Tier am Kopf halten). Der Schweif bzw. der Schwanz wird in seine physiologische Lage gebracht und das Thermometer mit der Klammer am Schweifhaar oder an der Schwanzafterfalte befestigt. Weibliche Tiere kann man auch in der Scheide messen. Die Scheidentemperatur ist einige Zehntelgrade höher als die Mastdarmtemperatur.

Die *Meßdauer* ist abhängig vom Kontakt des Meßteiles mit der Schleimhaut und der Temperatur der Schleimhaut und beträgt beim Quecksilber-Thermometer mindestens 2, besser 4 Minuten. Die Einstelldauer bei den Thermoelementen ist wesentlich kürzer. Diese Meßgeräte sind vor allem bei unruhigen Tieren zu empfehlen.

Nach Abschluß des Meßvorganges wird die Temperatur registriert. Das Thermometer ist zu reinigen und zu desinfizieren.

Bei kontinuierlichen Messungen ist morgens (zwischen 7 und 9 Uhr) und am späten Nachmittag (zwischen 16 und 18 Uhr) zu messen.

14.2 Physiologischer Befund

Die Wärme eines Organs und damit auch des zur Messung herangezogenen Mastdarms ist neben seiner eigenen Wärmeproduktion (im Mastdarm sehr gering) von der Wärmeproduktion der umgebenden Organe und vor allem von der Blutversorgung abhängig.

Die physiologischen Werte sind Tagesschwankungen unterworfen und zwar ist die Temperatur morgens am niedrigsten, mittags um einige Zehntelgrade höher und etwa um 18 Uhr am höchsten. Im allgemeinen haben kleinere Tierarten und Rassen (Ausnahme siehe Zwergschwein), weibliche, trächtige und junge Tiere höhere physiologische Temperaturen als große, nicht trächtige und alte Tiere.

Mit Erfahrung kann man größere Veränderungen der inneren Körpertemperatur durch Palpation der unbehaarten Haut oder von Schleimhäuten (Maulhöhle, rektale Untersuchung) schätzen.

Tab. 14.1
Innere Körpertemperatur (°C).

Pferd	37,5–38,0
Fohlen (bis 1/2 Jahr)	37,5–38,5
Rind	38,3–38,8
Kalb	38,5–39,2
Ziege	38,3–39,0
Zicklein	38,5–39,5
Schaf	38,5–39,5
Lamm	38,5–40,0
Eber	38,3
Muttersau	38,8
Läufer (über 16 Wochen)	39,0
(bis 16 Wochen)	39,0
(bis 12 Wochen)	39,3
(bis 8 Wochen)	39,4
Ferkel (bis 4 Wochen)	39,5
(bis 1 Woche)	39,5
Zwergschwein gleiche Werte wie Hausschwein	
Hund (große Rassen)	38,0–38,5
(kleine Rassen)	38,5–39,0
Katze	38,0–39,3

Diese Werte gelten nur im Ruhezustand, bei mittlerer Außentemperatur und in gut ventilierten Räumen.

14.3 Fehlermöglichkeiten trotz technisch richtig durchgeführter Messung

1. *Entzündungen des Mastdarms* (Proktitis) und Hyperämien anderer Ursachen (periproktaler Abszeß).

2. Bei *Kotverhaltungen* (Obstipationen, Mastdarmlähmung) kann es zur Selbsterhitzung des Kotes kommen.

3. Zu niedrige Meßtemperatur wird festgestellt, wenn der *Anus nicht schließt* (Sphinkter-Lähmung), bei andauernden *Durchfällen* (wiederholtes Öffnen des Afters), kurz nach kalten *Klysmen* und nach der *rektalen Untersuchung.*

14.4 Physiologische Veränderungen

1. Messung unmittelbar oder zu früh nach *Beanspruchung* (Arbeit, Transport) des Patienten. Die innere Körpertemperatur soll frühestens eine Stunde nach Beginn der Ruhigstellung gemessen werden.

2. Das gleiche gilt für die *Nahrungsaufnahme,* die auch zu einer ggr. Erhöhung der inneren Körpertemperatur führen kann.

3. *Erregung der Tiere* (z. B. durch die Untersuchung selbst) kann zum Anstieg der inneren Körpertemperatur führen. Das gleiche gilt für die Geburt.

4. *Hohe Umgebungstemperatur* und *schlechte Klimatisierung (zu* hohe Luftfeuchtigkeit, ungenügende Luftumwälzung) können infolge verminderter Abstrahlmöglichkeiten von der Körperoberfläche zu einer erhöhten inneren Körpertemperatur führen (pathologischerweise bis zum Hitzschlag).

14.5 Pathologische Befunde

Die innere Körpertemperatur kann gegenüber den physiologischen Werten entweder erhöht oder erniedrigt sein.

Subfebril: Temperatursteigerung an der Grenze des Normalen (um 1 bis 2 Zehntelgrade). *Ggr.* Erhöhung: bis 1 °C; *mgr.* Erhöhung: 1–2 °C; *hgr.* Erhöhung: 2–3 °C; *hyperpyretische* innere Körpertemperatur: mehr als 3 °C über dem maximalen physiologischen Grenzwert. *Subnormal ist* die innere Körpertemperatur, wenn sie unter dem minimalen physiologischen Grenzwert liegt.

Bei wiederholten, mindestens zweimal täglich erfolgenden Messungen ergeben sich mehr oder weniger charakteristische Temperaturkurven („Fieberkurven").

Als *Tagesdifferenz* bezeichnet man den Unterschied zwischen Tagesminimum und Tagesmaximum eines Patienten. Ist die Morgentemperatur höher als die Abendtemperatur, so wird dies als *Typus inversus* bezeichnet.

Erhöhung der inneren Körpertemperatur kommt durch Steigerung aller Stoffwechselvorgänge und damit Wärmefreisetzung (siehe Fieber) oder Wärmestau (siehe oben) zustande.

Erniedrigung der inneren Körpertemperatur findet sich bei Verminderung der Wärmeproduktion infolge eines Rückganges aller Stoffwechselvorgänge (Erschöpfung, sehr alte Tiere, ante mortem) bzw. bei Verminderung des Wärmetransportes, d. h. einer Kreislaufschwäche. Manchmal gehen beide Mechanismen ineinander über (Kollapstemperaturen vor dem Tode).

14.6 Fieber

Eine Störung der Wärmeregulation des Körpers mit krankhafter Steigerung der inneren Körpertemperatur führt in der Regel zum *Fieber.* Nicht jede Temperaturerhöhung ist als Fieber zu bezeichnen.

Fieber ist ein *Symptomenkomplex,* bei dem es nicht nur zu Erhöhung der inneren Körpertemperatur, sondern infolge der Sympathikotonie auch zu unregelmäßig verteilter Hauttemperatur, Sträuben der Haare und Schüttelfrost (Krämpfe der Gefäße und Muskeln in der Haut), Puls- und Atembeschleunigung, gestörtem Allgemeinverhalten, verminderter Darmtätigkeit mit Inappetenz und festem trockenen Kot (Fieberkot) kommt. Infolge des erhöhten Stoffwechsels wird die Ausscheidung von Stoffwechselendprodukten gesteigert und der Harn daher konzentrierter (erhöhtes spezifisches Gewicht).

Die Ursachen des gesteigerten Stoffwechsels sind in der Regel Bakteriengifte und andere toxische Eiweißprodukte, die sich bei Infektionskrankheiten (infektiöses Fieber) oder beim Zugrundegehen von Körperzellen (aseptisches Fieber) bilden, ferner Giftstoffe anderer Art sowie bestimmte Arzneimittel. Manchmal versagen die wärmeregulierenden Zentren im Zwischenhirn direkt (nervales Fieber). Man kann daher Fieber auch künstlich erzeugen, und zwar aus therapeutischen (Injektion von Eiweißstoffen: *unspezifische Reiztherapie)* und diagnostischen *(allergische Thermoreaktionen)* Gründen. Fieber wird vor allem durch proinflammatorische Zytokine ausgelöst.

Je nach dem *Verlauf der Temperaturkurve* unterscheidet man verschiedene *„Fieberarten“:*

Kontinuierliches Fieber (Febris continua). Die Tagesschwankungen betragen nicht mehr als 1 °C (Abb. 14.1).

Remittierendes Fieber (Febris remittens). Tagesschwankungen über 1 °C (Abb. 14.2).

Intermittierendes Fieber (Febris intermittens). Zwischen den einzelnen Fieberanfällen treten kurz dauernde fieberfreie Phasen auf (Abb. 14.3).

Rekurrierendes Fieber (Febris recurrens). Zwischen längeren Fieberanfällen treten wechselnd lange Fieberphasen auf (Abb. 14.4).

Atypisches Fieber (Febris atypica). Dieses Fieber paßt in keine der erwähnten Fiebertypen hinein, es hat wechselnde Tagesschwankungen und keinen regelmäßigen Temperaturverlauf. Es ist die häufigste Fieberart, die man bei den verschiedensten Krankheiten infektiöser und nichtinfektiöser Natur beobachten kann.

Nach der Dauer unterscheidet man *ephemeres* (eintägiges), *akutes* (ein

Abb. 14.1
Kontinuierliches Fieber (Tagesschwankungen unter 1 °C).

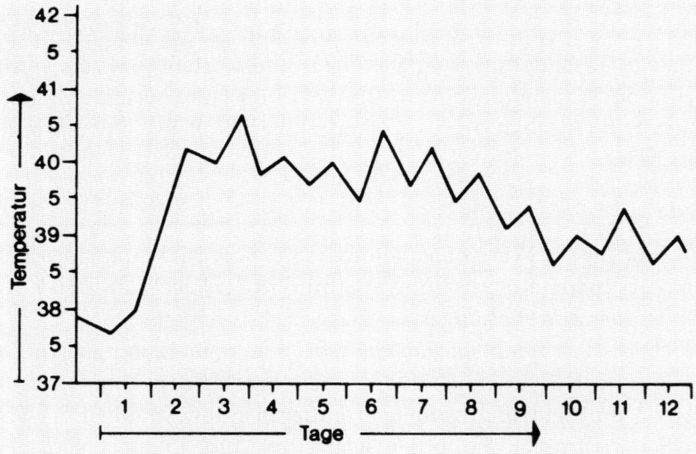

Abb. 14.2
Remittierendes Fieber (Tagesschwankungen über 1 °C).

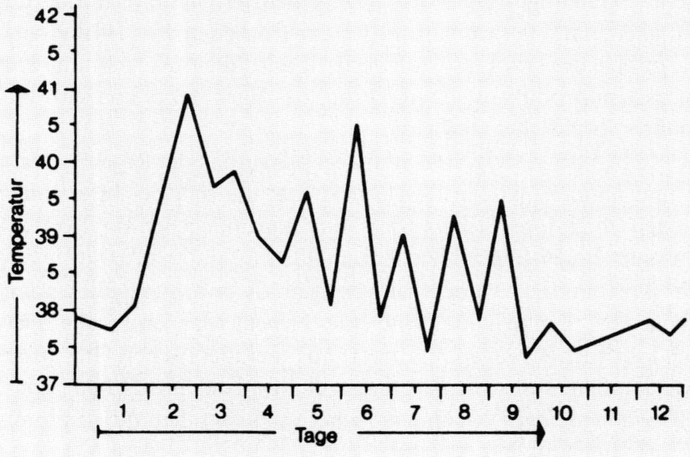

8 bis 14 Tage lang andauerndes), *subakutes* (ein 2 bis 3 Wochen lang andauerndes) und *chronisches Fieber* (länger als 3 Wochen dauernd). Diese Zeitbezeichnungen gelten nicht nur für das Fieber, sondern für jeden *Krankheitsverlauf.*

An der *Fieberkurve* kann man *Exazerbation* (Stadium incrementi), das ist der aufsteigende Teil, *Fastigium* (Höhepunkt) und *Remission* (Stadium decrementi), das ist der abfallende Teil der Temperaturkurve, unterscheiden.

Je nachdem ob der Abfall der Fieberkurve zum physiologischen Grundwert rasch oder langsam erfolgt, wird er als *Krisis* oder als *Lysis* (Lösung) bezeichnet. Bei *Lysis* verlaufen Temperatur- und Pulszahl ungefähr parallel zueinander. Die allgemeine Symptomatik des Fiebers verbessert sich im gleichen Maße; es kommt zur Besserung oder Heilung. Bei Krisis erfolgt ein rascher Fiebersturz, der nur selten von entsprechender Besserung begleitet ist und meist mit einem Anstieg der Pulsfrequenz zum Kollaps führt.

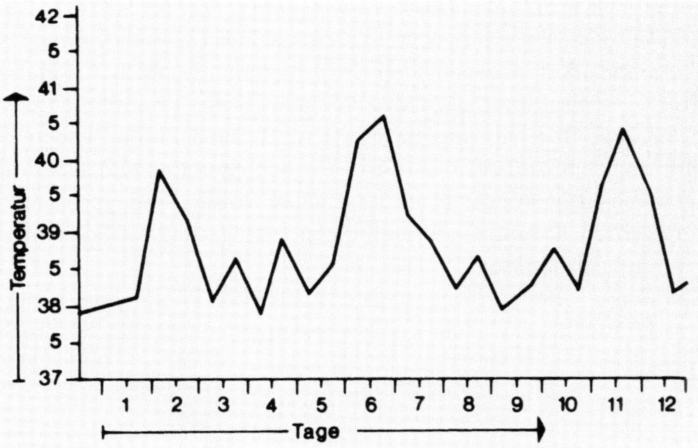

Abb. 14.3
Intermittierendes Fieber (kurzdauernde Fieberanfälle mit fieberfreien Intervallen).

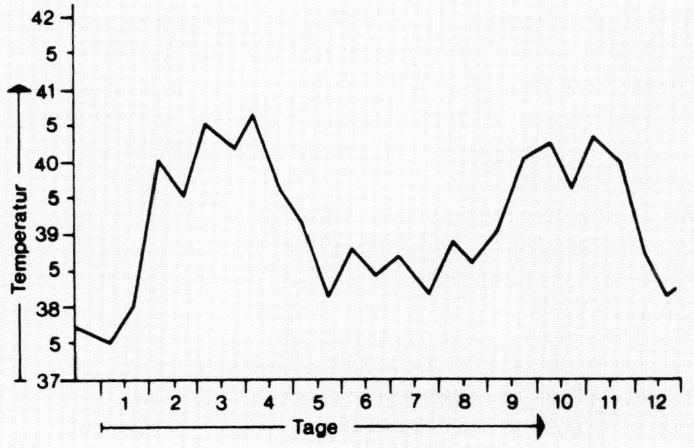

Abb. 14.4
Rekurrierendes Fieber (länger dauernde Fieberanfälle mit längeren fieberfreien Intervallen).

15 Untersuchung von Schleimhäuten – Allgemeines

Gewöhnlich werden Lidbindehaut, Nasen- und Maulschleimhaut, fallweise auch die Schleimhaut des Scheidenvorhofes, des Penis bzw. Präputiums und des Mastdarms besichtigt.

15.1 Methodik

Die Untersuchung soll bei Tageslicht vorgenommen werden; wenn dieses nicht ausreicht, werden eine Taschenlampe, eine Augenlampe, eine elektrische Handlampe oder ein Reflektor (Spiegel) mit möglichst hellem und tageslichtähnlichem Licht verwendet. Für Scheide bzw. Mastdarm werden Scheiden- bzw. Mastdarmspanner (Spekula), für verborgen liegende oder schwer zugängliche Schleimhäute (Rachen, Kehlkopf, Luftröhre, Speiseröhre, Harnblase, Magen, Darm) Endoskope (s. Abb. 20.2) benutzt. Beurteilt werden 1. die Umgebung der betreffenden Körperöffnung, 2. Ausflüsse, 3. die Farbe der Schleimhäute und 4. Veränderungen, die schon bei der Haut besprochen worden sind (insbesondere Effloreszenzen, Blutungen, Schwellungen, Auflagerung von Schleim oder Entzündungsprodukten).

Besondere Untersuchungen sind Abstriche, Spülungen, Untersuchung der Ausflüsse u. a., die bei den betreffenden Organen besprochen werden.

15.2 Physiologischer Befund

Die Umgebung der Körperöffnung ist unverändert; Ausfluß besteht physiologischerweise nicht. Die Farbe der Schleimhäute ist **„blaßrosa"**, lediglich die der Nasenscheidewand der Großtiere wird als **„rosarot"** und die Lidbindehaut des Schweines als **„ziegelrot"** bezeichnet.

Die blaßrosa bzw. rosarote Farbe der unpigmentierten Schleimhaut kommt als Folge ihrer Durchblutung zustande. Sie ist abhängig von der Menge des durchströmenden Blutes und von dessen Gehalt an Erythrozyten bzw. Hämoglobin.

Bei bestimmten Tierarten bzw. Rassen kann durch Einlagerung von schwarzem Pigment die Schleimhaut diffus oder fleckenförmig dunkler bis schwarz verfärbt sein. Eine derartige Pigmentierung wird nur dann im Befund festgehalten, wenn dadurch die Beurteilung der natürlichen Farbe der Schleimhaut nur bedingt möglich ist.

15.3 Pathologische Befunde

15.3.1 Farbveränderungen

Die Farbe der Schleimhäute kann sich sowohl *quantitativ* als auch *qualitativ* ändern.

Quantitative Änderungen bestehen entweder in *Intensivierung der Rotfärbung* der Schleimhaut, die dann als *ggr., mgr.* und *hgr. gerötet* bezeichnet wird, oder in einer *Verminderung der Rotfärbung,* die dann als *ggr., mgr.* oder *hgr.* anämisch bzw. *papier-* oder *porzellanweiß* bezeichnet wird. Soweit sie hämodynamisch bedingt sind, entstehen sie aus gleichen Ursachen wie die Veränderungen der Hauttemperatur.

Ursache einer *vermehrten* **Rötung** der Schleimhäute ist die stärkere Durchblutung infolge Erweiterung der Kapillaren: *Hyperämie.* Die Hyperämie kommt durch Wärmestau bzw. physiologisch stärkere Blutversorgung einer Schleimhaut zustande (z. B. Nasenschleimhaut des Pferdes), durch örtliche Reizung bzw. vermehrte Beanspruchung dieser Schleimhaut (forcierte Atmung), bzw. ist sie (am häufigsten) das erste Symptom einer Entzündung.

Die *verminderte Rotfärbung* (Blässe) ist entweder die Folge einer Durchblutungsstörung oder einer Verminderung des roten Blutfarbstoffes. Die Minderdurchblutung kann allgemein (kardiale oder periphere Kreislaufschwäche: *pseudoanämische Blässe)* oder lokal sein (Gefäßverengung durch Spasmen oder Druck von außen, Verstopfung eines zuführenden Gefäßes): *Ischämie.* Bei ungestörten hämodynamischen Verhältnissen ist Blässe der Schleimhaut entweder durch Verminderung der Erythrozyten (Erythrozytopenie) oder des Hämoglobingehaltes (hypochrome Anämie) bedingt: *anämische Blässe.*

Die lokalen Durchblutungsstörungen lassen sich leicht erkennen, da sie nur an einem bestimmten Schleimhautgebiet auftreten. Die pseudoanämische Blässe läßt sich von der anämischen Blässe durch die Beurteilung der übrigen Kreislaufkriterien, einwandfrei durch die Zählung der Erythrozyten bzw. Bestimmung der Hämoglobinkonzentration unterscheiden. Zu beachten ist, daß beide Zustände gleichzeitig vorkommen können.

Qualitative Änderungen der Schleimhautfarbe äußern sich in Blau-, Gelb- und Graufärbung der Schleimhäute.

Die *blaue Verfärbung* (**Zyanose**) wird als *ggr., mgr.* oder *hgr. zyanotisch* beschrieben und ist bedingt durch die Verminderung des Sauerstoffgehaltes des Blutes. Sie ist am leichtesten zu erkennen an der Rüsselscheibe und Ohrmuschel des Schweines und der Zunge des Hundes; ansonsten an allen unpigmentierten Schleimhäuten. Mäßige Zyanose auf anämischen Schleimhäuten ergibt eine *livide* Verfärbung.

Für ihr Zustandekommen ist der absolute Anteil sauerstofffreien Hämoglobins pro Volumeneinheit Blut maßgeblich. Wenn er, bei physiologischer Hb-Konzentration, 30 % überschreitet (also mehr als 50 g/l = 3,1 mmol/l), schimmert das Blut in dünner Schicht bläulich. Die Zyanose ist nicht durch den (gleichzeitigen) Anstieg der CO_2-Konzentration bedingt. Bei hgr. Erythrozytopenie oder Hypochromie ist Zyanose nicht möglich, weil der Hämoglobingehalt so niedrig sein kann, daß selbst bei vollständiger Abgabe des Sauerstoffes diese Konzentration an bläulichem Farbstoff (= reduziertes Hämoglobin) nicht erreicht wird. Umgekehrt kann dagegen bei Vermehrung der Erythrozyten (Erythrozytose) Zyanose auftreten, obwohl der Sauerstoffgehalt des Blutes physiologisch ist.

Die Ursache eines hohen Anteils reduzierten Hämoglobins im Kapillarbereich ist entweder die Folge einer mangelhaften arteriellen Sättigung oder einer besonders starken Utilisation in dem betreffenden Gewebe. Die erstgenannten Formen entstehen durch ungenügende Sauerstoffzufuhr bzw. Resorption (Atmungsstörungen) oder Herzdefekte (shunts) mit Beimischung von venösem Blut. Übermäßige Sauerstoffentladung entsteht (auch lokal) bei langsamer Zirkulation und Stasen. Oft wird die Zyanose erst durch Belastung des Organismus (Arbeit, vermehrte Organtätigkeit) manifest.

Die *Gelbfärbung der Schleimhäute* (**Ikterus**) wird als *ggr., mgr.* oder *hgr. ikterisch,* eine undeutliche Gelbfärbung als *subikterisch* bezeichnet.

Ggr. Ikterus kann nur an einer anämischen Schleimhaut beurteilt werden. Bei normal durchbluteten Schleimhäuten sieht man deutlich erst mgr. Ikterus. Man zieht daher zur Beurteilung des Ikterus besonders schlecht durchblutete Schleimhäute heran, das ist die Sklera bei allen Haustieren, die Nasenflügelfalte beim Pferd und der Penis bei Stier und Rüden. Beim Pferd findet man manchmal gelbverfärbte Skleren anderer Genese.

Ikterus ist durch Ablagerung von Gallenfarbstoffen bedingt, wenn die Gallenfarbstoffausscheidung mit ihrer Bildung nicht Schritt hält, und abhängig von der Bindung der Gallenpigmente an die Plasmaproteine und deren Diffusion ins Gewebe.

Die Grauverfärbung der Schleimhäute wird als *ggr., mgr.* oder *hgr. verwaschen* bzw. mit dem Zusatz *schmutzig* zur Grundfarbe der Schleimhaut (z. B. *schmutzig-rot, schmutzig-ikterisch)* bezeichnet. Sie kommt zustande durch Austritt von Plasma infolge Undichtwerdens der Kapillargefäße bei Einwirkung von Entzündungsmediatoren, Endotoxinen (akute Enteritis, Darmverschlüsse usw.) oder anderen toxischen Stoffen. Verwaschene Schleimhäute sind prognostisch ungünstig.

Blutaustritte können als Petechien, Vibices, Ekchymosen und Suggilationen ebenso wie die meisten anderen Effloreszenzen der Haut vorkommen.

15.3.2 Ausfluß

▶ Ausfluß aus natürlichen oder pathologischen (z. B. Fisteln, Wunden) Körperöffnungen wird der Art und dem Grade nach und bezüglich der Kontinuität beurteilt; bei Nase, Augen und Ohren auch, ob sie ein- oder beidseitig sind.

Eine natürliche Körperausscheidung wird als *Exkret* (Harn, Kot), das Produkt von Drüsen als *Sekret* (Tränenflüssigkeit, Speichel, Schleim) und das Produkt einer Entzündung als *Exsudat* bezeichnet. Der Ausfluß kann auch durch Plasmaaustritt aus den Gefäßen *(Transsudat)* bzw. Gefäßzerreißung *(Blutung)* zustande kommen. Aus Maul und Nase können feste und flüssige Nahrung, aus Scheide und Penis Harn und Samenflüssigkeit, aus dem After (unter Umständen aus der Scheide) Kot ausfließen. Kann man nicht sofort die Herkunft des Ausflusses feststellen, so darf keine dieser Bezeichnungen angewendet werden, sondern es ist der neutrale Ausdruck Ausfluß zu verwenden.

Art: Der *seröse Ausfluß* ist wäßrig klar, leicht gelblich oder grau; der *schleimige Ausfluß* ist das Produkt von Schleimdrüsen und trübe, graublau und fadenziehend, der *eitrige Ausfluß* ist undurchsichtig gelb bis braungelb (Hund), vielfach rahmartig (infolge des Gehaltes an Leukozyten) und immer das Produkt einer Entzündung. *Blutiger Ausfluß* kann allein oder kombiniert auftreten. Kombinationen zwischen diesen Ausflußarten sind möglich, wie z. B. serös-schleimig, eitrig-blutig.

Im Ausfluß können hautartige Gebilde (Pseudomembranen) vorkommen, die vorwiegend aus Fibrin bestehen und darauf hinweisen, daß eine besondere Art von Entzündung vorliegt: fibrinöse oder kruppöse Entzündung.

Grad: Der Grad des Ausflusses wird durch den Durchmesser der ausströmenden Flüssigkeitssäule bestimmt und als *ggr., mgr.* oder *hgr.* bezeichnet, wobei diese Bezeichnungen relativ sind und je nach Tierart, aber auch je nach dem Ort des Ausflusses (Auge, Nase, Maul) variieren:

Pferd, Rind: Auge – ggr. Ausfluß: strohhalmdick; mgr. Ausfluß: bis bleistiftdick; hgr. Ausfluß: über bleistiftdick.

Nase, Scheide – ggr. Ausfluß: bleistiftdick; mgr. Ausfluß: fingerdick; hgr. Ausfluß: über fingerdick.

Kleine Wiederkäuer, Kalb, Schwein: Auge – ggr. Ausfluß: fadendick; mgr. Ausfluß: strohhalmdick; hgr. Ausfluß: über strohhalmdick.

Nase, Scheide – ggr. Ausfluß: strohhalmdick; mgr. Ausfluß: bleistiftdick; hgr. Ausfluß: über bleistiftdick.

Hund (große Rassen: siehe oben), *Katze:* ggr. Ausfluß: fadendick; mgr. Ausfluß: strohhalmdick; hgr. Ausfluß: über strohhalmdick.

Kontinuität: Ausfluß kann *kontinuierlich* oder *diskontinuierlich* (schubweise) erfolgen. Besteht längere Zeit Ausfluß, dann findet man in seinem Bereich Hautveränderungen (Haarlosigkeit, Krustenbildung, Depigmentierungen: Sekretrinne).

Der Ausfluß kann verschiedenen chemischen, mikroskopischen, parasitologischen, bakteriologischen und virologischen Untersuchungen unterzogen werden. Man fängt ihn zu diesem Zweck in sterilen Röhrchen auf, die dann an ein geeignetes Institut gesandt werden. Für virologische Untersuchungen eignen sich Schleimhautabstriche mit sterilen Tupfern, die in einem bakterienhemmenden Isoliermedium gekühlt eingesandt werden. Sie sollen so angelegt werden, daß auch Schleimhautzellen mit abgestrichen werden.

16 Auge, Lidbindehaut

16.1 Methodik

Nach der Besichtigung 1. der *Umgebung des Auges* (Umfangsvermehrungen, Ausflüsse, Hautveränderungen) und 2. der *Augenlider* (Lidspalte, Stellung und Umfang) und der *Bulbi* werden 3. *Lidbindehaut und Sklera* untersucht. Zu diesem Zweck drückt man beim *Großtier* mit dem Zeige- und Mittelfinger auf das obere Augenlid und damit den hinteren oberen Quadranten des Bulbus in die Tiefe und zieht gleichzeitig mit dem Daumen das Unterlid herab, dabei fällt der Blinzknorpel vor (Abb. 16.1). Man macht dies am linken Auge mit der rechten Hand und am rechten Auge mit der linken Hand. Zur Besichtigung der *Sklera* wird der Kopf etwas um seine Längsachse nach oben gedreht und eventuell das obere Augenlid ohne Druck noch hochgezogen. Bei den *Kleintieren* zieht man mit dem Daumen beider Hände Ober- und Unterlid auseinander, wobei gleichzeitig ein Druck auf den Bulbus ausgeübt wird, so daß wieder der Blinzknorpel vorfällt. Zur Besichtigung der Sklera geht man wie beim Großtier vor. An der Sklera werden die Farbe und das Vorhandensein einer Gefäßinjektion beurteilt.

Die weitere *Untersuchung des Auges* erfolgt nach ophthalmologischen Regeln. Für die Interne Medizin und Neurologie sind insbesondere zu beachten: Bulbusgröße, Durchsichtigkeit der Hornhaut, Fremdkörper, Blut oder Eiter in der vorderen Augenkammer, Struktur und Pigmentierung der Iris, Trübung der Linse sowie Lage, Durchmesser und Form der Pupille, Strabismus und Nystagmus. Untersuchungen des Augeninnern müssen unter Zuhilfenahme von Augenspiegeln durchgeführt werden.

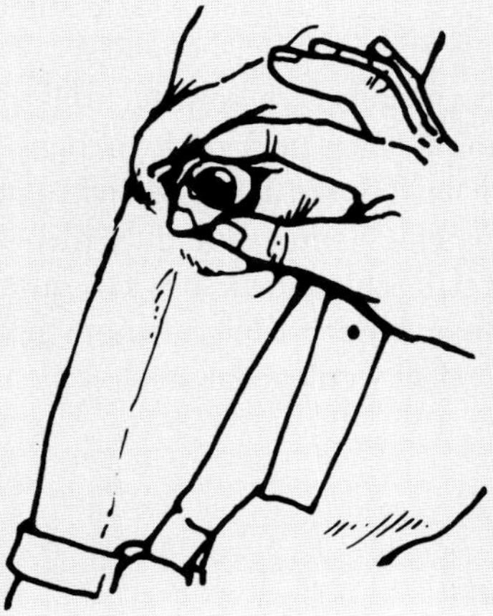

Abb. 16.1
Untersuchung der Lidbindehaut beim Pferd.

Im Lidsack ist stets eine gewisse Menge von Tränenflüssigkeit vorhanden, die durch den Lidschlag über die Hornhaut verteilt wird.

16.2 Physiologischer Befund

Beim Fehlen pathologischer Veränderungen wird bei allen Tieren lediglich die Farbe der Lidbindehaut festgehalten: **„blaßrosa"**, beim Schwein **„mgr. gerötet"**.

16.3 Pathologische Befunde

Augenausfluß kann durch Verstopfung des Tränenkanals (serös-wäßriger Ausfluß) bedingt sein, als Folge von Erkrankungen der Nebenhöhlen des Kopfes oder durch eine Entzündung der Lidbindehaut. Geht die Entzündung mit einem hgr. Ödem einher, dann sind auch die Augenlider verdickt. Ist die Schwellung so hochgradig, daß die Schleimhaut in Form eines roten Wulstes zwischen den Augenlidern hervordringt, so nennt man dies *Chemosis*. Halten die Tiere bei Einwirkung des gewöhnlichen Lichtes die Lider geschlossen, da sie es als unangenehm empfinden, so spricht man von *Lichtscheue*. Bei Entzündungen in der Umgebung des Auges oder im Auge selbst findet man verstärkte konjunktivale Gefäßinjektion. Auch die Hornhautentzündung (Keratitis) kann sich aus einem entzündlichen Prozeß in der Umgebung (Lidbindehaut, Iris) entwickeln. Sie äußert sich ebenso wie die Linsentrübung (Katarakt) dadurch, daß diese Organe grauweiß und undurchsichtig werden. In der vorderen Augenkammer vorhandener Eiter oder Blut ist ohne weiteres zu erkennen.

Nervale Störungen äußern sich in enger Lidspalte, Fehlen des Lidreflexes (Lähmungen des N. facialis bzw. trigeminus), Änderung der Pupillenweite, Fehlen des Pupillarreflexes, Vorfall des Blinzknorpels (Tetanus), Augenzittern (Nystagmus), abnorme Stellungen des Bulbus (Strabismus), Sehstörungen.

Auch bei anderen *inneren Krankheiten* treten Augenveränderungen auf, wie z. B. Linsentrübung (Star, Katarakt) beim Diabetes mellitus, Hornhauttrübungen bei Staupe und Hepatitis contagiosa der Hunde oder bösartigem Katarrhalfieber der Rinder; Blutungen ins Augeninnere bei hämorrhagischen Diathesen, Stauungen der Netzhautgefäße bzw. der Papille (nicht beim Pferd).

17 Nase, Nasenschleimhaut, Nebenhöhlen des Kopfes

17.1 Methodik

Man untersucht 1. die *Umgebung der Nasenöffnungen* und *Nüsternbewegungen* durch Adspektion. 2. werden *Atmungsgeräusche* bezüglich der Atmungsphase (in- oder exspiratorisch), ihres Klangcharakters und ihrer Lokalisation (nasal, laryngeal) beurteilt, wobei auch abwechselnd ein Nasenloch zugehalten wird. Durch Vorhalten des Handrückens vor jedes Nasenloch prüft man 3. die Stärke der Ausatmungsluft und ihre Temperatur; außerdem wird der Geruch beurteilt. 4. wird der *Ausfluß* außer nach den auf S. 118–119 beschriebenen Kriterien noch danach beurteilt, ob er ein- oder beidseitig ist. Bei Kleintieren und Ferkeln versucht man zusätzlich durch oralwärts gerichteten Druck auf den vorderen Nasengang Ausfluß zu gewinnen. 5. kann die *Nasenschleimhaut* nur beim Großtier in ihrem vorderen Abschnitt besichtigt werden. Beim *Pferd* erfaßt man mit beiden Händen den medialen und lateralen Rand der Nüster, zieht diese auseinander und beurteilt den Nasenvorhof, die Mündung des Tränennasenkanals und die Nasenscheidewand (Abb. 17.1). Anschließend greift man mit dem Daumen unter die Flügelfalte und rollt sie auf. Die Untersuchung ist an beiden Nüstern vorzunehmen. Beim *Rind* ist die Nasenschleimhaut bei guter Beleuchtung etwa bis zu einer Länge von 10 cm sichtbar. Beim *Schwein* ist auf Verbiegungen, Verkürzungen, Faltenbildungen des Nasenrückens sowie auf Nasenausfluß zu achten. 6. Die Untersuchung der *Nebenhöhlen* der Nase erfolgt durch Adspektion, Palpation und Perkussion. Von klinischer Bedeutung sind die *Stirnhöhle* (inklusive des Processus cornualis bei den Wiederkäuern), die

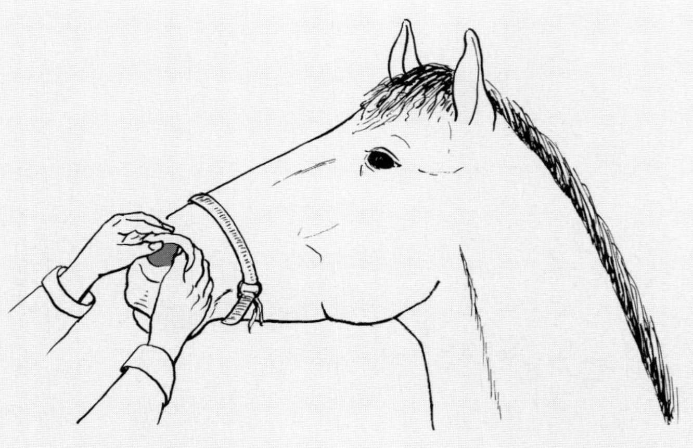

Abb. 17.1
Untersuchung der Nasenschleimhaut beim Pferd.

topographisch über der Verbindungslinie beider Augen liegt, sowie die *Kieferhöhlen*, die in dem Raum zwischen Augen und Jochleiste liegen. Sie stehen durch mehr oder weniger große Öffnungen mit der Nasenhöhle und mit anderen Nebenhöhlen in Verbindung.

Besondere Untersuchungen sind das Einführen einer beim Großtier kleinfingerstarken Sonde (S. 149), um die Durchgängigkeit des ventralen Nasenganges zu überprüfen, die Verwendung eines Spekulums, eines Endoskopes (S. 139), die Röntgenuntersuchung, Computertomographie oder Kernspintomographie. Beim *Großtier* können mit Hilfe eines *Endoskopes* der ventrale und mittlere Nasengang, der Kieferhöhleneingang, das Siebbein, Rachenhöhle und Larynx, beim Pferd auch der Luftsack, besichtigt werden. Beim *Schwein* und bei *kleinen Wiederkäuern* kann man nach guter Fixierung ein trichterförmiges Spekulum einführen. Beim *Hund* kann nach Lokalanästhesie oder in Narkose mit Hilfe eines Rhinoskopes (Otoskop) das vordere Drittel des Nasenganges besichtigt werden (Fremdkörper!). Am besten sind dünne, flexible Endoskope geeignet, mit denen auch die Trachea besichtigt werden kann. Mit diesen Instrumenten ist der aborale Anteil untersuchbar. Mittels Punktion bzw. Trepanation kann man bestimmte Nebenhöhlen auch eröffnen.

17.2 Physiologischer Befund

Der physiologische Befund lautet bei Pferd, Wiederkäuer und Schwein **„rosarot“** sowie bei Hund und Katze **„feucht“**.

Der Nasenspiegel des Pferdes (Nüstern) und der kleinen Wiederkäuer ist trocken und weist eine feine Behaarung auf. Synchron mit der Ein- und Ausatmung bewegen sich die Nasenöffnungen (Nüsternatmen). Das Flotzmaul des Rindes und die Rüsselscheibe des Schweines sind je nach Rasse entweder rosarot gefärbt oder dunkel pigmentiert. Sie sind ebenso wie der dunkel pigmentierte Nasenspiegel des Hundes in der Regel feucht (kleine Tröpfchen) und kühl. In der Umgebung der Nasenöffnungen sind keine Hautveränderungen oder Ausflußreste festzustellen. Physiologische Atemgeräusche treten gelegentlich bei Pferd und Hund auf, besonders bei Erregung. Nasenausfluß kann bei Säugetieren auch aus dem Tränennasenkanal stammen. Die Nasenscheidewand des Pferdes weist wegen der dort vorhandenen venösen Polster einen ggr. zyanotischen Schimmer auf und ist durch die Mündung der Schleimdrüsen fein punktiert.

17.3 Pathologische Befunde

Die Beurteilung der *Umgebung der Nasenöffnungen* erfolgt wie die der Hautoberfläche. Veränderungen können primär dort entstanden sein und dann auf die Schleimhaut übergegriffen haben, oder sie sind erst sekundär aus Schleimhautveränderungen hervorgegangen (z. B. Sekretrinne). Es gibt aber auch Krankheiten, die gleichzeitig an beiden Orten Veränderungen hervorrufen (z. B. Verbrennungen).

Die physiologischerweise feuchten *Nasenspiegel* von Rind (Flotzmaul), Schwein (Rüsselscheibe) und Hund können vor allem bei fieberhaften Krankheiten trocken und warm werden. Hunde können allerdings auch gelegentlich durch das Herumstöbern einen trockenen Nasenspiegel aufweisen.

17.3.1 Atmungsbewegungen und -geräusche

Abgesehen von den physiologischen *Nüsternbewegungen* wird vor allem beim Pferd ein willkürliches Nüsternspiel beobachtet. Eine unwillkürliche (zusätzliche) Erweiterung der Nüstern bei der Einatmung tritt bei inspiratorischer Atemnot auf (S. 172). Beim Tetanus (Starrkrampf) erfolgt die Erweiterung nicht nur wegen der inspiratorischen Dyspnoe, sondern auch wegen des Dauerkrampfes der Muskeln und ist daher auch während der Exspiration festzustellen (Trompetennüstern).

Bei gewissen Krankheiten treten deutlich hörbar *Atmungsgeräusche* auf. Entstehen sie durch Verengung der Luftwege, so spricht man von *Stenosengeräuschen* (Stridores). Der *Ort der Entstehung* der Stenosengeräusche läßt sich oft nach dem Gehör lokalisieren. Sitzt die Stenose in einem Nasengang, so verschwindet das Geräusch beim Zuhalten der betreffenden Nasenöffnung bzw. wird stärker beim Zuhalten der anderen Nasenöffnung; ein weiter hinten entstehendes Geräusch (Kehlkopf) wird in der Regel leiser.

Der *Klangcharakter* der Geräusche kann pfeifend (bei Sitz in Larynx, Trachea und Bronchien), schniefend (Sitz in der Nasenhöhle; Schwellung der Nasenschleimhaut), schnarchend (physiologisch bei chondrodystrophischen Hunderassen, ansonsten bei Lähmung des Gaumensegels bzw. bei Erschlaffung des Gaumensegels infolge von Rachenentzündungen) oder röchelnd und rasselnd (Flüssigkeit in den vorderen Luftwegen) sein.

Manche Geräusche sind schon bei normaler Atmung im Stande der Ruhe hörbar. Stärkere Stenosengeräusche gehen in der Regel mit Dyspnoe einher.

Je nach ihrem *Sitz* werden sie als Stridor nasalis, laryngealis, trachealis oder bronchialis und je nachdem, ob sie beim Ein- oder Ausatmen auftreten, als *inspiratorische* oder *exspiratorische Stenosengeräusche* bezeichnet.

Die *Ursachen* der Verengungen sind Schleimhautschwellungen (Ödeme), Neubildungen, Lähmungen der Nüstern, des Gaumensegels, der Stimmbänder sowie Ansammlungen von Flüssigkeiten (Eiter, Schleim, Blut) und Fremdkörper.

Niesen ist eine stoßweise explosionsartige, kräftige Exspiration durch Nase und Maul nach einer tiefen Einatmung und Verschluß des Rachens gegen die Nase und die Glottis, als Folge einer Reizung der Nasenschleimhaut (Fremdkörper, Parasiten, Exsudat bzw. Minderung der Reizschwelle infolge Entzündung). Durch die explosionsartige Ausatmung wird der Fremdkörper entfernt.

Bei größeren Tieren kann man feststellen, ob der ausgeatmete *Luftstrom* an beiden Nasenöffnungen gleich stark ist. Bei unvollständigen oder vollständigen Stenosen einer Nasenhöhle ist der Luftstrom auf dieser Seite schwächer bzw. aufgehoben. Bei oberflächlicher Atmung bzw.

ante mortem ist er kaum spürbar (Watteflocke vorhalten). Bei fieberhaften Krankheiten ist er wärmer, bei Kollapszuständen kühler.

Der *Geruch* der Ausatmungsluft ist von der Tierart abhängig. Pathologisch ist ein fauliger, stinkender oder fader Geruch. Er rührt von Erkrankungen der Nasen- und Maulhöhle (eitrige bzw. nekrotisierende Entzündungen, Zahnfisteln), des Pharynx und Larynx und der Lungen (Gangrän) oder von Stoffwechselstörungen (Obstgeruch bei Azetonämie des Rindes) her. Liegt die Ursache einseitig in der Nase oder ihren Nebenhöhlen (Kieferhöhlenempyem), so ist auch der abnormale Geruch einseitig. Liegt die Ursache in der Maulhöhle oder den Zähnen, so ist der üble Maulgeruch wesentlich stärker, und es stinkt auch der Speichel.

17.3.2 Ausfluß

Beim Rind und zum Teil auch bei Hund und Katze kann die Feststellung eines Nasenausflusses insofern Schwierigkeiten bereiten, als sich die Tiere die Nasenöffnungen mit der Zunge immer wieder „leer schlecken“. Sie müssen daher längere Zeit beobachtet werden bzw. ist bei den Kleintieren Ausfluß zu provozieren (siehe oben). Das Haften von Staub oder Schmutz bzw. von eingetrockneten Exsudatresten an den Nasenöffnungen bzw. deren Umgebung spricht gleichfalls für einen stattgefundenen Ausfluß. Bei Saugkälbern kann ein weißlicher Ausfluß mit Milchresten verwechselt werden, ist aber vielfach das erste Symptom einer Rhinitis und damit Beginn einer allgemeinen Infektion.

Der *Ursprungsort* des Nasenausflusses kann die Nase selbst sein, deren Nebenhöhlen, der Rachen, der Luftsack beim Pferd, der Larynx, die Luftröhre und die Bronchien bzw. Lunge; weiterhin das Maul, die Speiseröhre und der Magen. Aus letzterem stammt Futterbrei, der entweder durch Fehlschlucken oder bei Ösophagusverstopfungen bzw. Erbrechen über die Nase ausfließen kann. Auch Augenausfluß kann durch den Tränennasengang aus der Nase abfließen.

Einseitiger Nasenausfluß tritt bei einseitigen Erkrankungen der Nasenhöhle und ihrer Nebenhöhlen (Entzündungen, Empyeme, Neubildungen) auf. *Beidseitiger Nasenausfluß* kommt bei beidseitigen Erkrankungen dieser Organe oder bei weiter hinten auftretenden Erkrankungen vor. In diesen Fällen ist der Ausfluß in der Regel auch kontinuierlich, da er durch die Flimmerbewegungen des Bronchial- und Trachealepithels nach vorn befördert und dann gleichmäßig über beide Nasengänge verteilt wird. *Schubweiser Ausfluß* tritt entweder nur bei Senken des Kopfes auf (aus den Nebenhöhlen) oder unabhängig davon (beim plötzlichen Durchbruch von Abszessen, Blutungen). Ausfluß aus dem Luftsack des Pferdes tritt nur während des Trinkens oder Fressens auf, da nur beim Abschlucken die Tubenspalte geöffnet und damit eine Möglichkeit zum Abfließen des Eiters aus dem Luftsack geboten wird. Er muß von einem schubweisen Nasenausfluß beim Senken des Kopfes (Nebenhöhlenerkrankungen, Lungenerkrankungen) unterschieden werden (Futteraufnahme vom Boden!).

Blut aus den vorderen Abschnitten der Luftwege (bis zum Rachen) ist dunkelrot. Blut aus Bronchien und Lungen ist hellrot, durch die Beimengung von Luft schaumig und fließt beidseitig ab. Bei Lungenödem entleert sich aus der Nase weißer oder hellroter Schaum (bierschaumähnlich).

Als **Regurgitieren** bezeichnet man ein *Ausfließen von Futterbrei* bzw. *Trinkwasser* aus den *Nasenöffnungen* infolge eines ungenügenden Abschlusses des Schlingrachens von der Nasenhöhle während des Schluckaktes.

Beim Abschlucken wird die Trachea durch die Epiglottis verschlossen und die Rachenhöhle durch Hochheben des Zungenrückens gegen das Maul und durch die Vorwölbung der vertebralen Rachenwand (Passavantscher Wulst) und Anlegen des Gaumensegels an diese gegen die Nase abgeschlossen. Der Futterbissen wird durch Kontraktion der Rachenmuskulatur in den Schlund gespritzt. Bleibt zwischen Passavantschem Wulst und Gaumensegel eine Lücke, so wird auch Futterbrei über die Choanen in den ventralen Nasengang gespritzt und fließt aus der Nase heraus.

Regurgitieren tritt vor allem beim *Pferd* auf. Ursachen hierfür sind Lähmungen des Gaumensegels bzw. der Schlingmuskulatur (Bulbärparalyse), mechanische Behinderung des Gaumensegels infolge von Entzündungen bzw. ein zu kurzes (angeboren) Gaumensegel. Durch ein Ödem kann auch die Bildung des Passavantschen Wulstes behindert sein (Rachenentzündung, beim Pferd Entzündung der Luftsacklymphknoten bzw. des Luftsackes), wodurch wiederum eine Lücke zwischen Gaumensegel und vertebraler Rachenwand bleibt. Beim *Hund* ist Regurgitieren das klinische Hauptmerkmal einer Erkrankung des Ösophagus und wird von Dysphagie und Erbrechen unterschieden. Regurgitieren ist eine passive retrograde Entleerung von Ösophagusinhalt (unverdautes Futter, Flüssigkeit, Speichel, nach Ösophagusverstopfung) und erfolgt in der Regel durch das Maul. Regurgitieren kann unmittelbar nach der Nahrungsaufnahme auftreten, aber auch mit mehrstündiger Verspätung.

Bei den *Klauentieren* ist die Ursache des (seltenen) Regurgitierens vor allem in Abszessen, Schwellungen und Stenosen im Bereich des Schlundkopfes oder in Ösophagusdivertikeln, -stenosen und -verschlüssen oder Phlegmonen im periösophagealen Bindegewebe nach Ösophagusperforationen (laienhafte Behandlung einer Schlundverstopfung) zu suchen.

Erbrechen (S. 136) erfolgt in der Regel durch das Maul; es kann aber Futterbrei auch durch die Nasenöffnungen abfließen. Er enthält zum Unterschied von regurgitiertem und infolge einer Ösophagusverstopfung ausfließendem Futterbrei verdautes Futter und riecht säuerlich (Salzsäure nachweisbar).

Der *Nasenausfluß* kann außer grobsinnlich auf Menge, Farbe, Geruch, Konsistenz und Beimengungen auch noch mit *besonderen Methoden* untersucht werden. Zu diesem Zwecke fängt man ihn in Petrischalen oder sterilen Röhrchen auf, die zur bakteriologischen, mykologischen oder parasitologischen Untersuchung eingesendet werden. Der Nachweis von Parasiten (Östruslarven beim Schaf, Lungenwurmlarven) erfolgt durch einfache mikroskopische Untersuchung. Mykoplasmen, Chlamydien oder Viren lassen sich nur dann nachweisen, wenn auch zellige Bestandteile der Schleimhaut im Ausfluß enthalten sind. Tupferproben (siehe unten) sind daher vorzuziehen. Eine zytologische Untersuchung eines Ausstriches des Nasenausflusses bzw. eines Abstriches der Nasenschleimhaut unterstützt die Diagnostik (Neubildungen, Pilzerkrankungen).

17.3.3 Schleimhaut

Bei katarrhalischen Entzündungen ist die Nasenschleimhaut nicht nur mehr oder weniger hgr. gerötet, sondern fühlt sich auch samtartig an. Beim Pferd sind die Mündungen der Schleimdrüsen deutlich sichtbar (rötliche Punktierung). An *Effloreszenzen* findet man vor allem Petechien, besonders unter der Flügelfalte des Pferdes, Erosionen und Geschwüre.

17.3.4 Nebenhöhlen

Bei der *Besichtigung* von außen achtet man auf Asymmetrie, Schwellungen, Knochenauftreibungen und Haltungsanomalien. Schiefhalten des Kopfes kommt bei einseitigen eitrigen Stirnhöhlenentzündungen nach Hornzapfenfrakturen (Rind) oder Zahnwurzeleiterungen bzw. Östruslarvenbefall (Schaf) zur Beobachtung. Eine gestreckte Kopf-Hals-Haltung sieht man beim Pferd bei Erkrankung der Luftsäcke.

Durch die *Palpation* stellt man höhere Temperatur, Konsistenzänderungen der Knochen und Schmerzhaftigkeit fest. Letztere ist beim Rind besonders wichtig bei Hornfrakturen mit Verdacht auf Stirnhöhlenentzündung. Bei der *Perkussion* (S. 178ff.) hört man bei Flüssigkeitsansammlungen und Neubildungen einen relativ oder absolut gedämpften Schall. Der Befund kann in der Regel nur bei einseitigen Prozessen und deutlichen Unterschieden zwischen links und rechts verwertet werden.

Die Entzündung oder Umfangsvermehrung einer Nebenhöhle kann sich auf benachbarte Organe auswirken (Tränenfluß, Schielstellung des gleichseitigen Auges, Stenosen des Nasenganges, Vorwölbung des harten Gaumens).

Diaphanoskopie oder *Röntgenaufnahmen* der Nebenhöhlen geben Aufschluß über Entzündungsprozesse, Flüssigkeitsergüsse, Neubildungen sowie Entzündungen der Zahnwurzeln. Bei Kleintieren wird bei Interpretationsschwierigkeiten der Röntgenaufnahmen oder negativem Befund auf die Computertomographie oder Kernspintomographie zurückgegriffen, besonders wenn eine chirurgische Behandlung geplant ist. Die *Punktion* bzw. *Trepanation* (Eröffnung der Nebenhöhle) ist ein chirurgischer Eingriff, der nur als ultima ratio ausgeführt wird und vorwiegend therapeutischen Zwecken dient (Entfernung des Inhaltes bzw. des Zahnes).

18 Maul- und Rachenhöhle

18.1 Methodik

Vor Besichtigung der Maul- und Rachenhöhle betrachtet man 1. die Umgebung, stellt 2. einen Ausfluß (Speichel) oder 3. abnormen Maulgeruch fest und achtet 4. auf besondere Stellungen des Kiefers (Herabhängen bei Unterkieferlähmung, Kiefergelenksluxation, Unterkieferfrakturen, Muskelatrophie, Trismus). Anschließend werden 5. Maulschleimhaut und Zunge, 6. Zähne, 7. Tonsillen und 8. Futter- und Wasseraufnahme untersucht bzw. erhoben.

Zur Untersuchung der *Lippen-* und eines *Teiles der Maulschleimhaut* bei *Pferd* und *Rind* stellt sich der Untersucher vor das fixierte Tier, erfaßt mit beiden Händen die Oberlippe und biegt sie nach oben um (Abb. 2.1, 2.2). Dadurch werden beim Pferd auch die Schleimhaut des Zwischenkiefers und die Schneidezähne und beim Rind die zahnlose Platte sowie ein Teil des harten Gaumens sichtbar. Im Anschluß wird die Unterlippe nach unten geklappt, wodurch Schleimhaut, Zahnfleisch und Schneidezähne gut sichtbar werden. Bei *kleinen Wiederkäuern* und *Fleischfressern* wird im Prinzip ähnlich vorgegangen.

Zur *Untersuchung der Zähne und der Maulhöhle* wird bei *Pferd* und *Rind* mit der Hand seitlich in die Maulhöhle eingegangen und dann die Zunge mit den Fingern umspannt und seitlich herausgezogen (Abb. 2.3, 2.4). Ist die Zunge zu stark schlüpfrig, so erfaßt man sie mit einem trockenen Tuch. Man besichtigt ihre Ober- und Unterseite einschließlich Zungenbändchen, wobei sie mit einer Hand gehalten und mit der anderen Hand zur Feststellung von Petechien (mit Hilfe eines durchsichtigen Spatels) anämisiert wird. Beim Rind wird der Zungenkörper gut durchgetastet und schließlich das Futterloch aufgesucht. Zur weiteren Untersuchung der Maulhöhle wird die Zunge im Maul aufgestellt bzw. sowohl links als auch rechts seitlich aus der Maulspalte herausgezogen. Mit der anderen Hand wird die Backe zur Seite gezogen. Unter Zuhilfenahme einer Lampe ist es dann möglich, den Maulhöhlenboden, den Margo interalveolaris, die Backenzähne, die Backenschleimhaut und den weichen Gaumen zu besichtigen bzw. zu palpieren (Abb. 2.3, 2.4).

Beim *Kleintier* wird nach entsprechender Fixierung (Brust-Bauchlage, S. 47–48) mit der linken Hand der Oberkiefer umfaßt und mittels Daumen und Mittelfinger beiderseits die Backe zwischen die Backenzähne gedrückt. Mit der rechten Hand wird der Unterkiefer umfaßt und gleichfalls mittels Daumen und Mittelfinger beiderseits die Lippe zwischen die Backenzähne gedrängt, während die Zeigefinger vorsichtig zwischen den Schneidezähnen einzudringen trachten, um den Fang zu öffnen. Bei

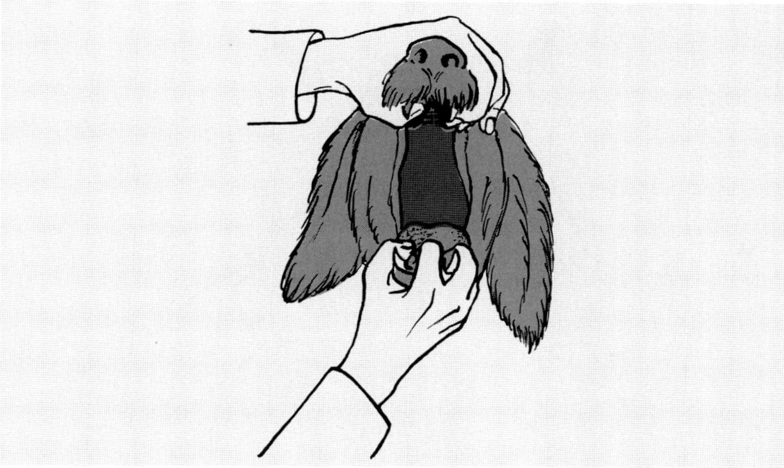

Abb. 18.1
Öffnen des Fanges beim Hund.

größeren Tieren wird anschließend mit dem Zeigefinger der rechten Hand der Zungengrund in die Tiefe und nach vorn gezogen, so daß auch Tonsillargegend und Rachenhöhle und bei entsprechender Beleuchtung sogar der Kehlkopf besichtigt werden können (Abb. 18.1).

Bei widerspenstigen Hunden und Katzen ist zur genauen Untersuchung das Anlegen von *Unter-* und *Oberkieferschlingen* notwendig, die von einem Gehilfen gehalten werden müssen, während ein zweiter die Vorderfüße hält. Die Zunge wird dann mit Hilfe eines Tuches oder einer Zungenzange (besonders bei der Katze bzw. bissigen kleineren Hunden) erfaßt und weit herausgezogen (wichtig für den Nachweis von Fremdkörpern an der Zungenbasis!). Für die *Besichtigung der Tonsillen* beim Hund ist es notwendig, mit Hilfe eines Spatels beiderseits die Tonsillartasche zur Seite zu schieben, da eine Veränderung der Tonsille ohne wesentliche Vergrößerung sonst übersehen wird. Notfalls ist das Tier zu sedieren oder zu narkotisieren (S. 47). Um Lähmungen im Bereich des Kehlkopfes oder des Gaumensegels beurteilen zu können, muß die Sedierung sehr oberflächlich gehalten werden.

Für *eingehendere Untersuchungen der Maul- und Rachenhöhle* ist die Anwendung von besonderen **Instrumenten** notwendig. Beim *Pferd* (eventuell im sedierten Zustand) kann zur Besichtigung der Schneidezähne und der vorderen Abschnitte der Maulhöhle der *Sondenschutzkeil* nach Gratzl (Abb. 21.1) herangezogen werden. Eine eingehende Untersuchung der Maulhöhle, insbesondere der hinteren Backenzähne, ist beim Pferd nur in allgemeiner Narkose und mit dem Endoskop möglich. Für kurzdauernde Untersuchungen und therapeutische Eingriffe kann beim Großtier der Maulkeil nach Bayer verwendet werden, der aber ständig gehalten werden muß. Am einfachsten zu handhaben ist das *Maulgatter* nach Günther, das auf die Schneidezähne des Pferdes gesetzt und dann auseinander geschraubt wird (Abb. 18.2). Für länger dauernde Operationen wird das *Maulgatter* nach Becker-Dun verwendet. Zur Besichtigung der Rachenhöhle kann man sich bei *Rind* und *kleinen Wie-*

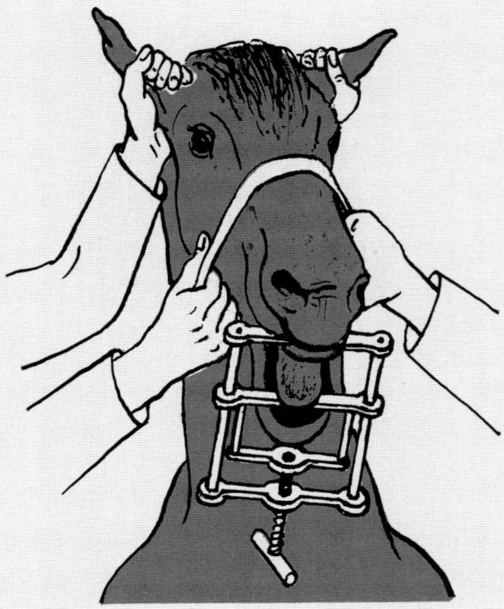

Abb. 18.2
Maulgatter nach Günther zur Öffnung der Maulhöhle beim Pferd.

derkäuern eines röhrenförmigen Sondenschutzgerätes oder eines Röhrenspekulums bedienen. Die Zunge muß dabei kräftig seitwärts aus dem Maul gezogen werden. Beim Großtier werden *Endoskope* zur Besichtigung der Rachenhöhle und des Kehlkopfes herangezogen. Beim *Schwein* ist eine Untersuchung der Lippen und Maulschleimhaut und -höhle nur nach Öffnung des Kieferspaltes mit einem *Holzkeil* (Sondenschutzkeil) möglich (Fixierung mit Oberkieferschlinge bzw. „Catcher"). Beim *Hund* wird ein auf die Hakenzähne aufzusetzender *Spiralkeil* verwendet.

Unruhige Tiere müssen sediert werden. Vielfach empfiehlt es sich, eine Kurznarkose anzuwenden, wobei dann ohne Erregung des Tieres mit oder ohne Instrumente die Maul- und Rachenhöhle eingehend besichtigt werden können.

Bei entsprechender Fixierung (Pferd: *Zwangsstand)* kann man beim Großtier unter Verwendung eines Maulgatters *Maul- und Rachenhöhle* auch palpatorisch untersuchen.

18.2 Physiologischer Befund

Der physiologische Befund lautet bei allen Tieren: **„blaßrosa"**. Zusatz beim Pferd **„keine Blutungen an Zungenunterfläche"**; Zusatz beim Hund **„Tonsillen o. B."**.

Die Lippen und ihre Umgebung sind ohne Besonderheiten. Die Maulschleimhaut bzw. die Schleimhaut der Rachenhöhle ist normalerweise blaßrosa und bei manchen Tierarten oder Rassen mehr oder weniger pigmentiert. Die nur beim Hund zu untersuchenden Tonsillen liegen in der Tonsillartasche als längliche, rosarote Wülste. Speichelabsonderung ist in mäßigem Grade vorhanden; Maulgeruch besteht in der Regel nicht. Die Zähne zeigen eine dem Alter entsprechende Abnutzung.

18.3 Pathologische Befunde

An der Außenfläche der Lippen treten neben den bei der Hautoberfläche beschriebenen Symptomen manchmal Veränderungen auf, die zu einer Krankheit der Maulschleimhaut in Beziehung stehen.

18.3.1 Maul- und Rachenschleimhaut

An der Maul- und Rachenschleimhaut sowie dem Zahnfleisch sind die gleichen Veränderungen wie an den übrigen Schleimhäuten feststellbar. Am Zwischenkiefer des Pferdes achtet man auf Venenstauung. Bei Wiederkäuern und Schweinen ist die Untersuchung auf Veränderungen der Maul- und Klauenseuche von besonderer Bedeutung (Abb. 2.1–2.4). Beim Hund und bei der Katze sind die Lippenränder Prädilektionsstellen für Effloreszenzen.

Verminderten *Speichelfluß* (trockenes Maul) findet man bei Exsikkose (Durchfall, Nierenleiden), parasympathikolytisch wirkenden Giften (Atropin), hohem Fieber und wenn die Tiere mit offenem Maul atmen. *Vermehrter Speichelfluß* tritt bei Erregung (insbesondere bei Katzen), Entzündungen des Maules, Rachens, der Tonsillen sowie des Schlundes, vor dem Erbrechen, bei Vergiftungen und Fremdkörpern im Schlund auf. Er äußert sich in vermehrten Schluckbewegungen bzw. im Abfließen des Speichels aus der Maulspalte und schmatzenden Geräuschen *(Ptyalismus, Salivatio)*. Bei der Besichtigung der Maulhöhle achtet man auch auf die *Mündungen der Speichelgänge* (Parotis: Backenschleimhaut; Unterkiefer- und Unterzungendrüse: neben dem Zungenbändchen) und dem sich daraus entleerenden Speichel. Wird dem Speichel viel Luft beigemengt (z. B. bei Kaukrämpfen, Refluxösophagitis beim Fohlen), so ist er schaumig (und zwar noch einige Zeit danach, so daß man auf stattgefundene Krämpfe schließen kann). Bei eitrigen oder blutigen Entzündungen oder Verletzungen der vorderen Verdauungswege ist der Speichel mit Blut bzw. Eiter vermischt. *Speichelfisteln* entleeren Speichel an die Hautoberfläche, besonders beim Fressen.

Übler Geruch (Foetor ex ore) findet sich bei jauchigen Entzündungen im Maul und Rachen, Zahnkaries, Urämie und Zahnsteinbelag, Abszessen im Bereich der Ausführungsgänge der Unterkiefer- und Unterzungendrüse, Futterresten zwischen den Zähnen sowie bei sekundärer Magendilatation bei der Kolik des Pferdes. Bei mangelndem Kauvermögen (Bewußtseinsstörungen) kann man ganze Bissen in der Maulhöhle feststellen bzw. daraus hervorragen sehen.

Die Rachenhöhle bei Pferd und Rind kann mit Hilfe von flexiblen Endoskopen (durch den ventralen Nasengang in die Rachenhöhle vorgeschoben) untersucht werden. Es sind die gleichen Veränderungen wie an den übrigen Schleimhäuten feststellbar. Weiters sind die Tubenspaltenöffnungen, Gaumensegel, Fornix pharyngis, Ösophaguseingang, Epiglottis, Aryepiglottischen Falten, Aryknorpel, Arcus palatopharyngicus, seitliche Stimmbandtaschen und Stimmbänder (Rohrer) beurteilbar.

18.3.2 Zunge

An der Zunge kommen ähnliche Veränderungen wie an der Maulschleimhaut vor. Bei mangelnder Futteraufnahme (Inappetenz, Fieber) findet man am Zungenrücken bei den Säugetieren einen weißen Belag:

Die Epithelien werden nicht mehr durch das Futter abgestoßen. Weiterhin achtet man auf Verfärbungen (braune bei urämischen Krankheitsbildern), Verletzungen, Nekrosen und Verminderungen des Tonus bzw. der Beweglichkeit (bei Lähmungen). Pilzerkrankungen verursachen bei allen Tierarten abstreifbare grauweiße schleimige Beläge, in denen man das Myzel leicht nachweisen kann.

18.3.3 Zähne

▶ An den Zähnen achtet man auf *Zahnstein,* der vor allem bei Hund und Katze an den Backenzähnen, aber auch an den Schneidezähnen als graue kalkige Masse sichtbar wird. Übermäßiger Zahnsteinbelag kann zur Schädigung der Zähne, des Zahnfleisches und der Maulschleimhaut führen.

Man untersucht weiterhin auf persistierende Milchzähne, fehlende, verletzte, fehlerhaft gestaltete Zähne, Zahnkaries, Schmelz- und Dentindefekte, eingekeilte Fremdkörper und übermäßige oder schlechte Abnutzung der Zähne.

Abnutzungsstörungen finden sich vor allem an den Backenzähnen beim *Pferd,* wobei die äußere Seite der Backenzähne des Oberkiefers und die innere Seite der Backenzähne des Unterkiefers zunehmend scharf und spitz werden *(Schieferzähne)* und dabei die Backenschleimhaut verletzen. Bei alten *Großtieren* sind die Backenzähne vielfach bis zum Halse abgerieben und erfüllen kaum mehr ihre Kaufunktion. Der Kauvorgang erfolgt dann mit dem Zahnfleisch. Schmerzen beim Kauen und Futterverweigerung sind die Folgen (Abmagerung, Enterokarenz). Eine ungleichmäßige Abnützung *(Wellen-* oder *Treppengebiß)* behindert das Kauen mechanisch. Bei Pferden mit der Untugend des Barrenwetzens oder des Aufsetzkoppens ist der vordere Rand der Schneidezähne abgerieben (wichtig bei Kaufuntersuchungen). Beim *Kleintier* achtet man vor allem auf lockere Zähne.

Die **Tonsillen** (Mandeln) werden in der Regel nur beim Hund besichtigt. Sie können vergrößert, bei Entzündungen vermehrt gerötet (mit punktförmigem Hervortreten der einzelnen Follikel) bzw. mit Exsudat bedeckt sein, Blutungen und Abszesse aufweisen oder anämisch sein. Falls die Tonsille nicht mindestens mgr. vergrößert ist, ragt sie aus der Tonsillartasche in der Regel nicht hervor. Eine pathologische Veränderung wird dann übersehen!

Die *Folgen von Erkrankungen der Maul- und Rachenhöhle* sind vor allem Inappetenz und Kaustörungen. Es kommt zu einer verminderten oder fehlenden Futteraufnahme; im Kot findet sich ungenügend gekautes Futter (Rauhfutter, Haferkörner). Bei Schwellungen der Rachenschleimhaut kann beim Großtier Regurgitieren auftreten.

Futter- und Getränkeaufnahme

19

19.1 Methodik

Störungen der Futter- und Getränkeaufnahme werden in der Anamnese mitgeteilt und durch Beobachtung der Tiere bzw. Herde festgestellt. Der Untersucher muß mit dem physiologischen Verhalten der betreffenden Tierart, der Fütterungs- und Tränkmethodik und den technischen Voraussetzungen (Futter- und Tränkanlagen) vertraut sein. Bei einzeln gehaltenen oder getrennt aufgestallten Tieren werden Freßlust und Durst beurteilt aus der Lebhaftigkeit, mit der das Tier nach dem vorgelegten Futter oder dem verabreichten Trinkwasser langt, aus der Aufnahmedauer, der Lebhaftigkeit der Kaubewegungen und vor allem der Menge des aufgenommenen Futters und Wassers. In der Intensivtierhaltung kann die Appetenz gleichfalls durch Vorlegen des Futters, Einschalten der Futterkette, Durchfahren mit dem Futterwagen bei Batterie- und Boxenhaltung geprüft werden: Die Tiere werden erregt und stürzen sich auf die Futterbarren. Kurz vorher ausreichend gefütterte oder getränkte Tiere werden neuerdings vorgesetztes Futter oder Trinkwasser allerdings nur zögernd aufnehmen. Auch die Gewöhnung an ein bestimmtes Futter (Leckerbissen) muß berücksichtigt werden. In der Intensivtierhaltung können Änderungen der Futter- oder Wasseraufnahme aus dem täglichen Verbrauch festgestellt und in Gramm oder Kilogramm bzw. Milliliter oder Liter pro Tier bzw. pro kg Körpermasse berechnet werden. Schwierigkeiten bereitet die individuelle Kontrolle der Wasseraufnahme bei automatischen Tränken.

19.2 Physiologischer Befund

Der *physiologische Befund* lautet für Wiederkäuer: **„Futter- und Getränkeaufnahme sowie Wiederkautätigkeit nicht gestört“** bei allen anderen Tieren: **„Futter- und Getränkeaufnahme nicht gestört“**.

Die aufzunehmenden Futter- und Getränkemengen sowie die Tränk- und Fütterungszeiten sind am besten in der Intensivtierhaltung sowie bei der Aufzucht von Jungtieren bekannt und den einschlägigen Tabellen (der Züchter) zu entnehmen. Bezüglich der übrigen Tiere informiere man sich im Schrifttum über Tierernährung bzw. muß man eigene Erfahrungen gewinnen.

Das *Erfassen der festen Nahrung* geschieht unterschiedlich. Pferd und kleine Wiederkäuer erfassen das Futter mit Lippen und Schneidezähnen, Rind und Schwein auch mit der Zunge; Hund und Katze nehmen festes Futter mit den Zähnen, breiiges mit der Zunge auf. Flüssigkeiten werden von den meisten Tieren gesogen; Hunde löffeln und Katzen schlecken mit der Zunge.

Das **Wiederkauen** *(Rumination)* stellt sich bei den Saugkälbern in der dritten bis vierten Lebenswoche (je nach Fütterung) ein. Es steht in enger Beziehung zum Wohlbefinden des Tieres. Seine Unterdrückung zeigt eine schwere Störung an, während das Wiedereinsetzen eine Wendung der Krankheit zum Besseren bedeutet.

Das Wiederkauen geschieht willkürlich in ruhiger und dem Tier vertrauter Umgebung. Bei normaler Fütterung bringt der Wiederkäuer etwa 6 bis 8 Stunden pro Tag für diese Tätigkeit auf.

Der Vorgang beginnt mit einer tiefen Inspiration bei geschlossener Epiglottis, wodurch ein Unterdruck im Thorax entsteht. Dadurch öffnet sich die Kardia trichterförmig und der Vormageninhalt schießt bis zur Hälfte des Brustteiles der Speiseröhre ein. Nach Verschluß der Kardia befördert eine antiperistaltische Welle den Futterbrei in die Maulhöhle. Nach Abschlucken des flüssigen Anteiles erfolgen Kaubewegungen (Mahlbewegungen), und zwar werden pro Wiederkaubissen durchschnittlich 50 Kieferschläge durchgeführt. Diese Zahl ist abhängig von der Beschaffenheit des in die Maulhöhle gelangten Breies (höherer Anteil an Rauhfutter steigert die Zahl der Kieferschläge bis auf 70).

19.3 Pathologische Befunde

Störungen der Futter- und Getränkeaufnahme können bedingt sein durch eine *Änderung des Appetits* (d. h. der Neigung zur Nahrungsaufnahme) oder durch das *Unvermögen,* vorhandenes *Futter* oder *Wasser aufzunehmen.*

19.3.1 Änderungen der Freßlust

Die Freßlust sowie die Wasseraufnahme können ggr., mgr. oder hgr. vermindert oder aufgehoben bzw. gesteigert sein.

Verminderte oder *fehlende Freßlust (Inappetenz)* sowie *völlig fehlende Freßlust (Anorexie)* äußert sich in unvollständiger träger Verzehrung der üblichen Futtermenge bzw. im Fehlen der Nahrungsaufnahme. Sie ist die Folge von Magendarmkrankheiten aller Art (z. B. Gastritis) bzw. von Krankheiten der Anhangsorgane des Magendarmtraktes und der meisten fieberhaften Allgemeinerkrankungen. Die Ursache ist eine gestörte Motilität des Magendarmtraktes und verminderte oder fehlende Sekretion der Magendarmdrüsen. Aber auch toxisch-infektiöse Prozesse sowie zentralnervale Störungen können Inappetenz bedingen. Bei *wechselnder Freßlust* schwankt die Störung bei den einzelnen Fütterungszeiten sehr stark (chronische Krankheitsprozesse). Auch psychische Faktoren können eine Rolle spielen (Umgebungsänderung, Wechsel des Betreuers).

Gesteigerte Freßlust (Polyphagie) kommt außer nach Hungerperioden bei Krankheiten mit Steigerung des Stoffwechsels, Darmfermentinsuffizienz, hgr. Endoparasitenbefall, bei Medikamentenverabreichung (z. B. Glukokortikoide) und selten bei Gehirnkrankheiten vor. Vielfach kann trotz übermäßiger Futteraufnahme Abmagerung eintreten.

Gesteigerte Wasseraufnahme (Polydipsie) stellt sich bei großen Flüssigkeitsverlusten (Exsikkose) ein (Diabetes, chronische Nierenkrankheiten, Schwitzen und hohen Umgebungstemperaturen bei niedriger Luftfeuchtigkeit in der Intensivtierhaltung, Kochsalzvergiftung, Darmkatarrhe) und bei Verabreichung von Medikamenten (Glukokortikoide, Phenobarbital).

Alienierten Appetit (Parorexie, perversen widernatürlichen Appetit) nennt man das Aufnehmen von Stoffen und Gegenständen, die nicht zur normalen Nahrung der betreffenden Tierart gehören. Dies ist vielfach durch *Stoffwechselstörungen* infolge einer *Mangelernährung* bedingt. Die Tiere belecken Mauern und Wände (Lecksucht), fressen Kalkstücke, Erde, Wolle sowie Kot und benagen sogar die eigenen Artgenossen (Ferkelfressen, Kannibalismus). Auch bei *Gehirnkrankheiten* werden derartige Dinge gefressen, z. B. bei der Tollwut.

Vielfach liegen mehrere Faktoren der Störung zugrunde bzw. sind nicht ganz geklärt. Bei akuten *Entzündungen der Tonsillen* und bei akuten oder chronischen *Entzündungen des Magens* werden vor allem von Hunden gleichfalls Steine sowie Gras aufgenommen. Inwieweit ein derartiges Verhalten als schlechte Angewohnheit oder *Untugend zu* bezeichnen ist, kann in den meisten Fällen nur schwer entschieden werden.

19.3.2 Unvermögen der Nahrungsaufnahme

Werden trotz bestehenden Appetits oder Durstes Futter und Wasser nicht aufgenommen, so kann dies durch Störungen im Erkennen der Nahrung, beim Aufsuchen der Futter- und Tränkstellen sowie dem Erfassen, Kauen und Abschlingen des Futters und Wassers bedingt sein. Bei Bewußtseinsstörungen kann die Nahrungsaufnahme in unphysiologischer Weise erfolgen.

Unvermögen im Erkennen der Nahrung kommt je nach dem physiologischen Verhalten der Tierart durch Störungen des Gesichts- oder Geruchssinnes bzw. bei Gehirnkrankheiten vor; es kann auch technisch bedingt sein.

Das *Unvermögen, zur Futter- oder Tränkstelle zu gelangen,* kann (bei richtiger Anordnung der Futter- und Tränkplätze) bedingt sein durch eine mangelnde oder fehlende *Mobilität* der Tiere (Lähmungen der Extremitäten oder Lahmheiten, allgemeine Schwäche) und (bei ungenügender Anzahl von Futter- oder Tränkplätzen) *soziale Rangunterschiede,* falsch angebrachte Futter- oder Tränkplätze (z. B. zu hoch), oder die Tiere sind mit der Technik nicht vertraut. In der Intensivtierhaltung muß man daher die Anzahl und Anordnung der Futter- und Tränkstellen genauestens beachten.

Das *Erfassen der Nahrung* ist gestört bei *schmerzhaften Zuständen* an den Lippen, der Zunge, den Schneidezähnen, den Kaumuskeln und den Kiefergelenken; bei *Lähmungen* oder Ödemen der Lippen oder der Zunge; bei krankhaften *Haltungen* des Kopfes und bei Lähmungen der Hals- oder Kaumuskulatur bzw. schmerzhaften Zuständen im Bereich des Halses.

Das *Kauen* wird erschwert oder unmöglich gemacht bei schmerzhaften Krankheiten der Maulschleimhaut (Entzündungen), der Backenzähne, bzw. mechanischer Behinderung infolge von Formveränderung der Backenzähne (Schiefergebiß, Treppengebiß), Frakturen des Kieferastes, Krankheiten der Kaumuskulatur (Krampf, Lähmung, Atrophie) und des Kiefergelenkes.

Das Abschlucken wird gestört durch mit Schwellungen oder Schmerzhaftigkeit einhergehenden Krankheiten der Tonsillen, der Rachenhöhle und des Schlundkopfes (Entzündungen) bzw. Lähmungen oder Parakinesen dieser Muskulatur einschließlich des Gaumensegels (Bulbärparalyse) und der Speiseröhre (Stenosen, Verstopfungen, Divertikel).

19.4 Besondere Bewegungsvorgänge am vorderen Verdauungstrakt

Gähnen ist eine langgezogene tiefe Einatmung bei weit geöffnetem Maul und hochstehendem Gaumensegel mit anschließender verstärkter Ausatmung und wird beim Hund meist von einem Geräusch begleitet. Am häufigsten tritt es bei Hunden und Katzen, seltener beim Pferd und nur ausnahmsweise bei Wiederkäuern und beim Schwein auf. Gelegentliches Gähnen kommt durch Langeweile, Ermüdung, Hunger bzw. als Ersatzhandlung zustande und ist nicht krankhaft. Häufiges Gähnen ist ein Symptom von Magenkatarrhen und mancher Gehirnkrankheiten.

Unter **Rülpsen (Ructus)** versteht man das hörbare Aufstoßen von Gasen, die bei Vorgängen in den Vormägen der Wiederkäuer oder im Magen anderer Tiere gebildet werden (Abb. 32.4). Es ist für die Wiederkäuer lebensnotwendig. Die Verhinderung dieser Gasentleerung (Schlundverstopfung, schaumige Gärung) kann zu akuten Blähungen mit Erstickungsgefahr führen. Bei den übrigen Tierarten ist es in der Regel als krankhafter Vorgang zu betrachten (Magenblähungen).

Würgen nennt man Brechbewegungen der Speiseröhre ohne tatsächliche Entleerung von Mageninhalt.

Erbrechen (Vomitus) ist eine mit Übelkeit, Speichelfluß, Schweißausbruch und Bradykardie einhergehende unphysiologische Entleerung von Magen- und eventuell Darminhalt (Vormageninhalt bei den Wiederkäuern) infolge einer Antiperistaltik, die vom Brechzentrum in der Medulla oblongata koordiniert wird.

Bei direkter Reizung des Brechzentrums (Gehirnkrankheiten, harnpflichtige Substanzen bei Urämie, bestimmte Gifte, wie Apomorphin) spricht man von *zentralem Erbrechen,* bei von verschiedenen Organen (Magen) ausgehender Reizung von *reflektorischem Erbrechen.*

Fleischfresser und *Schwein* erbrechen leicht, während *Wiederkäuer* und vor allem das *Pferd* nur sehr schwer erbrechen. Die Tiere sind zunächst etwas unruhig, machen Bewegungen mit der Zunge, haben vermehrten Speichelfluß (Schluckbewegungen). Anschließend strecken Hunde und Katzen den Kopf, nähern ihn dem Boden, und es entleert sich nach einigen pumpenden Zwerchfell- und Bauchmuskelkontraktionen durch das weit geöffnete Maul das Erbrochene. Das Schwein ist wesentlich unruhiger, läuft ängstlich umher und legt sich mitunter nieder. Wiederkäuer und Pferde erbrechen äußerst selten, und zwar erstere vorwiegend durch das Maul, letztere vorwiegend durch die Nase.

Beurteilt werden beim Erbrechen die *Häufigkeit* (einmaliges oder wiederholtes Erbrechen), der *Zeitpunkt* bezüglich der letzten Nahrungsaufnahme (unmittelbar nach dieser oder erst später), die *Menge* und die *Beschaffenheit* des Erbrochenen, wodurch man auf seine *Herkunft* schließen kann. Das Erbrochene ist auf Art des Futters, Farbe, Geruch, Säuregrad und Beimengungen (Eiter, Blut, Gewebeteile, Parasiten, Fremdkörper) zu untersuchen. Anschließend ist beim Großtier die Durchgängigkeit der Speiseröhre mit einer Sonde zu kontrollieren.

Aus dem *Rachen* oder der *Speiseröhre* stammender Inhalt wird durch Würgen entleert und enthält reichlich weißen Schleim (z. B. Magendrehung beim Hund). *Mageninhalt* riecht säuerlich; ist der Magen bereits leer, so wird gleichfalls weißer Schleim erbrochen. Er kann durch den Nachweis der Salzsäure (Indikatorpapier) identifiziert werden. *Dünndarminhalt* ist gelb verfärbt und die Reaktion unter Umständen neutral oder sogar alkalisch.

Fremde *Beimengungen,* wie z. B. Fremdkörper, Blut, Parasiten (z. B. Spulwürmer) und dergleichen, können durch makroskopische oder mikroskopische Untersuchung nachgewiesen werden. Blut wird mit Hilfe der hemo-FEC-Probe (beim Fehlen von Fleischnahrung) chemisch identifiziert (S. 260). Auch auf Gifte kann chemisch untersucht werden. Das vermutete Gift soll dem Untersuchungsinstitut angegeben werden, da es eine Vielzahl von giftigen Substanzen gibt und der Nachweis sehr teuer ist. Durch Abschlucken von aus den Bronchien ausgehustetem Sputum können auch von dort stammende parasitäre Objekte und Pilze im Erbrochenen festgestellt werden.

Aus therapeutischen Gründen kann Erbrechen künstlich ausgelöst werden, wenn die Tiere Gift oder Fremdkörper aufgenommen haben und sich diese noch im Magen befinden. Hierzu bedient man sich beim Hund des Apomorphins und bei der Katze des Rompuns®.

Bestimmte Bewegungsvorgänge an den Lippen, an der Zunge und Kaumuskulatur, die sich mit einer gewissen Monotonie wiederholen, werden in der Regel als **Untugenden** oder schlechte Angewohnheiten bezeichnet. Sie stehen nicht mit der Nahrungsaufnahme in Verbindung. Hierher gehören das Zusammenschlagen der Lippen, das Spielen und Löffeln mit der Zunge bei Pferd und Rind, das Barrenwetzen mit den Schneidezähnen und das Koppen beim Pferd, das Abschlucken von Speichel und Luft, das Ausblasen von Luft zwischen den geschlossenen Lippen.

Beim Koppen wird die vordere Halsmuskulatur sichtbar angespannt, der Kehlkopf herabgezogen und der Schlundkopf gewaltsam geöffnet, wobei dann ein oder zwei rülpsende Töne (Koppertöne) zu hören sind. Die Tiere machen dies entweder mit Aufstützen der Schneidezähne auf einen festen Gegenstand (Aufsetzkopper) oder sind Freikopper. Selten kommt dieser Vorgang beim Rind oder Schwein vor.

Bei hochgradiger Atemnot (siehe dort) sieht man beim Hund während der Inspiration Einsinken der Backen (Backenblasen, Lippenatmen).

20 Obere Halsgegend, Kehlkopf, Husten

Die obere Halsgegend wird kranial vom Unterkieferast, dorsal vom Ohr und kaudal vom Beginn des Halses begrenzt. In ihrem Bereich liegen Rachenhöhle mit Gaumensegel, Ohrspeicheldrüse, verschiedene Lymphknoten (subparotideale, retropharyngeale Lkn.), der Luftsack beim Pferd, Kehlkopf, Schilddrüse, N. vagus, N. accessorius, N. sympathicus, Ggl. cervicale cran. und die Aufzweigungen der Arteria carotis und der Vena jugularis.

20.1 Obere Halsgegend

20.1.1 Methodik

Die Untersuchung erfolgt durch Adspektion und Palpation. Husten wird zusätzlich beurteilt (S. 144). Besondere Methoden sind die Palpation von innen, Inspektion mit Hilfe eines Endoskopes, Röntgenuntersuchung und Ultraschall, die Gewinnung und Untersuchung von Sputum (S. 144), Probepunktionen, Biopsien, Schilddrüsenfunktionsprüfungen sowie beim Pferd die Luftsackendoskopie bzw. -spülung.

Die *Palpation* von außen erfolgt beim Großtier mit beiden Händen. Man steht dabei seitlich und in derselben Richtung wie das Tier. Beim *Pferd* greift man von unten beiderseits bis zur Ohrbasis hoch und zieht mit nach vorn gerichteten Handflächen und zunehmendem Druck der Fingerspitzen über die Parotis bis oberhalb des Kehlkopfes, wobei der Kopf ggr. gestreckt werden muß (Abb. 20.1). Bei den *Wiederkäuern* greift der Untersucher bei gleicher Stellung mit einem Arm über das Tier und palpiert von oben her beiderseits mit anfangs leichtem, später stärker werdendem Druck. Ein plötzlicher starker Druck ist beim Großtier zu

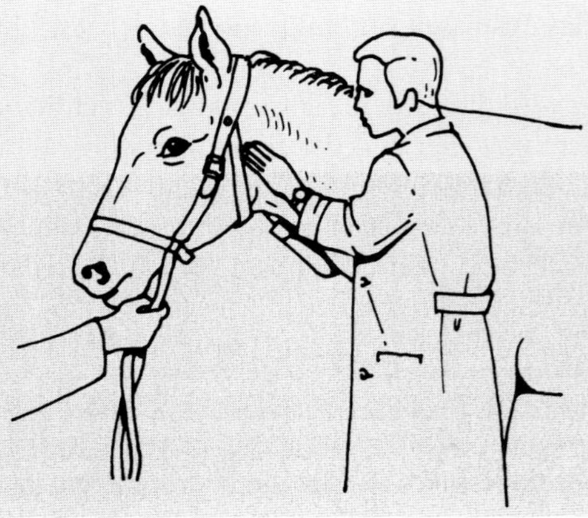

Abb. 20.1
Palpation der oberen Halsgegend beim Pferd.

vermeiden, da sonst auch bei fehlender Schmerzhaftigkeit die Tiere Abwehrbewegungen ausführen können. Oberhalb des Kehl- bzw. Schlundkopfes spürt man sowohl beim (nicht allzu muskulösen) Pferd als auch beim Rind (wenn die Haut nicht zu dick ist) die Fingerbeeren der anderen Hand. Bei den *Kleintieren* werden jeweils mit einer Hand links und rechts die Parotis, die Schilddrüse und die mandibularen Lymphknoten abgetastet. Es wird auf Umfangsvermehrung geachtet.

Die *Besichtigung der Rachenhöhle* kann bei Großtieren mit Hilfe der zur Besichtigung der Maulhöhle verwendeten Maulgatter erfolgen (S. 129f.). Auf diese Weise ist bei entsprechender Fixierung und Sedierung (Rind) auch eine innere *Palpation* möglich. Einfacher ist die Einführung eines Endoskopes durch die Nase. Bei Kleintieren können Rachenhöhle und Larynx, zum Teil auch die Trachea, gleichzeitig mit der Besichtigung der Maulhöhle untersucht werden.

20.1.2 Technik der endoskopischen Untersuchung

Die Endoskopie des Luftsackes wird mit einem flexiblen Endoskop (Durchmesser 1 cm) durchgeführt. Das Endoskop wird in den ventralen Nasenkanal bis in den Pharynx eingeführt. Vorerst wird der Pharynx besichtigt. Die Schleimhautfarbe, Effloreszenzen, das Gaumensegel (Dorsalfläche) und die Tubenspaltenöffnungen sowie die schon auf S. 131 angegebenen anatomischen Strukturen werden beurteilt. Bevor das Endoskop in den Luftsack eindringen kann, wird mit Hilfe einer Metallspirale, die über den Arbeitskanal des Endoskopes durch die Tubenspaltenöffnung in den Luftsack vorgeschoben wird, eine „Gleitschiene" gebildet. Erst danach kann das Endoskop in den Luftsack gleiten. Vor Durchführung der Endoskopie werden die Tiere sediert und mit Hilfe einer Oberlippenbremse fixiert. Im Luftsack wird die mediale und laterale Abteilung, geteilt durch den Zungenbeinast, kontrolliert. Entzündungssymptome der Schleimhaut (Rötung, Schwellungen und Effloreszenzen), Blutungen (Hufschlag an die obere Halsgegend, durch mykotisch veränderte Gefäßwände), Pilzbeläge (Luftsackmykose), Inhalt (Eiter = Luftsackempyem, Eiterkonkremente), Schwellungen bzw. Abszesse der Luftsacklymphknoten (Druse), Stauungen der Venen (hervorgerufen durch eine Thrombophlebitis der V. jugularis) können gesehen werden.

Technik des Einführens eines Luftsackkatheters (eventuell sediertes Pferd, Abb. 20.2): Der Luftsackkatheter nach *Gratzl* wird mit der Spitze nach unten über den ventralen Nasengang bis zur vertebralen Rachenwand vorgeschoben. Gleichzeitig wird bei Passieren der Nasenhöhle das Instrument mit der linken Hand an der linken Nüster bzw. Flügelfalte fixiert; die rechte Hand hält das Instrument nur ganz locker und läßt bei jeder Abwehrbewegung des Tieres sofort los. Auf diese Weise werden Verletzungen (im Bereich des Siebbeines) vermieden. An der vertebralen Rachenwand ist elastischer Widerstand spürbar. Die Spitze des Luftsackkatheters wird nach lateral gedreht und das Instrument vorsichtig zurückgezogen. Beim Passieren der Tubenspalte spürt man deutlich eine Stufe. Führt man das Instrument vor, so dringt man in den Luftsack ein. Die Spülung (mit lauwarmem Wasser) wird bei gesenktem Kopf vorge-

Abb. 20.2
Luftsackkatheter beim Pferd. Der Katheter wurde über den ventralen Nasengang und die Choanen in die Rachenhöhle und durch die Tubenspalte in den Luftsack eingeführt.

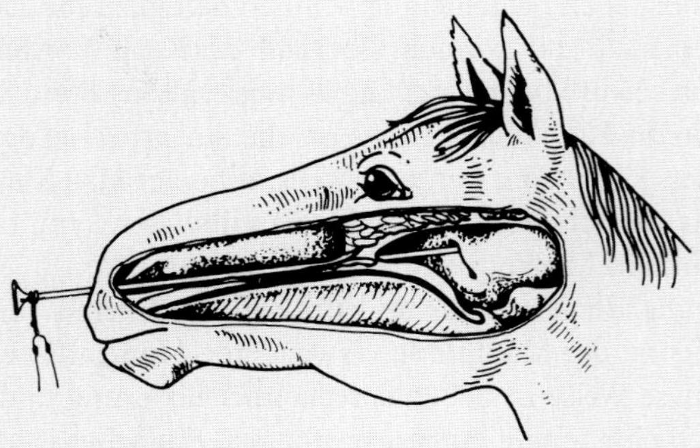

nommen (die Spülflüssigkeit fließt durch den Nasengang heraus und nicht in die Luftröhre). Die Spülung kann aus diagnostischen Gründen (Probenmaterialgewinnung) und therapeutischen Zwecken (Herausspülen von Eiter) durchgeführt werden.

Röntgenuntersuchung, Ultraschall und *Szintigraphie* der oberen Halsgegend beim Pferd sowie bei allen anderen Tierarten sind weitere wichtige Hilfsmittel zur Erstellung einer Diagnose.

20.1.3 Physiologischer Befund ▶

Der physiologische Befund bei Pferd, Rind und kleinem Wiederkäuer lautet: **„durchtastbar, nicht schmerzhaft“**; beim Kleintier **„o. B.“**; Ausnahme bei gut genährten Rindern **„nicht durchtastbar, nicht schmerzhaft“**.

Kopf und Hals sind normalerweise frei beweglich und nehmen die für die betreffende Tierart richtige Winkelstellung ein. Infolge des Wärmestaus ist die obere Halsgegend meist etwas höher temperiert als die Hautoberfläche in deren Umgebung. Beim Durchtasten zeigen die Tiere keinerlei Schmerzäußerungen. Beim Großtier spürt man oberhalb des Kehlkopfes die Fingerspitzen der anderen Hand.

Die **Ohrspeicheldrüse** (Parotis) ist unter der Haut ventral des Ohres als ein beim Pferd deutlich gelapptes zwei- bis dreifingerdickes, beim Hund mehr glattes bohnen- bis haselnußgroßes Gebilde deutlich tastbar und gegenüber der Haut und der Unterlage mehr oder weniger deutlich verschiebbar. Beim Kleintier sind die mandibularen Lymphknoten deutlich kleiner (etwa erbsen- bis bohnengroß) und dürfen nicht mit der Parotis verwechselt werden. Dorsolateral am Kehlkopf findet man beim Großtier beiderseits zwei ca. kastaniengroße Teile der **Schilddrüse.**

Bei der *Palpation von innen* wird bei Berührung der Rachenschleimhaut der Schluckreflex ausgelöst (Zusammenziehen der Rachenmuskulatur, Würgen).

20.1.4 Pathologische Befunde ▶

Bei der *Adspektion von außen* erkennt man Änderungen der Kopf- und Halshaltung, z. B. Streckungen (bei schmerzhaften bzw. mit entzündlichen Ödemen einhergehenden Prozessen in der oberen Halsgegend, Entzündungen der retropharyngealen Lymphknoten, Thrombophlebitis der V. jugularis). Bei der Thrombose der V. jugularis (Pferd) ist die obere Halsgegend einseitig oder beidseitig vorgewölbt. Man sieht die Aufteilung der V. jugularis in die V. maxillaris und V. linguofacialis.

Die gestreckte Haltung von Kopf und Hals soll den Druck und damit den Schmerz vermindern. Ist der schmerzhafte Prozeß einseitig, so wird der Kopf in der Regel nach der gesunden Seite gehalten.

Vorwölbungen und Schwellungen findet man bei Vergrößerung der Parotis, Entzündungen der subparotidealen Lymphknoten, Vergrößerung der Schilddrüse und bei Thrombophlebitis der V. jugularis. Weiterhin werden veränderte Haltung der Ohren (Lähmung) bzw. des Kopfes beachtet. Durch *Palpation von außen* erkennt man ggr. Vergrößerungen der erwähnten Organe, höhere Temperierung, Schmerzhaftigkeit und das Vorhandensein von Ödemen (nicht mehr durchtastbar). Die Schmerzhaftigkeit kann ggr., mgr. oder hgr. sein, je nach den Abwehrbewegungen, die das Tier ausführt.

Abwehrbewegungen kommen bei überempfindlichen Pferden und Rindern immer wieder vor, auch wenn die obere Halsgegend nicht schmerzhaft ist. Durch wiederholte und vorsichtige Palpation an verschiedenen Stellen sind sie von echten Schmerzäußerungen zu unterscheiden.

Kommt es zu einer entzündlichen Erkrankung von Organen in der oberen Halsgegend, so entwickelt sich in deren Umgebung ein entzündliches Ödem, das der Schwerkraft folgend sich senkt und das Durchtasten oberhalb des Kehlkopfes verhindert (z. B. Luftsacklymphknotenabszeß beim Pferd).

Pathologischer Befund: ***„Obere Halsgegend nicht durchtastbar, ggr., mgr. oder hgr. schmerzhaft“.***

Kann nicht einwandfrei unterschieden werden, ob die Abwehrbewegung des Tieres durch Schmerz bedingt ist, so sagt man: Die obere Halsgegend ist *„überempfindlich“*.

Bei Entzündungen oder Speichelabflußstörungen ist die **Parotis** vergrößert und auch schmerzhaft. Schwellungen müssen aber nicht von dieser Drüse selbst ausgehen, sie können auch von darunterliegenden Prozessen (Abszeß des subparotidealen Lymphknotens) stammen.

Der **Luftsack** (nur bei den Equiden vorhanden) erkrankt meist entzündlich (im Verlauf der Pferdegrippe), oder es kommt als Folge eines Abszeßdurchbruches seitens der Luftsacklymphknoten (Druse) zu einer Eiteransammlung: Luftsackempyem. Nur sehr selten wird dabei die obere Halsgegend vorgewölbt. Ebenso werden quatschende Geräusche (Sukkusionsgeräusche) bei Flüssigkeitsergüssen mit freier Oberfläche oder tympanischer Perkussionsschall infolge von vermehrtem Luft- oder Gasgehalt des Luftsackes (Fäulnis, Bakterien) kaum beobachtet. Die Entzündung erkennt man in der Regel am kollateralen Ödem bei der Palpation der oberen Halsgegend (siehe oben). Beim Empyem kommt es zu einem schubweisen (im Zusammenhang mit der Futteraufnahme auftretenden) eitrigen Nasenausfluß. Die Diagnose wird gesichert durch die *Luftsackspülung* bzw. *Endoskopie, Röntgenuntersuchung* oder *Sonogra-*

phie. Bei der Luftsacktympanie des Fohlens kann eine ein- oder beidseitige Vorwölbung (= Tympanie) unterschiedlichen Grades im Bereich der oberen Halsgegend sichtbar werden.

Die **Schilddrüse** (Thyreoidea) besteht aus zwei eiförmigen glatten und festen Gebilden, die durch einen Strang verbunden sind und die man beim Großtier als etwa kastaniengroße Gebilde seitlich des Kehlkopfes palpieren kann. Beim Kleintier liegt sie weiter kaudal an der Trachea. Höhergradige Vergrößerungen können gesehen werden (Struma, Kropf). Die Palpation ergibt ggr. Vergrößerungen bzw. das Fehlen der Schilddrüse. Weiterhin untersucht man Lage und Art der Vergrößerung (glatt, knotig, weich oder hart), deren Schmerzhaftigkeit (bei Entzündungen) und ob die Veränderungen ein- oder beidseitig sind. Verletzungen und Neubildungen rufen unter Umständen nur einseitige Veränderungen hervor; Entzündungen und endokrine Störungen (Hyper- und Hypothyreose) wirken sich in der Regel beidseitig aus. Die *Röntgenuntersuchung* und *Sonographie* sowie die *Schilddrüsenfunktionsuntersuchung* liefern weitere Befunde.

Durch *Palpation von innen* lassen sich vor allem Geschwülste der Rachenwand und des Kehlkopfes feststellen und auf Schmerzhaftigkeit und Fluktuation (retropharyngeale Abszesse) untersuchen. Abszesse können auf diese Weise auch gespalten werden.

20.2 Kehlkopf, Husten

20.2.1 Methodik

Man achtet zunächst darauf, ob die Tiere spontan husten. Sowohl im positiven als auch negativen Fall ist zu versuchen, Husten künstlich auszulösen. Dies erfolgt vor allem durch mechanische Reizung mittels Kompression. Beim *Pferd* wird mit der linken Hand ein Druck auf den hinteren Kehlkopf- bzw. ersten Trachealring ausgeübt (Abb. 20.3). Beim *Rind* ist dies in der Regel nicht möglich, ebenso bei alten Pferden, da der Kehlkopf schon sehr unelastisch und nicht mehr zusammendrückbar ist. Weiterhin läßt sich bei Pferd und *Kleintieren* durch Zusammendrücken von Trachealringen, durch das feste Beklopfen der Brust mit den Hän-

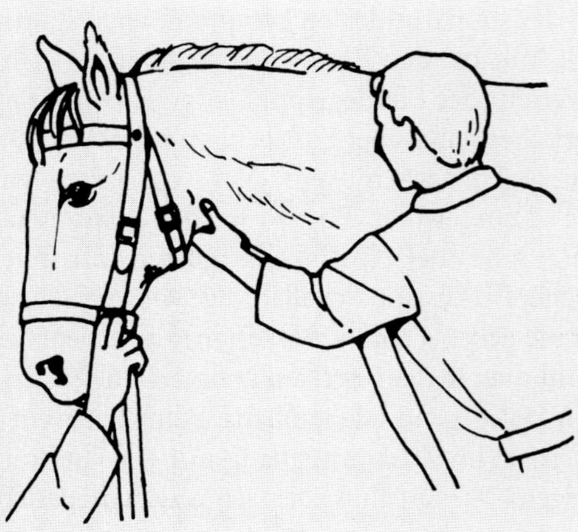

Abb. 20.3
Auslösen von Husten beim Pferd durch Druck auf den Kehlkopf oder ersten Trachealring.

den (Perkussion) und beim Kleintier durch das Hochheben einer Hautfalte am Rücken (wodurch gleichfalls eine Kompression des Thorax erzielt wird) Husten auslösen. Auch durch forcierte Atmung (Auftreiben, Zuhalten der Nase) läßt sich Husten (mechanisch und thermisch) auslösen.

Der Kehlkopf (Larynx) wird abgesehen vom Husten durch *Palpation* von außen bezüglich seiner Lage, Schmerzhaftigkeit und etwaiger Formveränderungen untersucht. Bei der *Auskultation* hört man ein lautes dem bronchialen Atmen ähnliches Atemgeräusch. Physiologisch ist das „Schnurren" der Katzen.

Bei Pferd und Rind wird der Kehlkopf mit einem Endoskop über den ventralen Nasengang untersucht.

Beim Kleintier kann mit Hilfe eines Laryngoskopes, eines flexiblen Endoskopes oder bei weit geöffnetem Maul der Kehlkopf und die Rachenhöhle kontrolliert werden.

20.2.2 Physiologischer Befund

Beschreibung des *physiologischen Befundes:* **„Husten weder spontan noch auf Reiz auslösbar"**.

Husten wird durch das Hustenzentrum in der Medulla oblongata geregelt. Nach einer tiefen Inspiration kommt es zum Verschluß der Stimmbänder, Kompression der Luft in der Lunge und zur heftigen Sprengung des Stimmbandverschlusses, wobei dann die Luft explosionsartig entweicht. Auf diese Weise werden Fremdkörper oder Entzündungsprodukte aus den Luftwegen expektoriert.

Die *Erregung des Hustenzentrums* kann ausgelöst werden von der Schleimhaut des Kehlkopfes, der Luftröhre und der Bronchien, vom Lungenparenchym und der Pleura. Geschieht dies von allein, so spricht man von *spontanem Husten.* Wird der Husten vom Untersucher ausgelöst, so spricht man von *Husten auf Reiz.*

Beim gesunden Tier läßt sich in der Regel Husten nicht auslösen, und es wird auch nur gelegentlich spontaner Husten beobachtet.

20.2.3 Pathologische Befunde

Jeder spontan oder auf Reiz auftretende Husten ist pathologisch und wird beurteilt nach 1. Frequenz, 2. Kraft (Lautstärke) bzw. Volumen, 3. Dauer, 4. Klangcharakter, 5. Schmerzhaftigkeit und 6. Expektoration. Den Auswurf kann man gewinnen und weiter untersuchen.

Husten kann vereinzelt oder mit mehr als 3 Hustenstößen erfolgen, die *Frequenz* ist somit *stoß-* oder *anfallsweise.* Je nach Lautstärke ist er *kräftig, mittelkräftig* oder *schwach* und je nach dem *Luftvolumen* (Tiefe der Inspiration vor dem Husten) *voll* oder *leer.* Ist der Husten *schmerzhaft* (Laryngitis, Bronchitis, Pleuritis, Rippenfrakturen), so versucht ihn das Tier zu *unterdrücken.* Schließlich wird festgestellt, ob *Flüssigkeit (Sputum)* ausgehustet wird, was man an den im Anschluß an den Husten auftretenden Kau- und Schluckbewegungen erkennt. Der Husten ist dann *feucht,* ansonsten *trocken.* Manchmal kann auch noch unterschieden werden, ob der einzelne Hustenstoß sehr kurz (z. B. bei verminderter Elastizität der Lunge) oder langgezogen (Stimmbandlähmungen) ist;

ebenso werden bestimmte Klangcharaktere (krächzend, keuchend, schlotternd) des Hustens beschrieben.

20.2.4 Husten

Husten entsteht entweder durch das Auftreffen von Fremdkörpern auf die unveränderte Schleimhaut (Fremdkörperhusten) oder durch ein Überempfindlichwerden der Schleimhaut (Verminderung der Reizschwelle) infolge von entzündlichen Veränderungen (endogener Husten). Vielfach können beide Zustände gleichzeitig vorkommen.

Zum *Fremdkörper-Husten* gehört nicht nur die Aspiration von mehr oder weniger großen korpuskulären Elementen und das Fehlschlucken von Futter bzw. Speichel infolge von Ösophagusverstopfungen, Stenosen, Entzündungen und Bulbärparalyse, sondern auch das Einatmen von reizenden Gasen (Rauchgas, Schwefeldioxid, Ammoniak). Weiterhin gehört hierher aber auch Schleim aus den tieferen Luftwegen (z. B. Exsudat infolge chronisch obstruktiver Lungenerkrankung beim Pferd), der mit der Flimmerbewegung in die vorderen Luftwege befördert wird, sich im Larynx ansammelt, nach Überschreiten der Reizschwelle Husten auslöst und dann expektoriert wird.

Bei *endogenem Husten* ist die Schleimhaut überempfindlich geworden und die Reizschwelle erniedrigt, und zwar in der Regel infolge einer Entzündung der Schleimhaut. Auf diese Weise erklärt sich der Husten bei Bronchitis, Tracheitis und Laryngitis. Befindet sich auf der Schleimhaut vermehrt Exsudat bzw. ist sie entzündlich verändert und überempfindlich, so kann durch die mechanische Reizung Husten ausgelöst und nach dem Reizungsort der Prozeß lokalisiert werden. Bei akutem Kehlkopfkatarrh ist Husten leicht auslösbar, anfallsweise, kräftig und schmerzhaft und tritt auch spontan auf. Bei akuter Tracheitis gilt das gleiche für den Druck auf die Trachea. Bei akuter Bronchitis kann der Husten durch Druck auf den Thorax bzw. durch forcierte Atmung ausgelöst werden. Typisch ist der Husten bei Lungenemphysem und chronischer Bronchitis: selten, stoßweise bzw. anfallsweise, kurz, trocken oder feucht und keuchend (wegen des Elastizitätsverlustes des Lungenparenchyms). Lange Hustenstöße kommen bei Stimmbandlähmungen infolge unvollständigen Verschlusses der Stimmritze vor.

Beim *Rind* wird im Zusammenhang mit Entzündungen oder Abszedierungen der retropharyngealen Lymphknoten Husten auch beim Schluckakt ausgelöst. Danach wird ein Teil des sich noch im Pharynx befindlichen Futters nach außen befördert und beschmutzt die Umgebung des Rindes. Schon der Anblick dieser überall klebenden Futterpartikel weist auf einen derartigen Prozeß im Bereich der oberen Halsgegend hin.

20.2.5 Sputum

Die *Untersuchung des Tracheobronchialschleimes* ist bei Pferd und Rind für die Diagnose, Prognose und Verlauf von chronisch obstruktiven Lungenerkrankungen wichtig. Der Schleim wird direkt aus der Trachea bzw. den Anfangsteilen der großen Bronchien mit Hilfe eines flexiblen Endoskopes gewonnen, wobei ein Katheter durch den Arbeitskanal vorgeschoben wird. Durch diesen wird Tracheobronchialschleim (TBL) aspiriert. Dieser Schleim ist nur zur zytopathologischen Untersuchung geeignet. Für eine sterile Bronchialschleimentnahme existiert nur die transtracheale Punktion, wobei ein steriler Katheter in den Bronchus vorgeschoben und 30 ml sterile isotone NaCl-Lösung infundiert und aspiriert wird. Die bronchoalveoläre Lavage (BAL) wird mit Hilfe eines sterilen flexiblen Endoskopes durchgeführt. Sie eignet sich am besten zur Untersuchung von Schleimproben aus den alveolären und bronchulären Bereichen. Das flexible Endoskop wird in den 3. bis 5. Bronchus vorgeschoben, bis dieses den Bronchus verschließt. Dann werden 300 ml isotone, sterile NaCl-Lösung infundiert und anschließend aspiriert. Die zweite Hälfte der Spülprobe eignet sich zur mikrobiologischen und zytopathologischen Untersuchung. Die TBL und BAL sind nur bei sedierten Tieren durchführbar. Parasitologische, bakteriologische, mykologische, virologische und zytologische Untersuchungen werden angeschlossen.

Die nachstehend angeführten Methoden zur Gewinnung von Tracheobronchialschleim verlieren zusehends an Bedeutung.

Ein Abstrich des Rachens mit einem sterilen Wattebausch ist bei den *Wiederkäuern* nur dann sinnvoll, wenn man die Tiere vorher trinken läßt und sie dann zum Husten reizt. Will man nur Rachenschleim gewinnen, so ist dies nicht notwendig. Für spezielle Untersuchungen (z. B. virologische) ist es besser, das an einer Drahtschlinge befestigte Wattebäuschchen durch ein Spekulum bis zur dorsalen Rachenwand vorzuführen.

Die *unblutige Entnahme von Trachealschleim* erfolgt beim *Rind* entweder unter Verwendung der Trachealsonde nach Höhne mit Tupferdraht oder mit einem Rachenschleimfänger. Zur Einführung der *Trachealsonde* mit dem Tupferdraht wird der Kopf des Tieres gestreckt und fixiert. Durch den mittleren Nasengang wird die Sonde eingeführt. An der anderen Nasenöffnung wird mit der anderen Hand gleichzeitig der Luftstrom kontrolliert. Während des Inspiriums wird bei geöffneter Epiglottis die Sonde in die Trachea vorgeschoben. Die Manipulationen mit dem Tupferdraht werden, wie bei der blutigen Methode (siehe unten) beschrieben, durchgeführt.

Bei der Entnahme von Trachealschleim mit dem *Rachenschleimfänger* soll das Tier (Wiederkäuer) vorher ebenfalls Wasser trinken. Hierauf wird es fixiert, die Zunge mit der Hand erfaßt, vorgezogen und während des Vorziehens wird mit der anderen Hand der Rachenschleimfänger ruckartig in den Ösophagus eingeführt. Hierauf wird sofort ein Atmungshemmer über Maul und Nasenöffnung geschoben, das Tier am Kauen gehindert und bis zum Unruhigwerden in dieser Stellung fixiert. Nach Abnahme des Atmungshemmers erfolgt der Hustenstoß und nach Abschlucken des Auswurfes wird der Schleimfänger herausgezogen und der Schleimbecher in eine Petrischale entleert.

Für *kleine Wiederkäuer* müssen die Rachenschleimfänger entsprechend kleiner dimensioniert sein. Bei *Kleintieren* (Hund und Katze) wird Tracheal- bzw. Bronchialschleim meist in Narkose entnommen. Es gibt mehrere Methoden. Wenn eine Tracheoskopie bzw. Bronchoskopie mit einem flexiblen Endoskop durchgeführt wird und das Instrument einen

Biopsiekanal enthält, kann mit einer sterilen Bürste Material für zytologische Untersuchungen und Kulturen entnommen werden. Eine weitere, sehr einfache Methode, die in jeder Praxis angewandt werden kann, ist die Trachealspülung durch einen sterilen Tracheotubus. Sterile Kochsalzlösung wird in die Trachea eingebracht, die nach Tiefhaltung des Kopfes über den Tubus wieder ausfließen kann. Man kann auch nach weiter Öffnung des Maules (S. 128) einen geschützten sterilen Tupfer für Kulturen oder eine sterile Bürste für zytologische Probenentnahme über den Larynx in die Trachea einführen und dort Schleim abnehmen. In Sedierung kann eventuell ein langer steriler Katheter nach Punktion im Bereich der krikothyreoiden Membran in die Trachea zur Materialentnahme vorgeschoben werden. Trachealsekret von gesunden Kleintieren enthält bei der zytologischen Untersuchung wenig neutrophile Granulozyten und Epithelzellen, einzelne Makrophagen, Lymphozyten und eosinophile Granulozyten. Abweichungen von diesem zytologischen Bild sind nicht immer aussagekräftig, können jedoch Hinweise auf die Art der Erkrankung liefern. Ein Kulturversuch sollte neben direkt mikroskopischer Untersuchung angelegt werden. Neben einer Untersuchung des Sputums wird auch bei vermuteter Kehlkopf- oder Trachealerkrankung eine Röntgenuntersuchung durchgeführt.

Für die *blutige Entnahme von Trachealschleim* (Ausnahme Kleintiere) wird das Tier gut fixiert bzw. sediert (beim Kleintier eine Kurznarkose). Nach Ausrasieren, Desinfizieren und lokaler Anästhesie einer Stelle, die beim Großtier ca. handbreit hinter dem Larynx in der ventralen Medianlinie des Halses liegt, wird die *Tracheotomie* vorgenommen. Hierzu wird in der Medianlinie über der Trachea ein 2 bis 3 cm langer Hautschnitt gesetzt und die darunter liegende Muskulatur bis zur Trachea auseinandergezogen. Mit Hilfe des Tracheotoms wird zwischen zwei Trachealringen eingegangen und anschließend eine Trachealkanüle eingeführt (Tracheotubus). Durch die Trachealkanüle wird ein steriler Draht mit Wattebausch in die Trachea vorgeschoben, der Schleim aufgenommen und nach dem Herausziehen in eine Petrischale oder Nährlösung abgelegt.

Der *Schleim* wird in der Petrischale auf Beimengungen untersucht und der bakteriologischen, virologischen, mykologischen und parasitologischen Untersuchung zugeführt. Parasiten (Lungenwürmer) kann man manchmal schon makroskopisch erkennen; deren Eier oder Pilzelemente sind durch einfache mikroskopische Untersuchung festzustellen.

Bei Ansammlung von Flüssigkeit im *Kehlkopf* sind rasselnde oder krächzende Geräusche (Kehlkopfrasseln) wahrzunehmen. Liegt eine Verengung des Kehlkopfinneren vor, so hört man laryngeale *Stenosengeräusche,* die unter Umständen auch palpierbar sind (Laryngealfremitus, „Schnurren"). Zur Provozierung bzw. Verstärkung derartiger Stridores versucht man den Kehlkopf zu verengen, indem ihn eine Hand seitlich stützt und die andere auf der anderen Seite dorsolateral einen Druck ausübt. Das gleiche kann man durch ein verstärktes Inspirium (Nase zuhalten, Bewegung) erzielen. Die Untersuchung wird besonders zur Diagnose von Stimmbandlähmungen („Rohren" beim Pferd) angewendet.

Hals, Drosselrinne, Blutangebot

21

21.1 Methodik

1. Durch *Adspektion* wird bei allen Tierarten festgestellt, ob in diesem Bereich spontan oder aktiv ein Aufstauen der Vene erfolgt (negativer oder positiver Venenpuls). 2. Palpation. 3. Bei Pferd, Rind, Schaf und Ziege wird das Blutangebot an der V. jugularis geprüft. Hierzu *komprimiert* man in der Regel an der linken Drosselrinne knapp vor der Brustapertur die Vene und beobachtet den Umfang und die Raschheit des Aufstauens (Stauungsprobe). War beim Pferd an der linken und/oder rechten Drosselrinne das Aufstauen der Vene nicht möglich, so muß beidseitig die gesamte Länge der Drosselrinne palpiert werden, ob nicht eine obliterierte Vene (Thrombophlebitis) vorliegt. Der Umfang der Thrombose sowie die Durchgängigkeit kann durch *Punktion* bzw. *Sonographie* nachgewiesen werden. 4. Ösophagus und Trachea werden durch Adspektion und Palpation untersucht, wobei bei den Klauentieren wie bei der Untersuchung der oberen Halsgegend der dem Tier naheliegende Arm über den Hals geführt wird. Von der *Speiseröhre* kann man nur den Halsteil untersuchen, der zunächst dorsal (Schlundkopf) und ab dem zweiten Drittel des Halses links in der Drosselrinne verläuft. Die Peristaltik ist nach dem Abschlucken deutlich zu beobachten. *Erbrechen* siehe S. 136. Das Feststellen der Durchgängigkeit des Ösophagus erfolgt durch Einführen einer *Sonde*. Weitere Möglichkeiten bietet die *Röntgenuntersuchung*, wobei zur Darstellung des Ösophagus Kontrastbrei eingegeben wird. Beim Kleintier liegt in diesem Bereich auch die Schilddrüse (S. 142).

21.2 Physiologischer Befund

Wenn beim Pferd und beim Wiederkäuer das Aufstauen der Vene innerhalb von 1 bis 2 Sekunden erfolgt, so ist das Blutangebot **„prompt und Drosselrinne o. B.“**.

Bei mageren Tieren (Pferd, Rind) ist physiologischerweise ein sogenannter *negativer Venenpuls* zu sehen, das ist eine Aufstauung der Vene am Ende der Diastole des Herzens, wenn sich der Vorhof kontrahiert und das Blut nicht in diesen einfließen kann.

21.3 Pathologische Befunde

◄ 21.3.1 Stauungsprobe

Das *Blutangebot* kann entweder *vermehrt* bzw. *beschleunigt* (wenn die Aufstauung besonders umfangreich ist oder besonders rasch erfolgt) oder *vermindert* bzw. *verzögert* (wenn die Aufstauung sehr langsam oder sehr undeutlich erfolgt) sein, und zwar jeweils *ggr.*, *mgr.* oder *hgr.* Die Ursache für den erstgenannten Vorgang ist die Unfähigkeit des Herzens, das ihm angebotene Blut weiterzubefördern *(kardiale Insuffizienz)*. Das gleiche gilt für einen deutlichen *negativen Venenpuls*. Ist die Stauungsprobe *verzögert* oder *vermindert*, so bedeutet das eine *Verminderung des Blutangebotes* an das Herz infolge einer *peripheren Kreislaufschwäche*. Da die übrigen Symptome dieser beiden Formen der Kreislaufstörung (schlechter Puls, pseudoanämische Schleimhäute) gleich sind, ist dies die einzige Untersuchungsmethode, mit der man die kardiale (zentrale) von der peripheren Kreislaufschwäche unterscheiden kann, was auch therapeutische Bedeutung hat. Zu beachten ist, daß beide Formen der Kreislaufschwäche auch gleichzeitig vorkommen und sich dann gegensinnig auswirken können. Die Probe fällt auch undeutlicher oder sogar physiologisch aus.

Bei kurzhaarigen Hunden kann man an der Tarsalvene eine Stauungsprobe ausführen, indem man sie bei Seitenlage des Tieres komprimiert. Durch Beurteilung der Schnelligkeit des Blutabflusses nach Beendigung der Kompression in verschiedenen Extremitätenlagen ist eine grobe Bestimmung des venösen Druckes möglich. Liegt die Vene höher als das Herz und ist die Extremität entspannt, so kollabiert sie bei normalem venösen Druck rasch. Exakter ist eine apparative Blutdruckmessung.

Bei *positivem Venenpuls* laufen von der Brustapertur bis zum Anfang der Drosselrinne Pulswellen ab. Er entsteht durch Insuffizienz der Trikuspidalklappe, so daß während der Systole Blut rückwärts in die Vene gespritzt wird, und fällt daher mit dem Herzstoß zeitlich zusammen (im Gegensatz zum negativen Venenpuls, der präsystolisch auftritt). Bei der Auskultation des Herzens ist der Klappenfehler nachweisbar.

Bei mageren Tieren kann auch eine Erschütterung der Vene durch die darunterliegende Arteria carotis bemerkt werden, die – im Gegensatz zum Venenpuls – bei Kompression der Vene bestehen bleibt: *Pseudovenenpuls*.

21.3.2 Trachea

▶ Mittels Adspektion und Palpation lassen sich Form- und Lageveränderungen (Säbelscheidentrachea), Narben, Tracheotomiewunden, Schmerzhaftigkeit (Entzündungen) nachweisen bzw. Husten auslösen. Beim Hund kann man am oralen Teil der Trachea die vergrößerte Schilddrüse (S. 142) sehen oder palpieren. Bei der Auskultation (bronchiales Atmen) hört man Rasselgeräusche, wenn Flüssigkeit vorhanden ist (S. 195), und Stenosengeräusche bei Verengungen (S. 124). Beim *Pferd* und *Rind* (in sediertem Zustand) wird ein flexibles Endoskop mit einer Arbeitslänge von mindestens 1,4–1,7 m durch den ventralen Nasengang bis in die Rachenhöhle vorgeschoben. Bei gestrecktem Kopf und bei Inspirationsstellung der Stimmbänder gelangt man in die Trachea. Das Endoskop dringt bis zur Bifurkation vor. Die Schleimhautfarbe, die Form der Trachea, Narben, Neubildungen, Mißbildungen und Inhalt (Schleim, Blut, Fremdkörper, aspirierte Futterpartikel) werden beurteilt. Auch die Bifurkation wird einer Beurteilung (Schleimansammlung, Schleimhautfarbe, Schleimhautschwellung, Blutansammlung, aspirierte Futterpartikel, Fremdkörper, Kompressionen der Bronchien bei der Ausatmungsphase (= air trapping bei hochgradiger COPD, chronic obstructive pulmonary disease), asymmetrische Hauptbronchien bei einseitigen Tumoren) unterzogen. Schleimproben werden wie beschrieben vom Bifurkationsbereich gerade im Hinblick auf Lungenerkrankungen für verschiedene Untersuchungen entnommen. Flüssigkeitsansammlungen (aspirierter Speichel bei Ösophagusverstopfungen, Transsudat usw.) können über den Arbeitskanal des Endoskopes problemlos abgesaugt werden.

Beim *Kleintier* (in Vollnarkose) wird ein flexibles Endoskop durch das gespreizte Maul unter Sicht durch den Kehlkopf in die Trachea eingeführt. Beurteilung, Probenentnahme und therapeutische Maßnahmen erfolgen ähnlich wie beim Pferd beschrieben.

21.3.3 Ösophagus

Durch Adspektion, Palpation, Endoskopie und das Einführen einer Sonde lassen sich Fremdkörper, mit Futter gefüllte Divertikel, Entzündungen, Schwellungen, streifenförmige Ulzerationen in der Kardia bei Refluxösophagitis, Neubildungen sowie Narben diagnostizieren und die Durchgängigkeit (Sonde) kontrollieren. Bei Schlunderweiterungen (Divertikel) und Verengungen (Stenosen) tritt während der Futteraufnahme eine Anschwellung an der kranken Stelle auf, die sich durch Drücken verkleinern läßt und nach einiger Zeit von selbst verschwindet. Durch Drücken und Streichen entlang der Drosselrinne läßt sich bei Entzündungen der Speiseröhre, Rülpsen und Würgen auslösen. Beim Kleintier kommt es bei Erkrankungen des Ösophagus meist zu Regurgitieren.

21.3.4 Sonden

Die Durchgängigkeit der Speiseröhre wird durch Einführen von Nasenschlund- bzw. Magensonden überprüft. Es werden beim Großtier Kunststoff- oder Gummischläuche von etwa 2,50 m Länge verwendet. Für das Rind kann man auch einen Gartenschlauch heranziehen. Der Durchmesser der durch den Nasengang eingeführten Nasenschlundsonde soll 1,5 cm, der einer in das Maul eingeführten Magensonde 2,5 bis 3 cm nicht überschreiten. Die Sonden sollen so steif sein, daß sie ohne Mandrin eingeführt werden können. Sie werden an ihrem Anfang mit Hilfe eines Gleitmittels schlüpfrig gemacht.

Technik beim Pferd

Die **Nasenschlundsonde** wird beim *Pferd* nach Fixieren des Tieres (Hilfspersonal, Bremse, Zwangsstand) mit der rechten Hand ähnlich wie der Luftsackkatheter in ventromedialer Richtung in den ventralen Nasengang geführt, wobei dann sofort die linke Hand mit der Flügelfalte die Sonde fixiert. Wenn sie vorn etwas abgebogen ist, gleitet sie ohne wesentliche Schwierigkeiten über die Choanen in den Rachen; ansonsten muß durch vorsichtiges Hin- und Herschieben und Drehen der Sonde der Durchgang gesucht werden, falls sie am aboralen Rand der Choanen anstößt (Keilbein: harter Widerstand). Das Vordringen in die Rachenhöhle erkennt man am weich-elastischen Widerstand der vertebralen Rachenwand. Hier wird ein Schluckreflex ausgelöst und die Sonde in den Ösophagus weiter eingeführt.

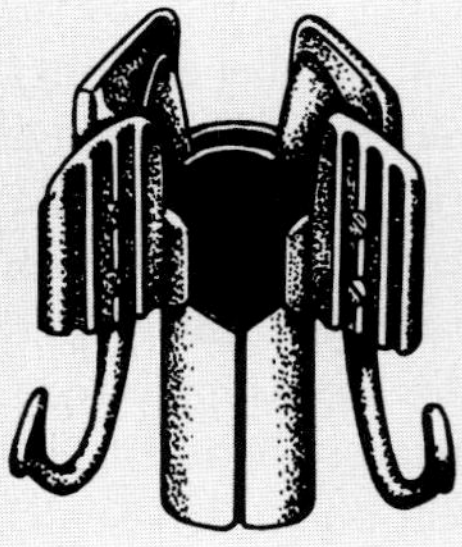

Abb. 21.1
Sondenschutzkeil nach Gratzl.

Für das Einführen der **Magensonde** wird am besten der Sondenschutzkeil nach Gratzl verwendet (Abb. 21.1). Dieser Keil wird mit der rechten Hand an seinem vorderen Ende gehalten, während die linke Hand die Zunge des Pferdes im Maul aufstellt. Anschließend wird er mit seinen Flügeln seitlich in die Backentasche eingeführt, um 90° gedreht, die Zunge unter ihm vorgezogen, dann mit beiden Händen nach hinten geschoben und mit dem Band am Nacken fixiert. Vor dem Einführen wird das Anfangsstück der Sonde durch Anlegen von der oberen Halsgegend bis zur Maulöffnung abgemessen. Man läßt sich dann die Zunge gerade herausziehen, um den Zungenwulst, der das Führungsrohr des Keils verschließt, abzuflachen, und führt die Sonde ein, wobei man sich mit der linken Hand am Halfter festhält. Ist die Sonde etwa im Rachen angelangt (das abgemessene Anfangsstück eingeführt), so läßt der Gehilfe die Zunge los. Durch vorsichtiges Hin- und Herführen wird ein Schluckreflex ausgelöst und die Sonde in den Ösophagus geschoben.

Bevor die Sonde weiter vorgeschoben wird, muß man sich überzeugen, ob sie richtig sitzt. Dies geschieht durch Palpation der oberen Halsgegend (S. 138), wobei man dort die derbe Sonde fühlt. Die Untersuchung wird erleichtert, wenn man den Kopf des Pferdes etwas streckt; sie ist erschwert bei muskulösen Tieren. Bei bewegter Sonde kann man auch das Sondenende im Ösophagus in der Drosselrinne unter den Fingern vorbeigleiten spüren. Alle anderen Methoden (Hineinblasen, Horchen, Husten) sind unsicher. Die Sonde ist beim Vorschieben im Ösophagus in der linken, selten in der rechten Drosselrinne erkennbar, und es wird dieser ein elastischer Widerstand entgegengesetzt, während in der Trachea das Vorschieben sehr leicht ist. Husten muß dabei nicht unbedingt auftreten, während umgekehrt durch den Druck des durch die Sonde erweiterten Ösophagus auf den Kehlkopf Husten, auch bei richtigem Sitz, ausgelöst werden kann. Bei akuter Magendilatation entleert sich spontan oder nach Senken des Kopfes reichlich Mageninhalt (Pferd).

Technik bei den Wiederkäuern

Beim Rind kann die **Magensonde** auf zweierlei Weise eingeführt werden.

a) Ohne Sondenschutzgerät muß der Untersucher die Zunge in gerader Richtung zwecks Abflachung des Zungenwulstes weit herausziehen, während er mit der anderen Hand, wie beim Lungenschleimfänger, die

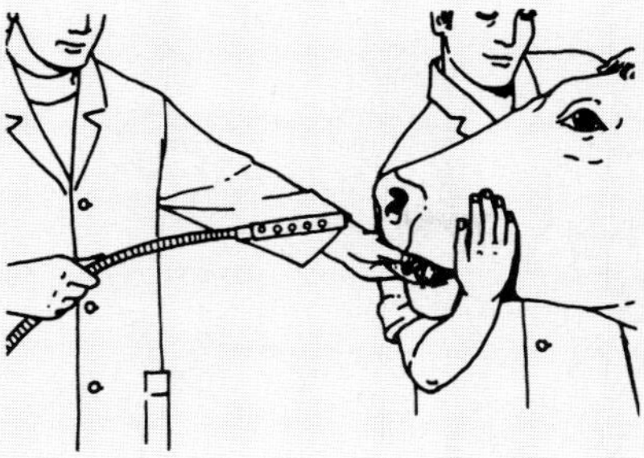

Abb. 21.2
Einführen der Sonde nach Sørensen und Schambye zur Pansensaftgewinnung.

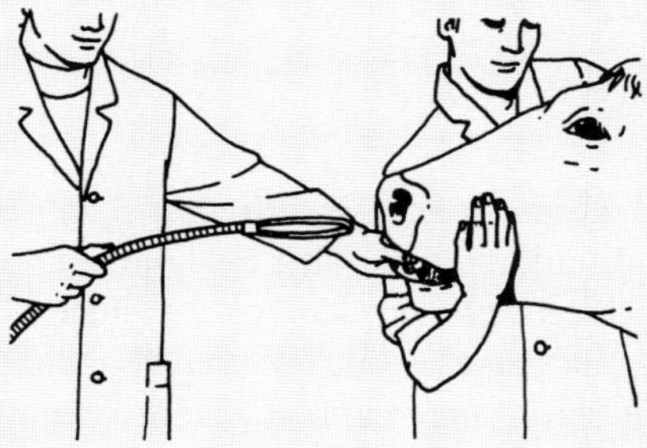

Abb. 21.3
Einführen der Thygesen-Sonde zur Extraktion von Fremdkörpern.

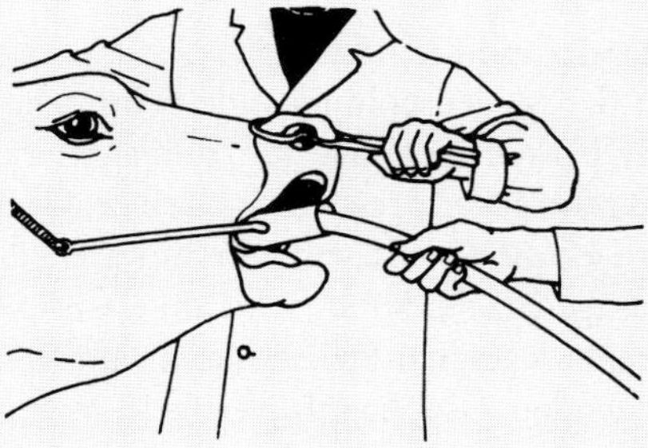

Abb. 21.4
Einführen der Magenschlundsonde mit Hilfe eines Sondenschutzgerätes.

Sonde ruckartig gegen den Schlundkopf führt (der Zungenwulst ist sehr beweglich). Damit die Sonde nicht zerbissen wird, muß die Zunge anschließend seitlich aus dem Kieferspalt weit herausgezogen werden. (Abb. 21.2, 21.3)

b) Das *Sondenschutzgerät* nach Gerle ist ein Metallrohr, das zur Hälfte mit Gummi überzogen ist. Das Gummirohr muß den Rand des Metallrohres um ca. 3 bis 4 cm überragen, um Verletzungen im Pharynx zu vermeiden (Abb. 21.4).

Von dem richtigen Sitz der Sonde überzeugt man sich durch Auskultation des Pansens über der Hungergrube, während eine Hilfskraft in die Sonde bläst. Sitzt die Sonde richtig, so sind über dem Pansen plätschernde und gurgelnde Geräusche feststellbar (Abb. 21.5).

Beim Rind können auch **Nasenschlundsonden** eingeführt werden. Die kleinlumigen Sonden (1,5 cm Durchmesser) werden vorsichtig durch den mittleren Nasengang eingeführt. Die eigene Schwere läßt sie durch die Choanen in die Rachenhöhle gelangen. Nach dem Ab-

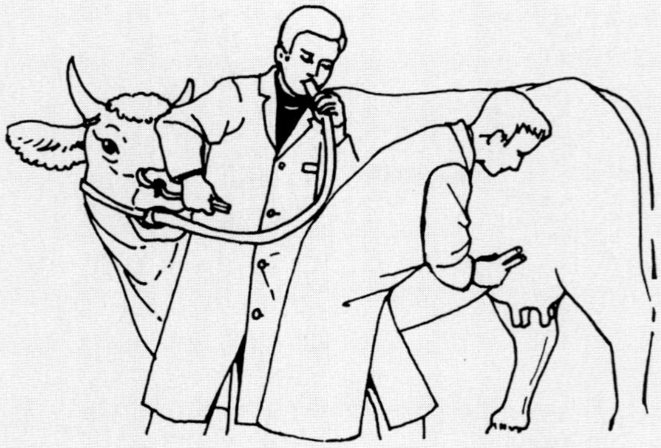

Abb. 21.5
Überprüfen des richtigen Sitzes der Magenschlundsonde durch Einblasen von Luft und Auskultation über dem Pansen.

schlucken wird der Sitz der Sonde wie beschrieben geprüft. Ein Vorteil der Nasenschlundsonde ist, daß selbst bei hohem Druck im Abdomen (Tympanie, seitliches Liegen bei Gebärparese) noch Flüssigkeiten ohne Gefahr des Fehlschluckens zugeführt werden können.

Bei den *kleinen Wiederkäuern* werden entsprechende kleinere Sonden (Durchmesser bis zu 1 cm) eingeführt.

Technik bei Schwein und Kleintieren

Zum Einführen der Magenschlundsonde beim *Schwein* sind die Tiere vorerst mit der Oberkieferschlinge zu fixieren. Hierauf wird die Maulspalte mit einem zentral perforierten Holzkeil geöffnet und die Sonde (je nach Größe des Tieres 0,8 bis 1,7 cm Durchmesser) durch das Loch eingeführt. Der richtige Sitz der Sonde wird am elastischen Widerstand der sich um die Sonde legenden Speiseröhrenwand festgestellt (Vorsicht beim dorsal liegenden Ösophagusdivertikel). Während dieser Manipulationen können die Schweine sehr stark schreien. Befindet sich die Sonde in der Trachea, so ist beim Weiterschieben kein Widerstand fühlbar. Aus der Sonde strömt die Luft synchron mit der Atmung ein und aus. Das Einführen von Sonden dient der Überprüfung der Durchgängigkeit (Fremdkörper) sowie der Applikation von Medikamenten (orale Therapie).

Beim *Kleintier* werden Sonden nach Öffnen des Maules mit Hilfe eines Keiles und eventueller Sedierung (Narkose) unter Sichtkontrolle im Pharynx eingeführt, wobei der Widerstand ähnlich wie beim Schwein ist.

Hat man sich vom richtigen Sitz der Sonde überzeugt, so wird sie vorsichtig weitergeschoben; ein stärkerer Widerstand darf nicht mit Gewalt überwunden werden. Bei fast allen Tieren entwickelt sich ein solcher vor dem Eindringen der Sonde in den Magen (Kardia). Er kann überwunden werden durch vorsichtiges Hin- und Herschieben der Sonde, durch Einfließenlassen von körperwarmer Flüssigkeit bzw. durch Applikation eines Spasmolytikums. Beim Hund muß auch an eine Magendrehung gedacht werden. Ist die Sonde im Magen angelangt, so kann man den säuerlichen Geruch des Mageninhaltes wahrnehmen. Bei Kleintieren werden Sonden entweder über die Nase oder direkt nach Ösophagotomie gesetzt, um eine künstliche Ernährung durchführen zu können.

Das Einführen von Sonden erfolgt nicht nur aus diagnostischen Gründen, sondern auch zu therapeutischen Zwecken: Durchführung einer Magenspülung, Eingeben von Medikamenten.

22 Lymphknoten

22.1 Methodik

Die Untersuchung erfolgt durch *Adspektion* und *Palpation*. Damit können oberflächlich unter der Haut liegende Lymphknoten beurteilt werden. Durch die rektale Untersuchung (Großtier) bzw. durch die Palpation des Abdomens (Kleintier) können Lymphknoten der Bauchhöhle ertastet werden.

Folgende Lymphknoten sind physiologischerweise oder bei Vergrößerung zugänglich (Abb. 22.1): 1) Lnn. mandibulares (Kehlgangslymphknoten); 2) Lnn. parotidei superficiales et profundi (subparotideale Lymphknoten) liegen dicht ventral vom Kiefergelenk und sind kaudal zur Hälfte von der Glandula parotis bedeckt; 3) Lnn. retropharyngei mediales et laterales (Schlundkopflymphknoten, Luftsacklymphknoten beim Pferd) liegen dorsal bzw. dorsolateral des Rachens (beim Pferd kaudoventral bzw. lateral des Luftsackes); Lnn. axillares (Achsellymphknoten) liegen zwischen Ellbogen und Brustwand; 4) Lnn. cervicales superficiales (Buglymphknoten) liegen kraniodorsal vor dem Buggelenk; 5a) Lnn. cervicales profundi craniales (vordere tiefe Halslymphknoten, liegen dorsolateral an der Trachea in der Nähe der Schilddrüse; bei Vergrößerung mit der Schilddrüse zu verwechseln, daher immer zuerst die Schilddrüse aufsuchen); 5b) Lnn. cerv. prof. medii (mittlere tiefe Halslymphknoten) liegen ventrolateral an der Trachea in der Mitte des Halses; 5c) Lnn. cerv. prof. caudales (hintere tiefe Halslymphknoten) liegen ventrolateral an der Trachea beim Brusteingang und sind beim Pferd vielfach mit den Buglymphknoten zu einem Lymphzentrum verschmolzen; 6) Lnn. subiliaci (Kniefaltenlymphknoten) liegen an der seitlichen Bauchwand am kranialen Rand des Oberschenkels, fehlen beim Hund; Lnn. poplitei (Knie-

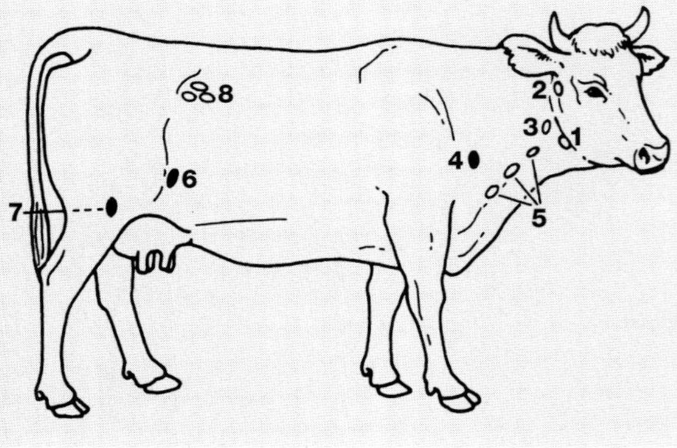

Abb. 22.1
Subkutane Lymphknoten beim Rind (Übersicht).

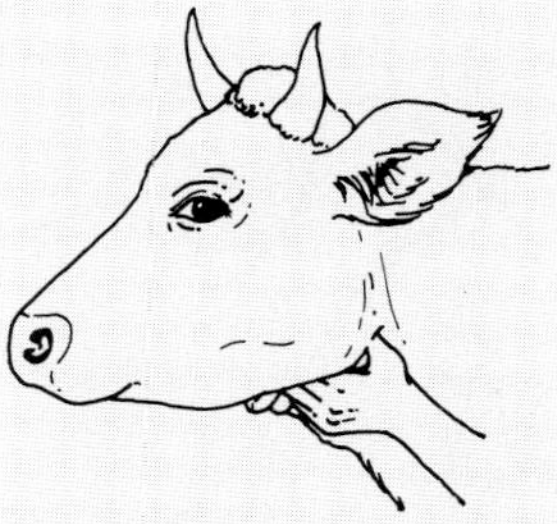

Abb. 22.2

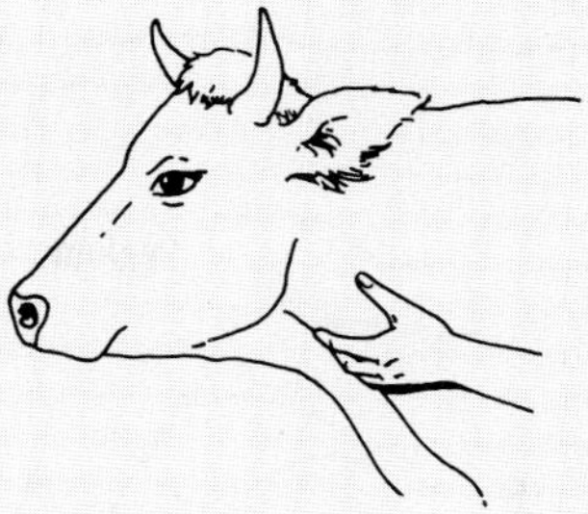

Abb. 22.3

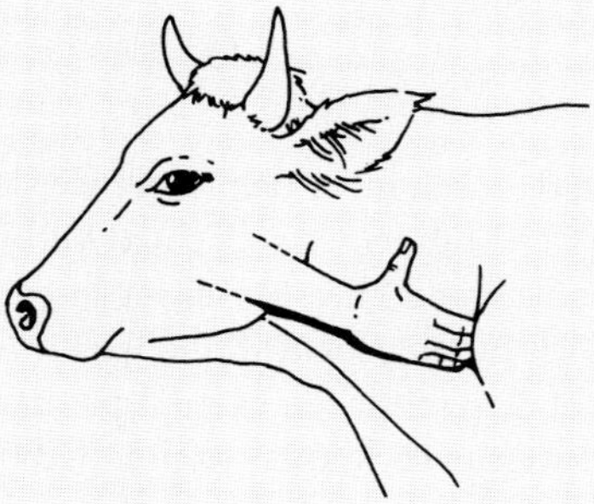

Abb. 22.4

Abb. 22.2
Untersuchung der Kehlgangslymphknoten beim Rind.

Abb. 22.3
Untersuchung der Halslymphknoten beim Rind.

Abb. 22.4
Untersuchung des Buglymphknotens beim Rind.

kehlenlymphknoten); 7) Lnn. inguinales superficiales, Lnn. mammarii (Euterlymphknoten), Lnn. scrotales (Hoden- und Penislymphknoten); Lnn. iliaci mediales (Darmbeinlymphknoten) sind bei rektaler Untersuchung nachweisbar; Lnn. mesenterici (Gekröselymphknoten) können bei der rektalen Untersuchung bzw. bei der Palpation des Abdomens und vor allem beim Kleintier mit Hilfe des Ultraschalls festgestellt werden. Die Lnn. tracheobronchales (Bifurkationslymphknoten) und Lnn. mediastinales (Mediastinallymphknoten) sind nur durch Röntgenuntersuchung (beim Kleintier die letzten auch mit Hilfe der Sonographie) nachweisbar. Gelegentlich können auch an anderen Stellen vergrößerte Lymphknoten bemerkt werden (Lnn. fossae paralumbalis, Flankenlymphknoten; 8).

Beim *Pferd* sind physiologischerweise nur die *Kehlgangslymphknoten* in ihren hinteren Anteilen als ca. zweifingerdicke, grob gelappte Gebilde beiderseits innerhalb des Unterkiefers zu tasten.

Beim *Rind* sind die Lymphknoten nicht gelappt. *Kopf- und Halslymphknoten* werden grundsätzlich mit beiden Händen zugleich von beiden Seiten untersucht. Bei der Untersuchung der *Kehlgangslymphknoten* wird von kaudal her medial am Kieferast vorbei in Richtung submandibuläre Speicheldrüsen getastet (Abb. 22.2). Die *Halslymphknoten* liegen in der Drosselrinne (Abb. 22.3); die Untersuchung dieser Lymphknoten hat nur untergeordnete Bedeutung. Zur Untersuchung der *Buglymphknoten* drückt man am Vorderrand des M. supraspinatus senkrecht zum Körper und führt anschließend eine nach kranial gleitende Bewegung aus. Der Lymphknoten springt unter den Fingern durch (Abb. 22.4). Wird diese gleitende Bewegung in umgekehrter Richtung ausgeführt, so kann der im lockeren Bindegewebe liegende Lymphknoten unter das Schulterblatt

Abb. 22.5
Untersuchung der Kniefaltenlymphknoten beim Rind.

Abb. 22.6
Untersuchung der Euterlymphknoten beim Rind.

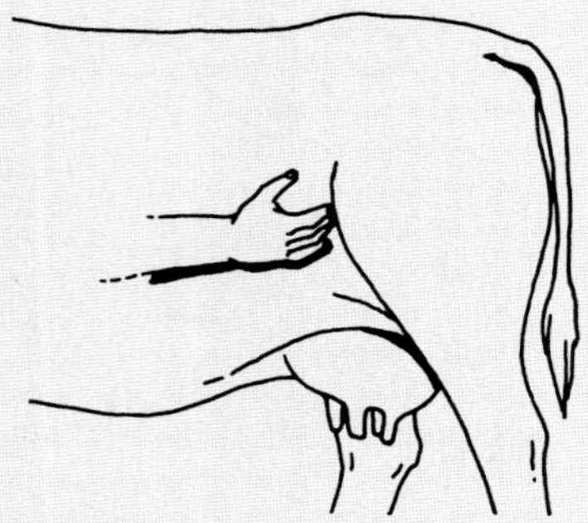

Abb. 22.5

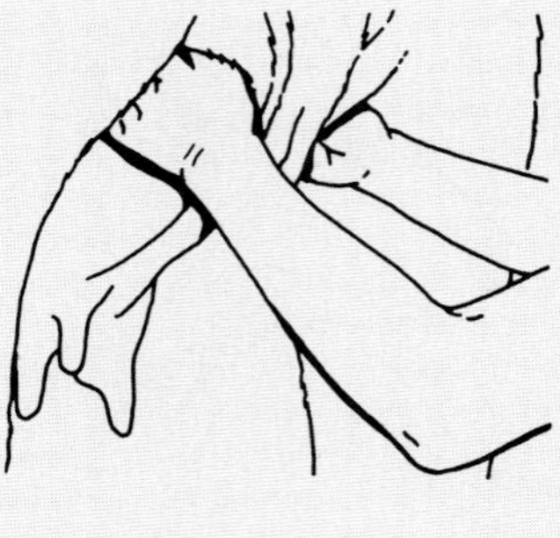

Abb. 22.6

hineingeschoben und dadurch nicht palpierbar werden. Der *Kniefaltenlymphknoten* liegt in der Mitte einer gedachten Verbindung vom Hüfthöcker zum Kniegelenk kranial des M. tensor fasciae latae. Es werden wieder die Finger kräftig hineingedrückt und nach vorn gleiten gelassen. Eine Verwechslung mit dem seitlichen Faszienspanner ist möglich, wenn man nicht genügend weit nach kranial streicht (Abb. 22.5). Die *Euterlymphknoten* liegen seitlich an der Basis der hinteren Euterviertel. Sie werden durch Vorschieben der sagittal aufgestellten Hände zwischen Schenkel und hinteren Eutervierteln in Richtung Euterbasis oder Anheben des Euterviertels (des rechten Euterviertels mit der linken Hand und umgekehrt) und Tasten des Lymphknotens an der Euterbasis mit der anderen Hand untersucht (Abb. 22.6). Da die Euterlymphknoten vielfach nicht tastbar sind (physiologischerweise, bei akut verlaufenden Mastitiden, Ödemisierung), kommt der palpatorischen Untersuchung keine praktische Bedeutung zu.

Bei den *kleinen Wiederkäuern* und beim Rind sind nur die *Bug- und Kniefaltenlymphknoten* tastbar. Die Untersuchung der Lymphknoten bei Schaf und Ziege erfolgt wie beim Rind.

Beim *Schwein* sind nur die Kniefalten- und Leistenlymphknoten einer Untersuchung zugänglich. Kleinere Tiere legt man auf einen Tisch. Man erfaßt für die Untersuchung des rechten *Kniefaltenlymphknotens* beim auf der linken Körperseite liegenden Tier mit der linken Hand die rechte Hinterextremität, streckt diese kaudal und tastet so wie beim Rind den Lymphknoten kranial der Kniefalte (Abb. 22.7). Für die Untersuchung des rechten *Leistenlymphknotens* erfaßt man beim auf dem Tisch liegenden Tier mit der linken Hand die rechte Hinterextremität, abduziert diese und greift mit den Fingern der rechten Hand kaudodorsal der letzten Zitze nach dem Lymphknoten (Verwechslung mit Milchdrüsengewebe ist möglich) (Abb. 22.8). Für die Untersuchung der linksseitig gelegenen Lymphknoten wird das Tier auf die rechte Körperseite gelegt. Die Handgriffe erfolgen in analoger Weise, nur jeweils mit der Hand der anderen Seite. Bei erwachsenen Tieren werden die Lymphknoten im Stehen aufgesucht, sie sind aber infolge übermäßigen Fleisch- und Fettansatzes selten zu tasten.

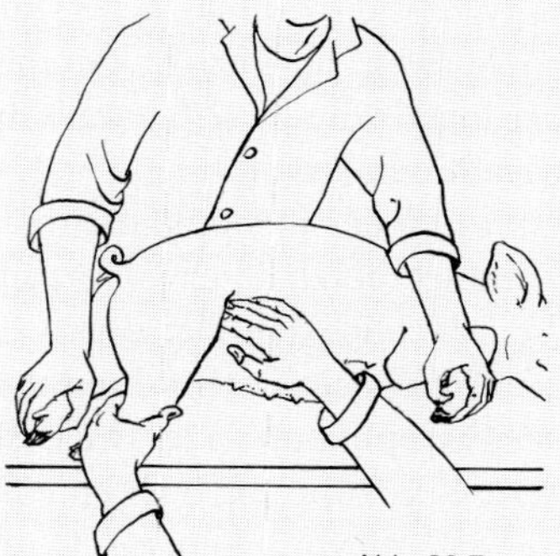

Abb. 22.7

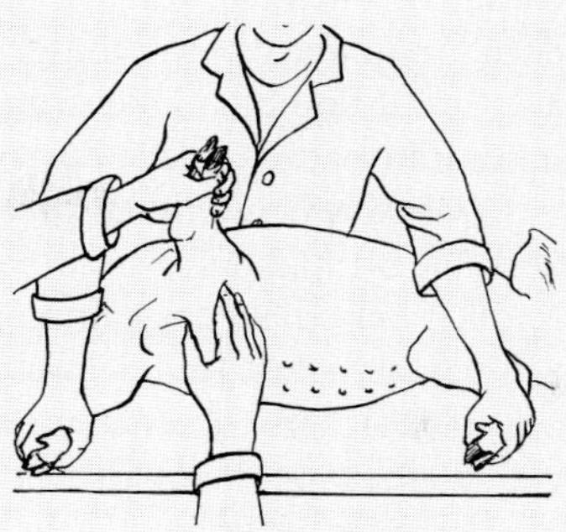

Abb. 22.8

Abb. 22.7
Untersuchung des Kniefaltenlymphknotens beim Schwein.

Abb. 22.8
Untersuchung des Leistenlymphknotens beim Schwein.

Bei *Hund* und *Katze* finden sich die *Kehlgangslymphknoten* als glatte und je nach Größe des Tieres erbsen- bis bohnengroße Gebilde in einer Hautfalte hinter dem Kieferwinkel im ventralen Bereich der oberen Halsgegend (nicht mit der wesentlich größeren Glandula mandibularis verwechseln). Um die Lymphknoten leichter auffinden zu können, wird die Haut im Bereich der oberen Halsgegend mit beiden Händen erfaßt. Die Lymphknoten springen dann zwischen den Fingerkuppen durch. Die *Kniekehlenlymphknoten* liegen als erbsen- bis bohnengroße Gebilde in der Kniekehle.

Mittels Palpation untersucht man die Lymphknoten auf 1. Größe (auch Adspektion), 2. Lappung (Pferd), 3. Schmerzhaftigkeit, 4. Konsistenz, 5. Verschieblichkeit gegenüber der Haut und der Unterlage, 6. Temperatur und 7. Fluktuation. Bei der Prüfung der Schmerzhaftigkeit soll der Druck nur allmählich gesteigert werden, um eine echte Schmerzreaktion von Schreckreaktionen zu unterscheiden. Besondere Untersuchungen sind die *Röntgendarstellung*, die *Biopsie* und die *zytologische Untersuchung* nach Feinnadelaspiration (Lymphknotenpunktat). Für die Diagnose muß berücksichtigt werden, ob nur ein, beide gleichnamigen, mehrere oder alle untersuchten Lymphknoten verändert sind.

22.2 Physiologischer Befund

Physiologischerweise sind die Lymphknoten nicht vergrößert, haben derb-elastische Konsistenz, sind gegenüber ihrer Umgebung verschiebbar, lassen sich deutlich abgrenzen und sind nicht schmerzhaft. Dieser Befund wird wie folgt beschrieben: Pferd Kehlgangslymphknoten **„gelappt und verschieblich"**; Wiederkäuer, Schwein, Hund und Katze: **„Lymphknoten …-groß und verschieblich"** (Angabe der Größe).

Die Größe der Lymphknoten ist nach Tierart und Lage sehr unterschiedlich; aber auch Angehörige derselben Tierart haben oft verschieden große Lymphknoten. Bei jugendlichen Tieren sind die Lymphknoten im allgemeinen größer (besonders ausgeprägt bei Welpen). Eine eventuelle Lappung ist wesentlich gröber und ausgeprägter. Mit zunehmendem Alter werden die Lymphknoten kleiner, derber und schließlich atrophisch.

22.3 Pathologische Befunde

Sämtliche oben angeführten Beurteilungskriterien können sich verändern, und zwar gering-, mittel- oder hochgradig. Im Prinzip kommen aber nur 4 Kombinationen von Veränderungen vor, die sich jeweils auf bestimmte pathologische Zustände zurückführen lassen.

1. **Markige Schwellung** (seröse Entzündung des Lymphknotenmarkes). Die Lymphknoten sind vergrößert und schmerzhaft bzw. überempfindlich bei erhaltener Lappung und Verschieblichkeit. Der durch die Schmerzhaftigkeit und Schwellung gekennzeichnete Entzündungsprozeß spielt sich nur im Zentrum (Mark) des Lymphknotens ab. Die Ursache ist eine (vor allem virusbedingte) seröse Entzündung oder eine Erkrankung im tributären Gebiet des betreffenden Lymphknotens. Durch die Toxin- bzw. Erregerwanderung über die Lymphgefäße, die im Zentrum des Lymphknotens münden, kommt es primär in diesem Gebiet zu entzündlichen Reaktionen. So erkrankt z. B. bei Kieferhöhlenentzündungen oder -empyemen der Kehlgangslymphknoten der betreffenden Seite.

2. **Akute eitrige Entzündung.** Die Lymphknoten sind vergrößert und schmerzhaft. Bei den gelappten Lymphknoten ist die Lappung nicht mehr erkennbar bzw. sind sie gegenüber der Unterlage und der Haut nicht mehr verschiebbar. Dies ist bedingt durch eine eitrige Entzündung sowohl des Lymphknotenmarkes als auch der Lymphknotenrinde. In der Umgebung dieser Entzündung entsteht ein kollaterales Ödem, das das subkutane Bindegewebe und die Haut erfaßt und auf diese Weise den Lymphknoten nicht mehr einwandfrei tastbar und unbeweglich macht. Dieses Ödem folgt der Schwerkraft und kann daher auch ventral vom Lymphknoten angetroffen werden. Im weiteren Verlauf der Entzündung kommt es zu Gewebeeinschmelzung, und es entsteht eine mit Eiter angefüllte Abszeßhöhle (*Abszeß* = Eiteransammlung in einer vorher nicht vorhandenen Höhle; *Empyem* = Eiteransammlung in einer bereits vorhandenen Höhle). Wird diese Abszeßhöhle größer, so tritt Fluktuation (S. 102) auf und der Abszeß kann durchbrechen. Es entleert sich in der Regel ein gelber rahmiger (beim Hund manchmal leicht bräunlicher) Eiter: „pus bonum et laudabile". Diese Entzündung kommt vor allem bei Streptokokkeninfektionen des Pferdes vor (Druse), aber auch bei Infektionen durch Eitererreger bei anderen Tierarten.

3. **Chronische Lymphknotenentzündung.** Der Lymphknoten ist nicht sehr schmerzhaft, von derber Konsistenz, mit zum Teil erhaltener Lappung beim Pferd und teilweise mit der Unterlage oder der Haut verwachsen, ansonsten aber verschieblich. Manchmal bricht aus engen Fistelöffnungen mehr oder weniger mißfarbener Eiter hervor. Ursachen sind Tuberkulose, Pilzkrankheiten, beim Pferd seinerzeit vor allem Rotz.

4. **Leukose.** Die Lymphknoten sind mehr oder weniger hochgradig vergrößert, nicht schmerzhaft und gegenüber der Umgebung in der Regel verschieblich. Sie können durch ihre Vergrößerung bei ungünstiger Lage Organe in ihrer Umgebung mechanisch stören. In der Regel sind mehrere, wenn nicht alle, Lymphknoten davon betroffen.

Die Leukose ist eine krebsartige Veränderung der Bildungsstätten der weißen Blutkörperchen, wobei – wenn sie das lymphoblastische System betrifft – auch die Lymphknoten betroffen sind. Sie kommt vor allem beim Rind, Hund und bei der Katze vor.

22.4 Lymphgefäße

Die zu den Lymphknoten führenden *Lymphgefäße* können (mit den Lymphknoten) entzündlich erkranken *(Lymphangitis)* oder gestaut sein. Man findet bei der Besichtigung der Hautoberfläche gewundene und astförmig verzweigte Stränge, die zum Unterschied von gestauten Hautvenen geringgradig derber sind. An den Klappen der Lymphgefäße können sich Krankheitserreger anlagern und dort kleine Abszesse bilden. Es entstehen perlschnurartig aneinandergereihte knotenförmige Gebilde, die abszedieren, durchbrechen und unter Umständen Geschwüre zurücklassen. Derartige Krankheitszustände treten vor allem bei Pferd, kleinem Wiederkäuer, Schwein und Katze, seltener bei Rind und Hund auf.

23 Puls, peripherer Kreislauf

Das bei der Systole ausgeworfene Schlagvolumen des Herzens stößt auf die träge Blutmasse in den Gefäßen und kann nur dadurch untergebracht werden, daß sich die Aorta ausdehnt. Nach Beendigung der Blutaustreibung zieht sich die Aorta vermöge ihrer Elastizität wieder zusammen und preßt das Blut weiter in die Gefäße (Windkesselfunktion der Aorta). Diese systolische Ausdehnungswelle pflanzt sich unabhängig von der Blutgeschwindigkeit (ca. 50 cm/s) mit wesentlich größerer Geschwindigkeit (4 bis 5 m/s) über das ganze Arteriensystem fort und verflacht entsprechend der Abnahme an Energie und dem Kleinerwerden der Gefäße in der Peripherie.

Die Pulswelle ist daher abhängig von der Herzfrequenz, der Größe des Schlagvolumens und der Geschwindigkeit seiner Auspressung, der Elastizität der Gefäße, dem peripheren Lumen der Gefäße bzw. dem peripheren Abfluß und Widerstand.

23.1 Methodik

Eine Arterie zum Pulsfühlen soll oberflächlich unter der Haut und über einer harten Unterlage liegen und eine gewisse Mindestgröße aufweisen.

Beim *Pferd* fühlt man den Puls in der Regel an der Arteria facialis, dort wo sie mit dem Speichelgang und der Vene um den Unterkiefer läuft (Incisura vasorum) (Abb. 23.1). Mit einiger Übung kann man den Puls auch an der A. transversa faciei, der A. brachialis und der A. coccygea lateralis

Abb. 23.1
Fühlen des Pulses an der Arteria facialis beim Pferd.

Abb. 23.2a, b
Fühlen des Pulses an der Arteria femoralis bei kleinen Haustieren.

Abb. 23.3
Fühlen des Pulses an der Ohrarterie beim Schwein.

Abb. 23.4
Fühlen des Pulses an der Arteria coccygea beim Schwein.

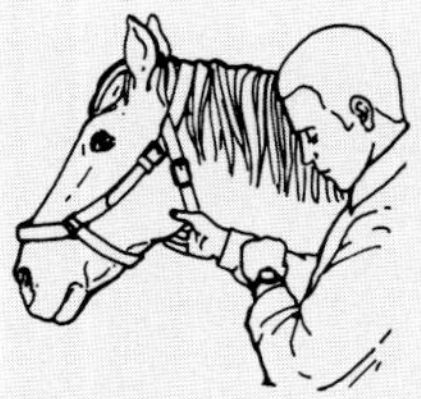

Abb. 23.1

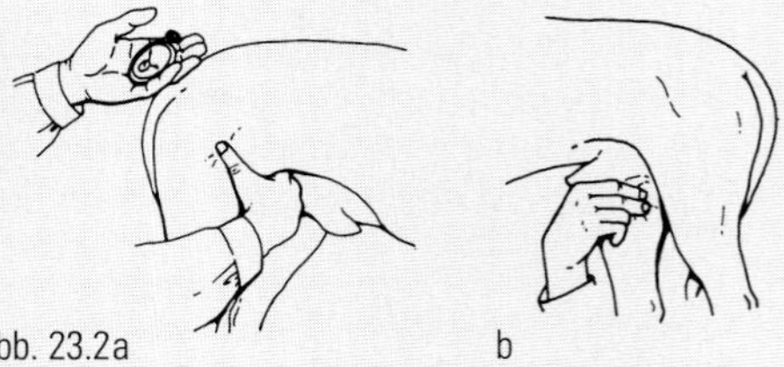

Abb. 23.2a b

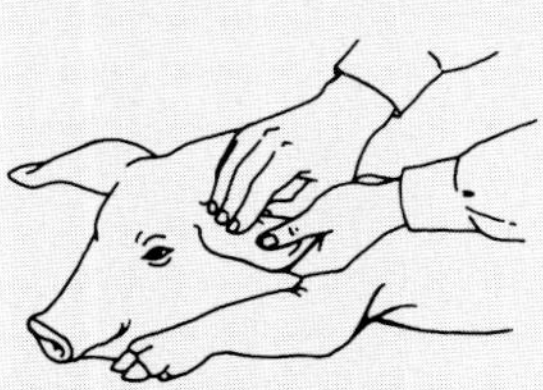

Abb. 23.3

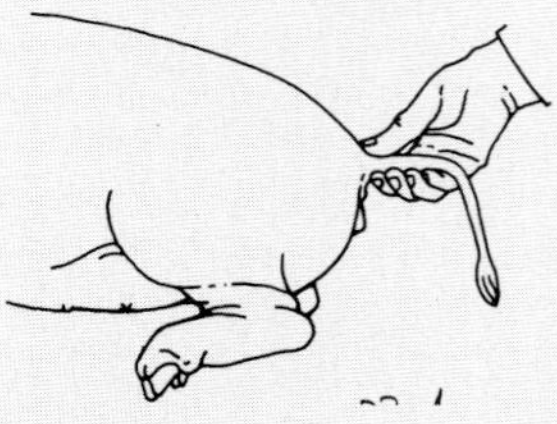

Abb. 23.4

fühlen. An der Hauptmittelfußarterie ist er nur bei Entzündungen der Huflederhaut fühlbar.

Beim *Rind* fühlt man den Puls mit beiden Händen gleichzeitig beiderseits an der A. facialis. Weiterhin kann der Puls an der A. saphena magna und der A. coccygea mediana in der Höhe der ventralen Vulva-Kommissur gefühlt werden.

Bei *Kälbern, kleinen Wiederkäuern, kleinen Schweinen* (Ferkel), *Hund und Katze* fühlt man den Puls an der A. femoralis an der Innenseite des Oberschenkels im Schenkelkanal (Abb. 23.2a, b). Bei *größeren* und *erwachsenen Schweinen* wird er an der A. auricularis (vordere Ohrrandarterie) (Abb. 23.3) oder an der A. coccygea mediana (Abb. 23.4) gefühlt.

Zum Pulsfühlen werden zwei Fingerbeeren (Zeige- und Mittelfinger oder Mittel- und Ringfinger) an das Gefäß gelegt (Abb. 23.2b). Bei ungenügender Übung, schwachem Puls oder ungünstigen Untersuchungsverhältnissen gelingt es oft nicht sofort, die Pulswelle festzustellen. Gelingt aus irgendeinem Grund (zu schwacher Puls, Unruhe, Fettansatz, Wiederkautätigkeit) die Untersuchung des Pulses überhaupt nicht, so wird als Ersatz der Herzschlag gezählt, dessen Frequenz aber nicht mit der Frequenz des Pulses identisch sein muß (Pulsdefizit).

Bei der Untersuchung des Pulses werden beurteilt: 1. Frequenz, 2. Qualität (Kraft und Form der Pulswelle), 3. Rhythmus, 4. Gleichmäßigkeit, 5. Füllung des Gefäßes und 6. Spannung des Gefäßes. Bestimmte Pulsformen werden zusammenfassend mit lateinischen oder deutschen Namen bezeichnet (Pulsdiagnose).

Änderungen des Pulses kommen primär durch Herzmuskel- und Herzklappenschäden sowie Gefäßkrankheiten (Vasomotorenstörungen, Gefäßwandschädigungen), sekundär durch andere Organkrankheiten zustande. Sie können sich auf eine, mehrere oder alle der genannten Pulskriterien beziehen.

23.2 Frequenz

Die Pulsschläge werden eine Viertelminute lang gezählt und mit vier multipliziert.

Im allgemeinen haben kleine Tiere (Jungtiere, kleine Tierarten, kleine Rassen), trächtige und weibliche Tiere einen frequenteren Puls als große, alte, männliche und nicht trächtige Tiere.

Die Pulsfrequenz ist in erster Linie von der Erregungsbildung im Sinusknoten und der sich anschließenden Herzkontraktion abhängig. Bei Erregungsleitungsstörungen oder heterotopen Reizbildungen kann es auch zu Änderungen unabhängig von der Sinuserregung kommen. Eine Abweichung von der Norm kann entweder eine Erhöhung oder eine Verminderung der Pulsfrequenz sein.

Pulsus frequens (beschleunigter Puls) tritt bei frequenter Herztätigkeit (Tachykardie) als Folge einer Sympathikotonie auf, wie sie schon physiologischerweise bei Arbeit, Bewegung und Aufregung vorkommt.

Aus pathologischen Gründen stellt sich Tachykardie bei Fieber, Vergiftungen, Blutarmut sowie Herzkrankheiten ein. *P. rarus* (seltener Puls) tritt bei verlangsamter Herztätigkeit (Bradykardie) als Folge einer Parasympathikotonie auf. Diese findet man physiologischerweise bei trainierten Sportpferden, Rennhunden und älteren Tieren.

Pathologischerweise stellt sich Bradykardie bei Parasympathikotonien anderer Genese, Gehirnkrankheiten, Ikterus, bei Erregungs- und Überleitungsstörungen (die sekundären und tertiären Erregungszentren im Herzen arbeiten mit langsamerer Frequenz) ein.

Tab. 23.1
Physiologische Pulsfrequenzen pro Minute.

Pferd	28 bis 40
Fohlen (erste Lebenstage)	60 bis 100
Rind	60 bis 80
Kalb	72 bis 92
Schaf	60 bis 80
Jährlinge	80 bis 96
Lamm	100 bis 116
Ziege	60 bis 80
Jährlinge	80 bis 100
Zicklein	100 bis 120
Schwein	68 bis 72
Läufer (über 16 Wochen)	72
Läufer (bis 16 Wochen)	80
Läufer (bis 12 Wochen)	92
Läufer (bis 8 Wochen)	120
Ferkel (bis 4 Wochen)	152
Ferkel (bis 1 Woche)	200
Hund (große Rassen)	80 bis 100
Hund (kleine Rassen)	100 bis 120
Katze	108 bis 132

23.3 Qualität (Kraft und Form) der Pulswelle

Man versucht durch zunehmenden Druck mit dem herznahen Finger die Pulswelle (nicht das Gefäßvolumen) zu unterdrücken und stellt dabei ihr Ausbleiben mit dem herzfernen Finger fest. Aus dem hierfür angewendeten Druck schließt man auf die Höhe und damit auf die Kraft der Pulswelle. Bei einiger Erfahrung ist dies eine grobe systolische Blutdruckmessung. Gleichzeitig wird die Raschheit des Anstieges und Abfalles der Pulswelle, d. h. ihre Form beurteilt (Abb. 23.5). Der physiologische Puls ist „*kräftig*". Die Kraft des Pulses hängt vom Schlagvolumen des Herzens ab. Das Schlagvolumen wiederum ist abhängig von der Kontraktionsfähigkeit der Ventrikelmuskulatur (und vom peripheren Widerstand bzw. der Elastizität der Arterien) und vom Blutangebot an das Herz. Abweichungen von der Norm können einerseits ein *mittelkräftiger, schwacher (P. debilis)* und *unfühlbarer (P. insensibilis) Puls*, andererseits ein besonders *kräftiger Puls (P. fortis)* sein.

Ein vermindert kräftiger oder schwacher Puls kommt als Folge einer Herzschwäche (zu geringe Ausdehnungsfähigkeit, zu geringe Kraft der Ventrikelmuskulatur) oder eines zu geringen Blutangebotes an das Herz (periphere Kreislaufschwäche bei hämodynamischem Kollaps, Blutverlusten und Bluteindickung, die beide das Schlagvolumen vermindern) zustande. Meist ist das Gefäß auch schlecht gefüllt *(P. parvus et debilis).*

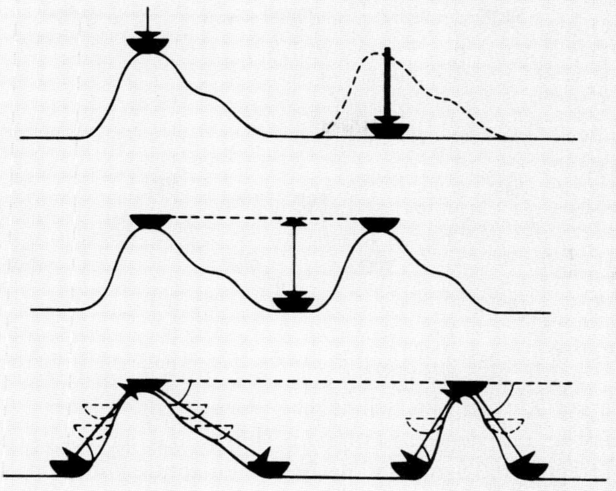

Abb. 23.5
Schematische Darstellung der Untersuchung der verschiedenen Pulskriterien (die wellenförmige Linie stellt die Pulswelle an der Gefäßwand, der schwarze Halbkreis den palpierenden Finger dar):
a) Beurteilung der Kraft des Pulses durch Unterdrücken der Pulswelle;
b) Beurteilung der Amplitude und des Abstandes der Pulswelle;
c) Beurteilung der Form der Pulswelle (Anstieg und Abfall): links physiologische Pulswelle; rechts steil ansteigende und steil abfallende Pulswelle (hüpfender Puls).

Vermehrte Pulskraft und Füllung *(P. magnus et fortis)* ist dagegen die Folge einer linksseitigen Herzhypertrophie; das muskulöse Herz erzeugt ein großes und kräftiges Schlagvolumen. Durch Erhöhung des peripheren Widerstandes wird gleichfalls das Herz zu kräftiger Tätigkeit angeregt, auf diese Weise entsteht der kräftige Puls, z. B. bei Nierenerkrankungen sowie bei Huf- oder Klauenrehe.

P. celer (hüpfender Puls) ist ein rasch ansteigender und ebenso rasch abfallender Puls. Er ist charakteristisch für Insuffizienz der Aortenklappen (Undichtwerden, wenn sie geschlossen sein sollten). Während der Diastole strömt das Blut wieder zum Teil in das Herz zurück, weshalb sich die Aorta besonders rasch zusammenziehen kann und die Pulswelle dementsprechend steil abfällt (Abb. 23.5c). Da er in der Palpation mit dem *P. pseudoceler* identisch ist, muß der Nachweis der Aorteninsuffizienz durch die Auskultation (S. 200ff.) bzw. durch die Sonographie geliefert werden. *P. pseudoceler* kommt bei anämischen Zuständen vor, da dann die Strömungsgeschwindigkeit des Blutes erhöht ist und das Herz besonders frequent schlägt. Man findet ihn aber auch bei jeder anderen höhergradigen *Tachykardie* (also auch physiologischerweise).

P. tardus (träger Puls): Die Pulswelle steigt flach an und fällt wieder flach ab. Man beobachtet diesen Puls bei Aorten- und Mitralstenosen, da das Blut bei ungenügender Kompensation wesentlich länger durch die enge Öffnung ausströmen muß und sich die Aorta daher langsamer ausdehnt.

23.4 Rhythmus

Rhythmusstörungen sind durch verschieden lange Pulsintervalle gekennzeichnet. Die meisten Tiere haben einen *P. regularis* (regelmäßigen Puls) als Folge einer regelmäßigen Erregungsbildung im Sinusknoten (Abb. 23.6a). Physiologischerweise findet sich lediglich beim Hund ein

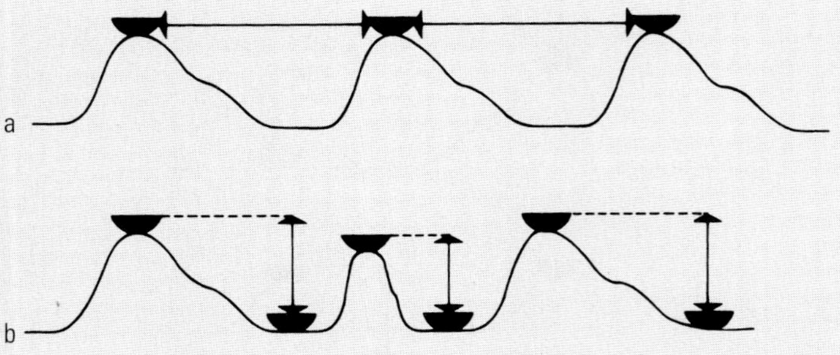

Abb. 23.6
Untersuchung der Pulskriterien: a) regelmäßiger und gleichmäßiger Puls (gleicher Abstand bzw. gleiche Höhe der Pulswellen); b) unregelmäßiger und ungleichmäßiger Puls (ungleicher Abstand bzw. ungleiche Höhe der Pulswellen).

P. irregularis (unregelmäßiger Puls), der durch die Atmung bedingt ist. Er beruht auf den unterschiedlichen Druckverhältnissen während der Inspiration und der Exspiration im Thorax und der daraus resultierenden Erregung des Sympathikus. Bei der Einatmung ist der Puls stets frequenter als bei der Ausatmung *(P. respiratorius,* respiratorische Arrhythmie, nur bis zu einer Pulsfrequenz von 100 pro Minute feststellbar).

Der physiologische Puls ist daher *regelmäßig,* lediglich beim Hund *unregelmäßig.* Ein pathologischer *P. irregularis* ist durch unregelmäßige Erregungsbildung im Sinusknoten (Sinusarrhythmie bzw. Sinusblöcke), Störungen der Erregungsüberleitung (Blöcke) oder abnorme Erregungsbildungen (Extrasystolen) bedingt.

Beim *aussetzenden Puls* fallen in der an sich regelmäßigen Pulsfolge einzelne Schläge ganz aus, d. h. der Abstand zwischen zwei Pulswellen ist der doppelte oder ein Vierfaches des Normabstandes. Je nachdem, ob beim Ausfallen eine bestimmte Reihenfolge eingehalten wird oder nicht, spricht man von *regelmäßig* (z. B. jeder dritte Schlag) oder *unregelmäßig aussetzendem Puls.* Setzt jeder dritte Pulsschlag aus, so nennt man das *P. bigeminus,* setzt der vierte Pulsschlag aus, so heißt dies *P. trigeminus* usw. Setzt mit dem Pulsschlag gleichzeitig der Herzschlag aus, so spricht man von *P. deficiens.* Schlägt jedoch in der Pulspause das Herz (ohne eine fühlbare Pulswelle zu erzeugen), so spricht man von einem *P. intermittens.* Es liegt ein „Pulsdefizit" vor (mehr Herz- als Pulsschläge).

Das *regelmäßige Aussetzen* des Pulses ist meist durch Parasympathikotonie bedingt und beim Pferd oft physiologisch. Es verschwindet durch Erregung oder nach Verabreichung von Parasympathikolytika (Atropin) bzw. Sympathikomimetika (Adrenalin). Bleibt die Unregelmäßigkeit dennoch bestehen, so liegt keine rein funktionelle Störung, sondern eine Myokardschädigung vor. Bei *Extrasystolen* ist der Pulsabstand zunächst kürzer und der auf die Extrasystole folgende länger. Beide zusammen ergeben den Abstand von zwei Pulsschlägen (da die nächste normale Systole ausfällt, weil die Erregung in die Refraktärphase des Herzmuskels kommt). Wenn die Extrasystole sehr knapp nach der Systole kommt, so hat sich das Herz noch nicht mit genügend Blut gefüllt und die Pulswelle wird schwächer oder kann sogar ausfallen (siehe oben): *frustrane Systole.*

Sind die einzelnen *Pulsabstände ganz unterschiedlich groß*, so spricht dies für eine rege Extrasystolentätigkeit oder für nur partielle Durchgängigkeit des Erregungsleitungssystems (z. B. im Gefolge von Vorhofflattern oder -flimmern). Oft ist der Puls auch ungleichmäßig und es besteht ein Pulsdefizit.

23.5 Gleichmäßigkeit

Der Puls ist physiologischerweise *„gleichmäßig"*, d. h. das Schlagvolumen und damit Kraft und Form der Pulswelle bleiben immer gleich: *P. aequalis* (Abb. 23.5b, 23.6a).

P. inaequalis (ungleichmäßiger Puls) entsteht durch Änderung des Schlagvolumens bei einzelnen Herzkontraktionen und ist durch abwechselnd kleinere (schwächere) und größere (kräftigere) Pulswellen gekennzeichnet (Abb. 23.6b). Da das Blutangebot innerhalb so kurzer Zeit nicht so stark schwanken kann, kommt hierfür fast ausschließlich das Herz als Ursache in Frage.

Treten *Extrasystolen* auf, so ist die Füllung des Ventrikels je nach dem Abstand von der vorhergehenden Systole unterschiedlich. Dementsprechend wird ein unterschiedliches Schlagvolumen und damit eine unterschiedlich kräftige Pulswelle produziert. Die Ungleichmäßigkeit ist somit bedingt durch die *Unregelmäßigkeit der Herzaktionen.* Die zweite Möglichkeit ist eine *unterschiedliche Kontraktionskraft des Ventrikels bei Myokardschäden* (Herzmuskelentzündung, Herzmuskeldegeneration). Ein Großteil der Herzmuskelfasern ist nicht oder nur mehr ungenügend kontraktionsfähig und die Refraktärphase der einzelnen Muskelfasern unterschiedlich. Dies bedeutet, daß bei jeder Erregungswelle eine ungleich große Anzahl von Herzmuskelfasern sich in unterschiedlichem Ausmaße kontrahiert. Eine auf diese Weise entstehende ungleichmäßige Pulswelle ist ein prognostisch ungünstiges Zeichen.

Besondere Formen des P. inaequalis sind der *P. alternans* (stärkere und schwächere Pulsschläge wechseln ab) und der *P. myurus* (eine Gruppe von Pulswellen wird immer schwächer). *P. dicrotus* ist eine Pulswelle, auf die eine zweite schwächere Welle folgt, was im Prinzip ein physiologisches Geschehen ist (Aortenklappenschlußwelle), d. h. die dikrote Elevation des Pulses ist verstärkt.

Nichts mit dem Herzen zu tun hat *P. differens;* ein Puls, der an der rechten und linken Arterie unterschiedlich ist (infolge unterschiedlicher Gefäßlumina, manchmal auch in geringem Ausmaß physiologisch).

23.6 Füllung des Gefäßes

Sie wird geprüft, indem man das Pulsgefäß abtastet und seinen Durchmesser (Dicke) feststellt. Dieser ist je nach der zum Pulsfühlen benützten Arterie unterschiedlich, hängt aber auch von der Art und Größe des Tieres ab.

Beim *Pferd* und beim *Rind* sollte die A. facialis normalerweise etwa bleistiftdick sein. Bei *großen Hunden* (Doggen), *Kälbern* und *kleinen Wiederkäuern* ist die Schenkelarterie bleistift- bis über bleistiftdick. Bei *kleinen Hunden, Ferkeln, Jungtieren* ist sie etwa strohhalmdick. Bei Tieren in der Größe von *Katzen* ist sie faden- bis strohhalmdick.

Bei physiologischem Durchmesser wird die Arterie als „*gut gefüllt*" bezeichnet.

Die Füllung ist vom Schlagvolumen des Herzens und von der Tätigkeit der Vasomotoren abhängig. Sie kann vermehrt *(P. magnus)* oder vermindert *(P. parvus)* sein und wird dann *als mittelgut* und *schlecht* bezeichnet. Verminderte Füllung ist der Ausdruck einer kardialen oder peripheren Kreislaufinsuffizienz; kann aber auch durch Kontraktion der Pulsarterie (Vasomotorenzentrum) beeinflußt sein.

23.7 Spannung des Gefäßes

Die Prüfung erfolgt durch Hin- und Herrollen des Gefäßes auf der Unterlage und vorsichtiges Eindrücken der Gefäßwand, wodurch man seine Elastizität prüft. Physiologischerweise ist das Gefäß „*gut gespannt*". *Die* Gefäßwandspannung ist ausschließlich von peripheren Einflüssen abhängig, nämlich der Tätigkeit der Vasodilatatoren und -konstriktoren, aber auch von morphologischen Änderungen des Gefäßes (Elastizitätsverlust bei älteren Tieren, Arteriosklerose).

Abweichungen von der Norm sind eine *mittelgute* und *schlechte* oder eine *vermehrte Spannung* des Gefäßes.

Aus den Änderungen der Spannung und des Lumens (aber auch des Schlagvolumens) ergeben sich folgende Pulsformen:

P. durus (harter Puls): Die Arterie ist hart gespannt. Dieser Puls tritt auf bei hohem Blutdruck (Nierenerkrankungen, Tetanus, Hufrehe des Pferdes).

P. contractus (drahtförmiger Puls): Der Puls ist hart und gleichzeitig schlecht gefüllt bzw. klein. Er findet sich bei mit Kreislaufschwäche einhergehenden Sympathikotonien (bei schweren Krankheiten, wie Bauchfellentzündung, Darmverlagerungen, Kollaps).

P. mollis (weicher Puls): Die Wand der Arterie ist weich und läßt sich leicht eindrücken; sie ist schlecht gespannt.

P. filiformis (fadenförmiger Puls): Das ist ein schwacher und kleiner und zugleich weicher Puls. Die Arterie ist schlecht gefüllt und schlecht gespannt. Er tritt vor allem beim Kollaps auf.

Gefäßschwirren (Erzittern, Schwirren der Gefäßwand anstelle des Pulsschlages) findet man bei Verengungen des Gefäßvolumens (Blutgerinnsel) bzw. bei übermäßiger Strömungsgeschwindigkeit in dem Gefäß (A. uterina bei der trächtigen Gebärmutter) und bei Anämie.

Erweiterungen von Gefäßen *(Aneurysma)* erkennt man an deren größerem Lumen und dem deutlicheren Pulsschlag.

23.8 Physiologischer Befund

Der physiologische Befund lautet bei allen Tieren: **„Frequenz/min, kräftig, regelmäßig und gleichmäßig; die Arterie ist gut gefüllt und gut gespannt"**.

23.9 Venöser Teil des Kreislaufes

Bezüglich des *Venenpulses* an der Drosselrinne und der Stauungsprobe siehe S. 147. Starke Füllungen der Venen kann man bei kurzhaarigen Tieren im Bereich der Drosselrinne, an den kleinen Hautvenen sowie an der Milchader (Rind) nachweisen. Sie sind bei der Hautoberfläche zu beschreiben. Bei langhaarigen Tieren ist ebenso wie bei Kleintieren in der Regel nur die Stauung im Bereich der Drosselvene feststellbar. Die *Venenstauung* am Zwischenkiefer des Pferdes wird bei der Maulschleimhaut registriert.

Allgemeine *Venenstauung* ist Symptom einer Herzschwäche (kardiale Insuffizienz), d. h. das Herz kann die ihm angebotene Blutmenge nicht weiterbefördern. Vielfach tritt die Venenstauung erst nach stärkerer Bewegung auf, weil sich dabei die Blutspeicher (Sympathikotonie) entleeren. Eine mäßige Venenstauung ist bei starker Arbeitsleistung (Sportpferde, Rennpferde) physiologisch.

Stärkeres *Hervortreten einzelner Venen* ist durch lokale Stauung (z. B. Kompression durch Geschwülste) bedingt.

Ständige Erweiterungen der Venen sieht man auch im Stadium der Ruhe (Varizen). An großen Gefäßen kann man durch Palpation Wandverhärtungen sowie Knoten (Emboli) feststellen.

23.10 Kapillarkreislauf, Kapillarfüllungszeit

Änderungen im Bereich des *Niederdrucksystems* (Kapillarkreislauf) stellt man durch Beurteilung der Haut und Schleimhäute (Wärme, Farbe, Flüssigkeitsgehalt, Petechien) fest. Bei Änderungen des hydrostatischen (allerdings auch bei solchen des onkotischen und osmotischen) Druckes kann es zu Änderungen des Turgors im umgebenden Gewebe kommen und damit zu einer Verminderung der Hautelastizität (S. 108). In der weiteren Folge können durch Transsudation Hautödeme (S. 101) und schließlich auch Flüssigkeitsergüsse in großen Körperhöhlen entstehen (S. 345).

Zur Prüfung der *Kapillarfüllungszeit* stülpt man die Oberlippe um und anämisiert durch mäßigen Fingerdruck deren Schleimhaut. Physiologischerweise strömt innerhalb von weniger als 3 Sekunden das Blut zurück und die Schleimhaut erhält wieder ihre ursprüngliche Farbe. Die Füllungszeit ist verlängert bei Durchblutungsstörungen (Kreislaufschwäche, Blutdrucksenkung) und verkürzt bei Blutdrucksteigerung.

24 Atmung

Die Atmung wird vom Atemzentrum in der Medulla oblongata gesteuert. Die Einatmung (Inspiration) erfolgt durch die Kontraktion der Interkostalmuskulatur und des Zwerchfelles (obligatorische Inspirationsmuskeln), die Ausatmung (Exspiration) passiv durch das Zusammenziehen der Lunge infolge ihrer Elastizität (keine obligatorischen Exspirationsmuskeln). Bei forcierter Atmung sind zusätzliche (fakultative) In- und Exspirationsmuskeln (z. B. Bauchwandmuskulatur) tätig. Die Atmung ist – im Gegensatz zum Puls auch willkürlich beeinflußbar.

Der *Gasaustausch* zwischen Alveolen und dem Blut in den Kapillaren des Interstitiums erfolgt ausschließlich durch Diffusion aufgrund eines Gasdruckgefälles, das für Sauerstoff in Richtung Alveole-Blut und für Kohlendioxid in Richtung Blut-Alveole geht. Die Permeabilität der Kapillar- und Alveolarwand ist für CO_2 fünfundzwanzigmal größer als für O_2, so daß für die Abgabe des CO_2 wesentlich kleinere Druckdifferenzen genügen als für die O_2-Aufnahme.

24.1 Methodik

Zur Beurteilung der Atmung stellt man sich schräg hinter das stehende Tier und beachtet Thorax, Rippenbogen und Bauchwand. Bei den Wiederkäuern darf dies nur von rechts erfolgen, weil der Pansen die linke Hälfte der Bauchhöhle größtenteils ausfüllt und daher eine Beurteilung der Atmung in der linken Flankengegend nicht mehr möglich ist. Eine gute Lichtquelle, die zur Schattenbildung schräg einfallen soll, unterstützt die Untersuchung.

Man beurteilt die Atmung aufgrund der Bewegung der Flanken und des Brustkorbes und einiger akzessorischer Atmungsbewegungen. In besonderen Fällen, insbesondere zur Feststellung einer relativen respiratorischen Insuffizienz, sind die Tiere einer Bewegungsprobe zu unterziehen. Hierzu genügt in der Regel das Vorführen des Pferdes oder Hundes im Trab bzw. das Antreiben von Wiederkäuern oder Schweinen über eine kurze Wegstrecke.

Bei der Untersuchung der Atmung werden beurteilt: 1. Frequenz, 2. Typus, 3. Rhythmus und 4. Qualität. Aus ihren Änderungen schließt man 5. auf das Vorhandensein einer Atemerschwernis (Dyspnoe).

24.2 Frequenz

Man zählt mindestens eine halbe Minute lang, und zwar in der Regel den Beginn des Inspiriums, und multipliziert mit zwei. Die gegenüber dem Puls längere Zählperiode soll die willkürlichen Frequenzänderungen der Atmung ausgleichen.

Physiologische Änderungen der Atemfrequenz finden sich aus ähnlichen Gründen wie beim Puls (Alter, Aufregung, Arbeit) und sind auch willkürlich bedingt.

Das *Hecheln* der Hunde ist ein beschleunigtes kurzes und oberflächliches Atmen mit heraushängender Zunge, das eine vermehrte Verdunstung von Speichel und Schleim bewirken soll und damit der Temperaturregelung des Tieres dient. Wenn die Tiere hecheln, kann die Atmung nicht gezählt und nicht beurteilt werden.

Die Frequenz der Atmung kann erhöht oder erniedrigt sein.

Beschleunigte Atmung (Tachypnoe) ist die Folge einer Erregung des Atemzentrums durch direkte Reizung bzw. Herabsetzung der Reizschwelle. Dies kann physiologischerweise bei Anstrengungen, Arbeit, Aufregungen der Fall sein, ebenso bei Schmerzen. Bei Fieber sind die erhöhte Blutwärme, Bakteriengifte sowie Entzündungsmediatoren (wie Zytokine) verantwortlich. Häufige Ursache ist die Erhöhung der Kohlendioxidspannung des Blutes infolge von Störungen des Sauerstofftransportes zur Lunge und im Blut.

Pferd	10 bis 14
Fohlen (eine Stunde post partum)	60 bis 80
Fohlen (erste Lebenswochen)	20 bis 40
Rind	10 bis 30
Kalb	20 bis 40
Schaf	16 bis 30
Jungschaf, Lamm	20 bis 40
Ziege	10 bis 30
Jungziege, Zicklein	20 bis 40
Muttersau, Eber	14 bis 18
Läufer (über 16 Wochen)	18 bis 22
Läufer (bis 16 Wochen)	22 bis 26
Läufer (bis 12 Wochen)	24 bis 30
Ferkel (bis 4 Wochen)	34 bis 38
Ferkel (bis 1 Woche)	56 bis 64
Hund	10 bis 40
Katze	20 bis 30

Tab. 24.1 Physiologische Atmungsfrequenzen pro Minute.

Verlangsamte Atmung (Bradypnoe) ist bedingt durch Herabsetzung der Empfindlichkeit des Atemzentrums bei Gehirnkrankheiten vor allem im Bereich der Medulla oblongata (Hirnstamm), z. B. bei Drucksteigerungen im Gehirn, Bewußtlosigkeit, Urämie sowie erhöhter Sauerstoffspannung.

24.3 Typus

Unter *Atmungstypus* versteht man die Art der Beteiligung von Brust- und Bauchwand an der Atmung. Sowohl bei der In- als auch Exspiration werden Brust- und Bauchwand bewegt, allerdings verschieden stark. Bei der

Inspiration bewegen sich Brust- und Bauchwand nach außen, bei der Exspiration fällt die Bauchwand wieder zusammen, und die Bauchwand bewegt sich nach innen. Je nach dem Ausmaß und dem Verhältnis ihrer Bewegungen zueinander unterscheidet man 3 Atmungstypen. Bei *Pferden* und *Schweinen* werden Thorax und Bauchwand etwa im gleichen Ausmaß bewegt, man spricht von einem *kostoabdominalen Typus.* Bei *Wiederkäuern* wird die Bauchatmung stärker betont (kostoabdominaler Typ mit abdominaler Betonung). Bei *Fleischfressern* wird dagegen mehr die Brustatmung betont, sie haben daher einen vorwiegend kostalen Atmungstypus. Pathologische Befunde liegen somit dann vor, wenn ein *rein* bzw. beim Pferd auch überwiegender *kostaler* oder *abdominaler* Atmungstypus auftritt.

Der *kostale Typus* kommt zustande, wenn das *Zwerchfell immobilisiert* ist. Eine solche Immobilisation des Zwerchfelles kann nerval oder mechanisch bedingt sein. Sie kommt vor bei Lähmung der Zwerchfellnerven bzw. *reflektorisch* bei schmerzhaften Prozessen im Abdomen (Kolik, Peritonitis). Eine *mechanische Behinderung* des Zwerchfells kommt zustande bei allen raumvermehrenden und somit die Zwerchfellabflachung behindernden Prozessen im Abdomen. Dies kann physiologischerweise bereits volumenreiches Futter oder zunehmende Trächtigkeit sein. Pathologischerweise sind es Blähungen, Flüssigkeitsansammlungen oder Neubildungen, die alle einen „Zwerchfellvorstand" (beim Menschen Zwerchfellhochstand) und damit Atembeschwerden hervorrufen; auch die Zwerchfellzerreißung gehört hierher.

Ein *abdominaler Typus* kommt zustande, wenn die Brustwand immobilisiert ist, was gleichfalls wieder nerval oder mechanisch bedingt sein kann. Seltener bedingen Lähmungen der Interkostalnerven diesen Atemtypus, häufiger schmerzhafte Prozesse im Thorax (Pleuritis, Lungengangrän, Rippenbrüche), die die kostale Atmung reflektorisch still legen. Eine *mechanische Behinderung* kann durch Flüssigkeitsergüsse in die Pleurahöhle sowie Schwartenbildung bedingt sein. Hauptursache ist aber das erschwerte Ausströmen der Luft bei Elastizitätsverlust der Lunge (ältere bzw. emphysematöse Tiere) oder stenosierenden Prozessen in den Luftwegen. Die Bauchmuskulatur (Bauchpresse) muß als *fakultative Exspirationsmuskulatur* für das Exspirium herangezogen werden. Die Atmung ist verlängert und manchmal doppelschlägig.

Typus inversus: bei Einatmung Verkleinerung des Abdomens und bei Ausatmung Vergrößerung des Abdomens (Ursache: Lähmung der Nn. phrenici).

24.4 Rhythmus

Physiologischerweise ist die Inspirationsphase etwas kürzer als die Exspirationsphase und zwischen beiden besteht eine kleine Pause.

Unregelmäßigkeiten (Rhythmusstörungen) beziehen sich einerseits auf unterschiedliche Intervalle zwischen den Atemzügen (Aussetzen der Atmung) und andererseits auf Änderungen im oben beschriebenen Ablauf der einzelnen Atmungsphasen. Bereits physiologischerweise kommen

Unregelmäßigkeiten beider Arten vor. Die Tiere nehmen Witterung, schnüffeln herum, werden von ihrer Umgebung abgelenkt. Sie atmen dann unterbrochen, in kurzen Stößen ein bzw. verlängern oder verkürzen einzelne Atmungsphasen. Zur Beurteilung der Atmung ist somit immer eine gewisse Beruhigung des Tieres und eine vertraute Umgebung notwendig.

Erst ein mindestens 15 bis 30 Sekunden langes *Aussetzen der Atmung* wird als pathologische Unregelmäßigkeit registriert. Tritt es wiederholt auf, so kann man je nach den dazwischen liegenden Atemzügen *biotsches Atmen* (normale Atemzüge nach den Pausen), *synkoptisches* Atmen (tiefe Atemzüge, die allmählich flacher werden) oder *Cheyne-Stokessches* Atmen (oberflächliche Atemzüge, die tiefer und wieder oberflächlich werden) unterscheiden. Die Ursache ist in der Regel verminderte Erregbarkeit (Erhöhung der Reizschwelle) des Atemzentrums. Das Atemzentrum spricht erst auf höhere Kohlendioxidkonzentrationen an, arbeitet dann einige Zeit, das Kohlendioxid wird abgeatmet, und sobald die Reizschwelle unterschritten ist, setzt die Atmung wieder aus (Gehirnkrankheiten). Umgekehrt kann es bei übermäßiger Sauerstoff- und stark verminderter Kohlendioxidspannung des Blutes zu zeitweiligem Erregungsausfall des Atemzentrums kommen: *Apnoe* durch Hyperventilation.

Verlängerung der Inspirationsphase findet sich bei erschwerter Einatmung (Stenosen der Luftwege). Dies ist somit Zeichen einer inspiratorischen Dyspnoe. *Verlängerung der Exspirationsphase* sieht man, wenn die Ausatmung erschwert ist (vor allem bei Elastizitätsverlust der Lunge: Lungenemphysem). Das ist damit Symptom einer exspiratorischen Dyspnoe.

Verlängerung der Pausen zwischen In- und Exspiration findet sich bei schmerzhaften Prozessen im Abdomen oder in der Lunge.

Bei schmerzhaften Peritonitiden inspiriert das Rind und ruht sich am Ende des Inspiriums (bei dessen Maximum) bei geschlossener Epiglottis gleichsam auf dem Luftpolster längere Zeit aus. Erst dann öffnet sich der Kehldeckel und die Luft wird unter schmerzhaftem Stöhnen ausgestoßen. Umgekehrt beobachtet man bei Lungenprozessen (z. B. Lungengangrän), bei denen das Einatmen mit großen Schmerzen verbunden ist, ein sehr kurzes In- und Exspirium, worauf das Tier in exspiriertem Zustand für einige Zeit die Atembewegung ruhen läßt.

24.5 Qualität

Die Qualität der Atmung erkennt man an den Exkursionen des Rippenbogens, indem man die Distanz zwischen maximaler Exspirations- und maximaler Inspirationsstellung beachtet. Im Ruhestand ist die Atmung nicht sehr tief; Brust- und Bauchwand bewegen sich nur wenig. Je größer die Strecke ist, desto tiefer ist die Atmung.

Die Atmung kann ggr., mgr. oder hgr. „*vertieft*“ sein oder „*oberflächlich*“ werden. Sehr tiefe Atmung wird als *pumpend* oder als Flankenschlagen bezeichnet. Abweichungen von der Norm können über längere

Zeit andauern oder in kürzeren Zeitabständen auftreten (unregelmäßig) oder von Atemzug zu Atemzug unterschiedlich sein (ungleichmäßige Tiefe).

Die **effektive Lungenventilation** (Atemminutenvolumen) ist sowohl von der Tiefe als auch der Frequenz der Atmung abhängig. Bei erhöhten Ansprüchen (Arbeit) ist in der Regel die Atmung vertieft. Eine *Steigerung des Atemminutenvolumens* wird aber auch durch *Frequenzerhöhung* erzielt, wenn die Atembewegungen mechanisch behindert sind und daher nicht genügend vertieft werden können. Vielfach finden sich beide Vorgänge gleichzeitig. *Verminderung der Ventilation* wird erreicht durch Rückgang der Atemfrequenz bzw. durch oberflächliches (bei dicht behaarten Tieren oft kaum sichtbares) Atmen.

Unterschiedliche Tiefe der Atmung kann auch zwischen beiden Thoraxhälften auftreten: *asymmetrisches Atmen.* Man findet dies bei einseitigen, meist schmerzhaften Lungen- oder Rippenfellkrankheiten (die gesunde Seite atmet stärker als die kranke).

24.6 Physiologischer Befund

Der physiologische Befund lautet bei allen Tieren **„Frequenz/min, Typus** (je nach Tierart), **regelmäßig, ggr. vertieft“** (Tab. 24.1). Pferd und Schwein weisen einen kostoabdominalen Typ, Wiederkäuer einen kostoabdominalen Typ mit abdominaler Betonung und Fleischfresser hingegen einen kostalen Typ auf.

Die normale Atmung liegt bezüglich ihrer Frequenz im Stand der Ruhe und bei normalen Klimaverhältnissen innerhalb der physiologischen Atemzahlen, sie ist nur willkürlichen Unregelmäßigkeiten unterworfen, von physiologischer Tiefe und weist den für die betreffende Tierart charakteristischen Typus auf.

24.7 Dyspnoe (Atemnot)

Jede (krankhaft) erschwerte Atmung wird als Dyspnoe bezeichnet. Dies kann sich sowohl in Änderungen der Frequenz, des Typus, des Rhythmus und der Qualität allein als auch von mehreren oder allen diesen Faktoren äußern. Je nachdem, bei welcher Atmungsphase diese Erschwernis auftritt, spricht man von *inspiratorischer, exspiratorischer* oder (wenn beide Phasen betroffen sind) *gemischter Dyspnoe.* Dem Grade nach wird eine ggr., mgr. oder hgr. Dyspnoe unterschieden.

Zeichen einer *ggr. inspiratorischen Dyspnoe* sind Verlängerungen des Inspiriums (die Inspirationsphase wird gleich lang mit der Exspirationsphase), Vertiefung der Atmung und ggr. Frequenzsteigerung (sofern sie nicht physiologisch bedingt ist).

Bei *mgr. inspiratorischer Dyspnoe* sieht man auch bei gut genährten Tieren Einsinken der Zwischenrippenräume (bei mageren Tieren ist es physiologisch), deutliches Nüsternatmen, nahezu maximale Exkursion des Rippenbogens.

Die *hgr. inspiratorische Dyspnoe* zeichnet sich durch maximale Inspirationsbewegungen aus, die den ganzen Körper erschüttern (Vorwärtsbewegung des Körpers mit der Einatmung). Weiterhin treten Streckung von Kopf und Hals, Auswärtsstellen der Ellenbogen, Afteratmen, bei den Hunden Backenblasen bzw. Lippenatmen, Zyanose, hörbare Inspirationsgeräusche und unter Umständen Erstickungsanfälle auf.

Zeichen einer *ggr. exspiratorischen Dyspnoe* ist jede Verlängerung des Exspiriums und ein ggr. Mitwirken der Bauchmuskulatur bei der Exspiration (sie erfolgt nicht mehr rein passiv).

Zeichen einer *mgr. exspiratorischen Dyspnoe* ist eine kräftige Mitwirkung der Bauchpresse bei der Ausatmung, wodurch entlang des Rippenbogens eine deutliche Rinne entsteht (sogenannte *Flankenrinne).* Vielfach ist die Atmung doppelschlägig, wenn die Elastizität der Lunge so stark vermindert ist, daß sie sich nur teilweise von selbst zusammenzieht (erster Teil der doppelschlägigen Atmung) und der Rest der Luft aus der Lunge unter Zuhilfenahme der Bauchmuskeln aktiv ausgepreßt werden muß (zweiter Teil des doppelschlägigen Atmens). Der Typus der Atmung ist vermehrt abdominal.

Hgr. exspiratorische Dyspnoe äußert sich in pumpender, ausgesprochen abdominaler Atmung mit unterstützenden Körperbewegungen und Afteratmen.

Beim *Afteratmen* sinkt gleichzeitig mit der Einatmung (Erweiterung des Bauches) der After in die Beckenhöhle hinein. Bei der Ausatmung (Verkleinerung der Bauchhöhle) wird er wieder hinausgedrängt.

Inspiratorische Dyspnoe bzw. Erhöhung des Atemvolumens tritt auch bei an und für sich *gesunden Tieren* im Verlauf von körperlichen Anstrengungen in Erscheinung. Diese *physiologische „Dyspnoe"* wird bei Schwerarbeit dann erreicht, sobald der Muskelstoffwechsel vorwiegend anaerob abläuft und der Organismus mit Milchsäure überschwemmt wird (zentrogene Dyspnoe mit metabolischer Azidose). Der Belastungsgrad, bei welchem die Dyspnoe auftritt, ist individuell sehr verschieden und hängt abgesehen von der Tierart auch vom Alter, Geschlecht, Körpermasse und vor allem dem Trainingszustand ab. Eine Arbeitsdyspnoe kann verschwinden bzw. gemildert werden, wenn die Tiere ins Training genommen werden oder wenn die Körpermasse abnimmt. Eine physiologische Ruhedyspnoe tritt bei Aufenthalt in sehr großen Höhen und bei psychischen Erregungszuständen auf. In der Intensivtierhaltung sind es vor allem Klimafaktoren, wie Lufttemperatur, Luftfeuchtigkeit, Gehalt der Luft an Schadgasen, die zur Dyspnoe führen.

Die wesentlichen *Ursachen* für Abweichungen der einzelnen Atmungskriterien von der Norm wurden schon besprochen. Dyspnoe kann sowohl durch *Reizung des Atemzentrums* (zentrogene Dyspnoe) als auch durch *mechanische Behinderung der Atembewegungen* verursacht werden.

24.7.1 Zentrogene Dyspnoe

▶ entsteht durch a) Vermehrung der Kohlendioxidspannung des Blutes, b) Herabsetzung der Sauerstoffspannung des Blutes bzw. Abfall des arteriellen Blutdruckes, c) Ischämie des Atemzentrums bei kardialer oder peripherer Kreislaufschwäche oder bei lokalen Durchblutungsstörungen, d) Änderungen der Wasserstoffionen-Konzentration, e) Steigerung der Bluttemperatur (Fieber), f) Reflexe (Schmerzen) und g) durch Willkür und Affekte (Angst, Erregung).

24.7.2 Mechanisch bedingte Dyspnoe

▶ entsteht durch a) *Stenosen* der vorderen Luftwege einschließlich der kleinen Bronchien bei Flüssigkeits- und/oder Schleimansammlung und Krämpfen bzw. Schwellung der Bronchialschleimhaut (Bronchitis, Asthma), b) *Mechanische Behinderung der Lungenausdehnung* bei Pleuraergüssen, Zwerchfellvorstand (siehe oben), Pneumothorax, Verschwartungen, c) *Lähmung* bzw. Atrophie der *Atemmuskulatur* (Polyneuropathien, Muskelkrankheiten) und d) *Behinderung der Thoraxbewegungen* bei bestimmten Knochenkrankheiten (selten) und Adipositas.

Häufigste Ursache aus dieser Gruppe sind Stenosierungen der feinsten Luftwege (Mikrobronchitis) oder Lungenstarre (Infiltrate). Die vermehrte Atemarbeit äußert sich dabei vor allem in einer Vertiefung der Atmung, weil der erhöhte Strömungswiderstand in den Bronchien überwunden bzw. die starre Lunge gedehnt werden muß.

Die meisten Dyspnoe-Ursachen führen in erster Linie zu *inspiratorischer Atemerschwernis.* Wenn sie höhergradig sind, kommt es auch zu exspiratorischer Atemnot, weil der Organismus auch das exspiratorische Reservevolumen auszustoßen und damit die Vitalkapazität der Lunge zu erhöhen trachtet. Eine primär *exspiratorische Dyspnoe* tritt in erster Linie bei Elastizitätsverlust der Lunge infolge Lungenemphysems bzw. bei älteren Tieren auf und (seltener) bei mechanischen Behinderungen, die sich ausschließlich auf die Exspiration beschränken.

Die *gemischte Dyspnoe* ist die häufigste Art der Atemnot und findet sich bei allen Krankheiten, bei denen die angeführten Ursachen der Atemnot gemeinsam vorkommen.

Durch die der Dyspnoe zugrundeliegenden Mechanismen wird die Lungenventilation erhöht, und damit werden letzten Endes einige der oben angeführten pathologischen Ereignisse zu kompensieren versucht, so daß der Organismus zumindest im Stand der Ruhe oder bei mäßiger Tätigkeit mit genügend Sauerstoff versorgt wird.

Ist dies nicht mehr der Fall, so kommt es zur **respiratorischen Insuffizienz.** Sie liegt vor, wenn im peripheren arteriellen Blut erniedrigte O_2-Spannung allein oder erniedrigte O_2-Spannung mit erhöhter CO_2-Spannung besteht und nicht mehr ausgeglichen werden kann. Sie ist dadurch gekennzeichnet, daß eine Frequenzsteigerung und Vertiefung der Atmung bzw. inspiratorische Dyspnoe besteht und außerdem die Schleimhäute, unter Umständen auch die unpigmentierte Haut, mehr oder weniger zyanotisch sind. Da der Sauerstoffverbrauch von der Stoffwechseltätigkeit des Organismus abhängig ist, kann auch die *respiratorische Insuffizienz relativ* oder *absolut* sein, d. h. entweder erst bei mehr oder weniger starker Anstrengung oder bereits im Stand der Ruhe auftreten. Zur Feststellung einer relativen Insuffizienz sind daher die Tiere zu bewegen. Geringe Grade der respiratorischen Insuffizienz werden allerdings erst bei länger dauernden oder schwereren Arbeitsleistungen festgestellt (Feststellung des Gewährsmangels „Dämpfigkeit" beim Pferd). Der höchste Grad der respiratorischen Insuffizienz ist die *Erstickung*, die dann eintritt, wenn die für den Zellstoffwechsel erforderliche Menge an Sauerstoff-Molekülen nicht mehr zur Verfügung steht bzw. die erzeugte Menge von Kohlendioxid-Molekülen nicht mehr ausgeschieden wird.

Die Blutgaswerte sind für alle Tiere im Abschnitt „Untersuchung des Blutes, Blutgase" angeführt (S. 316).

24.7.3 Dämpfigkeit

„Dämpfigkeit" des Pferdes ist keine bestimmte Organkrankheit, sondern eine Funktionsstörung unterschiedlicher Genese, die zu einer erheblichen globalen oder partiellen respiratorischen Insuffizienz geführt hat und deren Hauptsymptom daher eine erschwerte Atmung ist. Der Begriff selbst stammt aus der Gerichtsmedizin (forensische Medizin), weil die Dämpfigkeit ein sogenannter Hauptmangel (Deutschland) oder Gewährsmangel (Österreich) ist.

Die Gerichtsmedizin (und nicht der Kliniker!) versteht unter „Dämpfigkeit" eine chronische unheilbare Atemnot des Pferdes, wodurch dessen Gebrauch eingeschränkt bzw. verhindert wird. Aus dieser Definition ergibt sich, daß (nach dem oben Gesagten) eine ganze Reihe von verschiedensten Krankheiten des Atmungstraktes (Stenosen, chronische Entzündungen, Lungenemphysem), aber auch des Kreislaufapparates (Anämie, chronische Kreislaufschwächen, Herzfehler) Ursachen der „Dämpfigkeit" sein können.

24.8 Besondere Bewegungsvorgänge am Atmungstrakt

Singultus (Schluchzen, Schluckauf) sind ruckartige Inspirationen, die ihre Ursache in Kontraktionen des Zwerchfelles infolge einer Reizung des N. phrenicus haben: klonische Krämpfe (abdominelle Pulsation). Beim Menschen gehen sie mit einem Geräusch einher („Schnackerl", „Schluckauf"), das bei den Tieren fehlt oder nur undeutlich ausgeprägt ist. Die Kontraktion des Zwerchfells ist durch Auflegen der Hand in der Gegend des Zwerchfellansatzes deutlich fühlbar. Im Gegensatz zu Bauchmuskelkrämpfen wölbt sich die Bauchwand infolge der Abflachung des Zwerchfelles ruckartig nach außen.

Niesen, Gähnen, Husten siehe S. 124, 136, 142.

Besondere **Lungenfunktionsprüfungen**, wie Pneumotachygraphie (Atemstromstärke, Atemzeit), Spirographie (Lungenvolumenmessung), Messen des Intrathorakaldruckes, der Blutgase und des Säurebasenhaushaltes sowie der Compliance bleiben wegen ihrer Aufwendigkeit vorläufig wohl nur besonders eingerichteten Kliniken vorbehalten.

25 Adspektion und Palpation der Herzgegend

Der *Herzstoß* entsteht beim Großtier durch das Anschlagen des Ventrikels und beim Kleintier durch das Aufrichten und Anschlagen der Herzspitze (daher beim Kleintier *Herzspitzenstoß)* während der Systole an die Thoraxwand. Man fühlt ihn etwa am kaudalen Ende der Herzdämpfung, und zwar vorwiegend links. Nur bei schmalbrüstigen Pferden und bei Kleintieren ist er etwas schwächer auch rechts fühlbar.

25.1 Methodik

Die Untersuchung erfolgt am stehenden Tier; eventuell wird das linke Vorderbein vorgezogen.

Bei jüngeren, mageren, kurzhaarigen oder schmalbrüstigen Tieren kann man den *Herzstoß* unter Umständen links in der Gegend der Herzdämpfung deutlich sehen. Bei allen anderen Tieren kann er nur bei pathologischen Verhältnissen (Verstärkung durch Aufregung, Herzvergrößerung) durch die *Adspektion* wahrgenommen werden. Die *Form des Brustkorbes* hat man bereits bei der Beurteilung des Allgemeinverhaltens oder der Atmung beobachtet und Abweichungen festgestellt.

Vor der Auskultation des Herzens *palpiert* man bei den Großtieren den *Herzstoß* mit der linken Hand(fläche) links und mit der rechten Hand rechts hinter oder unter dem Olekranon.

Bei *Kleintieren* kann man den ganzen Brustkorb mit beiden auf jeder Seite aufgelegten Handflächen gleichzeitig betasten. Auf diese Weise werden Schmerzhaftigkeit oder Druckempfindlichkeit (Entzündungen, Frakturen) festgestellt. Die Elastizität des Thorax wird durch Zusammendrücken geprüft; er ist bei jüngeren Tieren elastischer als bei alten.

Zur Prüfung des Herzstoßes sollen *Kleintiere* die Extremitäten gleichmäßig belasten und die Wirbelsäule gerade halten. Man palpiert auch diesen mit beiden Händen hinter der Schulter und oberhalb des Brustbeines.

25.2 Physiologischer Befund

„**Herzstoß** links (beiderseits) **fühlbar**".

25.3 Pathologische Befunde

Der Herzstoß kann *verstärkt fühlbar* oder *schwach* bzw. *unfühlbar sein.*

Verstärkung des Herzstoßes findet man bei jeder frequenten und besonders kräftigen Herzaktion (Tachykardie), bei Herzvergrößerung (Hypertrophie oder Dilatation) und bei Tieren mit besonders dünner

Brustwand (Kachexie). Bei Vergrößerung des Herzens ist er etwas nach hinten verschoben. Auf der rechten Seite wird er (verstärkt) fühlbar bei besonders starken Herzvergrößerungen und bei Verlagerungen des Herzens nach rechts.

Schwacher oder *unfühlbarer Herzstoß* ist die Folge einer oberflächlichen schwachen Herzaktion (kardiale Insuffizienz, Kollaps), vor allem aber einer Vergrößerung des Abstandes zwischen palpierender Hand und dem Ventrikel. Dies kann bedingt sein durch dichte Behaarung, Verdickung der Haut oder Brustwand (Ödeme, dicke Fettschicht, starke Bemuskelung, Emphysem), Schwartenbildung der Pleura, Flüssigkeitsergüsse in die Pleurahöhle, durch die sich zwischen Herz und Brustwand schiebende vergrößerte (geblähte) Lunge (Lungenemphysem) und schließlich durch Flüssigkeitsergüsse bzw. Schwartenbildung im Herzbeutel.

Abgesehen davon kann man bei der Palpation des Herzstoßes auch Frequenz- und Rhythmusstörungen der Herzaktion sowie gelegentlich Schwirren (Fremitus cordis) oder andere „fühlbare Herzgeräusche" (S. 202) feststellen.

26 Perkussion – Allgemeines

Bei der Perkussion wird der zu untersuchende Körperteil durch Beklopfen in Schwingungen versetzt und aus dem entstandenen Schall sowie dem fühlbaren Widerstand auf seine Beschaffenheit geschlossen.

Diese Untersuchungsmethode wurde von dem Grazer Arzt Auenbrugger 1753 erfunden und von dem Wiener Internisten Skoda auf ihren heutigen technischen Stand gebracht. Sie ist zusammen mit der Auskultation bei Großtieren eine der wichtigsten Untersuchungsmethoden des Brustkorbes, wird aber auch zur Untersuchung der Nebenhöhlen des Kopfes, der Bauchhöhle und zum Nachweis des Hautemphysems herangezogen. Bei den Kleintieren ist ihr die Röntgenuntersuchung überlegen.

26.1 Methodik

Zur *unmittelbaren Perkussion* wird mit der Fingerkuppe oder einem Perkussionshammer ein kurzer Stoß auf den zu untersuchenden Körperteil ausgeführt. Bei der *mittelbaren Perkussion* erfolgt dieser Stoß mit Hilfe eines Fingers oder Hammers auf einen anderen festen Gegenstand (Finger, Plessimeter).

26.1.1 Instrumente und Methoden

Bei *großen Haustieren* (Pferd, Rind, erwachsene Schafe und Ziegen, Schweine über 40 kg KM) übt man in der Regel die *Hammer-Plessimeter-Perkussion* mit Hilfe eines runden oder länglichen Elfenbein-, Holz- oder Kunststofftellers (Plessimeter) und eines Hammers mit Gummikappe (Perkussionshammer) aus. Der *Perkussionshammer* soll einen etwa 15–18 cm langen Holzstiel und einen 5–6 cm langen Metallkopf besitzen. Das freie Ende des Hammerkopfes umfaßt ein etwa 1–2 mm hervorragendes Hartgummistück. Das *Plessimeter* ist vorzugsweise rund, kann auch länglich sein (Einsetzen in die Zwischenrippenräume leichter, Körperhaltung des Untersuchers aber schwieriger). Wichtig ist es, immer dieselben Instrumente zu benutzen!

Bei den *kleinen Haustieren* (Kalb, Lamm, Zicklein, Ferkel, Läufer, Hunde, Katzen) wird die *Finger-Finger-Perkussion* angewendet. Man beklopft das Endglied des mäßig fest aufgelegten Mittel- oder Zeigefingers (zwischen Nagelgrund und erstem Phalanxgelenk) mit der Kuppe des hakenförmig gekrümmten Mittelfingers der anderen Hand.

26.1.2 Physikalische Grundlagen

Der Perkussionsschall ist ein zusammengesetzter Schall, der aus 3 Grundgeräuschen entsteht, die an Hand der *Thoraxperkussion* erklärt werden sollen. Durch den Klopfschlag (Auftreffen des Hammers bzw. Fingers) wird zunächst die Luft beiseite geschoben und das Plessimeter (Finger) in Schwingungen versetzt, die sehr kurz dauern, miteinander interferieren und den Eindruck eines *Knallgeräusches* machen. Im nächsten Augenblick geht die Stoßwirkung auf die Brustwand über, die dann in ihrer ganzen Ausdehnung Querschwingungen zwischen Wirbelsäule, Schultergegend und Brustbein ausführt, wodurch der *Eigenschall der Thoraxwand* entsteht. Erst im Anschluß daran wird die Luftmasse der Brusthöhle in Schwingungen versetzt und das in allen Richtungen fortschreitende Geräusch von den Begrenzungen der Brusthöhle wieder zurückgeworfen, so daß ein *Resonanzschall* entsteht.

Die durch die Perkussion erzeugbaren **Schallarten** (Abb. 26.1a–f) werden mit traditionellen Bezeichnungen beschrieben. Der *tiefe Schall* weist niedrige Frequenz und damit niedrige „Tonhöhe" auf, der *hohe* oder *helle Schall* ist frequent und klingt daher höher.

Der *laute Schall* ist gekennzeichnet durch große Amplituden, der *leise Schall* durch niedrige Amplituden (erhöhte bzw. verminderte *Lautstärke).*

Bei genügender Resonanz entsteht ein *langer Schall,* der also nur langsam abgedämpft wird. Bei großen luftarmen oder leeren Gewebemassen werden die Schwingungen rasch gedämpft, es entsteht der *kurze Schall.*

Die meisten erzeugten Schallarten weisen irreguläre Schwingungen auf, sind daher akustisch gesehen *Geräusche.* Überwiegen jedoch regelmäßige Sinusschwingungen, so bekommt der Schall einen musikalischen Beiklang: *tympanischer Schall.*

Alle genannten Schallarten können miteinander kombiniert auftreten.

Das Wirkungsausmaß des Perkussionsstoßes entspricht einem brusthöhlen-einwärtsgerichteten Kegel mit einer vom Plessimeter bestimmten Fläche und einer Höhe von 2 (Finger-Finger-Perkussion) – 7 cm (Hammer-Plessimeter-Perkussion) bei optimaler Kraft des Perkussionsstoßes.

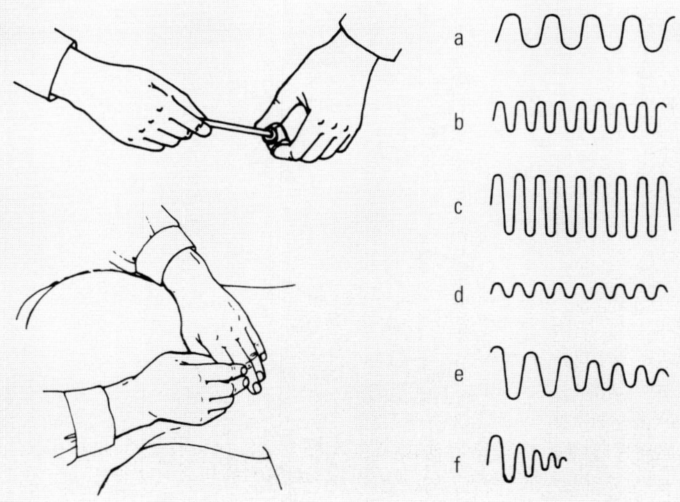

Abb. 26.1
Arten des Perkussionsschalles (schematisch):
a) tiefer Schall;
b) heller Schall;
c) lauter Schall;
d) leiser Schall;
e) langer Schall;
f) kurzer Schall.

Prinzipiell muß festgehalten werden, daß *aufgrund des Perkussionsschalles keine Diagnose* gestellt, sondern nur ein bestimmter physikalischer Zustand festgestellt werden kann. Im wesentlichen ist dieser bedingt durch das Ausmaß oder das Fehlen des Luft(Gas)gehaltes eines Gewebes und dessen Verteilung und kann von den verschiedensten pathologischen Prozessen herrühren.

26.1.3 Durchführung der Perkussion

Die Perkussion wird am besten in einem mittelgroßen geschlossenen Raum durchgeführt, da der Schall durch die Reflexion besser beurteilbar ist. Während der Untersuchung muß Ruhe herrschen. Die Perkussion des Thorax soll womöglich am stehenden Tier ausgeführt werden, da in Seitenlage geringgradige Flüssigkeitsansammlungen im Pleuraraum unbemerkt bleiben und der Perkussionsschall verändert wird (Abb. 26.2).

Lediglich beim Schwein wird man unter Umständen die Perkussion im Liegen durchführen, und zwar vorwiegend bei Ferkeln und Läufern bis zu einer Körpermasse von 30 kg, die entsprechend fixiert werden (Abb. 26.3). Die Tiere beruhigen sich zum größten Teil innerhalb kürzester Zeit. Schweine über 30 kg werden am besten in einer Kiste, wo sie zu zweit untergebracht sind, im Stehen unter Verwendung eines dünnen Plessimeteres perkutiert.

Beim *Großtier* steht der Untersucher jeweils links oder rechts mit dem Gesicht dem Kopf des Tieres zugewandt und perkutiert auf der linken Seite (als Rechtshänder) mit dem in der rechten Hand gehaltenen Hammer von oben und auf der rechten Seite mit dem in der rechten Hand gehaltenen Hammer von unten. Bei *Kleintieren,* bei denen die Finger-Fin-

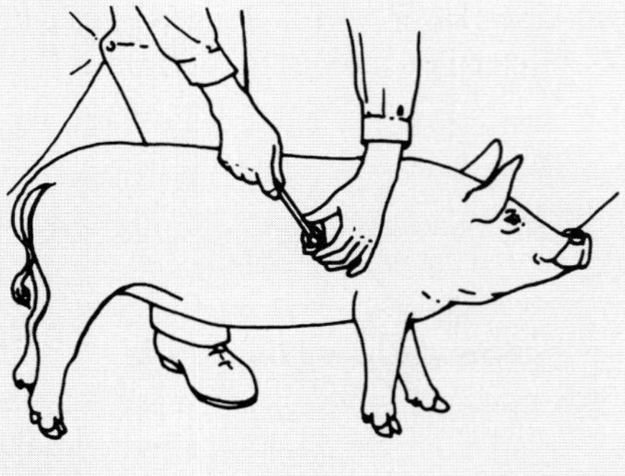

Abb. 26.2
Perkussion am stehenden Schwein.

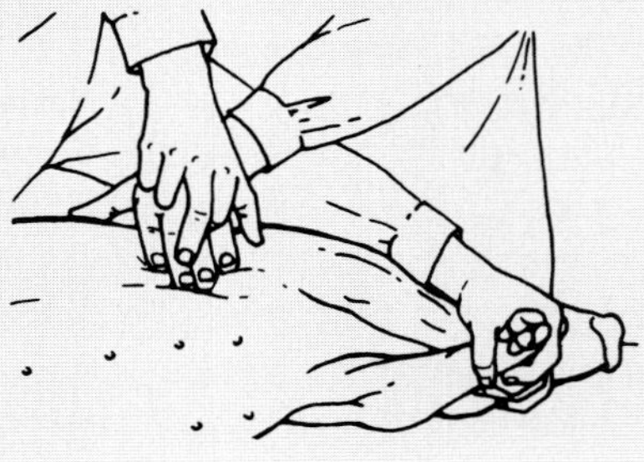

Abb. 26.3
Perkussion am liegenden Schwein (Ferkel, Läufer bis 30 kg).

ger-Perkussion durchgeführt wird, kann man auf die gleiche Weise perkutieren oder aber auch über das Tier hinübergreifen und dann von oben auf der anderen Seite perkutieren.

Das Plessimeter bzw. der als Plessimeter dienende Finger wird während der Fingerperkussion fest auf die Unterlage aufgedrückt, so daß zwischen Haut und Plessimeter kein lufthaltiger Raum mehr besteht. Die runden Plessimeter werden zu diesem Zweck schief in den Interkostalraum hineingeschoben, und die Schläge müssen auf diesen Teil (also exzentrisch) fallen. Der Hammer wird beweglich zwischen Daumen, Zeige- und Mittelfinger gehalten, so daß das Stielende etwa am Ansatz des kleinen Fingers dieser Hand aufschlägt. Das Klopfen erfolgt nur aus dem Handgelenk heraus, damit der aufschlagende Hammer bzw. Finger rasch wieder zurückschnellen kann und die angeregten Schwingungen nicht hemmt; Unterarm, Ellbogen und Achselgelenk werden nicht bewegt. Nun werden zwei gleich starke Schläge ausgeführt, wobei der Hammer senkrecht auffallen soll. Durch stärkeres Beklopfen untersucht man die tieferliegenden, durch leichtes die oberflächlich gelegenen Organteile. Ganz leichtes Perkutieren nennt man *Schwellenwertperkussion*, die besonders genaue Ergebnisse (insbesondere gegen den Lungenrand) liefert.

Anschließend rückt man um Plessimeterbreite weiter und wiederholt den Vorgang (nicht während der Bewegung perkutieren!).

Auf diese Weise muß die ganze für die Untersuchung in Betracht kommende Gegend in parallelen Linien perkutiert werden, nicht nur einzelne Teile davon.

Die *Perkussionstechnik* muß bestrebt sein, das Knallgeräusch bzw. die Eigenresonanz der Thoraxwand möglichst gering zu halten. Ersteres geschieht durch einwandfreie Perkussionsgeräte, insbesondere die Verwendung eines nicht zu weichen, aber auch nicht zu harten Gummis. Das Plessimeter muß fest an die Thoraxwand gedrückt und die Dicke der Thoraxwand möglichst klein gestaltet werden, was heißt, daß man das Plessimeter in den Zwischenrippenräumen ansetzt und bei dichter Behaarung die Haare scheitelt. Ungünstig werden die Perkussionsergebnisse sein, wenn die Thoraxwand besonders dick ist (muskulöse Tiere, Adipositas). Durch einen besonders kräftigen Schlag kann der kegelförmige Stoßbezirk in die Tiefe verlängert werden, was aber auch wiederum das Knallgeräusch und die Eigenschwingungen der Thoraxwand verstärkt.

Um pathologische Befunde nachweisen zu können, müssen diese oberflächlich liegen (maximale Stoßtiefe 7 cm!) und so groß sein, daß sie den Stoßbezirk zum Teil ausfüllen, d. h. bei der Hammer-Plessimeter-Perkussion mindestens Kastaniengröße, bei der Finger-Finger-Perkussion etwa Haselnußgröße haben. Der **Nachweis pathologischer** Veränderungen hängt somit einerseits von der Perkussion und andererseits von der physikalischen Beschaffenheit bzw. Lage der perkutierten Organe ab.

26.2 Schallarten bei physiologischem Luftgehalt in der Lunge

Der *helle und laute Schall* besagt, daß an der betreffenden Stelle Luft (Gas) in normaler Menge vorhanden ist. Er ist nahezu bei allen Tieren mit nicht allzu dicker Brustwand im Bereich des Lungenperkussionsfeldes nachzuweisen, wenn das unter der Thoraxwand liegende Lungengewebe physiologischen Luftgehalt besitzt. Je dünner die Brustwand und je größer die Lunge, desto kräftiger, je dicker die Brustwand und je kleiner die Lunge ist, desto schwächer fällt er aus. Ganz kleine Lungen (Zwerghunde, Katzen) haben einen tympanischen Beiklang (siehe unten).

Den abgekürzten oder relativ gedämpften Schall kann man bei dicker Brustwand (siehe oben) sowie an der Lungengrenze hören.

26.3 Pathologische Befunde der Schallarten

Der *überlaute Schall* tritt dann auf, wenn an der beklopften Stelle übermäßig viel Luft in der Lunge vorhanden ist, also bei Lungenblähung (Lungenemphysem) und Pneumothorax (ganze Thoraxhälfte mit Luft gefüllt). Beim Hautemphysem tritt gleichfalls überlauter Schall auf; gleichzeitig stellt man Knistern (S. 102) unter dem Plessimeter fest.

Der *Schachtelton* ist eine Steigerung des überlauten Schalls.

Der *abgekürzte Schall* (oder *relativ gedämpfte* Schall) ist etwas dumpfer (geringere Resonanz) als der helle und laute Schall. Er tritt dann auf, wenn unter der perkutierten Stelle weniger Luft vorhanden ist.

Der *absolut gedämpfte Schall* entsteht, wenn sich unter der perkutierten Stelle keine Luft befindet. Man kann ihn jederzeit über dicken Muskelpartien nachweisen (Muskelschall). Über lufthaltigen Organen hört man ihn dann, wenn die luftleere Partie mindestens faust- (Großtiere) bzw. walnußgroß (Kleintiere) ist. Ursachen sind somit entzündliche Infiltrate, Neubildungen, Kompressionen der Lunge, Flüssigkeiten im Brustraum bei Pleuritis (perkutorisch ein horizontales Niveau mit dorsalem hell und lauten – meist überlauten – und mit ventralem absolut gedämpften Schall) oder in Nebenhöhlen (Sinusitis), Verdickungen der Pleura (Schwartenbildung) oder der Brustwand (Ödeme, dicke Fettschicht).

Verdickung der Haut kann gleichfalls zu abgekürztem oder gedämpftem Schall führen und durch Adipositas, entzündliche Infiltrate sowie Ödeme bedingt sein.

Der *tympanische Schall oder Beiklang* hat einen musikalischen (paukenähnlichen) Klangcharakter. Er tritt als Begleitschall der bisher genannten Schallarten auf und entsteht, wenn neben den für die obengenannten Schallarten notwendigen physikalischen Voraussetzungen zusätzlich eine kleine Luftsäule oder eine sehr große mit der Außenwelt durch eine größere Öffnung verbundene Luftsäule in Schwingungen versetzt wird. Je nach der Größe dieser Luftsäule entsteht ein *hoher* oder *tiefer tympanischer Beiklang* (entsprechend der musikalischen Höhe des Toneindruckes).

Derartige schwingende Luftsäulen finden wir, wenn infiltriertes luftleeres Lungengewebe röhrenförmig ein lufthaltiges Lungengewebe umgibt (z. B. Infiltrate gegen die kaudale Lungengrenze zu), bei Kavernen, einem mäßigen Pneumothorax und beim Eindringen von Darmschlingen in den Brustraum oder das Skrotum (Hernie); weiterhin auch beim Hautemphysem. Physiologischerweise findet er sich bei sehr kleinen Tieren, da dort die ganze Lunge diese physikalische Voraussetzung erfüllt.

Beim (seltenen) *metallischen Klang* ist der musikalische Charakter noch deutlicher und die Tonhöhe noch höher (ähnlich dem Beklopfen eines leeren Kruges). Er entsteht aus gleichen Ursachen wie der tympanische Beiklang (besonders bei lufthaltigen Kavernen).

Selten ist das *Geräusch des zersprungenen Topfes* (Münzenklirren, Olla rupta); dieses Geräusch entsteht, wenn Luft durch eine enge Öffnung zischend entweicht. Es hat einen eigenartigen scheppernden oder klirrenden Charakter und läßt sich nachahmen durch Beklopfen eines gesprungenen und am Henkel freigehaltenen Topfes, durch Schütteln eines mit Metallgeldstücken gefüllten Behälters oder durch Aufschlagen lose aneinandergelegter hohler Hände an das Knie. Dementsprechend findet man es bei Kavernen, die mit einem Bronchus über eine enge Öffnung in Verbindung stehen oder bei ähnlich gestalteten Infiltraten; manchmal beim Hautemphysem.

Während der Perkussion soll man auch auf den *fühlbaren perkutorischen Widerstand* achten, dessen physiologische Schwankungen je nach Bauart des Brustkorbes, Rasse und Nährzustand recht bedeutend sein können. Einen vermehrten Widerstand in Form eines leichten Gegenstoßes auf das mit den Fingern gehaltene Plessimeter fühlt man bei jeder Dämpfung, besonders bei einer solchen infolge einer Flüssigkeitsansammlung: Man „spürt" die Dämpfung. Je mehr das perkutierte Gewebe lufthaltig ist, desto geringer ist dieser Widerstand.

Die Perkussionsergebnisse werden mit zunehmender Erfahrung des Untersuchers immer besser. Die Methode ist daher unter Verwendung derselben Instrumente so oft wie möglich zu üben!

27 Perkussion der Lunge

Die unter der Schulter gelegenen Lungenteile entziehen sich wegen der Dicke der Schultermuskulatur der Perkussion. Bei *allen Haustieren* kann man ein etwa dreieckiges **thorakales Lungenperkussionsfeld** feststellen. Seine vordere Begrenzung verläuft bei den Großtieren etwa handbreit, bei den Kleintieren ca. fingerbreit und mehr hinter dem Buggelenk und der Spina scapulae vom Olekranon ausgehend schief dorsalwärts zum hinteren Winkel des Schulterblattknorpels (Ankonäenlinie) und geht dort in die dorsale Grenze über, die vom M. longissimus dorsi gebildet wird. Kranioventral wird das Lungenperkussionsfeld bogenförmig von der Herzdämpfung (Abb. 27.1) begrenzt. Die hintere Grenze des Lungenperkussionsfeldes wird von der bogenförmigen Verbindung der beiden eben geschilderten Schenkel des Dreiecks gebildet. Diese hintere Lungengrenze ist am ehesten Veränderungen unterworfen und wird daher in bezug auf den Zwischenrippenraum genau bestimmt (Tab. 27.1).

Tab. 27.1
Kaudale Lungengrenzen (Zwischenrippenräume).

		Lungengrenze		
Tierart	**Rippenanzahl**	obere	mittlere	untere
Pferd	18	16	11–13	6
Rind	13	11	9	6
Kleine Wiederkäuer	13	11	9	6
Schwein	14	11	9	7
Hund, Katze	13	11	9	6

Beim *Rind* ist neben diesem thorakalen Perkussionsfeld noch ein *präskapuläres Perkussionsfeld* nachzuweisen, das am Hals vor der Schulter liegt und eine mehr oder weniger ovale Form (mit etwas senkrecht stehender längerer Achse) bildet, aber für die klinische Untersuchung keinen praktischen Wert aufweist.

27.1 Methodik

Bei der Perkussion der Lunge geht man so vor, daß zunächst links und dann rechts senkrechte Linien bzw. Interkostalräume von dorsal nach ventral perkutiert werden (Abb. 27.1). Beim Kleintier wird zweckmäßigerweise die Herzdämpfung gleich mitbestimmt.

Im Anschluß daran werden die hinteren Lungengrenzen bestimmt, wobei man in den entsprechenden Höhen des Brustkorbes in waagerechten Linien etwa von der Mitte des Lungenfeldes gegen das Abdomen zu von einem Interkostalraum zum nächsten perkutiert.

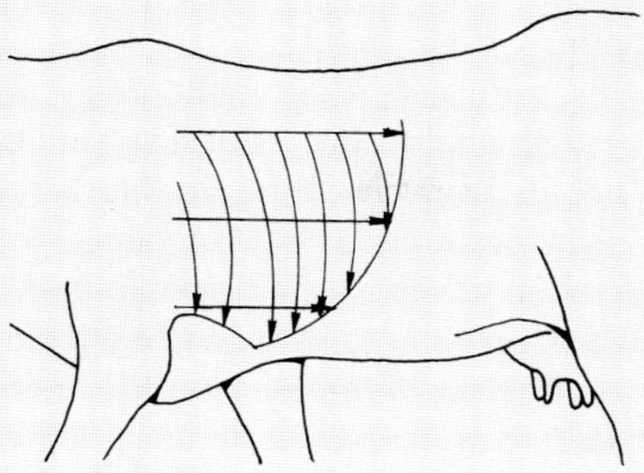

Abb. 27.1
Perkussion des Thorax: Lungenperkussionsfeld beim Rind.

Die obere Lungengrenze wird mit Hilfe einer horizontalen Linie perkutiert, die den Hüfthöcker schneidet. Die beim Großtier immer zu perkutierende *mittlere Lungengrenze* wird in der Brustkorbmitte perkutiert, das ist beim mittelgroßen Pferd und Rind etwa eine Handbreite über dem Buggelenk. Die *untere Lungengrenze* liegt beim Großtier etwa in einer Linie, die das Olekranon schneidet. Man bestimmt die Lungengrenzen beim *Pferd* vorzugsweise links (deutliche Schalländerung wegen der unter dem Zwerchfell liegenden Milz) und beim *Rind* eher rechts (links undeutliche Schalländerung wegen des darunter liegenden Pansens).

Zu beachten ist, daß infolge der kuppenartigen Vorwölbung des Zwerchfelles das Lungengewebe dort immer dünner wird und der Lungenrand normalerweise nicht den Zwerchfellansatz berührt. Man muß daher gegen die Nähe der vermuteten Grenze immer leiser perkutieren (Schwellenwertperkussion).

Dort, wo eine *deutliche Schalländerung* eintritt, ist die Lungengrenze. Man hält an dieser Stelle einen Finger hin und zählt mit der anderen Hand vom letzten Zwischenrippenraum nach vorn bis zu diesem bestimmten Punkt. Um Irrtümer zu vermeiden, beginnt man mit der Zahl des letzten Interkostalraums und zählt zurück. Zu beachten ist, daß sich bei der Einatmung der Lungenrand dem Zwerchfellansatz nähert, so daß man unter Umständen während der Inspiration noch einen hellen und lauten Schall und während der Exspiration im selben Interkostalraum einen gedämpften Schall erhält. Außerdem muß bei der in Tabelle 27.1 angegebenen Rippenzahl beachtet werden, daß mehr oder auch weniger Rippen vorhanden sein können (akzessorische Rippen).

27.2 Physiologischer Befund

Der *physiologische Befund* wird wie folgt beschrieben:

Perkussion der Lunge „**beiderseits heller und lauter** (bei sehr kleinen Tieren *tympanischer*) **Schall. Mittlere Lungengrenzen im ... Interkostalraum**".

Die Schalländerung an Lungengrenzen, insbesondere an den hinteren Lungengrenzen, besteht gewöhnlich im Übergang von diesem hellen und lauten Schall in einen deutlich gedämpften Schall. Ist der angrenzende Magen oder Darm mit Gasen gefüllt, so erhält man unter Umständen tympanischen Beiklang oder sogar hellen und lauten Schall, so daß die Grenzbestimmung schwierig wird.

Eine Lunge, die normalen Schall ergibt, muß – wie schon erwähnt – nicht frei von pathologischen Befunden sein. Sind diese sehr klein oder liegen sie sehr tief (im Zentrum der Lunge, Bifurkation), so kann man sie perkutorisch nicht nachweisen. Ist eine Lunge von vornherein klein (kleine Haustiere), so nehmen auch die pathologischen Veränderungen nur selten solche Größen an, daß sie nachweisbar werden. Es müssen dann andere Verfahren oder Symptome zur Diagnose herangezogen werden bzw. ist die *Röntgenuntersuchung* durchzuführen.

27.3 Pathologische Befunde

Vorkommen können Vergrößerungen oder Verkleinerungen des Lungenperkussionsfeldes und Änderungen des Lungenschalles über dem ganzen Lungenperkussionsfeld, über Teilen desselben oder nur in bestimmten Bezirken.

Die Vergrößerung des Lungenperkussionsfeldes wird ausgedrückt durch die Angabe des nach hinten verschobenen Interkostalraumes, der die Lungengrenze darstellt. Sie kommt zustande durch vermehrten Luftgehalt der Lunge (Lungenemphysem) oder der Brusthöhle (Pneumothorax) und kann dann auch die Herzdämpfung einengen (S. 189).

Die *Verkleinerung des Lungenperkussionsfeldes* wird auf die gleiche Weise registriert. Sie ist bedingt durch einen Zwerchfellvorstand (Tympanie im Magen-Darm-Trakt), eine Zwerchfellruptur (Magen- und Darmteile in der Pleurahöhle) und durch Tumoren in der Lunge. Bei Vergrößerungen des Herzens oder des Herzbeutels wird das Lungenperkussionsfeld von kranioventral eingeengt. Dieser Befund wird mit der Herzdämpfung beschrieben (S. 189). Eine Einengung von ventral ist durch Flüssigkeitsergüsse in die Pleurahöhle (Pleuritis) möglich.

Großflächige Schallveränderungen sind, außer durch Flüssigkeitsergüsse, in der Regel durch Änderungen des Luftgehaltes der Lunge bedingt. Sie werden nach Art und Lokalisation beschrieben.

Lokale Schallveränderungen sind in der Regel Dämpfungen, seltener tympanische Beiklänge. Sie werden bezüglich Art, Größe und Lokalisation beschrieben. Schallveränderungen am Lungenrand müssen stets vorsichtig beurteilt werden, da sie durch Veränderungen im Bereich des Abdomens bedingt sein könnten.

Darmschlingen, die in den Brustraum vorgefallen sind (Zwerchfellhernie, Zwerchfellriß), ergeben einen in der Regel wechselnden tympanischen Schall (infolge der Peristaltik).

Dämpfungen, die *durch Lungenverdichtungen* erzeugt werden, lassen sich von solchen *durch Flüssigkeitsergüsse in die Pleurahöhle* wie folgt unterscheiden: *Flüssigkeitsergüsse* kennzeichnen sich durch die horizontale Begrenzung, die auch bei anderer Lagerung oder Stellung des Patienten (Großtiere auf eine Rampe stellen) immer gleich bleibt. Der Herzstoß ist undeutlich fühlbar, der Auskultationsbefund in der Regel abgeschwächt oder fehlend, bei der Trachealperkussion hört man kräftige und laute, aber aus der Ferne her hörbare Schläge. Bei *Lungenverdichtungen* findet man unregelmäßige Begrenzungen, die unter Umständen über das ganze Perkussionsfeld verteilt sind, der Herzstoß ist deutlich fühlbar, die Herztöne gut hörbar. Über den Dämpfungen hört man häufig bronchiales Atmen, Rassel- und Reibegeräusche. Bei der Trachealperkussion sind kräftige und laute Schläge unmittelbar unter dem Ohr hörbar.

Die Diagnose wird gesichert durch Probepunktion (S. 344) und Röntgenuntersuchung.

Der *pathologische Befund* wird analog dem physiologischen Perkussionsbefund beschrieben.

Die Schallveränderungen werden nach Qualität, Lokalisation und Größe beschrieben. Zu diesem Zwecke teilt man das Lungenperkussionsfeld in „obere" und „untere Partien" oder „obere", „mittlere" und „untere" sowie „hintere Partien"; eventuell wird eine Skizze angefertigt. Anschließend werden die Lungengrenzen angegeben.

Als Nebenbefund können bei der Perkussion Schmerzäußerungen oder Abwehrbewegungen (Frakturen, Pleuritis, Hypersensibilität der Haut) und bei Bronchitis, akuter Pleuritis und Lungenentzündungen auch Husten ausgelöst werden.

28 Perkussion des Herzens

Das Herz ist ein luftleeres Organ und gibt daher, dort wo es der Brustwand anliegt, einen absolut gedämpften Schall *(absolute Herzdämpfung)*. Ein Teil ist von Lungengewebe überdeckt und ergibt dann, wenn sein Abstand von der Brustwand nicht allzu groß ist, einen abgekürzten Schall *(relative Herzdämpfung)*. Bei Einhufern und Fleischfressern wird nur die absolute Herzdämpfung bestimmt, bei Rind, Schwein und kleinen Wiederkäuern ist nur eine relative Herzdämpfung nachweisbar. Durch die Einführung der Echokardiographie steht eine weitere Untersuchungsmethode zur Verfügung.

28.1 Methodik

Die Perkussion des Herzens erfolgt links im Anschluß an jene der Lungen. Für die Untersuchung muß das *Pferd* gerade stehen, d. h. es darf die linke Vorderextremität weder vorgezogen noch nach hinten gestellt sein. Zuerst perkutiert man eine Linie hinter der Ankonäenmuskulatur senkrecht in die Herzdämpfung hinein und im Anschluß daran eine zweite Linie, die etwa im Winkel von 45°, fallweise etwas steiler, in Richtung auf das Olekranon gelegt wird (Abb. 28.1). Der Umschlagpunkt des Lungenschalles und eines eventuell vorhandenen relativ gedämpften Herzschalles in den absolut gedämpften Schall wird vermerkt. Legt man nun die Hand von oben nach unten mit den Fingerwurzeln in Höhe des Olekranons an, so soll bei mittelgroßen Tieren der Dämpfungsbezirk etwa den Handteller umfassen. Rechts läßt sich die Herzdämpfung nur bei vorgezogenem Fuß im vierten Zwischenrippenraum nachweisen (wesentlich kleiner als links). Um bei *Rind, kleinen Wiederkäuern* und *Schwein* das Herz der Perkussion zugänglich zu machen, ist die der Perkussionsseite

Abb. 28.1
Perkussion des Thorax: Nachweis der Herzdämpfung beim Rind.

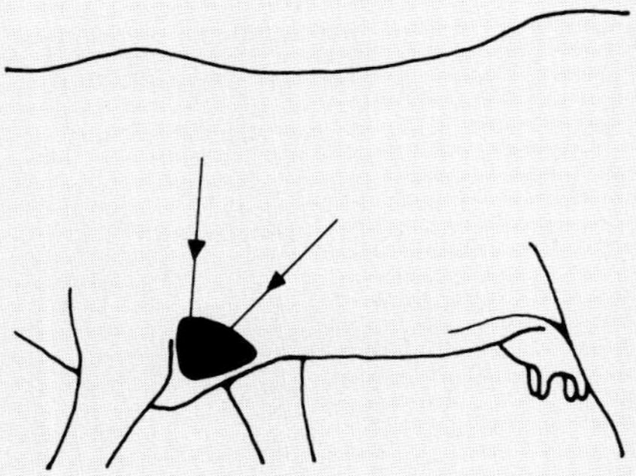

zugehörige Vorderextremität adduzierend nach vorn zu ziehen. Die erste Perkussionslinie wird unmittelbar hinter der Ankonäenmuskulatur von oben nach unten gezogen, aber bis über die Herzdämpfung hinaus in die absolute Dämpfung des Brustbeins hineingeführt. Sie liegt im Gegensatz zum Pferd etwas schief. Die zweite Linie wird analog wie beim Pferd perkutiert (Abb. 28.1). *Hunde* und *Katzen* sollen bei der Perkussion gerade stehen. Man perkutiert senkrechte Linien in Fortsetzung der Lungenperkussion in Richtung auf das Brustbein.

28.2 Physiologischer Befund

Beschreibung des *physiologischen Befundes:* Die Herzdämpfung ist **„nachweisbar“** (Pferd, Hund und Katze), **„links handtellergroß“** (Rind), **„2–3 fingerbreit“** (Kalb, kleiner Wiederkäuer, erwachsenes Schwein).

Das Pferd hat eine *absolute Herzdämpfung,* die bei mittelgroßen Pferden links etwa handtellergroß ist und sich über den Ellenbogen im Bereich des 3.–5. Interkostalraumes hinter der Schulter befindet. Bei größeren und kleineren Pferden variiert sie entsprechend, weshalb die Bezeichnung *„nachweisbar“* vorzuziehen ist. Beim Fohlen ist die Dämpfung fast so groß wie beim erwachsenen Pferd.

Bei Rind und *kleineren Wiederkäuern* findet man nur eine *relative Dämpfung,* die links zwischen 3. und 4. Interkostalraum liegt. Die Herzdämpfung ist rechts kleiner als handtellergroß oder nur angedeutet.

Beim *Schwein* liegt die *relative Herzdämpfung* links zwischen 2. und 4. Interkostalraum; sie ist jedoch nur bei jungen und noch nicht sehr fetten Tieren zu erheben.

Beim *Hund* findet man physiologisch eine *absolute Herzdämpfung* links im 4.–6. Interkostalraum, die sich je nach der Größe des Tieres 1–4 Finger breit parallel zum Sternum bis zu den Rippenfugen erstreckt. Die Dämpfung reicht nach rechts, und zwar etwa 1–2 Finger hoch im 4.–5. Interkostalraum. Bei schmalbrüstigen Rassen kann die absolute Herzdämpfung die obere Begrenzungslinie bis um Fingerbreite überschreiten. Der Nachweis der Herzdämpfung wird um so schwieriger, je kleiner das Tier ist. Bei Tieren unter 5 kg Körpermasse läßt sich eine Herzdämpfung nicht feststellen.

28.3 Pathologische Befunde

Die Herzdämpfung kann entweder vergrößert oder verkleinert sein. Dementsprechend ist sie *ggr., mgr.* und *hgr. vergrößert* bzw. *eingeengt* oder *nicht nachweisbar.*

Vergrößerung der Herzdämpfung kommt vor bei jeder Vergrößerung des Herzens (Hypertrophie, Dilatation) sowie bei Flüssigkeitsergüssen in den Herzbeutel; seltener sind Neubildungen oder Verlagerungen des Herzens (im letzteren Fall ist die Herzdämpfung auf der anderen Seite kleiner oder überhaupt nicht mehr nachweisbar).

Verkleinerung der Herzdämpfung oder fehlende Nachweisbarkeit bzw. relative Herzdämpfung statt einer absoluten (alles nur graduelle Unterschiede) findet man, wenn sich die geblähte und daher vergrößerte

Lunge weiter zwischen Herz und Brustwand vorschiebt (Lungenemphysem); seltener bei Verlagerungen des Herzens (siehe oben).

Tympanischer Schall im Bereich der Herzdämpfung kommt vor bei Ansammlungen von Gasen im Herzbeutel, und zwar vor allem beim Rind infolge einer Herzbeutelentzündung durch Fremdkörper (Pericarditis traumatica). Bei akuter Herzbeutelentzündung kann die Perkussion *schmerzhaft* sein. Diagnostische Schwierigkeiten entstehen, wenn unmittelbar an die Herzdämpfung sich eine Lungendämpfung anschließt. Zur *Unterscheidung von Herz- und Lungendämpfung* kann man folgende Kriterien heranziehen: Bei Herzdämpfungen liegt der Herzstoß in der Regel an der hintersten Stelle der Dämpfung, die Auskultation ergibt keine Besonderheiten. Bei Lungendämpfungen liegt der Herzstoß nicht im Bereich der hintersten Grenze der Dämpfung, die Lungengeräusche weichen im Bereich der Dämpfung vom Normalen ab.

Zur genaueren Unterscheidung können sowohl beim Groß- als auch beim Kleintier die *Röntgenuntersuchung* und die *Echokardiographie* herangezogen werden.

Auskultation der Lunge

29

Unter Auskultation versteht man das Abhorchen eines Körperteiles, um aus den festgestellten Geräuschen einen Schluß auf den Zustand des betreffenden Organs zu ziehen. Die Methode wurde von dem französischen Arzt Laenec 1810 erfunden und gleichfalls von Skoda auf den heutigen Stand der Technik gebracht. Während man früher geglaubt hatte, daß man aus bestimmten Geräuschen einen Schluß auf eine bestimmte Krankheit ziehen könne, war es Skoda, der die Interpretation auf eine rationelle Grundlage stellte. Ein Auskultationsgeräusch ist immer nur Ausdruck eines bestimmten physikalischen Zustandes des untersuchten Organs, der durch verschiedene pathologische Befunde bedingt sein kann.

29.1 Methodik

Die Auskultation soll in einem ruhigen Raum mit dem *unbewaffneten Ohr* oder mit einem *Phonendoskop* erfolgen. Bei den *Großtieren* stellt man sich so neben den Patienten, daß das Gesicht des Untersuchenden dem Kopf des Tieres zugewandt ist. Man legt den dem Tier zugewandten Arm über den Rücken des Tieres und drückt das Ohr fest an die Brustwand, die man aus hygienischen Gründen vorher mit einem Tuch bedeckt hat. Das andere Ohr hält man zu. Den Blick richtet man einerseits auf den Rippenbogen, um die Atemphasen verfolgen zu können, und andererseits behält man die Hinterextremität im Auge, um ein allfälliges Ausschlagen rechtzeitig wahrnehmen zu können. Wird ein *Phonendoskop* verwendet, so ist dessen Trichter gleichfalls fest an die Brustwand anzudrücken, um Nebengeräusche (Haarknistern) möglichst zu vermeiden (eventuell Haare scheiteln oder anfeuchten). Man muß versuchen, konzentriert in die Tiefe zu horchen und Außengeräusche ganz zu überhören.

Man auskultiert beiderseits zunächst an der stärkeren Wölbung des Thorax hinter der Ankonäenlinie und dann an den übrigen Stellen des Perkussionsfeldes. Sind schon bei der Perkussion Veränderungen festgestellt worden, so wird dort, an deren Rande und im gesunden Bezirk auskultiert (Vergleich zur Erleichterung der Diagnose).

Auf die Auskultation bei normaler Atmung folgt (insbesondere bei Verdacht einer Lungenkrankheit, bei Kaufuntersuchungen, bei gerichtlichen Untersuchungen) eine solche bei vertiefter Atmung. Ein *tiefes Inspirium* wird am einfachsten durch Zuhalten der Nasenöffnungen erzielt. Großtiere werden auf die übliche Art fixiert und die Nasenöffnungen beim Pferd von einer Hilfsperson mit den Händen zugehalten. Beim Rind wird ein Atembeutel über die Nasenöffnungen und das Maul geschoben. Man hält so lange zu, bis die Tiere stärker unruhig werden oder beginnen, durch das Maul zu atmen. Durch kräftiges Beklopfen der Thoraxwand können sie abgelenkt, und damit kann das Zuhalten der Nase verlängert werden. Eine zweite Möglichkeit (insbesondere bei widersetzlichen Tieren) besteht darin, daß man Großtieren 8–12 ml einer 1%igen Lobelinlösung rasch intravenös injiziert. Durch die Erregung des Atemzentrums kommt es zu einer forcierten Atmung.

Bei der Auskultation achtet man 1. auf das durch das Ein- und Ausatmen der Luft entstehende *Atemgeräusch,* 2. auf *Rasselgeräusche* und 3. auf *Nebengeräusche* der Atmung. Bei letzteren wird neben der Lokalisation auch noch die Atmungsphase, in der sie auftreten, beschrieben.

29.2 Physiologischer Befund

Der *physiologische Befund* lautet beiderseits **„vesikuläres (ggr. verschärftes) Atemgeräusch, tiefes Inspirium: rein“.**

Die Auskultation der Lunge bei normaler Atmung ergibt bei *Pferd, erwachsenem Rind* und *Schwein* ein vesikuläres Atemgeräusch, bei den übrigen Tierarten ein ggr. verschärftes vesikuläres Atemgeräusch. Bei vertieftem Inspirium verstärkt sich dieses Atemgeräusch. Nebengeräusche sind nicht zu hören.

Das *vesikuläre Atemgeräusch* entsteht aus Luftwirbeln in den terminalen Bronchien und Alveolareingängen bzw. als Blasegeräusch an der Einmündung der Broncheoli respiratorii in das ihnen zugehörige Atrium und die Alveolargänge (Abb. 29.1). Mit ihm vermischt sich ein bronchiales Strömungsgeräusch aus den tieferen Luftwegen, das aber auf dem Wege zur Lungenoberfläche verändert wird (schlechte Schalleitung der lufthaltigen Lunge). Je kleiner der Thorax ist, desto deutlicher ist dieses zweite Geräusch, so daß bei sehr kleinen Tieren schon physiologischerweise unbestimmtes oder bronchiales Atmen zu hören ist. Das vesikuläre Atemgeräusch hat den Charakter eines langgezogenen „W“ und ist bei der Einatmung wesentlich lauter zu hören als bei der Ausatmung (Rückströmen der Luft, keine Kanten und daher geringere Wirbelbildung).

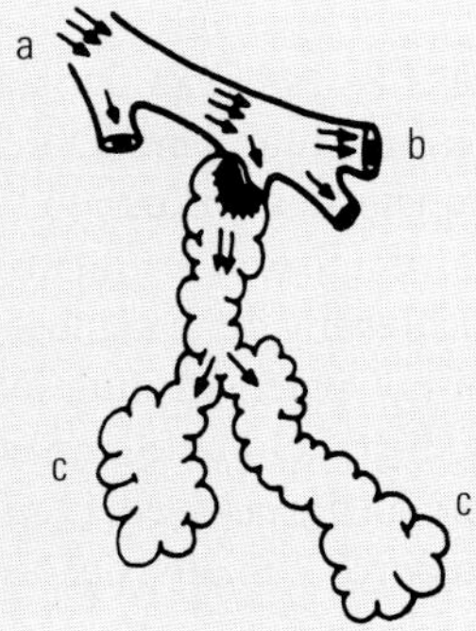

Abb. 29.1
Entstehung des vesikulären Atemgeräusches:
a) Bronchialast;
b) Bronchulus respiratorius mit Übergang in den Alveolarbaum (schwarz gezeichnet);
c) Alveolarsäckchen: Der Luftstrom erzeugt an den Kanten der Aufzweigungen Spalt- und Schneidegeräusche.

Beim *Pferd* ist dieses Geräusch am meisten dem des gesunden Menschen ähnlich und oft kaum wahrnehmbar. Das Exspirationsgeräusch hört man nur zu Beginn der Ausatmung in der vorderen Brusthälfte. Bei *Kälbern*, bei *kleinen Wiederkäuern* und vor allem bei *Kleintieren* hört man physiologischerweise ein ggr. verschärftes vesikuläres Atemgeräusch, weil der anatomische Feinbau der oben erwähnten Strukturen (kleinere Lumina) anscheinend kleinere Wirbelbildungen und damit einen etwas höheren Klangcharakter bedingt.

Das physiologische Atemgeräusch ist ein Zeichen dafür, daß die auskultierte Stelle lufthaltig und bis in die Aveolen wegsam ist.

29.3 Pathologische Befunde

29.3.1 Atmungsgeräusche

Das *vesikuläre* (bzw. ggr. verschärft vesikuläre) *Atemgeräusch* kann sich sowohl quantitativ als auch qualitativ ändern.

Hört man das Atemgeräusch lauter, so spricht man von *verstärkt vesikulärem Atmen.* Dies ist der Fall bei jeder forcierten Atmung, weil eine größere Luftmenge mit erhöhter Geschwindigkeit einströmt und dadurch kräftigere Wirbelbildung verursacht. Man hört es sowohl bei jeder Anstrengung, Aufregung und sonstigen kräftigeren Atmung, also auch beim tiefen Inspirium.

Wird das vesikuläre Atemgeräusch leiser, so spricht man von *abgeschwächtem vesikulärem Atmen.* Dies ist dann der Fall, wenn die Lunge nur mäßig beatmet wird (oberflächliche Atmung), so daß die entstehenden Wirbel geringer und schwächer sind.

Eine weitere Ursache ist die Vergrößerung der Öffnungen der Broncheoli respiratorii beim alveolären Lungenemphysem, wodurch der einströmenden Luft weniger Widerstand entgegengesetzt und die Wirbelbildung vermindert wird. Schließlich führt auch jede Verlängerung des Geräuschweges zu einer Abschwächung des Geräuschpegels (verdickte Thoraxwand, Adipositas). Verstärken sich diese Einflüsse oder werden große Teile der Lunge nicht beatmet, so wird die Atmung schließlich unhörbar: *Respiratio nulla.*

Eine Änderung des Klangcharakters (also eine qualitative Geräuschänderung) ist das schon erwähnte *verschärfte Vesikuläratmen* (in geringem Grade bei Kälbern, kleinen Wiederkäuern und Kleintieren physiologisch). Es entsteht infolge einer Verengung der Alveolareingänge und hat den Charakter eines scharfen „F". Eine Steigerung dieses Atemgeräusches ist das *rauhe vesikuläre Atmen,* das nahezu den Eindruck eines Brodelns macht und dessen physikalische Grundlage eine weitere Verstärkung dieser Stenosierung ist. Dementsprechend findet man verschärftes bzw. rauhes vesikuläres Atmen bei jeder Verengung dieser kleinsten Luftwege, also bei Verbreiterung des Lungeninterstitiums (Hyperämie, Lungenstauung und Ödem, interstitieller Lungenentzündung und bindegewebiger Zubildung), Schwellungen der Bronchialschleimhaut (Lungenödem, Entzündungen), Schleimansammlung auf der Bronchialschleimhaut (Hyperkrinie, Dyskrinie) und Krämpfen der glatten Muskulatur der kleinen Bronchien (Asthma). Vielfach sind alle diese Zustände gleichzeitig vorhanden bzw. gehen ineinander über.

Das *sakkadierte Atmen* ist ein Atemgeräusch in zwei oder mehreren Absätzen. Man hört es gleichzeitig mit doppelschlägigem Atmen und außerdem bei Schwellungen der Bronchialschleimhaut, wenn es während der Atmung vorübergehend zum Verschluß des Bronchiallumens kommt und das Atemgeräusch unterbrochen wird.

Ein *herzsystolisches vesikuläres Geräusch* entsteht durch das Lufteinströmen bei der systolischen Verkleinerung des Herzumfanges in die sich gleichzeitig erweiternden Alveolen der umliegenden Lungenteile. Man hört es vorwiegend in unmittelbarer Nachbarschaft der absoluten Herzdämpfung, insbesondere bei Hunden und Pferden, bei tiefer und langsamer Atmung, und zwar unmittelbar im Anschluß an den ersten, seltener auch den zweiten Herzton und entsprechend seinem Entstehungsmechanismus auch bei zugehaltenen Nasenöffnungen. Es darf nicht mit einem Herzgeräusch (S. 200) verwechselt werden.

Das *bronchiale Atemgeräusch* entsteht durch das Strömen der Luft in größeren Röhren (Bronchien, Trachea) und der daraus resultierenden Resonanz und hat den Charakter eines langgezogenen „Ch". Es wird normalerweise vom vesikulären Atmen übertönt, da die lufthaltige Lunge ein sehr schlechter Schalleiter ist. Physiologischerweise ist es über Kehlkopf und Luftröhre zu hören; bei sehr mageren Haustieren, vor allem auch kleineren Rassen, auch über den vorderen Lungenpartien (physiologisches Bronchialatmen).

Man hört pathologischerweise bronchiales Atmen, wenn aus irgendeinem Grunde das vesikuläre Atmen ausfällt und die betreffende Lungenpartie besser schalleitend wird (Verdichtungen infolge von Infiltraten in den Alveolen und Broncheoli, seltener Neubildungen und Kompressionen der Lunge durch Flüssigkeit). Auch wenn eine Röhre mit strömender Luft sich unmittelbar unter der Lungenoberfläche gebildet hat (Kaverne, Bronchiektasie – äußerst selten), kann man es hören.

Das selten zu hörende *amphorische Atmen* hat bronchialen Charakter, aber mit einem pfeifenden Beiklang (wie wenn man über eine offene Flasche bläst). Man hört es aus ähnlichen physikalischen Gründen, nämlich dann, wenn Luft an einer lufthaltigen Höhle mit Öffnung vorbeiströmt (z. B. bei sehr großen Kavernen bzw. Mündung eines Bronchus in einen größeren) und die anderen Voraussetzungen für das bronchiale Atmen (bessere Schalleitung durch Lungenverdichtung) bestehen.

Das *unbestimmte Atemgeräusch (= gemischte)* ist ein Geräusch, das zwischen dem vesikulären und bronchialen Atmen liegt und bei dem man nicht entscheiden kann, welchem dieser beiden Geräusche es zuzuordnen ist. Alle Ursachen, die zu einer abgeschwächten vesikulären und bronchialen Atmung führen, können dieses unbestimmte Atmen hervorrufen.

Vom *unbestimmbaren Atemgeräusch* spricht man, wenn aus äußeren Gründen (Lärm in der Umgebung, zu laute Rasselgeräusche in der

Lunge, zu laute Peristaltik, Unruhe des Tieres) das Atemgeräusch nicht gehört oder nicht näher bestimmt werden kann.

Ein *wechselndes Atemgeräusch,* d. h. ein Atemgeräusch, das beim Inspirium vesikulär und beim Exspirium bronchial ist oder umgekehrt, stellt sich ein, wenn in der Lunge nebeneinander Verhältnisse vorliegen, die für das Zustandekommen beider Geräusche notwendig sind.

Merke: Ein bronchiales Atmen hat nichts mit Bronchitis zu tun!

29.3.2 Rasselgeräusche

Rasselgeräusche hört man dann, wenn sich im *Bronchialbaum* und seinen Aufzweigungen *(nicht in den Alveolen!)* Flüssigkeit befindet, die durch die strömende Luft in Bewegung und Schwingungen versetzt wird, wodurch Schallwellen entstehen. Je nach der Menge und Beschaffenheit der Flüssigkeit sowie der Weite des Lumens der betreffenden Bronchien bilden sich unterschiedliche Rasselgeräusche. Man beurteilt 1. ihren Charakter, 2. ob sie konstant oder inkonstant sind, 3. mit welcher Atemphase sie entstehen und 4. ob sie bereits bei normalem oder erst bei vertieftem Inspirium zu hören sind.

Feuchte Rasselgeräusche entstehen durch die Bewegung einer dünnen Flüssigkeit (geringe Viskosität). Es sind Knallgeräusche (Abb. 29.2), die man durch Einblasen von Luft in ein Gefäß mit Wasser bzw. durch das dabei entstehende Blasenspringen nachahmen kann. Je nachdem, ob sie in einem großen oder kleinen Bronchus entstehen, unterscheidet man *groß-, mittel- oder kleinblasige feuchte Rasselgeräusche.* Die Ursachen sind Flüssigkeitsergüsse in die Bronchien (Lungenödem, Lungenblutung, Exsudat einer Bronchitis oder Lungenentzündung, aspirierte Flüssigkeiten). Hört man kleinblasige Geräusche, so sind die feinsten Aufzweigungen des Bronchialbaumes befallen und der Krankheitszustand ist entsprechend schlechter zu beurteilen.

Trockene Rasselgeräusche entstehen, wenn im Bronchialbaum eine starke visköse Flüssigkeit vorhanden ist oder eine stärkere Schleimhaut-

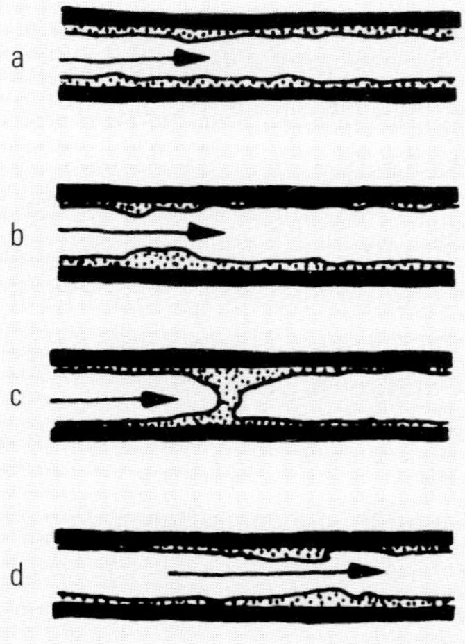

Abb. 29.2

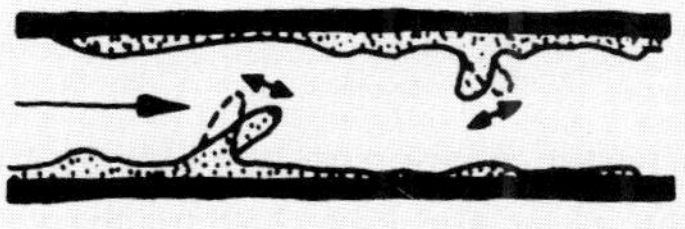

Abb. 29.3

Abb. 29.2 Entstehung feuchter Rasselgeräusche. Durch den Luftstrom bilden sich an der wandständigen Flüssigkeit Wellen (a, b), die schließlich so hoch werden, daß sie das Innere des Bronchus verschließen (c) und mit einem Knall zerreißen (d).

Abb. 29.3 Entstehung der trockenen Rasselgeräusche. Die zähe, schleimige Flüssigkeitsmasse wird durch den Luftstrom in Schwingungen versetzt, die unter Umständen sogar klingenden oder musikalischen Charakter haben können.

schwellung besteht (zähes Exsudat bei chronischer Bronchitis). Dabei geraten Flüssigkeiten oder Schleimhautfalten in Schwingungen (Abb. 29.3). Die Rasselgeräusche haben entsprechend der Frequenz dieser Schwingungen brummenden, krächzenden, schnarrenden, pfeifenden oder giemenden Klangcharakter (wie eine hochgespannte Saite). Man kann im allgemeinen aus ihrem Klangcharakter nicht auf das Lumen der Bronchien schließen, in denen sie entstehen.

Knisterrasseln entsteht, wenn während der Inspiration verklebte Bronchialwände auseinandergerissen werden. Dieses Loslösen und das anschließende stürmische Einströmen von Luft kann man nachahmen, wenn man Haare zwischen den Fingern knapp vor dem Ohr reibt. Das Verkleben entsteht durch ein besonders zähflüssiges, fibrinhaltiges Exsudat.

Ein dem Knisterrasseln ähnliches Geräusch ist das *Entfaltungsrasseln.* Es kommt zustande, wenn ein vorher nicht beatmeter Lungenteil durch eine vertiefte Inspiration aufgebläht (entfaltet) wird. Es ist somit immer nur beim ersten tiefen Atemzug und – im Gegensatz zu pathologischen Rasselgeräuschen – später nicht mehr zu hören.

Rasselgeräusche, die in lufthaltigem Lungengewebe entstehen (z. B. bei Bronchitis), sind im allgemeinen bedeutend leiser und schwerer hörbar als solche, die im stark infiltrierten und daher den Schall gut leitenden Gewebe entstehen: *klingende Rasselgeräusche.*

Alle bisher erwähnten Rasselgeräusche können inkonstant sein, d. h. während einiger Atemzüge verschwinden, insbesondere nach dem tiefen Inspirium oder nach Hustenanfällen (Verschiebung bzw. Entfernung der Flüssigkeit aus den Bronchien).

29.3.3 Nebengeräusche ▶

Reibegeräusche entstehen, wenn die Pleura der Lunge und des Thorax nicht mehr völlig glatt (und sich daher während der Atmungsbewegungen geräuschlos verschiebt), sondern infolge von Entzündungen rauh geworden ist und daher bei *jedem Atemzug* (konstant) kratzende oder schabende Geräusche bedingt. Man kann sie nachahmen, wenn man die an das Ohr gedrückten Finger einer Hand mit dem Fingernagel der anderen kratzt. Reibegeräusche entstehen bei fibrinöser Entzündung des Brustfelles (aber auch des Herzbeutels und des Bauchfells). Sie sind leicht mit trockenen Rasselgeräuschen zu verwechseln.

Rasselgeräusche sind oft inkonstant, setzen hie und da aus; nach einem Hustenstoß, der in der Regel kräftig und nicht schmerzhaft ist, können sie verschwinden. Reibegeräusche sind konstant und stets in der gleichen Phase der Atmung zu hören; nach einem Hustenstoß, der oft schmerzhaft und schwach ist, werden sie stärker hörbar.

Das Verschwinden der Reibegeräusche kann außer einer Ausheilung auch ein Verwachsen der Pleurablätter oder die Ausscheidung von Flüssigkeit bedeuten, wodurch die sich reibenden Blätter auseinander gedrängt werden.

Rasselgeräusche und Reibegeräusche können unter Umständen so kräftig sein, daß die auf den Brustkorb aufgelegte Hand sie als Kratzen oder Schwirren wahrnimmt: „fühlbare Geräusche“.

Sukkussionsgeräusche sind plätschernde Geräusche, die dann entstehen, wenn eine *Flüssigkeit mit freier Oberfläche* durch kräftige Bewegungen in Unruhe versetzt wird. Dies ist also nur dann der Fall, wenn in die Pleurahöhle und in den Herzbeutel neben der Flüssigkeit auch Luft (durch Zerreißung eines Bronchus oder eine äußere Verletzung) oder Gase (durch Darmperforationen oder gasbildende Bakterien) hineingelangt sind.

Nebengeräusche der Atmung im weiteren Sinne hört man als Muskelgeräusche durch Kontraktionen der Brust- und Schultermuskulatur, Haarknistern beim Verschieben der Haare unter dem Ohr oder dem Phonendoskop, als Schluckgeräusche vor allem bei den Wiederkäuern, als Magen- und Darmgeräusche, wenn eine besonders laute Peristaltik vorhanden ist (leicht zu verwechseln mit Rasselgeräuschen: Darmgeräusche sind aber nicht an die Atmung gebunden, haben einen anderen Klangcharakter und sind wie aus der Ferne hörbar), die aber diagnostische Bedeutung haben, wenn es sich um in den Brustraum vorgefallene Darmschlingen handelt, ein Hörbarwerden von Stenosengeräuschen, Husten, Schnurren aus den vorderen Atmungswegen (**Bronchophonie**), überlaute Herzgeräusche. Alle diese Geräusche wirken störend und können das Atemgeräusch unbestimmbar machen bzw. von Ungeübten auch fälschlich für Atemgeräusche gehalten werden.

30 Auskultation des Herzens

Eine der wesentlichsten Untersuchungsmethoden ist die Auskultation des Herzens. Skoda war es, der erstmals die bei der Auskultation eines gesunden Herzens zu hörenden Schalleindrücke als *Herztöne,* alle anderen zusätzlich auftretenden als *Herzgeräusche* bezeichnete. Vom akustischen Standpunkt müssen beide als Geräusche angesehen werden; die Unterscheidung wurde aus didaktischen Gründen getroffen.

30.1 Methodik

Die Auskultation des Herzens wird in der Regel mit Hilfe eines Phonendoskopes durchgeführt. Am besten haben sich beim Großtier membranlose Trichterstethoskope und beim Kleintier Stethoskope mit Membran bewährt. Kurze Schläuche sind empfehlenswert. Eine Membran eignet sich für höherfrequente Geräusche, eine Glocke für niederfrequente Geräusche.

Zur *unmittelbaren Auskultation* stellt man sich bei Pferden an deren linke Seite so auf, daß das Gesicht des Untersuchenden kranial gerichtet ist und legt dann das rechte Ohr hinter der Schulter im Bereich des Herzstoßes an. Beim Rind wird die Extremität nach vorn gezogen und das Gesicht des Untersuchers ist kranial gerichtet. Bei der *mittelbaren Auskultation* mit Hilfe eines Phonendoskopes wird technisch genau so vorgegangen wie bei der Lungenauskultation (S. 191).

Man auskultiert zunächst an jener Herzstelle, an der man den Herzstoß am deutlichsten gefühlt hat, und zwar zuerst links und dann rechts. Beim *Schwein* beginnt man mit der Auskultation des Herzens am Brustbeinende und folgt einer zum Brustbein in einem 45gradigen Winkel liegenden Linie in dorsokranialer Richtung bis möglichst weit unter die Schultergliedmaße. Man beurteilt 1. Frequenz, 2. Stärke (laut und kräftig, leise und schwach), 3. Regelmäßigkeit (Rhythmus), 4. Abgesetztheit der beiden Herztöne, abnorme Betonungen sowie 5. Herzgeräusche.

Alle auskultatorischen Befunde können durch *Bewegung* des Tieres (wichtig bei Katzen) überprüft werden (Vergleich der Herztätigkeit im Stande der Ruhe und nach Bewegung).

30.2 Physiologischer Befund

Der *physiologische Befund* wird beschrieben: **„Frequenz/min, kräftig, regelmäßig, Herztöne gut abgesetzt, keine Herzgeräusche“.**

Physiologischerweise ist der *erste* oder *systolische Herzton* dumpfer, lauter und langgezogener, der *zweite* oder *diastolische Herzton* folgt unmittelbar auf diesen und ist heller (höher), leiser, kürzer und gut abgesetzt. Beim *Hund* ist der zweite Herzton in den vorderen Anteilen des Auskultationsfeldes wieder lauter. Nach dem zweiten Herzton folgt die *Herzpause.* Man kann die Herztöne bei langsamer Herzaktion aufgrund ihres Klangcharakters oder durch die Herzpause voneinander unterscheiden. Ist die Herztätigkeit sehr frequent, so kann man sie unter Umständen dadurch auseinanderhalten, daß man während der Auskultation den Herzstoß fühlt. Jener Herzton, der gleichzeitig mit diesem hörbar ist, ist der erste Herzton (Gehöreindruck ungefähr „buh-tupp").

Für das Zustandekommen der physiologischen Herztöne sind im Laufe der Jahre eine Reihe von Theorien entwickelt und nahezu jede Einzelstruktur des Herzens als Schallquelle genannt worden. Man muß aber beachten, daß jede an irgendeiner Stelle des Herzens entstehende Schwingung sich dem ganzen Organ und – wenn sie an der Körperoberfläche erfaßt wurde – auch den umliegenden Geweben mitteilen muß. Es gibt kein isoliertes Schwingen irgendeiner Klappe oder Kammerwand. Die Elastizität der Herzwände ist im Vergleich zu deren Masse und der Masse des Blutes sehr gering, die Herztöne bewegen sich daher normalerweise im Bereich tieferer Frequenzen. Dies ist bei der Auskultation insofern ein Nachteil, als das menschliche Ohr für tiefere Frequenzen nicht sehr empfindlich ist.

Der *erste Herzton* (S1) ist vorwiegend ein Muskelton, der durch die Umformung der Ventrikel in der Umformungs- und Druckanstiegsphase zu Beginn der Systole entsteht. Zusätzlich entstehen durch Akzeleration der Blutsäulen in den ventrikulären Ausflußtrakten und großen Gefäßen Schwingungen. Bei Hund und Katze hört man den 1. Herzton am besten über der Herzspitze im 4.–6. IKR links und im 4.–6. IKR rechts. Der S1 ist leiser, dauert länger und weist einen dumpferen Klangcharakter als der 2. Herzton auf.

Der *zweite Herzton* (S2) ist ein Klappenton (Schluß der Semilunarklappen) und entsteht durch Dezeleration der Blutsäulen in den großen Gefäßen. Die Puncta maxima liegen über der linken Herzbasis.

Beim Menschen und manchmal beim Tier (Pferd) hat man einen dritten und vierten Herzton unterschieden. Der *dritte, frühdiastolische Herzton* tritt unmittelbar nach dem zweiten auf und entsteht durch das Einströmen des Blutes aus den Vorhöfen in die Kammern. Der *vierte, spätdiastolische Herzton* findet sich knapp vor dem ersten und entsteht durch Schwingungen der Vorhofwandungen am Beginn der Systole. In der Regel lassen sie sich bei den Tieren nicht von den anderen Herztönen abtrennen.

Die Ursache der physiologischen Schwingungen des Herzens ist somit der Anprall der bewegten Blutmasse an die Kammer- oder Gefäßwände, wodurch zuerst eine Ausdehnung und danach infolge deren Elastizität ein Rückstoß und damit Schwingungen des ganzen Systems entstehen. Man kann daher für das *Zustandekommen der Herztöne* zusammenfassend plötzliche *Verzögerungen und Beschleunigungen des Blutstromes* innerhalb der elastischen Herzkammern verantwortlich machen.

30.3 Pathologische Befunde

Pathologischerweise können abgesehen von Frequenzänderungen das Auftreten von Herzgeräuschen, Rhythmusstörungen und abnorme Betonungen der Herztöne wahrgenommen werden.

30.3.1 Herzgeräusche

Eine andere Möglichkeit für das *Auftreten von Geräuschen im* Blutkreislauf sind *Wirbelströmungen.*

Physiologischerweise werden durch das strömende Blut keinerlei akustische Phänomene erzeugt, da es sich um eine laminare Strömung handelt; d. h. an den Randpartien der Blutsäule findet die langsamste, im Zentrum die schnellste Bewegung statt; letztere ist allerdings durch die dort mitschwimmenden korpuskulären Elemente des Blutes etwas verzögert. Wirbelbildung und damit Geräusche entstehen dann, wenn *Hindernisse* in der Strombahn auftreten, das Gefäßrohr sich plötzlich stark verengt oder aufweitet bzw. wenn beide Verformungen vorhanden sind, d. h. wenn auf eine Stenose eine plötzliche Erweiterung erfolgt (Abb. 30.1).

Es können allerdings auch ohne derartige morphologische Veränderungen Wirbel entstehen, um so eher, je rascher das Blut fließt, je geringer seine Viskosität und je weiter das Gefäßrohr ist (Reynoldsche Formel). Im gesunden Organismus werden derartige Verhältnisse nur selten erreicht (physiologische Strömungsgeräusche).

Man kann daher für die ursprünglich didaktisch gemeinte Skodasche Einteilung in Herztöne (physiologische Schallphänomene) und Herzgeräusche (pathologische Schallphänomene) auch eine moderne physikalische Erklärung bieten. Danach sind Herztöne alle Schallphänomene, die durch die plötzliche Verlangsamung oder Beschleunigung des Blutstromes und die dadurch bedingten Schwingungen des gesamten Herzens entstehen; und Herzgeräusche alle jene Schallphänomene, die durch Wirbelbildung im strömenden Blut an stenosierenden oder insuffizienten Klappen oder an septalen Defekten verursacht werden.

Können wir ein Herzgeräusch wahrnehmen, so achtet man darauf, 1. ob es *konstant* oder *inkonstant* ist, 2. versucht man es zeitlich festzulegen, d. h. festzustellen, ob es mit oder nach dem ersten Herzton, also *systolisch,* oder mit oder nach dem zweiten Herzton, also *diastolisch* oder *kontinuierlich* (=Maschinengeräusch), auftritt. Ein knapp vor dem 2. Herzton auftretendes systolisches Geräusch wird auch als *prädiastolisch* und ein knapp vor dem 1. Herzton auftretendes diastolisches Geräusch als *präsystolisch* bezeichnet. Füllt es die ganze Phase aus, so wird es als holo-

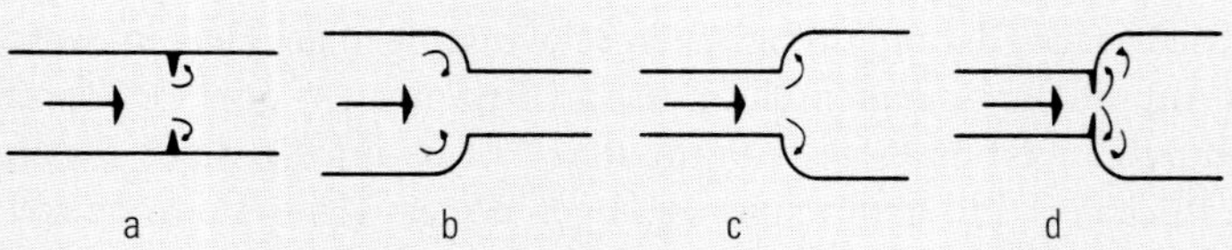

Abb. 30.1
Herzgeräusche, morphologische Grundlagen der Wirbelbildung im strömenden Blut: a) Hindernisse; b) plötzliche Verengungen; c) plötzliche Erweiterungen; d) Kombination einer Engstelle mit anschließender Erweiterung.

systolisch oder -diastolisch bezeichnet (Abb. 30.4). 3. versucht man sein *Punctum maximum,* d. h. die Stelle der besten Hörbarkeit zu ermitteln. Schließlich wird noch versucht, 4. seine *akustischen Eigenschaften* (Lautstärke, Tonhöhe, Dämpfung) bzw. den Klangcharakter (schabend, giemend, klingend, brummend, blasend, baßsaitenähnlich) zu beschreiben.

Herzgeräusche, die innerhalb des Herzens entstehen, nennt man **endokardiale Geräusche.** Sie können sowohl am anatomisch unveränderten Herzen als auch bei bestimmten pathologischen Befunden zustande kommen, und zwar durch Wirbelbildung. Im ersten Falle werden sie als anorganische, im letzteren als organische Herzgeräusche bezeichnet.

Die *organischen Geräusche* gehen auf Wirbel zurück, die sich an pathologischen Engstellen bilden. Dies können Defekte in den Kammerwänden sein, am häufigsten sind es aber **Herzklappenfehler** (Vitia cordis). Sie stellen Verengungen (Stenose) der offenen oder Lecks (Insuffizienz) der geschlossenen Klappen dar.

Demgemäß gibt es im ganzen 8 einfache *Vitien:* an jeder Herzklappe eine Stenose und eine Insuffizienz. Die Ursachen derartiger Klappenveränderungen sind chronische Herzklappenentzündungen (Endokarditis), angeborene Mißbildungen, Geschwülste oder Fremdkörper und Parasiten im Herzen.

Die organischen Geräusche sind *konstant,* d. h. sie treten immer in einer bestimmten Herzphase auf und demgemäß entweder *systolisch oder diastolisch. Systolische Herzgeräusche* bedeuten entweder eine Stenose der Semilunaröffnungen (Aorten- oder Pulmonalklappen) oder eine Insuffizienz der Atrioventrikularklappen (Mitral- oder Trikuspidalklappen). *Diastolische Herzgeräusche* bedeuten das Gegenteil, nämlich eine Stenose der Atrioventrikularöffnungen oder eine Insuffizienz der Semilunarostien. Hat man festgestellt, ob es sich um ein konstantes systolisches oder diastolisches Geräusch handelt, so können also nur mehr 4 Klappenfehler in Betracht kommen. Welcher dieser 4 Fehler vorliegt, das entscheidet man dadurch, daß man das Geräusch nun auch örtlich zu lokalisieren versucht. Da jene Stellen der Brust bekannt sind, an denen die von einer bestimmten Klappe ausgehenden physiologischen und pathologischen Geräusche am besten zu hören sind (Punctum maximum), kann der Klappenfehler genau festgestellt werden.

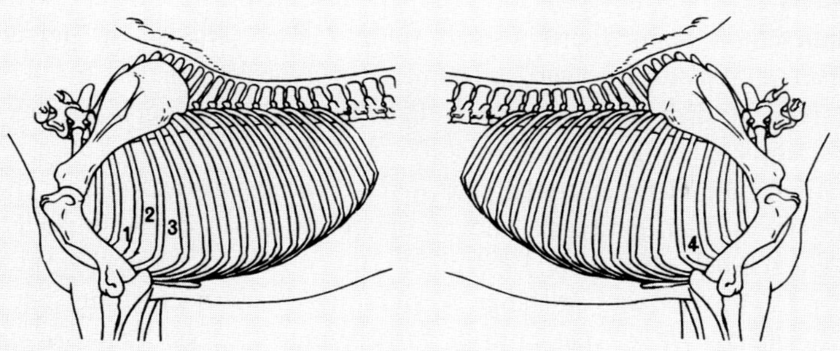

Abb. 30.2
Puncta maxima der Herzklappen (Stellen der besten Hörbarkeit eines an einer bestimmten Klappe entstehenden Herztones oder Herzgeräusches) beim Pferd an der linken und rechten Seite des Thorax: 1) Pulmonalklappe; 2) Aortenklappe; 3) Mitralklappe; 4) Trikuspidalklappe.

Die Puncta maxima (Abb. 30.2) der einzelnen Herzklappen (bzw. der dort entstehenden akustischen Phänomene) liegen für die *Mitralklappe* beim Pferd links im fünften Interkostalraum (IKR), bei den Wiederkäuern im fünften IKR, beim Schwein in Ellbogenhöckerhöhe; für die *Aortenklappe* beim Pferd links im vierten IKR in Buggelenkshöhe, bei den Wiederkäuern im vierten IKR tief unten; für die *Pulmonalklappe* beim Pferd links im dritten IKR weit vorn unter der Schulter, bei den Wiederkäuern im dritten IKR; für die Aorten- und Pulmonalklappe beim Schwein links in Buggelenkshöhe; für die *Trikuspidalklappe* rechts im allgemeinen im vierten IKR, beim Schwein in Ellbogenhöckerhöhe.

Bei kleinen Haustieren ist die Bestimmung der Puncta maxima oft nicht möglich. Mitunter ist es nur möglich festzustellen, ob das Geräusch links oder rechts besser hörbar ist oder sich im Bereich der Herzbasis oder Herzspitze befindet. Bessere Ergebnisse erhält man bei Hunden ab Foxterriergröße; einwandfreie bei noch größeren Hunden. Beim Schwein sind die Interkostalräume zufolge des Fettansatzes nicht oder nur schwer tastbar. Irrtümer sind möglich bei Herzvergrößerungen, Lageveränderungen und bei zusätzlichen Fehlern im Herzen (Septumdefekte).

Puncta maxima der Klappen bei Hund und Katze: Mitralisklappe (linker Apex): Hund und Katze linker 5.–6. IKR, kostochondral; Aortenklappe (linke Basis): Hund linker 4. IKR, Katze linker 2. -3. IKR, Höhe Buggelenk; Pulmonalklappe (linke Basis): Hund und Katze linker 2.–3. IKR, zwischen Brustbein und Höhe Buggelenk; Trikuspidalisklappe (rechter Apex): Hund 3.–5. IKR, Katze 4.–5. IKR, kostochondral.

Für das Entstehen der Wirbel bei den *anorganischen Geräuschen* spielen Klappenfehler keine Rolle; es kommen hierfür vor allem Änderungen der Reynoldschen Formel in Frage, zum Teil sind es physiologische Strömungsgeräusche. Sie sind inkonstant, meist systolisch, auch über großen Gefäßen hörbar und lassen sich in der Regel nicht gut lokalisieren. Diese Geräusche, die auch als Nonnengeräusche, akzidentelle, anämische oder funktionelle Herzgeräusche bezeichnet werden, treten somit vor allem bei frequenter Herztätigkeit und anämischen Zuständen auf. Sie lassen sich durch die Hydrämie des Blutes und den dadurch bedingten Viskositätsverlust sowie durch die infolge der Verminderung der Erythrozyten beschleunigte Umlaufgeschwindigkeit des Blutes erklären. Dies sind Faktoren, die auch in Gefäßen mit normaler Weite, vor allem aber beim Übertritt in ein weites Lumen (wie das im Herzen der Fall ist) Wirbelbildungen und damit Geräusche verursachen können. Selbstverständlich können dadurch auch organische Herzgeräusche verstärkt werden.

Exokardiale Herzgeräusche sind *Reibegeräusche*, die auf die gleiche Weise wie die Reibegeräusche anderer seröser Häute durch Rauhigkeiten des Herzbeutels entstehen. Sie ähneln daher in ihrem Klangcharakter diesen Geräuschen und entstehen (Perikarditis) bzw. verschwinden auch auf die gleiche Weise. Man kann sie von den pleuralen Reibegeräuschen leicht unterscheiden, da die perikardialen Reibegeräusche synchron mit der Herztätigkeit, die ersteren synchron mit der Atmung, auftreten. Schließlich können exokardiale Geräusche auch *Sukkussionsgeräusche* sein.

Sowohl endokardiale als auch exokardiale Geräusche können so kräftig sein, daß man sie beim Auflegen der Hand (Herzstoß) fühlt („fühlbare Herzgeräusche") oder ohne Auskultation schon par distance hört.

Man hat aufgrund dieser Eigenschaft eine Einteilung der Lautstärke der Herzgeräusche versucht. Lautstärke ersten Grades haben solche Geräusche, die beim Auflegen des Phonendoskopes gerade noch hörbar sind; zweiter Grad: deutlich lokalisiert hörbar mit dem Phonendoskop; dritter Grad: sofort hörbar mit dem Phonendoskop; vierter Grad: sehr laut hörbar mit dem Phonendoskop; fünfter Grad: noch hörbar, wenn man das Phonendoskop etwas von der Thoraxwand abhebt, Brustwandschwirren, palpierbar; sechster Grad: mit dem unbewaffneten Ohr hörbar, palpierbar.

Unterscheidung der Geräusche: Die *organischen Herzgeräusche* sind kräftig, deutlich systolisch oder diastolisch bei jeder Herzaktion hörbar und auch örtlich lokalisierbar. Vielfach besteht bei längerer Dauer eine kompensatorische Herzhypertrophie. *Anorganische Geräusche* sind meist systolisch, schwach inkonstant, auch über den großen Gefäßen hörbar und vielfach im Herzen nicht einwandfrei lokalisierbar. Beim Pferd und vor allem beim Fohlen hört man oft links in der Gegend der Pulmonalklappen ein systolisches funktionelles Geräusch. *Perikardiale Reibegeräusche* lassen sich manchmal nicht einwandfrei einer bestimmten Herzphase zuordnen, treten aber immer synchron mit der Herztätigkeit auf. *Herzklappenfehler (Stenosen* oder *Insuffizienzen)* und andere *Herzmißbildungen (Septumdefekt)* lassen sich mit Hilfe der Sonographie, der Röntgenuntersuchung oder der Angiographie diagnostizieren. Im Röntgenbild können Kammervergrößerungen und Abnormalitäten großer Gefäße (z. B. poststenotische Erweiterung), Veränderungen der Lungengefäße, ein auftretendes Lungenödem und Flüssigkeitserguß im Thorax gesehen werden. Der Ultraschall dient zur weiteren Darstellung von strukturellen und funktionellen Herzstörungen.

30.3.2 Rhythmusstörungen

Man beachtet zunächst *Verlängerungen (Rollen)* und *Spaltungen (Verdoppelungen)* des ersten oder zweiten (oder beider) *Herztones*. Es handelt sich dabei um graduelle Unterschiede desselben Phänomens, die sich allerdings bei höheren Herzfrequenzen (Schwein, Kleintiere) kaum einwandfrei nachweisen lassen. Die Ursache hierfür ist beim *ersten Herzton* eine Verzögerung der Erregungsüberleitung. Findet diese zwischen Vorkammer und Kammer statt, so wird man die normalerweise im ersten Herzton untergehende Vorkammerkontraktion getrennt hören. Findet sich dagegen die Erregungsleitungsverzögerung in einem Schenkel des Hiss'schen Bündels oder in den Purkinje-Fasern, handelt es sich also um einen Schenkel- oder Verzweigungsblock, so wird es die später folgende Kontraktion eines Ventrikels sein, die den ersten Herzton verlängert. Die Verlängerung bzw. die Verdoppelung des *zweiten Herztones* kommt durch den nicht gleichzeitigen Schluß der Semilunarklappen zustande. Dies kann wiederum durch verspätete Kontraktion eines Ventrikels oder durch pathologische Druckverhältnisse im großen oder kleinen Kreislauf bedingt sein, wodurch sich eine Klappe verfrüht schließt. Beim *diastolischen Summationsgalopp* (Überlagerung vom 3. und 4. Herzton) hört man statt 2 dann 3 Herztöne in annähernd gleichen Zeitabständen (sehr deutliche Verdoppelung eines Herztones).

Eine unregelmäßige Erregungsbildung im Sinusknoten wurde schon beim Puls (S. 163) besprochen. Weitere Rhythmusstörungen sind *Extrasystolen,* d. h. vor dem nächsten regelmäßigen Herzschlag auftretende zusätzliche Herzschläge. Man hört dann unmittelbar hintereinander zwei Herzschläge, die von einer kompensatorischen Pause gefolgt sind. Folgen mehrere Extrasystolen aufeinander, so hört man eine kurzdauernde Salve, die dann wieder von normalen Herztönen gefolgt ist. Den Ursprung einer Extrasystole (Sinusknoten oder heterotope Erregungsbildungszentren) kann man aufgrund der Auskultation nicht feststellen. Treten Extrasystolen unregelmäßig und unter Umständen gepaart mit Blöcken auf, so entsteht eine sogenannte *turbulente Herzaktion.* Dies ist eine höchstgradige Rhythmusstörung, die auskultatorisch nicht näher definiert werden kann.

Unter *Erregungsleitungsstörungen* versteht man Verzögerungen oder Blockierungen der Erregungsleitung vom Sinusknoten zu den Ventrikeln. Einen Teil davon kann man auch bei der Auskultation feststellen. Die Erregungsleitungsstörung *ersten Grades,* das ist eine Verzögerung der Erregungsüberleitung von der Vorkammer zur Kammer, wurde schon beschrieben: Verlängerung und Spaltung von Herztönen. Bei der Erregungsleitungsstörung (Block) *zweiten Grades* fällt die Überleitung teilweise aus, so daß nur eine Vorkammer-, aber keine Kammerkontraktion stattfindet. Man hört also nur einen leisen ersten Ton, während der zweite Herzton zur Gänze ausfällt und dafür eine Herzpause eintritt. Je nachdem, ob vor dieser Blockierung eine zunehmende Überleitungsverzögerung (Rollen bis Spaltung des ersten Herztones) auftritt oder die Überleitung immer gleich bleibt, unterscheidet man einen Mobitz Typ 1 oder Typ 2 dieses partiellen Blockes. Aufgrund des Verhältnisses von Sinuserregungen (Vorkammerkontraktionen) zu den tatsächlich zustandegekommenen Kammerkontraktionen ordnet man die Blöcke zahlenmäßig. Die erste Zahl gibt die Vorkammerschläge und die zweite Zahl die erfolgten Ventrikelkontraktionen an. Block 4: 3 heißt also, daß auf 4 Vorkammerschläge nur 3 Kammerschläge entfallen (P. trigeminus). Bei der Erregungsleitungsstörung *dritten Grades* oder dem totalen Herzblock ist die Erregungsleitung zwischen Vorkammer und Kammer vollständig unterbrochen. Man hört die im normalen Sinusrhythmus schlagenden Vorkammerkontraktionen und unabhängig davon und mit niedrigerer Frequenz die von einem sekundären oder tertiären Reizbildungszentrum ausgelösten Ventrikelkontraktionen. Zur Genese und Diagnose der Rhythmusstörungen siehe auch S. 163, Puls, und S. 207, EKG.

30.3.3 Stärke der Herztöne

Abschließend beurteilt man die *Lautstärke der Herztöne.* Ist ein Herzton lauter als physiologisch, so bezeichnet man ihn als *betont* oder *akzentuiert.*

Eine *Verstärkung* (Betonung, Akzentuierung) *des ersten Herztones* hört man bei jeder frequenten Herztätigkeit (Tachykardie) und auch bei Dilatation des Herzens. Eine *Verstärkung des zweiten Herztones* kommt durch besonders kräftigen Schluß der Semilunarklappen als Folge eines verstärkten Rückstoßes des Blutes zustande. Dies ist dann der Fall, wenn ein physiologisches Schlagvolumen infolge einer Herzhypertrophie kräftiger ausgeworfen wird bzw. der periphere Widerstand im betreffenden Kreislaufabschnitt erhöht ist. Liegen diese Veränderungen nur einseitig vor, so hört man Akzentuierung nur im Bereich des Punctum maximum der betreffenden Semilunarklappe: Akzentuierung des zweiten Aortentones (größerer Widerstand im Körperkreislauf, verstärkte Kontraktion des linken Ventrikels), Akzentuierung des zweiten Pulmonaltones (erhöhter Widerstand im Lungenkreislauf, verstärkte Kontraktion des rechten Ventrikels).

Verstärkung beider Herztöne hört man bei allgemeiner Hypertrophie und bei angestrengter Herztätigkeit. *Abschwächung beider Herztöne* hört man bei sehr weit fortgeschrittener Herz- und Kreislaufschwäche (Kollaps) und beim Abdrängen des Herzens von der Brustwand (Fettsucht, Verdickung der Brustwand, Flüssigkeitsansammlung im Herzbeutel und in der Brusthöhle).

30.4 Phonokardiographie

Zur Aufnahme eines Phonokardiogrammes benötigt man zum Elektrokardiographen (S. 207) eine Zusatzeinrichtung mit Mikrophon. Dieses wird wie das Phonendoskop zur Auskultation angelegt. Gleichzeitig wird ein Elektrokardiogramm (in der Regel Ableitung 11) geschrieben. Hierfür ist ein Zweikanalapparat von Vorteil, da dann die beiden Kurven gleichzeitig, jedoch getrennt registriert werden können. Ansonsten müssen die Phonokardiogramme in die Elektrokardiogramme hineingeschrieben werden.

Physiologischerweise kann man zwei Frequenzblöcke erkennen, die den beiden Herztönen entsprechen (Abb. 30.3). Demgemäß ist der erste Frequenzblock etwas breiter, besitzt eine beim gesunden Jungtier etwas höhere Amplitude als der zweite Frequenzblock und beginnt gleichzeitig

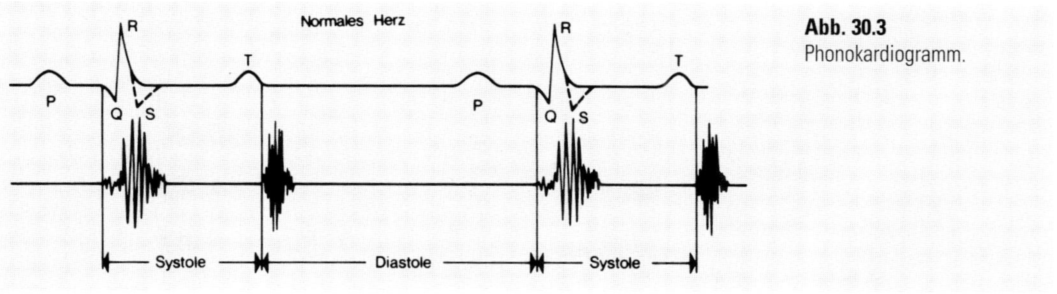

Abb. 30.3 Phonokardiogramm.

mit der Q-Zacke des Elektrokardiogramms (EKG). Der zweite Frequenzblock tritt am Ende der T-Zacke auf, ist schmäler und bei jugendlichen Tieren niedriger (in der Regel aber höher, da die meisten vorgestellten Patienten eine Herzhypertrophie und damit eine Betonung des zweiten Herztones aufweisen).

Bei der **Auswertung des Phonokardiogramms** achtet man zunächst auf *Verschiebungen* dieser Herztöne gegenüber dem EKG. Das Auftreten des zweiten Frequenzblockes vor dem Ende der T-Zacke (Dissoziation zwischen elektrischer und mechanischer Systole) spricht für erhöhte Druckleistung des Herzens bzw. vorzeitige Ermüdung der Herzmuskulatur und damit verfrühten Schluß der Semilunarklappen. *Verbreiterungen der Frequenzblöcke* findet man bei Überleitungsstörungen (sie entsprechen einem verlängerten Herzton bei der Auskultation), und die Spaltung eines Herztones kann man durch das Auftreten von zwei statt eines Frequenzblockes erkennen. Betonungen der Herztöne lassen sich durch die *Erhöhung der Amplitude* feststellen.

Schließlich achtet man noch auf *zusätzlich auftretende Frequenzblöcke* als Ausdruck von *Herzgeräuschen* (Abb. 30.4). Man beurteilt 1. ob sie zwischen erstem und zweitem Frequenzblock (erstem und zweitem Herzton), d. h. also systolisch (a, b, c), knapp vor dem zweiten Herzton (prädiastolisch), zwischen zweitem und erstem Herzton (diastolisch) (d, e, f) oder knapp vor dem ersten Frequenzblock (präsystolisch) auftreten. 2. stellt man fest, ob sie aus oder in einen der beiden physiologischen Frequenzblöcke hervor- oder übergehen oder deutlich von diesen getrennt sind. 3. beurteilt man ihren Klangcharakter (hohe Frequenzen oder niedrige Frequenzen) und 4. ihre Lautstärke (Amplitude). Schließlich wird darauf geachtet, ob 5. der pathologische Frequenzblock das physiologische Intervall zur Gänze (holosystolisch, holodiastolisch) (a, c, d, f) oder nur teilweise (b, e) ausfüllt und 6. ob die Lautstärke wechselt. Ändert sie sich nur in einer Richtung, so spricht man bei zunehmender Lautstärke (zunehmender Amplitude) von einem Crescendo-Geräusch (e), bei abnehmender Lautstärke von einem Decrescendo-Geräusch (b), der Frequenzblock bekommt ein keilförmiges Aussehen. Schwillt das Geräusch an und nimmt es bis zum nächsten physiologischen Herzton wieder ab, so spricht man von einem Crescendo-Decrescendo-Geräusch (c) und umgekehrt von einem Decrescendo-Crescendo-Geräusch (f).

Abb. 30.4
Die im Phonokardiogramm feststellbaren Herzgeräusche.

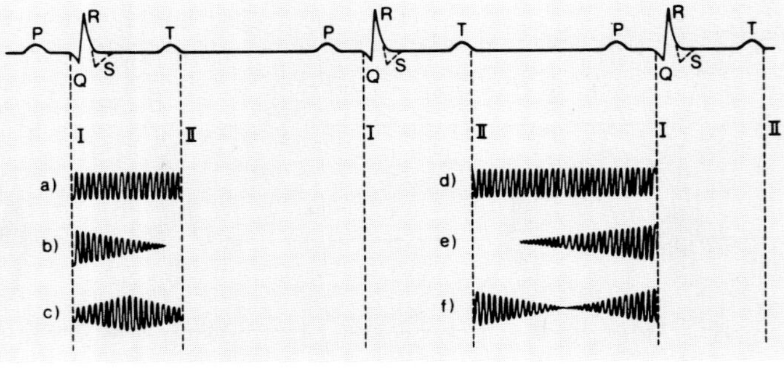

Untersuchungen an Herz und Kreislauf

31

31.1 Elektrokardiographie

Die Untersuchung der elektrischen Phänomene des Herzens spielt auch in der Veterinärmedizin eine Rolle. Die elektrischen Ströme bzw. Potentiale werden mit Hilfe der **Elektrokardiographen** in Form von Herzstromkurven (**Elektrokardiogramme/EKG**) festgehalten. Das Verfahren wurde von Einthoven im Jahre 1910 für die Humanmedizin entwickelt und von Nörr 1926 in die Veterinärmedizin eingeführt.

31.1.1 Physikalische Grundlagen

Um den jeweiligen Dipol entwickelt sich ein elektrisches Feld, das sich vom Herzen aus in den Organismus ausbreitet. Die Körpergewebe sind wegen ihres Wasser- und Ionengehaltes Volumenleiter, da der Strom in allen Richtungen fließen kann. Die Potentiale vermindern sich mit dem Quadrat der Entfernung von der Stromquelle und werden mittels Elektroden und an diese angeschlossene Galvanometer an der Körperoberfläche registriert. Aus den Änderungen des elektrischen Feldes (Dipols, Vektors) können Richtung, Größe und Geschwindigkeit der Erregungswelle festgestellt werden.

Das *Ergebnis der Registrierung* hängt von der Art der Ableitung bzw. Anordnung der Elektroden ab. Bei den *bipolaren Ableitungen* werden die Potentialdifferenzen zwischen einer positiven und einer negativen Elektrode registriert. Die positive Elektrode gibt einen positiven Ausschlag, wenn der Dipol (der Vektor) zu ihr gerichtet ist, und einen negativen, wenn er sich wegwendet. Die negative Elektrode gibt einen negativen Ausschlag, wenn der Vektor zu ihr gerichtet ist und einen positiven, wenn er sich wegwendet (Abb. 31.1).

Bei den *unipolaren Ableitungen* liegt eine (explorierende) Elektrode nahe der Stromquelle, während die zweite (indifferente) Elektrode sehr weit von ihr entfernt ist und praktisch ein Potential Null registriert. Die explorierende Elektrode gibt den maximal positivsten Ausschlag, wenn der Vektor direkt auf sie gerichtet, und den maximal negativsten Ausschlag (entsprechend der Größe des Vektors), wenn er von ihr weggerichtet ist (Abb. 31.2)

Daraus ergibt sich, daß die Höhe der Zacken (Ausschläge des Galvanometers) von der Größe des Vektors (seine Entfernung von der Elektrode) und von seiner Richtung abhängig ist, d. h. vom Winkel, den er zur Elektrode einnimmt.

Bei den klassischen Extremitätenableitungen nach Einthoven ist die erste Ableitung (I) so gepolt, daß die positive Elektrode am linken Vorderfuß, die negative am rechten ableitet.

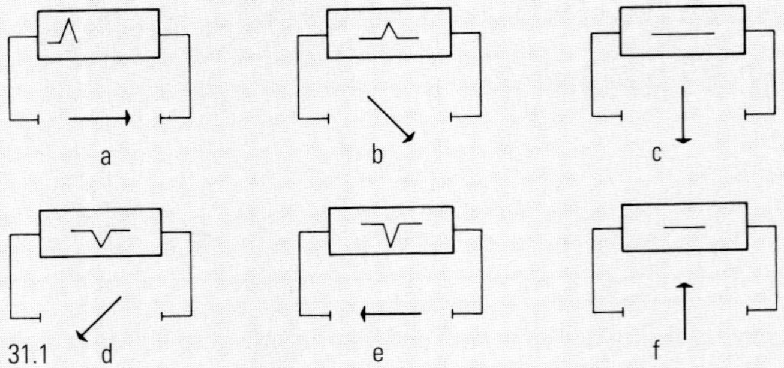

Abb. 31.1

Abb. 31.1
Galvanometerausschläge bei bipolaren Ableitungen und unterschiedlicher Richtung des Vektors. Der Vektor, der zu einer Elektrode gerichtet ist, verursacht den größten Ausschlag des Galvanometers; ein rechtwinklig zu den Elektroden gerichteter Vektor verursacht keinen Ausschlag; der Vektor, der zur anderen Elektrode gerichtet ist, verursacht den größten umgekehrten Ausschlag des Galvanometers; anders gerichtete Vektoren verursachen entsprechend kleinere Ausschläge (immer gleiche Größe des Vektors vorausgesetzt).

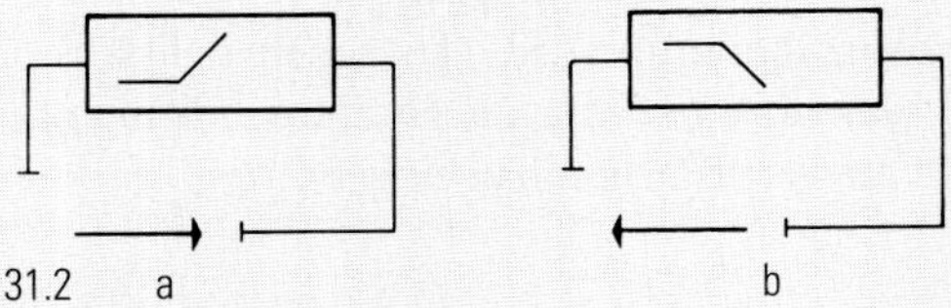

Abb. 31.2

Abb. 31.2
Galvanometerausschläge bei unipolaren Ableitungen und unterschiedlicher Richtung des Vektors. Der Vektor, der zur Tastelektrode gerichtet ist, verursacht den größten positiven Ausschlag des Galvanometers; der Vektor, der von der Tastelektrode weggerichtet ist, verursacht den größten negativen Ausschlag des Galvanometers.

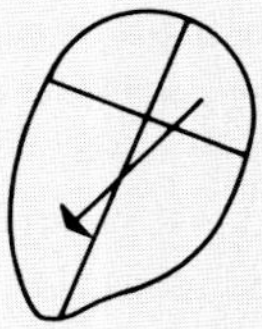

Abb. 31.3

Abb. 31.3
Der Integralvektor (aus den R-Zacken des EKG entsprechend dem Einthovenschen Dreieck zu berechnen) ist Ausdruck der elektrischen Herzachse.

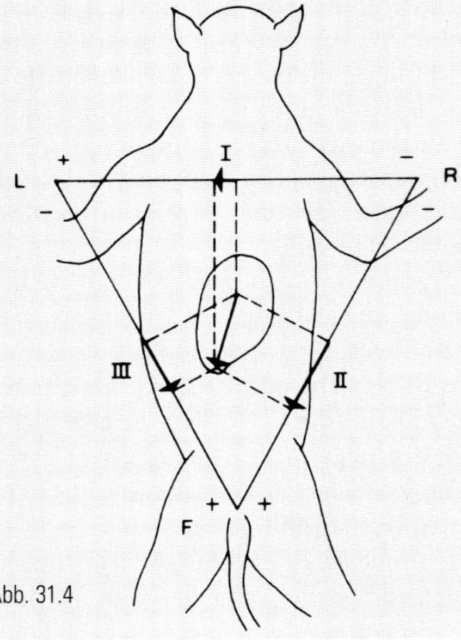

Abb. 31.4

Abb. 31.4
Bipolare Extremitätenableitungen und Einthovensches Dreieck beim stehenden Tier von dorsal gesehen.

Die Ableitung II hat gleichfalls die negative Elektrode am rechten Vorderfuß, die positive am linken Hinterfuß. Die Ableitung III hat ihre positive Elektrode am linken Hinterfuß, ihre negative am linken Vorderfuß. Die zu erwartenden EKG-Formen kann man sich an Hand des Einthovenschen Dreiecks verdeutlichen (Abb. 31.4). Dieses erhält man, wenn man (beim Menschen) die Ansatzstellen der Extremitäten am Rumpf miteinander verbindet (weil das die eigentlichen Ableitungspunkte sind). In Abb. 31.4 wurde der Integralvektor (Abb. 31.3) während der Kammererregung eingezeichnet. Seine Projektionen auf die Verbindungslinien des Dreiecks ergeben jeweils die größten Ventrikulogrammausschläge (R- bzw. Q-Zacken). Umgekehrt kann man daher aus diesen EKG-Ausschlägen den Integralvektor bzw. die elektrische Herzachse berechnen *(Vektorkardiographie)*.

So wie beim Menschen werden bei den meisten Haustieren bei physiologischer anatomischer Herzlage, richtiger Stellung des Tieres und normaler Erregungsausbreitung in allen 3 Ableitungen positive Zacken bei der Kammererregung registriert, die allerdings zum Teil nur sehr niedrige Ausschläge liefern (andere Lage der Herzachse). So bringt Ableitung I bei Hund und Pferd sehr kleine Ausschläge, der Vektor ist zwischen den beiden Ableitungspunkten weggerichtet. Die anderen Ableitungen bringen deutlichere Ausschläge, der Vektor ist auf eine Elektrode gerichtet.

Die Schreibung verschiedener Ableitungen hat den Zweck, die Wanderung der Erregungsquelle von verschiedenen Seiten zu registrieren und damit Auskünfte über ihre Form, Ausbreitungsgeschwindigkeit und -wege und damit auch über Abnormitäten derselben zu erlangen.

31.1.2 Methodik

Verwendet werden heute vorzugsweise *Transistoren-Apparate* mit ein oder mehreren Registrierkanälen. Für die tierärztliche Praxis können auch ambulant einzusetzende Transistorengeräte empfohlen werden, wobei in der Regel ein Einkanalschreiber ausreicht. Zweikanalschreiber sind teurer, aber vorteilhafter, da hier zwei gleichzeitig registrierte Kurven besser miteinander verglichen werden können (wie z. B. Phonokardiogramm mit dem Elektrokardiogramm).

Als *Elektroden* sind Krokodilklemmen zu empfehlen, die nach Reinigen und Entfetten der Haut mit einem Äther-Alkoholgemisch oder nach bloßem Anfeuchten der Hautoberfläche mit einer Salzlösung (zur besseren Leitfähigkeit) auf eine Hautfalte geklemmt werden.

In die Elektroden werden mit Hilfe von Bananensteckern die verschiedenfarbigen Kabel des Elektrokardiographen gesteckt.

31.1.2.1 Ableitungsarten

Die Farben der Kabel sind im allgemeinen genormt: rot, gelb, grün und schwarz für die Extremitäten-, weiß für die Brustwand-Elektrode. Zur Registrierung der *bipolaren Extremitätenableitungen* wird die Elektrode für das rote Kabel an der rechten Vorderextremität, jene für das gelbe Kabel an der linken Vorderextremität, jene für das grüne Kabel an der linken Hinterextremität und jene für das schwarze Kabel an der rechten Hinterextremität angebracht (Abb. 31.4). Die Entfernung vom Rumpf ist dabei wichtig, da die Extremitäten sozusagen als verlängerte Elektroden wirken und die Potentiale an ihrem Ansatz am Thorax bzw. Abdomen ableiten. Die Elektroden müssen aber außerhalb der den Oberarm und Oberschenkel gemeinsam bedeckenden Stammhaut angebracht werden, da sonst falsche Potentiale registriert werden. Es wird auch empfohlen, sie über einen größeren Muskelbauch anzubringen.

Unipolare Ableitungen erhält man durch die Verwendung einer Tast-Elektrode (weißes Kabel), während die an den Extremitäten angelegten Elektroden kurz geschlossen über einen Widerstand geerdet und dadurch auf ein Potential null gebracht werden (indifferente Elektrode). Dieses Verfahren wird meist für *Brustwandableitungen* benützt (V). Auch je zwei Extremitätenelektroden können kurzgeschlossen werden, so daß die Potentialdifferenz zur dritten Extremitätenelektrode eine größere wird. Diese Ableitungen werden als *verstärkte unipolare Ableitungen* mit aVR, aVL, aVF bezeichnet (je nachdem, ob der rechte oder linke Vorderfuß bzw. der linke Hinterfuß als unipolare Elektrode eingesetzt werden).

Die Elektrokardiographen sind im allgemeinen so konstruiert, daß die Standardextremitätenableitungen (I, II und III), die verstärkten unipolaren Extremitätenableitungen (aVR, aVL, aVF) und eine unipolare Brustwandableitung (V) ohne Wechsel der Elektroden durch einfaches Schalten nacheinander – bei mehrkanaligen Apparaten zum Teil gleichzeitig – geschrieben werden können. Will man mehrere Brustwandableitungen schreiben, so ist nach jeder Schreibung die Elektrode entsprechend zu versetzen. Für die Diagnostik in der Praxis genügt jedoch in der Regel die Schreibung der Extremitätenableitungen.

Beim Pferd bringen die 3 bipolaren Brustwandableitungen große Ausschläge (die großen Vektoren der Kammerdepolarisation sind beim Pferd nach kraniodorsal und nur wenig nach der Seite gerichtet). Für die praktische Beurteilung von Reizbildungs- und Erregungsleitungsstörungen von Großtieren sind die bipolaren Brustwandableitungen gut geeignet, weil die Pferde durch diese Elektrodenanbringung nicht so beunruhigt werden. Diese Ableitungen nützen die maximalen Potentialdifferenzen am Pferdekörper aus und ergeben dadurch große Amplituden auf dem EKG. Für diese 3 bipolaren Brustwandableitungen werden die Elektroden folgendermaßen angebracht (Abb. 31.5):

1. Die Elektrode des roten Kabels wird an der rechten oberen Halsseite (Nackenwinkel des Schulterblattes) angebracht.
2. Die Elektrode des gelben Kabels wird auf dem Rücken über dem Dornfortsatz des letzten Brustwirbels befestigt.
3. Die Elektrode des grünen Kabels wird an der linken Brustseite über dem 5.–6. Interkostalraum auf der Höhe des dorsalen Randes des Olekranons angebracht.

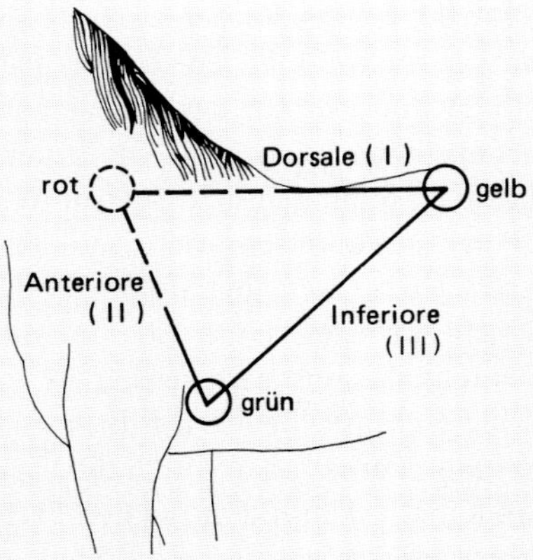

Abb. 31.5
Bipolare Brustwandableitungen beim Pferd.

4. Die Elektrode des schwarzen Kabels wird an der linken oberen Halsseite (kontralateral zur Elektrode des roten Kabels) befestigt (für Erdung).

◁ 31.1.2.2 Aufnahmetechnik

Der Patient soll während des Anlegens der Elektroden möglichst nicht aufgeregt werden.

Die Tiere müssen auf einer *nichtleitenden Unterlage* stehen. Beim *Großtier* hat sich ein Asphaltbelag bzw. in der Praxis eine frische, trockene, dicke Strohschicht bewährt. Die Hufe bzw. Klauen müssen gereinigt werden und sollen trocken sein. Bei *Kleintieren* verwenden wir eine dicke Wolldecke, die auf den Untersuchungstisch gelegt wird. Sie hat den Vorteil, daß sie außerdem noch das Zittern der Tiere infolge des eventuellen Kälteeinflusses mildert. Sind die Tiere unruhig oder äußern sie Muskelzittern, so ist das Elektrokardiogramm meist nicht beurteilbar.

Die Registrierung sollte nach Möglichkeit im *Stehen* erfolgen (nur dann gelten die Berechnungen für die richtige Herzachsenlage). Kleintiere (einschließlich Schweine) können auch in Brust-Bauchlage, wobei die Oberarme ihre physiologische Lage haben müssen (nicht nach vorn oder hinten verschoben sein dürfen, weil sich ansonsten die Herzachse ändert), oder vorzugsweise in rechter Seitenlage mit parallel gehaltenen Vorderextremitäten (die mit der Brustwirbelsäule einen rechten Winkel bilden sollen) und vorgestrecktem Kopf untersucht werden. Besonders die Vorderextremitäten müssen immer korrekt gehalten werden, da es sonst zu Änderungen der Herzachse kommen kann.

Vor der Aufzeichnung der Herzstromkurven ist das Gerät zu *eichen,* indem die 1-mV-Eichtaste gedrückt und mit Hilfe des Verstärkerknopfes der Ausschlag des Schreibgerätes so eingestellt wird, daß er 1 cm ausmacht. Die *Papiergeschwindigkeit* wird in der Regel mit 50 mm/sek eingestellt, nur wenn z. B. Arrhythmien und Blöcke über längere Zeit verfolgt werden sollen, wird man mit geringeren Geschwindigkeiten (in der Regel 25 mm/sek) schreiben. Die einzelnen *Ableitungen* werden nun der Reihe nach eingestellt und registriert, wobei zur Beurteilung von Kurvenänderungen 5–6 Herzaktionen pro Ableitung genügen. Lediglich in einer Ableitung (meist in der sehr deutlichen 2. Ableitung) wird zur Feststellung der Herzfrequenz ein mindestens 30 cm langer Abschnitt (bei 50 mm/sek) geschrieben.

Ist das *EKG gestört, so* hat man sich zunächst zu überzeugen, ob nicht durch Kriechströme oder schlechte Kontakte diese Störung bedingt ist. Man kann dies an den regelmäßigen Sinuskurven der Zitterwellen erkennen. In diesen Fällen müssen jede einzelne Elektrode überprüft, Haut und Haare neuerlich gut befeuchtet (die Flüssigkeit gut einreiben) und die Kontakte der Bananenstecker kontrolliert (Rost) werden. Bei längerem Stehen auf einem Fleck (während des Anlegens der Elektroden) kann auch nach Reinigung der Hufe bzw. Klauen Feuchtigkeit von dort auf den Boden gelangt sein (feuchte Abdrücke), und so können Kriechströme entstehen; während des Anlegens der Elektroden ist es auch möglich, daß Flüssigkeit auf den Boden tropft. Man sollte daher sowohl beim

Groß- als auch beim Kleintier das Anlegen der Elektroden an einer anderen Stelle vornehmen. Beim Kleintier ist auf die Trockenheit des Tuches, das auf den Operationstisch gelegt wurde, zu achten. Eine nasse Hautoberfläche (Schwein) kann gleichfalls zu Störungen führen. In der Nähe befindliche, nicht entstörte elektrische Apparate sind abzuschalten. Liegt der Untersuchungsraum so ungünstig, daß fremde Störungsquellen nicht ganz ausgeschaltet werden können (Starkstromleitungen, Sender), so ist an die Errichtung eines Faradayschen Käfigs zu denken (ein leitendes Gitternetz in den Wandverputz verlegen). Die meisten derartigen Störungen entstehen aber durch schlechte Kontakte und Bodenleitung. Es sind also immer wieder diese Fehlerquellen zu überprüfen, bevor man sich mit einem gestörten EKG abfindet.

Ist das EKG immer noch gestört bzw. das Tier sehr unruhig (Muskelzittern), so kann durch Einschalten eines *Filters* eine weniger verzitterte Kurve erhalten werden. Man muß allerdings beachten, daß dadurch keinesfalls pathologische von physiologischen Schwankungen getrennt werden, sondern einfach nur Potentialschwankungen über eine bestimmte Frequenz ausgeschaltet werden. Am Ende der Registrierung ist die Eichung zu wiederholen, indem man mehrmals bei laufendem Band die Eichtaste drückt. Wurde mit Hilfe eines Filters geschrieben, so ist die Eichung sowohl mit als auch ohne Filter zu wiederholen, um eine eventuell dadurch bedingte Verzerrung erkennen zu können.

31.1.3 Physiologisches Elektrokardiogramm ▶

Die Ausschläge im EKG werden nach Einthoven mit den Buchstaben P, Q, R, S und T bezeichnet.

Am physiologischen EKG kann man entsprechend dem physiologischen Erregungsablauf den Vorhofteil (Elektroatriogramm – EAG) und den Kammerteil (Elektroventrikulogramm – EVG) unterscheiden, die zusammen das Elektrokardiogramm bilden (Abb. 31.6). An beiden kann man Anfangsschwankung, Zwischenstück und Endschwankung unterscheiden.

Das Elektrokardiogramm beginnt bei allen Haustieren mit Ausnahme des Pferdes mit einer kleinen positiven Zacke, die mit P bezeichnet wird und die Ausdruck der Vorkammererregung (Depolarisation) ist. Beim Pferd ist diese Zacke in der Mitte gekerbt (wegen der massiven Muskelmassen beider Vorkammern und der anderen Lage der Herzachse) und hat die Form eines M oder W. Während der Erregungsüberleitung durch das Hiss'sche Bündel werden keine Potentialdifferenzen registriert, so

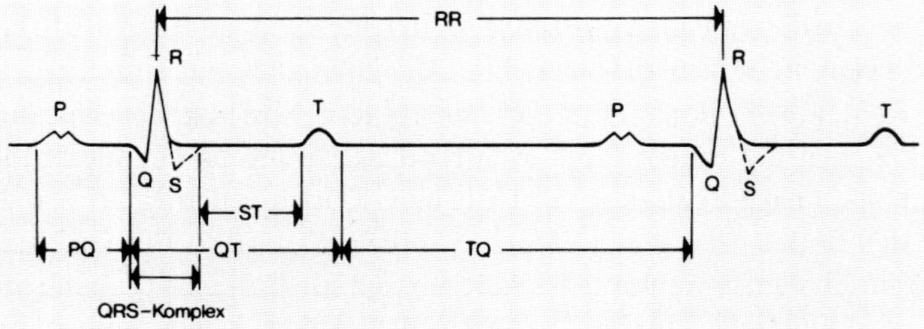

Abb. 31.6
Physiologisches Elektrokardiogramm (Pferd). Bezeichnung der Zacken und Strecken.

daß das EKG auf die isolektrische Linie zurückkehrt. Dieses PQ-(bzw. PR-, wenn Q fehlt)Segment entspricht dem Zwischensegment des EAG, also der totalen Erregung der Vorkammern. Es wird auch als Überleitungszeit bezeichnet. Die Endschwankung des EAG ist in der Regel nicht sichtbar bzw. geht im Ventrikulogramm unter.

Das *Elektroventrikulogramm* beginnt mit dem QRS-Komplex. Als Ausdruck der Kammeranfangsschwankung findet sich in der Regel eine kleine negative Zacke, die als Q bezeichnet wird. Im Anschluß daran folgt bei allen Haustieren eine deutliche positive Zacke, die als R bezeichnet wird, und in vielen Fällen daran wieder eine S-Zacke, die negativ ist und mehr oder weniger deutlich über die isolektrische Linie in die positive Zacke übergeht.

Dieser QRS-Komplex entspricht der Kammererregung (Depolarisation). Das ST-Segment ist die Strecke vom Ende der S-Zacke (oder R, wenn S fehlt) bis zum Anfang der T-Zacke und entspricht dem Zwischensegment des EVG, also der totalen Erregung der Kammer. Die T-Zacke ist Ausdruck der Repolarisation und breiter als der QRS-Komplex, da diese langsamer abläuft, sie entspricht der Kammerendschwankung. Die PQ-Strecke entspricht der Erregungsüberleitung vom Sinusknoten zum AV-Knoten, der QRS-Komplex der Erregungsausbreitung in der Kammer und die ST-Strecke bzw. die T-Zacke der Erregungsrückbildung in der Kammer.

Wie oben angeführt, sollte die Erregungsrückbildung (Repolarisation) eigentlich den gleichen Weg nehmen wie die Erregungsbildung (d. h. also mit umgekehrten Vorzeichen dem Dipol bzw. Vektor der Depolarisation entsprechen) und daher eigentlich das gleiche, allerdings spiegelbildlich verkehrte Bild im EKG hervorrufen. Warum das nicht so ist und als einziger Ausdruck der Repolarisation nur die beim Menschen konkordante, bei den Tieren oft schwankende T-Zacke entsteht, wurde schon angedeutet. In den Ventrikeln dauert die Erregung nicht überall gleich lang an, sie ist z. B. an der Herzspitze kürzer als in den basalen Anteilen. Die Repolarisation erfolgt wie erwähnt etwas langsamer als die Depolarisation, und außerdem scheint sie vom erhöhten Druck auf die Muskulatur behindert zu werden (sie entsteht ja auf der Höhe der Systole). Die außen liegenden Herzmuskelfasern beginnen daher früher mit der Repolarisation, obwohl sie später depolarisiert wurden. Die Repolarisationswelle bewegt sich somit nicht mit der gleichen Geschwindigkeit und in der gleichen Richtung wie die Depolarisationswelle, die Endschwankung verläuft dann konkordant.

Der erste Herzton und damit die Muskelkontraktion setzt etwa mit Beginn der Q-Zacke ein, der zweite Herzton findet sich am Ende der T-Zacke. Somit entspricht die Strecke QT der mechanischen Systole und die Strecke vom T-Ende bis zum nächsten Kammerkomplex (Q) der mechanischen Diastole (Abb. 30.3, 31.6).

31.1.4 Auswertung des Elektrokardiogramms

Die Auswertung des EKGs hat folgende Punkte zu betreffen:
1. Frequenz der Vorkammer und Kammer
2. Rhythmus
3. P-Welle
   a) Dauer
   b) Amplitude
4. PQ-Intervall
5. QRS-Komplex
   a) Dauer
   b) Amplitude
   c) Abweichungen, Verformungen
6. QT-Intervall
7. T-Welle
   a) Dauer
   b) Amplitude
8. ST-Segment.

Für die Untersuchung des EKG benötigt man ein Lineal mit Millimetereinteilung. Damit werden die Länge (Dauer) *von EKG-Strecken* und die *Höhen der Amplituden* gemessen. Die Messung hat im ersteren Fall horizontal (auch bei schiefer isolektrischer Linie) in Millimetern zu erfolgen, die dann auf Hundertstelsekunden (entsprechend der Papiergeschwindigkeit) umgerechnet werden. Die Messung der Zackenhöhe hat vertikal und im Vergleich mit der Eichung zu erfolgen. Sie wird in mV und als positiv oder negativ (+ –) angegeben. Es sind mindestens 5 Messungen durchzuführen und der Durchschnitt zu errechnen.

Bevor man mit der Auswertung beginnt, muß man sich überzeugen, daß die verschiedenen Ableitungen richtig bezeichnet und die Eichungen durchgeführt wurden. Aus Kurven ohne Eichungen dürfen zumindest keine vergleichenden Schlüsse gezogen werden. Das EKG soll außer Namen bzw. Nummer des Patienten das Datum der Registrierung, die Angabe der verwendeten Papiergeschwindigkeit und eines Filters enthalten. Werden Elektrokardiogramme zur Beurteilung an ein Institut eingesandt, so muß außerdem die klinische Diagnose bzw. ein kurzer Krankenbericht sowie die durchgeführte medikamentelle Therapie angegeben werden.

Die Auswertung beginnt mit der *Frequenzbestimmung.* Bei einer Bandgeschwindigkeit von 50 mm/s zählt man die Herzrevolutionen auf einer Strecke von 30 cm aus (bei einer solchen von 25 mm/s auf einer Strecke von 15 cm) und erhält mit 10 multipliziert die mittlere Herzfrequenz pro Minute. Im Zusammenhang damit beurteilt man das Systolen-Diastolen-Verhältnis, indem man in 5 oder 10 Kardiogrammen QT- und TQ-Strecke mißt, die Mittelwerte ausrechnet und den Quotienten bestimmt. Die physiologischen Werte schwanken von Tierart zu Tierart. Sie sind am größten bei jenen Tieren, die eine große Leistungsreserve haben (trainierte Sportpferde) und am geringsten dementsprechend beim Schwein.

Anschließend beurteilt man den *Herzrhythmus* und stellt dabei fest, ob es sich um einen Sinusrhythmus handelt (normale P-Zacken gehen mit normalen Intervallen den QRS-Komplexen voraus) oder ob zur Gänze oder fallweise andere Orte der *Erregungsbildung* vorkommen (deformierte oder fehlende P-Zacken, deformierte QRS-Komplexe). Weiterhin stellt man fest, ob *Erregungsüberleitungsstörungen* vorliegen. Sie sind durch Verlängerung von Strecken bzw. Ausfall von EVG oder des ganzen EKG gekennzeichnet.

Diese Störungen lassen sich in der Regel leicht erkennen und logisch ableiten.

Schwieriger ist es, Störungen festzustellen, die die Erregungsausbreitung im Ventrikel bzw. die Repolarisation betreffen, d. h. solche, die durch *Myokardschädigungen* (Nekrosen, Degenerationen, Entzündungen) bedingt sind. Für diesen Zweck muß man Amplitude sowie Form und Richtungsänderungen der Zacken bestimmen.

In Ableitung II nach Einthoven sind Q- und S-Zacke immer negativ und R-Zacke immer positiv. Tritt eine zweite positive Zacke im Ventrikulogramm auf, so wird sie mit R' bezeichnet. In der Praxis kann man die Ausrechnung der Potentiale (für die jeweils 5–10 Zacken ausgemessen und der Durchschnittswert bestimmt werden muß) in der Regel vermeiden, indem man nur feststellt, ob eine Zacke groß (über 0,3 mV) oder klein ist bzw. ob sie, wenn es sich um eine P- oder T-Zacke handelt, positiv oder negativ ist oder eine besondere Form aufweist. Die kleineren Zacken des QRS-Komplexes werden mit Kleinbuchstaben bezeichnet, die über 0,3 mV hinausreichenden Zacken mit einem Großbuchstaben, eventuell wird bei P und T noch das der Richtung entsprechende + oder – Zeichen gesetzt.

Bei der Beurteilung des Elektrokardiogramms hat man sich vor Augen zu führen, daß alle Abweichungen von der Norm keine spezifischen Beziehungen zu bestimmten Herzkrankheiten haben, und daß eine klinische Diagnostik keinesfalls allein auf das Elektrokardiogramm gegründet sein darf: Elektrokardiographische Abnormalitäten sind keine Krankheiten.

31.2 Echokardiographie

Diese nicht invasive Untersuchungstechnik basiert auf der Entsendung von Ultraschallwellen in das betreffende Organ. Nachfolgende Untersuchungstechniken können unterschieden werden: 1. Der zweidimensionale Ultraschall (2-DE); 2. Der M-mode (time motion Verfahren); 3. Der Dopplerultraschall (gepulst, kontinuierlich, farbkodiert).

Bei der *2-DE-Echokardiographie* werden mehrere Ultraschallstrahlen über einen Schallkopf (Transducer) ausgesendet und zu einem Bild zusammengesetzt. Die Echos sind als Punkte auf dem Bildschirm des Ultraschallgerätes sichtbar. Ihre Positionen entsprechen der Lage der reflektierenden Struktur im Körperinneren. Je stärker die Echogenität, desto heller leuchtet der Punkt auf dem Bildschirm. So entsteht ein zweidimensionales Bild, das einer Schnittebene durch den Körper entspricht.

Durch die Bewegung der Schallquelle wird ein Echtzeitbild gewonnen. Besonders geeignet ist die 2-DE-Untersuchung für die Darstellung von Herzwanddicken und der Herzkontraktilität.

Die *M-mode*-Untersuchung ist ein eindimensionales Verfahren. Das Echo wird als Punkt auf einer vertikalen Linie dargestellt und eignet sich besonders für die Aufzeichnung von Bewegungsabläufen. Dadurch können Myokard- und Klappenbewegungen gezeigt werden.

Der *Doppler-Ultraschall* basiert auf dem Dopplerprinzip. Dieses beschreibt eine Frequenzänderung einer ausgesandten Schallquelle, wenn sie auf ein sich bewegendes Objekt trifft. Werden Schallwellen auf ein Objekt gerichtet, das sich zum Transducer bewegt, so erhöht sich die Frequenz und gleichzeitig wird die Wellenlänge des Echos verlängert. Umgekehrt wird eine Frequenzerniedrigung und eine Wellenlängenerhöhung festgestellt, wenn sich das Objekt vom Transducer entfernt. Dieses Phänomen wird als „Doppler-shift" bezeichnet. Die Größe der Frequenzverschiebung ist proportional zur Strömungsgeschwindigkeit von Erythrozyten. Daher kann mit dieser Untersuchungsmethode die Richtung und die Geschwindigkeit des Blutflusses bestimmt werden.

Hohe Strömungsgeschwindigkeiten können mit gepulsten (PW) Dopplergeräten nicht sichtbar gemacht werden. Deshalb werden für Strömungsanalysen in oberen Bereichen kontinuierliche (CW) Dopplergeräte eingesetzt.

Die optische Aufbereitung mittels Farbkodierung (color flow mapping) erlaubt die graphische Darstellung von Strömungsanomalien, die bei Klappenstenosen und -insuffizienzen vorkommen. Ein positiver Doppler-shift (Strömungsbewegung zum Transducer) verursacht ein positives Signal im Spektrum. Dadurch erhält die Strömung eine rote Farbe. Ein negativer Doppler-shift (Strömungsbewegung vom Transducer) wird in blauer Farbe dargestellt. Besonders hohe Strömungsgeschwindigkeiten werden in Zwischenfarben von gelb bis orange visualisiert. Turbulente Strömungen werden durch „Mosaike" von blauer bis grüner Farbe charakterisiert. Die Lokalisation des Transducers wird nach standardisierten Zugängen vorgenommen.

31.3 Weitere Untersuchungen an Herz und Kreislauf

Blutdruckmessung: Die Blutdruckmessung wird indirekt bei Pferd und Hund mit Hilfe des *Ultraschalles (Dopplerprinzip)*, oszillometrisch oder photoplethysmographisch durchgeführt. Die Blutdruckwerte (Doppler und oszillometrisch) werden beim Pferd am Schweif, wobei die Manschette am Schweifansatz liegt (Arteria coccygea mediana), für den systolischen Blutdruck mit 98–143 mm Hg und für den diastolischen mit 33–76 mm Hg angegeben.

Die Blutdruckwerte (Doppler) beim Hund, gemessen am Unterschenkel (Arteria fib. cranialis) lauten für den systolischen Blutdruck 128–180 mm Hg und für den diastolischen Blutdruck 59–80 mm Hg. Eine Hypertension für Kleintiere wurde noch nicht exakt definiert. Häufig wird ein systemischer Blutdruck bei wachen, untrainierten Hunden und Katzen, der 180/100 mm Hg systolisch/diastolisch mit einem Grenzwert von 200/110 mm Hg übersteigt, als *Hypertension* (meist bei Nierenerkrankungen oder hormonellen Störungen) definiert. Als *Hypotension* gilt bei diesen Tierarten ein systolischer Blutdruck, der niedriger als 80 mm Hg ist.

Die Prüfung der **Kapillarfüllungszeit** wurde auf S. 167 beschrieben.

Weitere spezielle Untersuchungen sind **Röntgen**, **Herzkatheterisierung** sowie **Angiographie**.

Zur weiteren Abklärung von Krankheiten des Herzens und der Kreislauforgane werden **Laboratoriumsuntersuchungen** herangezogen; insbesondere die morphologische und klinisch-chemische Untersuchung des Blutes, die Bestimmung des Gesamteiweißgehaltes und des Eiweißspektrums des Blutes sowie die Feststellung bestimmter muskelspezifischer Enzyme bzw. ihrer Isoenzyme (S. 310, 313f.).

32 Untersuchung des Abdomens

Lage und Gestalt der Bauchorgane werden als bekannt vorausgesetzt. Auf Besonderheiten wird bei der Beschreibung der Untersuchungsmethodik und des Untersuchungsbefundes noch eingegangen.

Bei den *Wiederkäuern* ist für den Untersucher wichtig, wo die einzelnen Abschnitte der Vormägen der Körperoberfläche anliegen. Unter einem Großteil der linken Bauchwand liegt der *Pansen.* Mehr als die Hälfte der Vormägen befinden sich aber im intrathorakalen Teil der Bauchhöhle. Der am weitesten nach kranial vorgeschobene Teil ist die *Haube.* Der *Psalter* liegt rechts von der Medianlinie und berührt die rechte Bauchwand kaum; außerdem verändert er dauernd seine Lage. Er ist daher ebenso wie der *Labmagen* der klinischen Untersuchung von außen nur schlecht zugänglich (Abb. 32.1). Dagegen nimmt der Labmagen beim Kalb und beim Lamm den größten Teil der ventralen Bauchhöhle ein und ist verschiedenen Untersuchungsmöglichkeiten zugänglich.

32.1 Methodik

Die Untersuchung des Abdomens erfolgt von außen durch Adspektion, Palpation (Bauchdeckenspannung), tiefe Palpation und Sondierung (Nabelbereich), Perkussion, Auskultation, Schwing- und Perkussionsauskultation; von innen durch rektale Untersuchung (S. 238), Einführen einer Magensonde (S. 149), Punktion der Bauchhöhle (S. 344), Gaspunktion in der Flanke, Entnahme von Panseninhalt (S. 229), Ultraschalluntersuchung, Laparoskopie, Laparotomie mit Exploration der Bauchhöhle (Bauchfell, Vormägen, Labmagen, Darm, Nieren, Harnblase, Gebärmutter, Eierstöcke, Lymphknoten, Leber, Gallenblase, Milz) und Rumenotomie (S. 233). Die Röntgenuntersuchung (mit und ohne

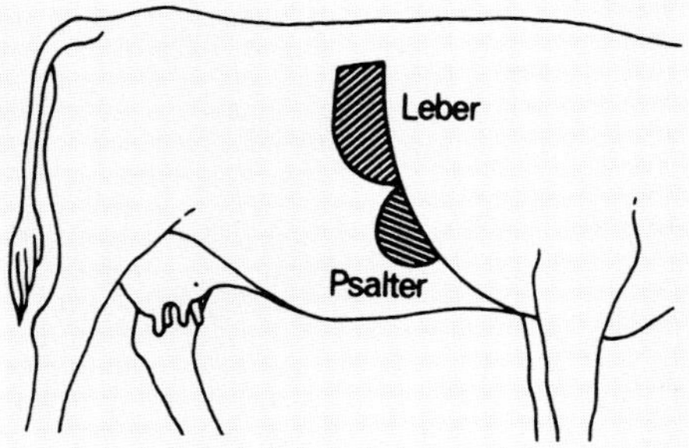

Abb. 32.1
Lage von Psalter und Leber beim Rind.

Kontrastdarstellung des Darmes bzw. Harntraktes) und die Ultraschalluntersuchung stellen wichtige zusätzliche diagnostische Verfahren dar.

Die **Adspektion** erfolgt links und rechts von schräg hinten. Man achtet vor allem auf Änderungen des Umfanges (Hungergruben bei den Großtieren).

Die **Palpation von außen** wird bei den *Großtieren* in erster Linie zur Prüfung der *Bauchdeckenspannung* herangezogen. Man drückt zu diesem Zweck mit dem Rücken der locker halb angewinkelten Finger bei Pferd und Schwein beiderseits, beim Rind und kleinen Wiederkäuer auf der rechten Seite, in der unteren Flankengegend wiederholt leicht gegen die Bauchwand und prüft, ob die Bauchdecke weich oder gespannt (hart) ist (Abb. 32.2). Ist ersteres der Fall, so legt sich beim Rind die Bauchwand förmlich um die palpierenden Finger herum. Die Bauchdeckenspannung ist durch den Tonus der Bauchmuskulatur bedingt und wird vorwiegend reflektorisch beeinflußt.

Zur Prüfung der *Konsistenz des Vormageninhaltes* der *Wiederkäuer* wird von dorsal nach ventral mit einer Faust oder mit beiden Fäusten kräftig gegen die linke Hungergrube und Flanke gedrückt. Dies dient der Feststellung von Schichtung und Konsistenz des Inhaltes sowie der Füllung des Pansens.

Bei den *Kleintieren* hat die Palpation eine ebenso große Bedeutung und ersetzt weitestgehend die rektale Untersuchung. Man palpiert mit den geschlossenen Fingern beider Hände von hinten über das stehende Tier gebeugt, legt die Hände sanft an und übt einen allmählich steigenden Druck auf die Bauchdecke aus. Insbesondere leicht erregbare Hunde reagieren zunächst oft mit einer Erhöhung der Bauchdeckenspannung. Durch wiederholten sanften Druck kann man mitunter diese Reaktion vermeiden. Bei übermäßig dicken und sehr ängstlichen Tieren ist diese Untersuchungstechnik nicht aussagekräftig.

Man palpiert zunächst mit beiden Händen bei gestreckt gehaltenen aneinandergelegten Fingern gleichzeitig von rechts und links unmittelbar hinter dem Rippenbogen kranial und einwärts, so daß man beiderseits den Leberrand spürt, und zwar von dorsal nach ventral in Richtung auf die Leberpforte. Bei wiederholter Untersuchung in Seiten- und

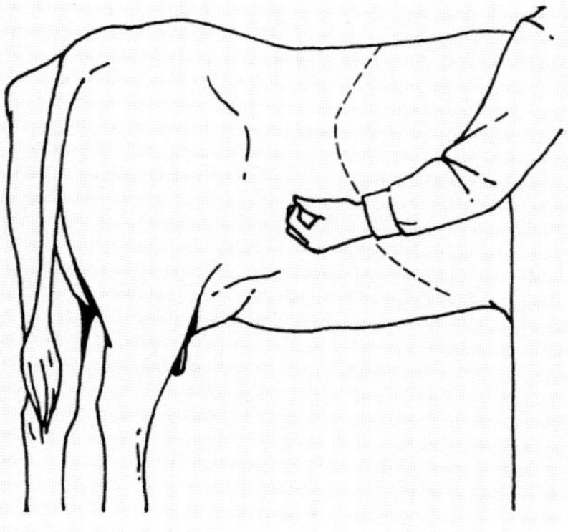

Abb. 32.2
Prüfung der Bauchdeckenspannung beim Rind.

Rückenlage des Tieres bzw. in sitzender Stellung wird mittels Palpation zwischen Rippen- und Leberrand versucht, diesen zu befunden. Anschließend übt man mit beiden Daumen einen intensiven Druck in der Regio xiphoidea Richtung Leberpforte aus. Danach wird segmentweise das Abdomen von dorsal nach ventral durchgetastet. Dabei läßt man die Organe zwischen den Fingern hindurchgleiten. Schließlich tastet man gegen den Beckeneingang.

Geachtet wird auf Größe, Form, Lage, Konsistenz, Beweglichkeit und Schmerzhaftigkeit der untersuchten Organe.

Die **Perkussion der Bauchwand** wird bei den Großtieren mit Hammer und Plessimeter durchgeführt, bei den Kleintieren mittels Finger-Finger-Perkussion. Bei *Wiederkäuern* wird der Pansen von dorsal nach ventral (beginnend in der linken Hungergrube) perkutiert, um die Schichtung des Panseninhaltes festzustellen.

Die **Auskultation** wird vorwiegend bei den großen Haustieren angewendet, und zwar zur Beurteilung der Pansenmotorik und der Darmperistaltik.

Bei der *Auskultation des Pansens* blickt der Untersucher gegen das Hinterende des Tieres und legt entweder das Phonendoskop einmal in der linken Flankengegend, dann kranioventral davon am Rippenbogen an die Bauchwand oder untersucht mit dem unbewaffneten Ohr (Abb. 32.3a, b). An beiden Stellen muß 4–5 Minuten auskultiert werden, wobei die pro Minute ablaufenden Kontraktionen, die durch das Emporheben der Hungergrube wahrnehmbar werden, sowie die durch das Kneten des Panseninhaltes hörbaren rauschenden oder knisternden Geräusche festzuhalten sind. Die Geräusche werden 1. bezüglich ihrer Frequenz, 2. der Kraft und 3. des „Auslaufens" beurteilt. Die Auskultation an der zweiten Stelle kranioventral am Rippenbogen erfolgt, um ein eventuelles zwischen Pansen und linker Bauchwand verlagertes Hohlorgan (Labmagen) feststellen zu können.

Zur *Auskultation der Peristaltik* mit dem unbewaffneten Ohr sieht der Untersucher gleichfalls gegen den Hinterteil des Tieres, legt eine Hand über dessen Lendengegend und klopft zuerst mit der anderen Hand die Bauchdecke ab, bevor das Ohr angelegt wird. Man kann die Auskultation aber auch mit dem Phonendoskop durchführen, wobei gleichfalls vorher die Bauchwand abzuklopfen ist, um das Tier auf die Untersuchung vorzubereiten. Man muß mindestens eine halbe Minute auskultieren, da die

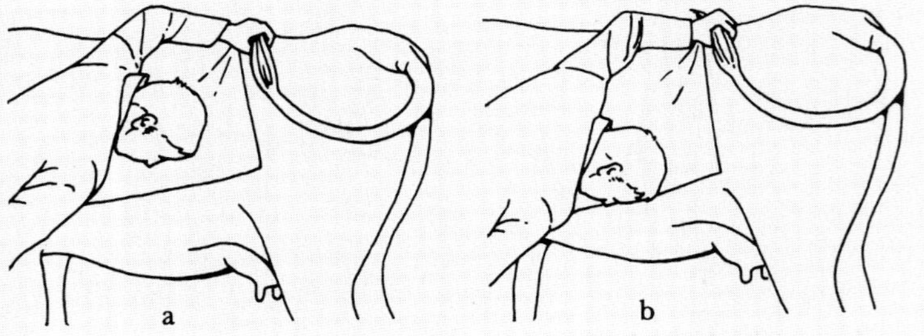

Abb. 32.3
a) und b) Auskultation des Pansens.

Darmgeräusche in größeren Pausen ablaufen, und untersucht an mehreren Stellen (dorsal, Mitte, ventral) sowohl links als auch rechts. Man beurteilt 1. ihre Frequenz, 2. den Klangcharakter, 3. die Lautstärke und 4. das „Auslaufen".

Die Auskultation der Peristaltik hat beim *Kleintier* und *Schwein* keine praktische Bedeutung.

32.2 Physiologischer Befund

Der physiologische Befund beim Kleintier lautet **„Abdomen durchtastbar und o. B."**.

32.2.1 Ergebnisse der Adspektion

Das Abdomen weist eine *physiologische Wölbung* (beim Rind ist es durchhängend) auf. Im oberen Bereich finden sich beiderseits die *Hungergruben* als beim Großtier etwa handflächengroße Einbuchtungen. Sie sind bei den Wiederkäuern gut ausgebildet und rechts etwas größer als links. Nach der Futteraufnahme kann die linke Hungergrube weitestgehend verstrichen sein (Pansenfüllung). Hier ist auch mit den Pansenbewegungen ein leichtes Heben und Senken zu bemerken. Beim Pferd sind die Hungergruben bei mageren Tieren und bei solchen, die längere Zeit kein Rauhfutter bekommen haben, gut erkennbar.

32.2.2 Ergebnisse der Palpation

Der physiologische Befund für die Bauchdeckenspannung lautet: **„nicht erhöht"**.

Die physiologische **Bauchdeckenspannung** ist bei *Pferd* und *Schwein* ggr. höher als bei den *Kleintieren.* Am „weichsten" ist sie beim *Rind.* Der in der linken Hungergrube durch Palpation geprüfte **Vormageninhalt** hat physiologischerweise feste Konsistenz.

Bei den *Fleischfressern* fühlt man die **Leber** beiderseits als derb-elastisches Organ hinter und neben dem Rippenbogen mit scharfem Rand.

Der **Magen** ist selten in gefülltem Zustand in den vorderen unteren Bauchteilen tastbar.

Die **Milz** ist bei großen Hunden mit einiger Übung als festweiches, links vorn und unten größtenteils unter den Rippen liegendes zungenförmiges Organ zu tasten. Unter der Wirbelsäule sind die **Nieren** zu tasten, von denen meist nur der hintere Pol der linken Niere mit den Fingerspitzen erreichbar ist, wenn man knapp neben der Wirbelsäule unter die letzte Rippe palpiert. Bei gesunden Hunden und vor allem bei Katzen sind nicht selten eine oder beide Nieren *Hängenieren.* Man fühlt sie als eiförmige Körper von festweicher Konsistenz und glatter Oberfläche, die am oberen Rand eine Einkerbung, den Hilus, besitzen und frei beweglich sind. Auch Wiederkäuer (linke Niere) besitzen gelegentlich Hängenieren.

Die **Harnblase** ist als glattwandiges festes kugeliges Gebilde vor dem Beckeneingang zu tasten. Ihre Größe wechselt mit dem Füllungszustand. Bereits bei mittlerer Füllung ist Fluktuation nachweisbar.

Die **Gebärmutter** liegt als bleistiftdickes elastisches längliches Organ in den unteren und hinteren Bauchanteilen.

Kotstränge tastet man als verschieden lange, unterschiedlich dicke zylindrische Stränge, die gewöhnlich der Längsachse des Tieres parallel verlaufen (großes Kolon, Rektum) und sich durch Druck zerteilen lassen. Sie dürfen nicht mit *Invaginationen* verwechselt werden.

Beim *Pferd* kann man nur selten mittels **Perkussion** den tympanischen Schall von der Bauchwand anliegenden, mit Gas gefüllten Darmteilen vom gedämpften Schall luftleerer Organe unterscheiden (Leber, Milz).

32.2.3 Vormägen der Wiederkäuer

Die **Perkussion** im obersten Abschnitt des Pansens ergibt wegen des gasförmigen Inhaltes einen überlauten Schall. Im mittleren Bereich ist heller und lauter Schall wahrzunehmen. In diesem Bereich schwimmt das Rauhfutter auf dem flüssigen Inhalt. Hier ist der Ort der stärksten Fermentation. Der Panseninhalt ist von Gasbläschen durchsetzt. Diese gleichsam schaumige Struktur bedingt den hellen und lauten Perkussionsschall. Daher ist es mitunter sehr schwierig, auf der linken Seite die mittlere hintere Lungengrenze mittels Perkussion genau zu ermitteln. Ventral von dieser Zone ergibt die Perkussion wegen des flüssigen Inhaltes eine absolute Dämpfung (Abb. 32.4).

Bei der **Auskultation** des *Pansens* hört man zweimal pro Minute rauschende oder knisternde Geräusche, die kräftig sind und auslaufen. Schwache Geräusche sind wahrnehmbar, wenn nur wenig Rauhfutter im Pansen vorhanden ist oder wenn der Pansen übermäßig mit Futter angeschoppt ist. Die physiologische Auskultationsbefund des Pansens lautet: **„Frequenz/5 min, kräftig und auslaufend"**.

Die *Vormagenbewegungen* (Haubenpansenzyklus, Abb. 32.5) werden vorwiegend vom N. vagus gesteuert und nehmen ihren Ausgang von der Haube, die sowohl beim Rind als auch bei kleinen Wiederkäuern eine Di-

Abb. 32.4
Schema des Eruktionszyklus und Verteilung des festen, flüssigen und gasförmigen Panseninhaltes.

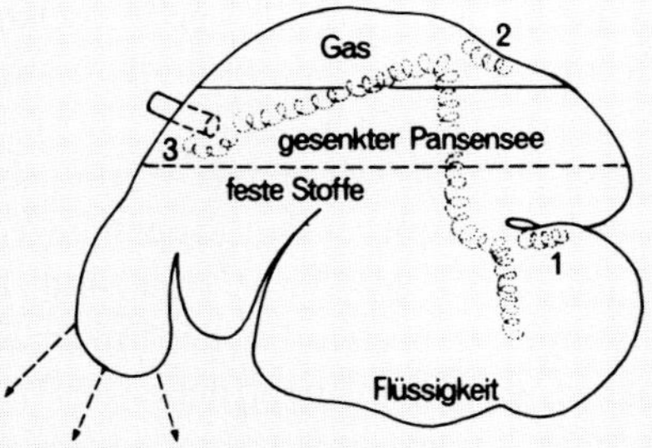

Abb. 32.5
Schema des Hauben-Pansen-Zyklus.

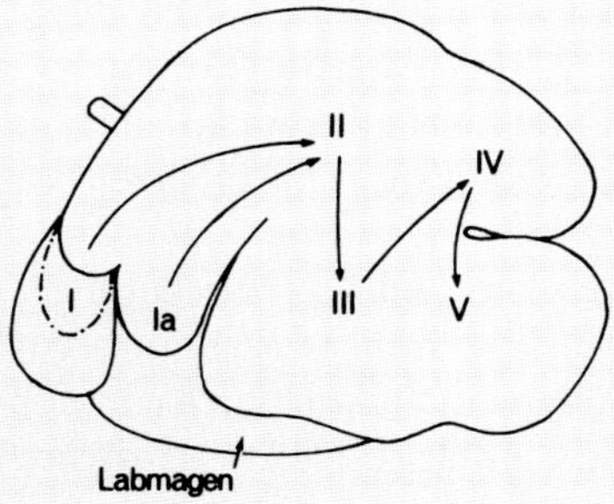

phasizität in der Kontraktion erkennen läßt. In der ersten Phase ist die Haubenpsalteröffnung geschlossen, die Haube selbst hat durch Emporheben des Haubenbodens ihr Lumen auf ca. die Hälfte eingeengt. Die zweite Phase schließt unmittelbar an die erste an. Der Haubenboden wird bis in die Höhe der Haubenpsalteröffnung angehoben. Die Haubenpsalteröffnung geht auf und psalterreifes, d. h. spezifisch schweres Futter fließt in den Psalter über. Das spezifisch leichte Futter, das auf der Flüssigkeit schwimmt, wird hingegen nach hinten in den oberen Pansensack befördert. Fast gleichzeitig mit der zweiten Phase der Haubenkontraktion folgt eine Kontraktion des Schleudermagens. Daran schließt die Kontraktion des dorsalen Pansensackes derart an, daß sich zuerst der vordere Pansenpfeiler streckt und versteift. Diese Versteifung pflanzt sich über Längspfeiler und hinteren Pansenpfeiler auf den ganzen oberen Pansensack fort. Die Kontraktion des oberen Pansensackes erfolgt also nicht überall gleichzeitig, sondern die Bewegung läuft von kranial nach kaudal ab. Der zeitliche Unterschied in der Kontraktion des vorderen und hinteren Teiles des oberen Pansensackes ist aber recht gering, so daß man bei der Untersuchung an der Pansenfistelkuh den Eindruck einer gleichzeitigen Kontraktion gewinnt. Auf die Kontraktion des oberen Pansensackes schließt jedesmal eine Kontraktion des ventralen Sackes derart an, daß sich zuerst dessen kaudoventraler Teil kontrahiert. Im Anschluß daran folgt je eine weitere Kontraktion des oberen und unteren Sackes. Die zweiten Kontraktionen sind vor allem nach der Futteraufnahme regelmäßig vorhanden. Liegt die Futteraufnahme hingegen schon längere Zeit zurück, so kann öfters eine zweite Kontraktion unterbleiben. Ein Haubenpansenzyklus dauert beim Rind 50–55 Sekunden, bei kleineren Wiederkäuern 40–50 Sekunden, d. h. also, daß, wenn die Ruhepause von einigen Sekunden berücksichtigt wird, jede Minute ein voller Haubenpansenzyklus abläuft. Während der Kontraktionen der oberen und unteren Pansensäcke kommt es auch zu Kontraktionsbewegungen an Psalter und Labmagen.

Die *Psalterbewegungen* sind teils passiver, teils aktiver Natur und hängen eng mit den Haubenbewegungen zusammen. Der Psalter ist in erster Linie ein Auspreßorgan und erst in zweiter Linie ein resorbierendes Organ. Die Größe des Psalters kann am lebenden Tier mittels Perkussion zu ermitteln versucht werden (vergrößert ist der Psalter bei Psalterverstopfung). Auch Psaltergeräusche wurden beschrieben. Es dürfte sich bei diesen aber um weitergeleitete Darm- oder Pansengeräusche handeln.

Die *Haubenbewegungen* kann man, wenn im Stall absolute Ruhe herrscht, als glucksende Geräusche hören. Sie entstehen bei Erschlaffung der Haube, bei der der Panseninhalt wie ein Sturzbach in diese hineinstürzt.

Zusammenfassend ist zur klinischen Untersuchung der Vormägen zu sagen, daß man mit den beschriebenen einfachen Untersuchungsmethoden trachtet, über den Grad der Füllung, die Vormagenbewegungen, die Konsistenz des Vormageninhaltes sowie über die Verteilung der gasförmigen, flüssigen und festen Inhaltsstoffe Aufschluß zu erhalten.

32.2.4 Darmperistaltik

Der *physiologische Befund* wird bei allen Tieren mit **„rege und auslaufend"** beschrieben.

Die *Auskultation* ergibt beim *Pferd* links etwa 10–30, rechts 5–20 charakteristische peristaltische Geräusche pro Minute. Beim Pferd kann man trockene knurrende (Blinddarmperistaltik) von plätschernden (Dünndarmperistaltik, flüssiger Darminhalt) Geräuschen unterscheiden. Rechts ist in der Blinddarmgegend zeitweise das sogenannte „Ileumeinspritzgeräusch" zu hören. Die physiologische peristaltische Welle kommt wie aus weiter Ferne, wird lauter und verklingt dann wieder allmählich. Beim *Rind* hört man in der rechten Hungergrube meist nur leise Geräusche. Beim *Kleintier* liefert die Auskultation der Peristaltik in der Regel kein verwertbares Ergebnis.

Die peristaltischen Wellen werden durch das autonome Nervensystem reguliert und primär durch das Volumen des aufgenommenen Futters ausgelöst. Sie werden bei Parasympathikotonie beschleunigt und bei Sympathikotonie verzögert.

32.3 Pathologische Befunde

32.3.1 Umfangsänderungen

Umfangsvermehrungen kommen durch raumvermehrende Prozesse im Abdomen zustande, die ein gewisses Ausmaß übersteigen. *Physiologischerweise* tritt dies im fortgeschrittenen Stadium jeder Trächtigkeit auf. *Pathologische Ursachen* sind Blähungen von Darmteilen oder des gesamten Magens, Erweiterungen des Magens und Pansens, Geschwülste vor allem der Leber sowie der Milz, Umfangsvermehrungen der Gebärmutter infolge von Wassersucht (Hydrometra) oder eitrigen Entzündungen (Pyometra), hochgradige Blasenfüllung infolge von Harnstauungen und Flüssigkeitsansammlung in der Bauchhöhle (Bauchhöhlenwassersucht: Hydrops ascites; seröse Bauchfellentzündung: Peritonitis). Bei allgemeinem Meteorismus (Gasansammlung) ist das Abdomen gleichmäßig vergrößert, und bei den Großtieren sind die Hungergruben (beim Rind auch die rechte) vorgewölbt. Bei übermäßiger Füllung des Pansens findet man bei den Wiederkäuern ein Überragen der Pansensackwölbung über den linken Hüfthöcker. Bei Flüssigkeitsansammlungen im Abdomen bzw. einer hgr. Flüssigkeitsansammlung in der Gebärmutter findet man, vor allem bei den Kleintieren, häufig eine birnenförmige (ventral breiter) Umfangsvermehrung des Abdomens; die Hungergrube ist stark eingefallen. Bei Geschwülsten bestehen manchmal lokalisierte Umfangsvermehrungen.

Ist die Umfangsvermehrung des Abdomens durch eine größere Menge Flüssigkeit bedingt, so kann man bei kleineren Tieren *Undulation (*Wellenschlag) nachweisen. Man legt hierzu eine Hand fest und flach an einer Seite der Bauchwand an und schlägt mit der anderen Hand leicht auf die Bauchwand und umgekehrt. Die Hand fühlt dann die Erschütterungen der Bauchwand durch das Auftreffen der von der anderen Hand ausgelösten Flüssigkeitswellen. Voraussetzung für den Nachweis dieses Symptoms ist eine genügend große Flüssigkeitsmenge und daß die Bauchhöhle nicht vollständig von der Flüssigkeit ausgefüllt ist. Bei adipösen Tieren kann durch die Fettmassen eine Undulation vorgetäuscht werden: *Pseudoundulation.*

Der Umfang des Abdomens kann auch *vermindert* sein, d. h. seine Unterseite ist flach (aufgezogen). Dies kommt entweder durch Fehlen von Rauhfutter (hungernde Tiere) oder durch Kontraktion der Bauchmuskulatur (Schmerzen!) zustande. Ein aufgezogenes Abdomen ist daher verdächtig für eine Bauchfellentzündung, kommt aber auch bei schmerzhaften Erkrankungen außerhalb des Abdomens vor (Muskulatur, Gelenke, Klauen, Meningen).

32.3.2 Ergebnisse der Palpation

Bei erhöhter **Bauchdeckenspannung** ist ein Eindrücken der Bauchdecke nur schwer möglich und unter Umständen auch mit Schmerzen verbunden. Die Bauchdeckenspannung kann ggr., mgr. oder hgr. erhöht sein. Dies ist in der Regel Ausdruck eines entzündlichen Prozesses, und zwar vor allem einer Bauchfellentzündung (Peritonitis). *Schmerzen* äußern die Tiere durch Ausweich- und Abwehrbewegungen (Ausschlagen), Krümmen des Rückens und Stöhnen. Siehe auch Schmerzproben beim Rind (S. 227). Die *Konsistenz des Vormageninhaltes* kann weich bis knetbar-teigig (normaler Futterbrei), fluktuierend (flüssiger Inhalt), prallelastisch (Tympanien) oder kaum eindrückbar und hart (Vormagenüberladung) sein.

Bei den *Kleintieren* kann mittels der Palpation eine erhöhte Schmerzhaftigkeit des Abdomens im allgemeinen oder bestimmter Organe festgestellt werden. Sie äußert sich dadurch, daß auch *erhöhte Spannung der Bauchdecke* vorhanden ist, die Tiere auf zunehmenden Druck oder bei der Harn- und Kotentleerung stöhnen oder andere Schmerzäußerungen (Winseln, Beißversuche usw.) zeigen. Diese Reaktion wird durch die Drucksteigerung im Abdomen ausgelöst, die sich gleichmäßig auf alle Organe auswirkt. Die Ursache ist ein entzündlicher Prozeß des Bauchfelles, des Darmes oder eines im Abdomen befindlichen Organes (Leber, Milz, Pankreas, Niere, Lymphknoten, Uterus, Prostata, Harnblase). Genaueren Aufschluß kann man nur dann erlangen, wenn es gelingt, dieses Organ zu palpieren und dort den Schmerz zu lokalisieren. Bei Kleintieren kann ein schmerzhaftes Abdomen auch durch schmerzhafte Erkrankungen in der Umgebung des Abdomens (Muskulatur, Haut, Meningen, Gelenke) vorgetäuscht werden.

Bei der *Palpation* werden die einzelnen *Bauchorgane* untersucht, die – wie erwähnt – vergrößert (Entzündung) oder verkleinert (Atrophie), mit höckeriger Oberfläche (Neoplasmen) versehen, von abnormer Konsistenz, verlagert und schmerzhaft sein können. *Fremdkörper* (vor allem im Darm) und *Neoplasien* lassen sich gut feststellen, wenn sie nicht zu weit vorn in der Zwerchfellkuppe liegen (eventuell Tiere vorn hochheben). Bevor man aber eine umschriebene Umfangsvermehrung als Tumor oder Fremdkörper diagnostiziert, muß man die Hängeniere ausschließen.

Invaginationen (Darmeinschiebungen) sind, ähnlich wie Kot, zylindrische lange Stränge aber von typisch fleischiger fest-weicher Konsistenz und in der Regel schmerzhaft. Bei Flüssigkeitsergüssen in die Gebärmutter oder Abszessen kann man auch umschriebene Fluktuation feststellen. Nach Palpation einer möglichen Organveränderung wird diese mit Hilfe der Röntgenuntersuchung, des Ultraschalles oder einer Probelaparotomie (eventuell Biopsie) näher charakterisiert.

32.3.3 Veränderungen an den Vormägen

Praktische Bedeutung kommt der **Perkussion des Pansens** bei den Wiederkäuern zur Unterscheidung der zwei wichtigsten Tympanieformen zu. Es sind dies die *Tympanie mit dorsaler Gasblase,* bei der die Blähung durch eine riesige Gasblase im oberen Pansenbereich ausgelöst wird, und die *schaumige Gärung,* bei der die vorher erwähnte Schichtung nicht mehr vorhanden ist, sondern der ganze Panseninhalt eine stabile schaumige Masse darstellt. Ist im ersteren Fall nur dorsal ein überlauter und in der Mitte ein lauter Perkussionsschall hörbar, so erstreckt sich der helle und laute Perkussionsschall bei der schaumigen Gärung über den gesamten Pansenbereich.

Die **Auskultation des Pansens** ergibt zunächst *Änderungen der Frequenz,* die aber auch schon mittels Adspektion feststellbar waren. Sind in 5 Minuten keine Bewegungen wahrnehmbar, so sprechen wir von einem *Pansenstillstand.* Neben der Zahl der Bewegungen ist zu beurteilen, ob die einzelne Bewegung kräftig ist und ob sie unmittelbar nach Beginn abbricht (z. B. Peritonitis).

Bei *Verlagerungen des Labmagens* zwischen Pansen und linker Bauchwand hört man kranioventral am Rippenbogen keine Pansengeräusche, sondern sehr hellklingende Töne, die von Kontraktionsbewegungen des stark gespannten Labmagens herrühren.

32.3.4 Pathologische Darmperistaltik

Die Frequenz der Darmperistaltik kann pathologischerweise erhöht oder vermindert sein bzw. fehlen. *Erhöhte und laute Peristaltik* findet man bei rohfaserreichem voluminösem Futter (reichlich Heugaben beim Pferd) und parasympathischem Einfluß; *verminderte und leise Peristaltik* bei konzentriertem Kraftfutter oder im Hungerzustand und bei Sympathikotonien. Verminderte Peristaltik kann auch die Folge von Darmspasmen (infolge einer Parasympathikotonie) sein, weil die peristaltischen Wellen nicht mehr ganz auslaufen können. *Fehlende Peristaltik* bedeutet, daß der gesamte Darm entweder verkrampft oder gelähmt ist. *Auslaufen der Peristaltik* heißt, daß die peristaltische Welle ohne Unterbrechung abläuft. Ist sie abgehackt, so bedeutet dies, daß die peristaltische Welle an einen nicht beweglichen Abschnitt der Darmwand stößt; in der Regel ist dieser Darmteil verkrampft. Der Befund wird beschrieben: „*Die Peristaltik ist ggr., mgr. oder hgr. spastisch unterdrückt*“. Dies ist die Folge einer zunehmenden Parasympathikotonie (Kolik der Pferde). Bei Steigerung dieses Zustandes, ist der gesamte Darm verkrampft und keine Peristaltik mehr hörbar.

Klingende Geräusche haben einen musikalischen, wie das Anschlagen einer Saite sich anhörenden Ton und entstehen an geblähten und gleichzeitig gespannten Darmteilen.

32.4 Fremdkörperschmerzproben

Diese dienen beim *Rind* zum Nachweis einer erhöhten Schmerzempfindlichkeit im Haubenbereich (bedingt durch einen dort eingestochenen Fremdkörper). Bei positivem Befund ist ein klagender Laut beim Exspirium des Tieres zu hören.

Einfacher Rückengriff: Es wird eine Hautfalte am Widerrist unabhängig von der Atemphase gelockert.

Probe nach Kalchschmidt: In der Widerristgegend wird eine Hautfalte gelockert. Danach wird auf der Höhe des Inspiriums am Widerrist eine Hautfalte, ohne sie vorher zu berühren, so lange aufgezogen, bis das Rind exspiriert. Die Probe gilt als positiv, wenn das Rind beim Ausatmen stöhnt oder auch schon, wenn das Exspirium verzögert ist. Dabei wird der Kopf des Rindes nach links zum Untersucher gebogen.

Probe nach Ruegg (Abb. 32.6): Der Untersucher zieht die Zunge des Tieres bei gestreckter Haltung des hochgehobenen Kopfes und Halses möglichst weit aus der Maulhöhle heraus. Ein Helfer veranlaßt das Tier durch Aufheben einer Hautfalte in der Widerristgegend mit einem plötzlichen Ruck zum Durchbiegen des Rückens. Gleichzeitig wird der Zug auf die Zunge gelockert.

Probe nach Nordström: Mit dem Perkussionshammerstiel oder mit dem Daumen wird im Bereich des Zwerchfellansatzes in den Zwischenrippenräumen von kaudodorsal nach kranioventral das Peritoneum zu reizen versucht.

Perkussionsprobe nach Ließ: Der Kopf des Tieres wird nach links gebogen. Mit dem Perkussionshammer oder mit der Faust perkutiert man im Bereiche des Zwerchfellansatzes die Zwischenrippenräume. Die Perkussion wird ausgedehnt auf den gesamten Haubenbereich. Zur Intensivierung der Schmerzen kann während der Perkussion eine Hautfalte am Widerrist aufgehoben werden (verstärkte Probe nach Ließ).

Probe nach Diernhofer: Bei kniender Stellung des Untersuchers wird mit der geballten Faust in die Schaufelknorpelgegend gedrückt, wobei der Ellbogen zur Unterstützung am Knie des Untersuchers aufgelegt wird. Diese Probe eignet sich vorwiegend für leichtere Rinder.

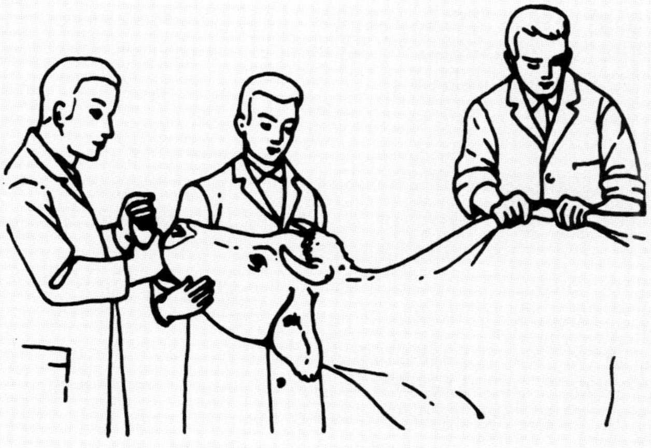

Abb. 32.6
Probe nach Ruegg.

Abb. 32.7
Stabprobe nach Götze.

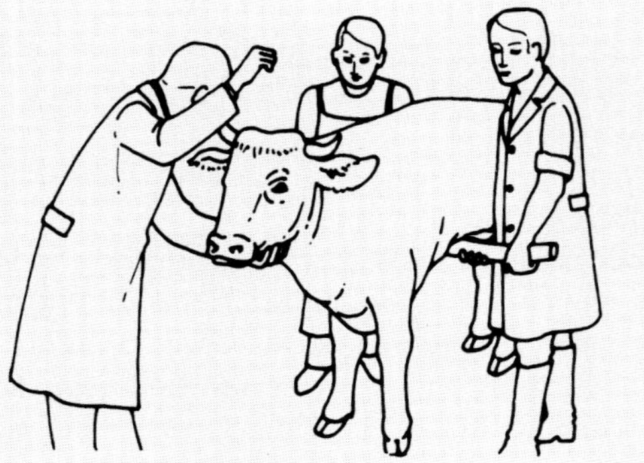

Stabprobe nach Götze (Abb. 32.7): Zwei Helfer heben mit einer quer unter dem Bauch gehaltenen abgerundeten Stange, absatzweise in Abständen von einer Handbreite, beginnend hinter den Ellbogenhöckern nach kaudal fortschreitend, langsam den Leib des Tieres an, um ihn auf ein Zeichen des Tierarztes ruckartig sinken zu lassen.

Perkussion mit Hammer und Plessimeter im Bereich des Haubenbodens: Bei frischen Peritonitiden ist hier sehr häufig ein tympanischer Beiklang feststellbar (Luft zwischen Fibrinspangen); chronische Peritonitis: absolute Dämpfung (Exsudat).

Untersuchung mit dem Ferroskop: Bei diesem Gerät handelt es sich um ein elektromagnetisches Metallsuchgerät, das bei Anwesenheit von ferromagnetischen Fremdkörpern (Eisen, Stahl usw.) einen Ton von sich gibt. Das Ergebnis der Untersuchung ist nur in Verbindung mit den Schmerzproben vertretbar. Legierungen werden nicht angezeigt.

Als weitere Schmerzproben haben sich das Bergabführen bzw. Führen im engen Kreis nach links sehr gut bewährt.

Für die Praxis eignen sich vor allem die Proben nach Kalchschmidt, nach Ließ sowie die verstärkte Probe nach Ließ, da zumeist Hilfskräfte für die Durchführung anderer Proben fehlen.

Kleine Wiederkäuer äußern bei Vorliegen einer Retikuloperitonitis bei folgenden Proben Schmerz: bei Druck auf den Schaufelknorpel, bei Druck auf die Thoraxwand im Haubenbereich und bei Druck auf die letzten 3–4 Interkostalräume.

32.5 Schwing- und Perkussionsauskultation

Kranioventral am Rippenbogen sind keine Pansengeräusche bei *Verlagerungen des Labmagens* zwischen Pansen und linker Bauchwand hörbar. Dafür kann man sehr hellklingende Töne, die von Kontraktionsbewegungen des stark gespannten Labmagens herrühren, hören. Dieses eigenartige Klingen kann durch Stoßen mit der Faust von kaudal her gegen die untere Flankengegend bei gleichzeitiger Auskultation mit dem Phonendoskop verstärkt werden (*Schwingauskultation*, Abb. 32.8a). Das Klingen hört sich wie das Geräusch einer mit nur wenig Wasser gefüllten und in Schwingung gebrachten Kanne oder Flasche an. Diese Schwing-

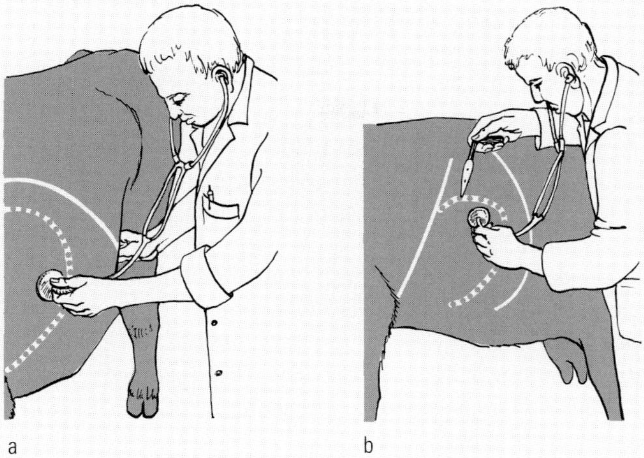

Abb. 32.8
a) Schwingauskultation;
b) Perkussionsauskultation (gestrichelte Linien kennzeichnen Bereich eines verlagerten Labmagens).

auskultation wird auch rechts ausgeführt. Sie ist dort bei Labmagen- und Blinddarmdilatationen sowie bei Verlagerungen dieser Organe positiv. Zusätzlich kann eine *Perkussionsauskultation* rechts und links durchgeführt werden (Abb. 32.8b) Dabei wird die Körperwand um die Auflegestelle des Phonendoskopes mit den Fingerknöcheln oder dem Stiel des Perkussionshammers beklopft bzw. durch Schnippen mit der Fingerspitze erschüttert. Die Tonhöhe hängt von der Dicke und der Spannung der Wand ab und verändert sich bei noch arbeitendem Pansen entsprechend dem Innendruck des Labmagens. Das metallische Klingen (Steelband-Effekt) spricht nur dann für eine Labmagendislokation, wenn außerdem Pansenbewegungen gehört werden können.

Zur weiteren Überprüfung einer Labmagenverlagerung eignen sich noch folgende Untersuchungsmöglichkeiten: Einführen einer Schlundsonde und Auskultation des Pansens bei gleichzeitigem Hineinblasen in der linken Hungergrube bzw. über den letzten 2–3 Rippen (Doppelauskultation des Pansens), rektale Untersuchung, Bestimmung des Chlorid-Gehaltes im Panseninhalt, Punktion, Adspektion; Palpation; Laparoskopie.

32.6 Entnahme und Untersuchung von Panseninhalt

Die von den Wiederkäuern aufgenommene Nahrung wird in den Vormägen fermentativen Prozessen unterworfen. Da weder im Speichel noch in den Vormägen körpereigene Fermente zur Aufspaltung des Futters zur Verfügung stehen, muß der Wiederkäuer zwangsläufig mit Mikroben eine Symbiose eingehen. Die Mikroben, es sind Bakterien und Protozoen, finden im Pansen bei normaler Fütterung optimale Lebensbedingungen. Sie vermehren sich intensiv und bauen dabei die aufgenommene Nahrung bis zu bestimmten Stoffwechselendprodukten ab. So entstehen aus Zellulose, Stärke, Glukose und anderen Kohlenhydraten vor allem die niedrigen flüchtigen Fettsäuren, wie Ameisen-, Essig-, Propion-, Butter- und Milchsäure, die von der Pansenschleimhaut resorbiert werden. Essig-, Propion- und Buttersäure stehen dabei zueinander in einem Verhältnis von 65 : 20 : 15 %.

Das mit dem Futter aufgenommene Eiweiß kann im Pansen bis zu den Aminosäuren und Ammoniak zerlegt werden. Diese können entweder durch die Pansenschleimhaut resorbiert werden, oder es entsteht aus ihnen Mikrobeneiweiß, das über den Psalter in den Labmagen und Darm gelangt und dort der proteolytischen Verdauung unterworfen wird. Ein bestimmter Prozentsatz an Fett ist in der Ration für den Wiederkäuer ebenfalls essentiell.

Man kann durch die *Entnahme von Panseninhalt* 1. die *Mikroben*, 2. die durch sie gebildeten *Stoffwechselprodukte* und 3. ihr *Fermentationsvermögen* gegenüber reinen Nährstoffen bestimmen.

Für die Entnahme der Pansenproben wurden mehrere Verfahren ausgearbeitet. Bei den meisten wurde versucht, mit Hilfe einer *Saugpumpe* Panseninhalt abzusaugen.

Die von Sørensen und Mitarbeitern entwickelte Sonde hat folgende Nachteile: Der Sondenkopf ist für das Höhenvieh zu groß dimensioniert. Die Tiere wehren beim Einführen der Sonde und beim Entfernen derselben sehr stark ab. Wir haben den Durchmesser des Sondenkopfes daher um 1,5 cm verkleinert. Der zwischen Saugschlauch und Saugkopf gelegene Filterschlauch verstopft sich sehr häufig. Daher wurde er von uns entfernt. Das größte Problem stellt unserer Meinung nach die empfohlene Pumpe dar. Sie ist ebenfalls in kürzester Zeit verstopft. Vorteil des Gerätes von Sørensen ist: Wenn es funktioniert, erhält man in kürzester Zeit ausreichend Panseninhalt (Abb. 21.2).

Aufgrund dieser Schwierigkeiten entnehmen wir daher den Panseninhalt ohne Pumpe mit der Magensonde (Abb. 32.9). Nach Fixierung des Tieres wird das Maulgatter nach Gerle eingeführt und die Magensonde gesetzt. Hierauf wird der Kopf des Tieres weit gesenkt und durch kräftiges Hineinblasen in den Schlauch fester Panseninhalt aus diesem ent-

Abb. 32.9
Pansensaftentnahme mit der Magenschlundsonde.

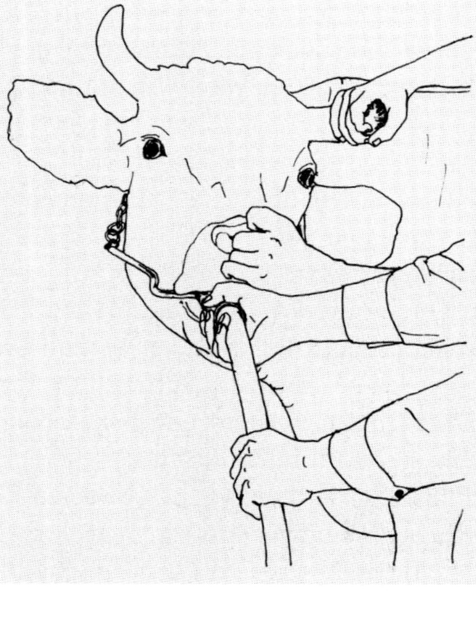

fernt. Ein wiederholtes rasches, kurzes Aus- und Einführen der Sonde bewirkt ein Abfließen von Panseninhalt. Damit gelingt es, bis zu 500 ml und mehr Panseninhalt in wenigen Minuten zu gewinnen. Der erhaltene Panseninhalt wird durch Gazefilter geseiht und soll möglichst rasch untersucht werden. Ist dies nicht möglich, so muß, um die Bakterientätigkeit weitestgehend zu hemmen, für einen raschen Verschluß und für eine sofortige Abkühlung der Probe auf etwa + 4 °C gesorgt werden. Bei dieser Temperatur ergeben die Proben bis zu 24 Stunden nach der Entnahme unveränderte Werte.

Physiologischer Panseninhalt riecht aromatisch. Säuerlicher **Geruch** kommt bei akutem Überfressen mit Getreideschroten oder Zuckerrüben durch vermehrte Milchsäurebildung vor. Fäulnis- oder Düngegeruch tritt bei der sogenannten Pansenfäulnis auf. Das ist ein Zustand, der auf die Verabreichung von schlecht gelagertem, verschimmeltem oder verschmutztem Futter oder Tränkwasser zurückgeführt werden muß. Häufig findet man in derartigen Pansenproben ein Überwiegen von Bakterien der Coli- und Pseudomonasgruppe.

Die **Farbe** des Panseninhaltes ist normalerweise grün-braun, auch bei Heufütterung. Zur Weide und Grünfutterzeit ist sie intensiv grün. Fütterung mit Maische oder Rübenmelasse oder getrockneten Zuckerrübenschnitten ergeben einen grauen Farbton, Stroh und Stärke einen grau-gelben.

Die **Konsistenz** des physiologischen Panseninhaltes ist viskös und deutet auf eine gute Aktivität von Flora und Fauna sowie auf eine gute Speichelsekretion hin. Eine vollkommen wässerige Konsistenz bedeutet eine zu geringe Aktivität und wird häufig bei Azetonämie beobachtet. Eine hohe Viskosität wird bei der schaumigen Gärung beobachtet.

Die **Bestimmung des pH-Wertes** muß an Ort und Stelle mittels Spezialindikatorpapiere erfolgen. Der normale pH-Wert liegt zwischen 6,5 und 7,2. Die Werte weisen Tagesschwankungen auf und variieren im Verhältnis zur Fütterungszeit. Am tiefsten ist der pH-Wert 2–3 Stunden nach der Futteraufnahme infolge der verstärkten Fettsäureproduktion unmittelbar danach. Ein Absinken des pH-Wertes gegen 4 ist meist die Folge einer überstürzten Milchsäurebildung. Falls der pH-Wert im alkalischen Bereich liegt, ist an Pansenalkalose, Pansenfäulnis sowie Speichelbeimengung während der Probenentnahme zu denken.

Wird frisch entnommener und grob durch Gaze geseihter Panseninhalt in einem Glas stehengelassen, so kann die **Sedimentation** und **Flotation** beurteilt werden. Die groben Bestandteile des Panseninhaltes sammeln sich oben in einer schaumigen Schicht an, die feinen Futterpartikel inklusive der großen Infusorien sinken allmählich ab. Normalerweise verstreichen bis zum Abschluß der Sedimentations- und Flotationsphase bei ungestörter Vormagenverdauung 4–8 Minuten. Dies hängt von der Fütterung und dem Zeitpunkt der letzten Nahrungsaufnahme ab.

In der Praxis und für den Klinikbereich genügt es, die **Zahl der Bakterien und Protozoen** zu schätzen. Pro Milliliter sind etwa 10^3–10^4 Protozoen und im Durchschnitt etwa 10^6–10^{10} Bakterien enthalten. Die *Schät-*

zung der Protozoen erfolgt am besten im angewärmten Nativpräparat. Die Protozoen sind durch ihre Größe, Form und Beweglichkeit gut erkennbar. Das *Schätzen der Bakterien* gelingt am besten im nach Gram gefärbten Ausstrich.

Der Morphologie nach sind die verschiedensten Bakterienformen anzutreffen, aber trotzdem kommen immer wieder 4 verschiedene Organismengruppen in größerer Zahl vor. So findet man große Kokken, entweder einzeln oder in Verbänden, große und gut bewegliche zigarrenähnliche Stäbchen; als dritte Gruppe sind kleine Stäbchen, die sehr häufig in Haufen vorkommen, und als vierte, dicke, eckig-abgerundete Stäbchen festzustellen.

Da diese 4 Gruppen besonders bei Rauhfuttergaben anzutreffen sind, werden sie auch als *Leitbakterien* bezeichnet. Allgemein treffen wir bei der Verabreichung von Rauhfutter eine sehr mannigfache Flora an. Hohe Schrotgaben bewirken eine Vermehrung der kleineren Formen, besonders der Streptokokken. Das Bakterienbild ist dabei sehr einheitlich. Die Protozoen und die zigarrenförmigen Bakterien sind äußerst pH-empfindliche Organismen. Bei geringsten Verschiebungen über den physiologischen Bereich hinaus gehen sie sofort zugrunde. Ihre Anwesenheit oder Abwesenheit gibt uns Auskunft, ob es sich bei dem vorliegenden Panseninhalt um einen physiologischen oder inaktiven handelt.

Zur **Bestimmung des Fermentationsvermögens der Pansenmikroben** werden die Ermittlung des Gasbildungsvermögens und die Methylenblau-Reduktionsprobe herangezogen.

Das **Gasbildungsvermögen** läßt sich sehr einfach mit Hilfe eines Saccharometers bestimmen. Zu 10 ml Panseninhalt werden in das Saccharometer etwa 100 mg Glukose zugesetzt. Hierauf erfolgt die Bebrütung bei 39 °C. Die gebildete Gasmenge wird nach 30–60 Minuten abgelesen. Beim gesunden Tier bilden sich in dieser Zeitspanne 1–2 ml Gas.

Methylenblau-Reduktionsprobe: Zu 20 ml frischem Panseninhalt wird 1 ml einer 0,03 %igen Methylenblaulösung zugesetzt. Das Röhrchen wird kurz geschüttelt und die Zeit bis zur Reduktion des Methylenblaus zur farblosen Leukobase gemessen. Bei gesundem Panseninhalt tritt eine Entfärbung nach 130–150 Sekunden ein. Die Methylenblauprobe ist geeignet, in kürzester Zeit über den Funktionszustand der Pansenflora Aussagen zu machen. Bei der Pansenazidose ist die Reduktion des Methylenblaus verlängert.

Sind die bisher besprochenen Methoden durchaus in der tierärztlichen Praxis durchführbar, so setzt die Bestimmung der flüchtigen Fettsäuren jedoch Laboratoriumseinrichtungen voraus. Die Bestimmung der einzelnen Fettsäuren erfolgt mit Hilfe der Gas- und Hochdruckflüssigkeitschromatographie.

Für die Praxis haben sich zur Beurteilung des Panseninhaltes die Bestimmung der Farbe, der Konsistenz, des pH-Wertes, der mikroskopische Nachweis, Abschätzung der Pansenprotozoen und die Durchführung der Methylenblau-Reduktionsprobe bewährt.

Probepunktion siehe S. 344.

32.7 Laparoskopie und Probelaparotomie

Die Laparoskopie erfolgt bei *Pferd* und *Wiederkäuern* je nach Bedarf links oder rechts in der Flanke im Winkel zwischen letzter Rippe und Lendenwirbelquerfortsätzen. Die Laparoskopiestelle wird rasiert, desinfiziert und anästhesiert. Nach Anlegen eines kurzen Hautschnittes wird ein Trokar mit 12–15 mm innerer Weite vorsichtig in die Bauchhöhle geschoben. Um bei dieser Manipulation Verletzungen innerer Organe (Leber, Darmschlingen, beim Rind Pansen und eventuell verlagerter Labmagen) von vornherein auszuschließen, soll vor Einschieben des Trokars mit einer engen Kanüle ein Druckausgleich hergestellt werden. Durch den Trokar wird dann das Endoskop in die Bauchhöhle in Richtung auf das zu untersuchende Organ geschoben. Die Orientierung in der Bauchhöhle setzt jedoch gute Kenntnisse über den Situs der Organe voraus.

Beim *Hund* wird eine Kurznarkose angewendet, das Tier in Rückenlage gebracht und das Laparoskop paramedian etwas hinter dem Nabel in Richtung auf die Leber eingeschoben. Manche Geräte sind so konstruiert, daß man unter Sichtkontrolle mit Hilfe eines speziellen Zusatzgerätes Organteile entnehmen kann. Beim Kleintier wird jedoch viel häufiger direkt eine Probelaparotomie durchgeführt, da sie einen besseren Überblick liefert und eine Bioptatentnahme großzügiger und exakter erfolgen kann. Eine Operation (Tumorentfernung, Kastration) kann sofort anschließend erfolgen und benötigt nicht noch eine zweite Narkose (bei älteren Tieren oder Risikopatienten wichtig).

Ist es mit den bisher genannten Untersuchungsverfahren nicht möglich, zu einer sicheren Diagnose zu gelangen, so kann beim Rind ohne weiteres die Bauchhöhle (und in der Folge die Vormägen) eröffnet werden.

Je nach Verdacht wird die Laparotomie *beim Rind in* der linken (Vormägen) oder rechten (Darm, Labmagen, Blinddarm, Leber mit Gallenblase, Harnblase, Gebärmutter, Eierstöcke) Flankengegend durchgeführt. Nach Rasur, Desinfektion und Infiltrationsanästhesie wird die Bauchhöhle mittels Treppenschnittes eröffnet. Nach Überprüfung des viszeralen und parietalen Peritoneums wird mit dem gut gereinigten und desinfizierten Arm in die Bauchhöhle eingegangen und die einzelnen Organe (Haube, Pansen, Milz, Leber, Gallenblase, Psalter, Labmagen, Dünndarmschlingen, Dickdarm, Uterus, Ovarien, Nieren, Harnleiter, Harnblase, Bauchringe) auf Größe, Konsistenz, Schärfe der Ränder, Schmerzhaftigkeit und Beweglichkeit gegenüber der Unterlage untersucht. Im Anschluß daran erfolgt die Eröffnung des Pansens und die Exploration der Vormägen. Dabei sind die Farbe der Pansenschleimhaut, die Beschaffenheit der Zotten und der Vormageninhalt zu beurteilen. Die Probelaparotomie ist demnach bei den Wiederkäuern ein integrierter Bestandteil der Diagnostik innerer Erkrankungen.

32.8 Gastroskopie

Die Gastroskopie beim sedierten *Pferd* wird mit einem mindestens 2–3,5 m langen (je nach Größe des Pferdes), flexiblen Endoskop durchgeführt. Den Pferden wird für 8–10 Stunden das Futter entzogen, damit der Mageninhalt während der Endoskopie die Magenschleimhaut nicht bedeckt. Das flexible Endoskop wird über den ventralen Nasengang in den Pharynx eingeführt, der Schluckreflex ausgelöst und in den Ösophagus weiter vorgeschoben. Die Ösophagusschleimhaut stellt sich faltenförmig dar. Auf das Vorkommen von Divertikeln, Ulzera, Neubildungen und Schleimhautläsionen (Schlundsonde!) wird geachtet. Um eine bessere Übersicht im Magen zu erhalten, wird der Magen etwas aufgeblasen, damit die Schleimhautfalten verschwinden und die gesamte Schleimhaut des Magens in der großen und kleinen Kurvatur sichtbar wird. Die Schleimhaut des Magens sowie dessen Vormagenabteilung (Pars proventricularis), Margo plicatus und die Pylorusregion werden einer genauen Adspektion unterzogen (Gastritis, Ulzera, Tumoren, Magendasseln).

Das Endoskop wird nun durch den Pylorus in das Duodenum vorgeschoben. Die Pyloruskontraktionen, die Duodenalschleimhaut und die Papilla duodeni major (gemeinsamer Ausführungsgang von Ductus choledochus und Ductus pancreaticus) werden angesehen.

Beim *Hund* und bei der *Katze* (in nüchternem Zustand) wird die Gastroskopie in Narkose durchgeführt. Durch das gespreizte Maul wird ein flexibles Endoskop in den Ösophagus eingeführt. Ösophagus, Magen und Duodenum werden in ähnlicher Weise kontrolliert wie beim Pferd beschrieben. Eine Endoskopie des Dickdarmes wird vom Rektum ausgehend mit einem flexiblen Endoskop durchgeführt. Eine gute Vorbereitung der Tiere (Fasten, Klysmen) ist notwendig. Mit Hilfe dieser Techniken können Magen- und Darmbioptate entnommen werden, die vor allem in chronischen Fällen für eine spezifische Diagnosestellung einer schweren Darmentzündung oder eines Tumors notwendig sein können. Sollte dies nicht gelingen, kann eine Darmbiopsieprobe auch nach Probelaparotomie entnommen werden.

32.9 Untersuchung der Leber

Die Leber hat aufgrund ihrer zentralen Stellung im Organismus die Möglichkeit, den Strom von Stoffen zwischen dem Verdauungstrakt und dem allgemeinen Kreislauf des Organismus zu kontrollieren und zu regulieren. Diese Zentralstellung der Leber macht sie auch zum wichtigsten Entgiftungsorgan. Daraus ergibt sich, daß die Leber bei vielen inneren Erkrankungen, bei denen es oft zu einer mehrtägigen Futterverweigerung kommt, mehr oder weniger heftig in Mitleidenschaft gezogen wird. Es ist daher Pflicht des Tierarztes, insbesondere bei der Untersuchung der Wiederkäuer und Schweine, und hier vor allem bei den weiblichen Hochleistungstieren, aber auch beim Hund auf Anzeichen von Leberschäden besonders zu achten.

Beim Pferd wird die Leber ganz oder nahezu ganz von der Lunge überdeckt und gibt daher nur bei Vergrößerungen eine absolute Dämpfung bei der Perkussion, und zwar rechts hinter der Lungengrenze im Bereich der letzten Interkostalräume. Bei starken Vergrößerungen kann man auch eine Vorwölbung der Unterrippengegend rechts und links feststellen. Die *Ultraschalldiagnostik* beim Pferd wird an der rechten Seite in den

Interkostalräumen durchgeführt, wobei unterhalb der Lungengrenze (Linie von Mitte Hüfthöcker bis Olekranon) vom 6.–15. Interkostalraum die Leber untersuchbar ist. Auf der linken Seite wird sie im 7.–9. Interkostalraum unterhalb der Lungengrenze ermittelt. Linear- oder Sektorscanner mit 2,5–5,0 MHz werden benutzt. Sie ermöglicht die Feststellung der Strukturänderung des Lebergewebes, einer Lebervergrößerung sowie eventuell vorhandener Gallensteine. Auch bei den *Wiederkäuern* und beim *Schwein* ist die Leber infolge ihrer anatomischen Lage für die Untersuchung von außen nur wenig zugänglich. Sie liegt bei den *Wiederkäuern* in der Zwerchfellkuppe und projiziert sich auf der rechten Seite vom 6. Interkostalraum bis zur letzten Rippe der Thoraxwand. Für die klinische Untersuchung steht nur ein Teil des rechten Leberlappens zur Verfügung, da der übrige Teil von Lunge und Zwerchfell bis zur 11. Rippe überlagert wird. Das normale Perkussionsfeld der Leber liegt in der oberen Hälfte der 11. und 12. Rippe und ergibt eine Breite von 3–4 Fingern (Abb. 32.1). Die absolute Leberdämpfung kann bei hochträchtigen Tieren mitunter ggr. kranialwärts verschoben sein. Bei akuten Hepatitiden oder bei Leberverfettung kann die Leberdämpfung erheblich vergrößert und die Perkussion schmerzhaft sein. Eine Ultraschalluntersuchung erbringt eine Verbesserung der klinischen Verdachtsdiagnose.

Bei den Kleintieren, insbesondere beim *Hund*, kann man eine vergrößerte Leber mit Hilfe der Adspektion nachweisen. Durch die Perkussion kann man bei entsprechender Übung beim Hund rechts längs der ganzen hinteren Lungengrenze im 7.–12. sowie im 7.–9. Interkostalraum den Rippenbogen in der Breite von 1–3 Fingern überschreitend die Leberdämpfung nachweisen. Links findet man sie im Bereich der 7.–9. Interkostalräume hinter der Lungen- und Herzdämpfung, die in der Mitte mit der rechten Leberdämpfung zusammenfließt. Physiologischerweise läßt sie sich jedoch nur schlecht von der Herzdämpfung und eventuellen anderen Dämpfungen des Abdomens abgrenzen und außerdem ist sie variabel durch Unterschiede in Körpergröße, Ernährungszustand und Gasgehalt im Magendarmkanal. Die wichtigste Untersuchung ist daher die Palpation.

Mit Hilfe dieser einfachen klinischen Untersuchungsmethoden lassen sich vor allem Änderungen der Größe und der Empfindlichkeit (Schmerz) sowie bei Kleintieren auch der Konsistenz und der Oberfläche feststellen. Eine *Vergrößerung* erkennt man bei Kleintieren durch eine Vorwölbung im Epigastrium kaudalwärts bis zum Ende des Rippenbogens, bei mageren Katzen und Hunden kann man in Rücken- und Seitenlage auch den Leberrand sehen. Durch die Palpation kann man bei Kleintieren im Epigastrium ein besonders rechts bis zur Querebene des Rippenbogenendes oder noch weiter kaudalwärts reichendes sich respiratorisch verschiebendes derbes Gebilde mit deutlich abgerundetem Rand erkennen. Fallweise entsteht auch eine Vergrößerung der Leberdämpfung, die dann auch die Lungengrenze einengen kann.

Lebervergrößerungen sind bedingt durch Stauungsleber (infolge von Herzschwäche), Leberdystrophien (Fettleber, Amyloidleber), Leberzirrhose, Leukose und Lebertumore. Ist die Leber durch einen Pleuraerguß oder einen anderen umfangsvermehrenden Prozeß im Thorax nach hinten verschoben, so fühlt sich das Organ beim Kleintier glatt und ohne deutlich unterscheidbaren Rand an. Eine nur spezielle oder ungleichmäßige Vergrößerung mit verschieden großen respiratorisch sich verschiebenden Knoten spricht für Lebertumoren, Lebertuberkulose oder einen Leberabszeß (Druckschmerz!). Vergrößerte Lymphknoten der Leberpforte und Umfangsvermehrung der Gallenblase lassen sich auch beim Kleintier nur bei günstigen Verhältnissen fühlen.

Die *Konsistenz* des Organs wird derb bei mit Bindegewebezubildung einhergehenden Prozessen (Zirrhose); sie ist nur beim Kleintier feststellbar.

Einen *Leber-(Druck-)Schmerz* findet man beim Großtier im Zusammenhang mit der Perkussion, beim Kleintier durch Palpation in der Regio xiphoidea (Hepatitis contagiosa canis).

Mittels *Röntgenuntersuchung* stellt man beim Kleintier Vergrößerungen und Verkleinerungen der Leber fest.

Die *Ultraschalldiagnostik* ermöglicht beim Kleintier eine gute Diagnostik des gesamten Abdomens. Dieses Untersuchungsverfahren findet auch immer mehr Eingang bei Rind, Schaf, Ziege und Schwein. Zahlreiche Organe wie Harnblase, Niere, Uterus, Eierstöcke, Prostata, Milz, Leber, Gallenblase sowie Gefäße (Thromben) können genau dargestellt werden. Echoreiche Strukturen (weiß) sind z. B. Knochen und Luft, echoarm (alle Schattierungen von grau) sind Weichteile und echofrei (schwarz) sind Flüssigkeiten. Vor der Untersuchung muß die gewünschte Stelle rasiert werden. Bei langhaarigen Hunden und Katzen genügt ein Scheiteln der Haare. Um eine gute Schalleitung zwischen Schallkopf und Haut herzustellen, wird ein Gel aufgetragen. Der diagnostische Ultraschall kann als nicht invasiv und gefahrlos bezeichnet werden und ist eine wertvolle Hilfsuntersuchung zur Diagnosestellung, zur gezielten Probepunktion und zur Kontrolle einer Therapie.

Für die Leberfunktionsprüfung werden Enzymaktivitätsbestimmungen (ALT/GPT, AST/GOT, GLDH, GGT, AP) und die Bestimmung der Konzentrationen von Stoffwechselprodukten (TBIL, GLUC, UREA, Ammoniak sowie Lipide: Gesamtcholesterin, Gallensäuren, Triglyzeride) bzw. von Proteinen (Albumine, Globuline, Fibrinogen) im Blutserum herangezogen. GPT/ALT besitzt beim Rind für die Leberdiagnostik keine diagnostische Aussagekraft. Ammoniak und Lipide können sich durch die Futteraufnahme ändern. Daher werden sie meist prä- und postprandial bestimmt. Zusätzlich kann die Urobilinogenbestimmung im Harn sowie der Ammonium-Toleranz-Test durchgeführt werden.

Die **Leberbiopsie** wird entweder als Blindbiopsie oder Biopsie unter Sicht durchgeführt, wobei letztere vorzuziehen ist. Die Leberbiopsie wird beim *Pferd* im 11.–14. Interkostalraum unter der Hüfthöckerlinie vorgenommen. Üblicherweise erfolgt die Leberbiopsie (mittels TRU-CUT) beim Rind im Bereich des 10. IKR ca. 1 Handbreit oberhalb der Thoraxmitte (am besten nach vorhergehender Ultraschallkontrolle). Die

Punktionsstelle wird vorher rasiert, desinfiziert und mit einem Lokalanästhetikum schmerzfrei gemacht (vor Biopsie Gerinnungsstatus erheben).

Auch die **Laparoskopie** wird zur Leberdiagnostik herangezogen. Beim *Wiederkäuer* findet sich physiologischerweise in der Bauchhöhle ein atmosphärischer Unterdruck. Dadurch liegt der rechte Leberlappen, der nur für eine Laparoskopie zugänglich ist, sehr fest an der rechten Bauchwand an. Es muß also, damit man überhaupt etwas sehen kann, in die Bauchhöhle so viel Luft gepumpt werden, daß sich dieser Leberlappen von der Bauchwand trennt.

Weitere Untersuchungsmethoden bezüglich des Abdomens finden sich unter Rektale Untersuchung (siehe unten), Pankreas (S. 261), Harntrakt (S. 274).

33 Rektale Untersuchung

Bei der rektalen Untersuchung wird mit der durch den After eingeführten Hand oder eines Fingers das Innere des Bauches bzw. Beckens abgetastet.

33.1 Methodik

Die Untersuchung erfolgt bei den großen Haustieren (Pferd, Rind, Schwein über 150 kg KM) mit dem ganzen Arm, bei den übrigen Haustieren (kleine Wiederkäuer, kleine Schweine, Kleintiere) nur mit einem Finger.

Bei der Untersuchung der *großen Haustiere mit dem ganzen Arm* hat sich der Untersucher mit Hilfe von Gummistiefeln, einer langen, abwaschbaren Schürze und einem langen Handschuh (Einweghandschuh) sowie eines Ärmelschützers vor Verunreinigungen (Ausspritzen von Kot usw.) zu schützen. Der Handschuh wird mit einem Gleitmittel schlüpfrig gemacht.

Der Untersucher steht links oder rechts hinter dem Tier, je nachdem mit welchem Arm untersucht wird (man sollte die rektale Untersuchung grundsätzlich mit beiden Händen üben).

Beim *Pferd* wird auf der betreffenden Seite der Vorderfuß aufgehoben und das Tier am Halfter oder Zügel gehalten (Abb. 33.1). Noch sicherer ist die Verwendung eines Zwangstandes, der in der Praxis meist fehlt. Bei unruhigen Pferden kann eine Nasenbremse angelegt werden. Der Schweif wird von einer anderen Hilfskraft senkrecht in die Höhe und gleichzeitig nach vorn gezogen, um die Spannung des Sphinkter ani zu vermindern. Beim Rind wird der Schwanz nicht erfaßt. Bei Kälbern, den

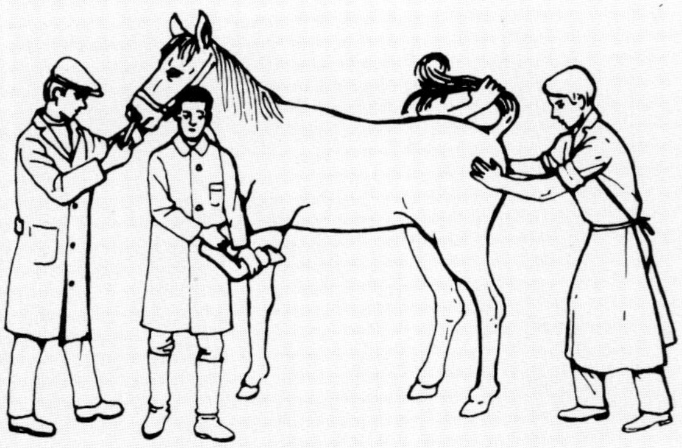

Abb. 33.1
Rektale Untersuchung beim Pferd.

kleinen Wiederkäuern, Schweinen und Hunden erfolgt eine digitale Untersuchung.

33.1.1 Adspektion

Vor der Untersuchung wird die *Umgebung des Afters* und Schwanzansatzes auf Verschmutzungen (Durchfall) überprüft. Außerdem ist festzustellen, ob der After offen ist oder ob überhaupt ein Anus vorhanden ist (Atresia ani). Bei *Hunden* achtet man auf die Zirkumanaldrüsen und bewertet den Schwanztonus.

33.1.2 Rektale Untersuchung mit dem ganzen Arm

Das *Eindringen in den After* und die weitere Untersuchung erfolgt mit den *keilförmig geschlossen gehaltenen Fingern* (Geburtshelferstellung, niemals mit gespreizten Fingern untersuchen!). Man prüft zunächst den Tonus des Afterschließmuskels und stellt fest, ob in der Mastdarmampulle Kot vorhanden ist. Der Kot wird herausgenommen und grobsinnlich untersucht bzw. für Spezialuntersuchungen aufbewahrt (S. 253).

Nach Entleeren der Mastdarmampulle wird die Mastdarmschleimhaut durch eine kreisförmige Bewegung von dorsal nach ventral und wieder nach dorsal auf ihre Beschaffenheit untersucht (normalerweise schlüpfrig und glatt, bei profusen Durchfällen des Rindes sehr rauh, bei Ödemen samtartig).

Vor allem beim Pferd achtet man besonders auf **Verletzungen durch vorhergehende** (Laien-)Untersuchungen (S. 246).

Selbst wenn keine derartigen Beschädigungen palpatorisch nachweisbar sind, zieht man vor der weiteren Untersuchung den Arm wieder heraus und besichtigt ihn auf Blutspuren. Sind solche vorhanden, so versucht man nochmals, die verletzte Stelle zu finden. Auf jeden Fall muß man den Tierbesitzer auf die festgestellte Verletzung aufmerksam machen und unterläßt die weitere Untersuchung bzw. lehnt jede Haftung für eine Beschädigung des Tieres ab. Eine perforierende Verletzung ist meist tödlich!

Das weitere Vordringen muß *vor allem beim Pferd* mit aller Vorsicht geschehen, um derartige Verletzungen zu vermeiden. Dies ist ohne weiteres möglich, wenn man mit kurz geschnittenen Fingernägeln untersucht, die Finger immer geschlossen hält und vor allem beim Pressen des Tieres *nicht nur nicht dagegendrückt, sondern den Arm sofort erschlaffen und ihn durch den Preßakt herausdrücken läßt!* Hört man *nur* mit dem Vordringen auf und läßt den Arm an der erreichten Stelle *liegen, so* kann es dennoch durch das Pressen zu einer Perforation kommen!

Eine mäßige Betätigung der Bauchpresse bei der rektalen Untersuchung ist physiologisch und vertretbar. Übermäßiges Pressen kann durch Hochheben des Kopfes des Tieres, kräftiges Drücken mit dem Daumen oder mit einem Holzstück (Bremse) von dorsal auf die Wirbelsäule in der Lendengegend, Klysmen mit körperwarmem Wasser, die Verabreichung von sedierenden Mitteln oder am besten durch die epidurale Injektion eines Lokalanästhetikums beeinflußt werden (siehe Epiduralanästhesie).

Bei *Pferd* und *Rind* wird zunächst das knöcherne Becken untersucht. Die Untersuchung beginnt dorsal am Promontorium, indem man die etwa bis zum halben Unterarm eingeführte Hand mit der Handfläche nach oben drückt und die Fingerspitzen dort anlegt. Anschließend tastet man zunächst links und dann rechts die Darmbeinsäulen hinunter bis in die Medianlinie zur Beckensymphyse und achtet auf Verformungen, Auftreibungen und Frakturen (Stufenbildung).

Die weitere Untersuchung ist nun abhängig von der Tierart unterschiedlich.

33.1.2.1 Pferd

▷ Im Anschluß an die Untersuchung des Beckens kippt man beim *Hengst* und *Wallach* die Hand seitlich über den vorderen Beckenrand, und zwar zuerst links und dann nach rechts und fühlt dort eine kleine Falte, in die man mit 2 Fingerkuppen gerade noch eindringen kann: die **Bauchringe.** Von diesen zieht der daumendicke Samenstrang beim Hengst aufwärts. Bei manchen Hengsten sind die Bauchringe größer, so daß man mit 3 oder 4 Fingerkuppen hineinkommt.

Diese Untersuchung hat große diagnostische Bedeutung und wird daher an den Beginn der rektalen Exploration gestellt. Inkarzerationen von Dünndarmschlingen im Leistenkanal kommen gelegentlich vor und verlaufen tödlich, wenn sie nicht sofort operiert werden. Es ist daher ein Kunstfehler, wenn man bei einem kolikkranken Hengst die Bauchringe nicht untersucht. Eine weitere Bedeutung ergibt sich für die Kastration, da diese bei zu großen Bauchringen mit besonderen Methoden (bedeckte Kastration) vorgenommen werden muß. Es ist wieder ein Kunstfehler, wenn dies vor einer Kastration nicht festgestellt wurde und es dann zu Komplikationen kommt. Bei den Wallachen sind die Bauchringe meistens sehr klein und haben nicht diese Bedeutung.

Die weitere Untersuchung erfolgt beim *männlichen* und *weiblichen Pferd* auf die gleiche Weise, und zwar wird nun etwa bis zum Ellenbogengelenk eingegangen und der Unterarm mit der Handfläche nach oben abgewinkelt, so daß man den Endteil der Wirbelsäule bzw. die Wirbelsäulenkörper spürt. Unterhalb der Wirbelsäule liegt als ca. 2–3 cm starkes pulsierendes Gefäß die Aorta abdominalis, die man nach hinten zu ihrer Aufzweigung in die Arteria iliaca interna und externa und diese dann weiter bis zu den Darmbeinsäulen abtastet, wobei deutliche Pulsation zu fühlen ist. Anschließend geht man in Kontakt mit der Aorta weiter nach vorn, bis man an ein senkrecht nach unten ziehendes, etwa fingerdickes pulsierendes Gefäß stößt, die A. mesenterica cranialis (**vordere Gekrösewurzel**). Links von der kranialen Gekrösewurzel in dem Winkel zwischen Wirbelsäulenkörper und seitlichem Wirbelfortsatz stößt man an ein tennisballgroßes, glattwandiges halbkugelförmiges derbes Gebilde, den kaudalen Pol der **linken Niere**. Zwischen linker Niere und dem oberen Milzbereich zieht ein horizontal verlaufendes Band, das Milznierenband. Den Raum, der medial begrenzt wird durch die linke Niere, ventral durch das Milznierenband, lateral durch das Caput lienale sowie dorsal durch die Bauchwand, nennt man Milznierenraum. Zwischen

Niere und vorderer Gekrösewurzel kann man noch die A. renalis palpieren. Die rechte Niere ist in der Regel nur bei sehr kurzen Tieren einer Palpation zugänglich. Man tastet von der linken Niere entlang der linken Bauchwand nach unten und spürt etwa in Höhe des Afters die **Milz** als zungenförmiges, der Bauchwand flach anliegendes Organ, das man mit den gestreckten Fingern von dieser etwas abheben kann. Ihr Rand ist im allgemeinen nur 1–2 Zentimeter dick. Man achtet auf ihre physiologische Lage und den „scharfen“ Rand.

Anschließend führt man einige Bewegungen mit der flachen Hand von dorsal nach ventral aus und spürt beim gesunden Tier das kleine Kolon. Es ist etwa unterarmdick und durch die perlschnurartige Aneinanderreihung von Kotballen, d. h. durch deutliche Poschen und zwei Tänien, gekennzeichnet. Infolge seines langen Gekröses läßt es sich frei hin und her schieben. Werden mit der flachen Hand von kranial nach kaudal im rechten Bauchbereich Bewegungen ausgeführt, so wird die Taenia caeci ventralis im rechten Quadranten des Bauchraumes von dorsal nach ventral ziehend getastet. Rechts dorsal in Armestiefe ist die Flexura duodeni caudalis im Bereich des Blinddarmkopfes für den geübten Untersucher feststellbar. Die leere **Harnblase** ist am Beckenboden als kleiner, ungefähr faustgroßer fleischiger Körper zu fühlen. Ist sie gefüllt, kann sie als apfel- bis kopfgroßes glattwandiges fluktuierendes Gebilde am Beckenboden bzw. vor dem Becken festgestellt werden. Die **Harnröhre** läßt sich bei männlichen Tieren knapp vor dem After am Boden des Beckens als längs verlaufender dicker Strang nachweisen. Bei der Stute kann man nur sehr schwer den nicht trächtigen **Uterus** als kurzen Körper über der Blase fühlen.

Die **Eierstöcke** erreicht man, indem man mit dem schräg abgewinkelten Arm in Richtung Hüfthöcker tastet, als ca. kastaniengroße, derbe etwas höckerige Gebilde, die wegen ihres kurzen Gekröses nur wenig beweglich sind.

◁ 33.1.2.2 Rind

Nach der Untersuchung des knöchernen Beckens sind beim Rind an den Darmbeinsäulen die **Darmbeinlymphknoten** und die Arteriae iliacae zu berücksichtigen. Vor dem Promontorium wird die **Aorta abdominalis** mit ihren Aufzweigungen untersucht. Erst dann schließt die weitere Exploration der Bauchhöhlenorgane an. Man beginnt zweckmäßigerweise mit den **Geschlechtsorganen.** Beim *weiblichen Tier* fühlt man unmittelbar kranial und ventral beim Afterschließmuskel das *Scheidenvorhofgewölbe* als ein festes, nach oben rundlich abgegrenztes Gebilde. Diesem folgt man kranial und ertastet den fleischigen *Scheidenschlauch,* der in der Medianlinie liegt. In diesen ragt von kranial her ein festes, mit der Hand leicht umfaßbares und bewegliches Gebilde, die *Zervix,* mit dem äußeren Gebärmuttermund hinein. Man nimmt die Zervix fest in die Hand und tastet mit dem Daumen die *Portio uteri* ab. Hierauf legt man die Hand auf die Zervix und folgt dem *Corpus uteri* kranialwärts. Das Corpus uteri teilt sich (= Bifurkation) in 2 *Uterushörner,* die sich nach ventral einrollen. Die beiden Hörner sind einzeln abzutasten.

Zur Auffindung der **Ovarien** hat sich folgende Manipulation gut bewährt: Mit der Hand über beide Hörner darübergleiten, Uterus in die Beckenhöhle zurückziehen, wodurch sich die Ligamenta uteri lata spannen. Zum Aufsuchen des rechten Ovars wird mit dem Daumen der Uterus im Becken gehalten, die übrigen Finger tasten sich am rechten Horn und Eileiter entlang und finden das Ovar unter der Falte des Mesovariums. Zwecks Auffindung des linken Ovars hält man den Uterus mit dem kleinen Finger am Becken und geht mit den übrigen Fingern wie beim rechten Ovar vor.

Beim *männlichen Tier* werden zuerst die **Bauchringe** aufgesucht. Man kippt die Finger über den vorderen knöchernen Beckeneingang nach ventral und tastet etwa eine Handbreite links und rechts von der Medianlinie einen jeweils für 2–3 Finger Platz bietenden schmalen Spalt in der Bauchwand, durch den einerseits der Ductus deferens und die V. pudenda externa in die Bauchhöhle eintreten und die A. pudenda externa austritt. In der Medianlinie am Beckenboden ist der **Penis** als kinderarmstarkes derbes Gebilde zu tasten. Die beiden **Samenleiter** mit den dazugehörigen Ampullen münden am Penisbeginn in die dorsal am Penis verlaufende Harnröhre. Etwas kaudal davon liegen links und rechts die **Samenblasen,** die als etwa 15 cm lange, daumenstarke, derbe, gelappte Gebilde zu tasten sind. Von der Prostata ist nur ein ringförmiges Gebilde fühlbar. Die Bulbourethraldrüsen sind nicht tastbar (Abb. 33.2).

Vom Harntrakt ist in der Regel nur der kaudale Teil der linken **Niere** (Wanderniere) als ein derb gelapptes Gebilde fühlbar. Die rechte Niere liegt kranial davon. Das Nierenbecken ist dorsal in Form einer deutlichen Eindellung fühlbar. Die **Harnleiter** erscheinen der palpierenden Hand als bleistiftdicke Stränge, die dorsal in die Blase einmünden. Die **Harnblase** ist nur in gefülltem Zustand (Harn oder geronnenes Blut) oder bei starker Wandverdickung (Zystitis) auffindbar. Um eine gefüllte Harnblase von einem kurzträchtigen Uterus sicher zu unterscheiden, ist besonders auf die Bifurcatio uteri zu achten.

Von den **Vormägen** ist rektal nur ein Teil des *Pansens* palpierbar. Er füllt als ein von links oben nach rechts unten schräg liegender Doppel-

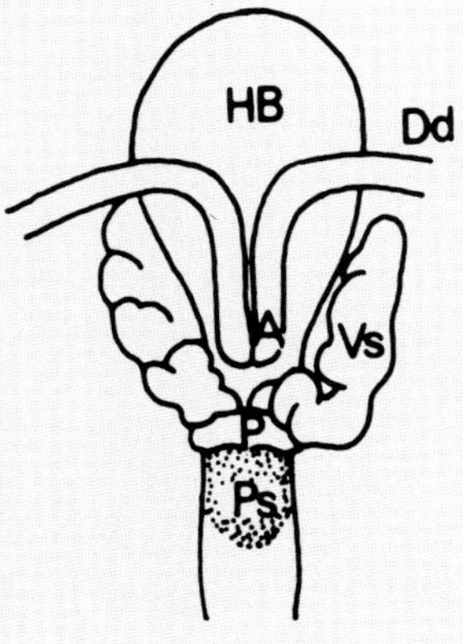

Abb. 33.2
Rektale Untersuchung beim Rind: Schematische Darstellung von Harnblase (HB), Samenleiter (Dd), Samenleiterampullen (A), Samenblase (Vs), Penis (Ps) und Prostata (P).

sack die ganze linke Bauchhöhle aus; ventral zieht der untere Pansensack über die Medianlinie nach rechts. Dieser Teil kann bei hochträchtigen Tieren mitunter rechts so weit emporgehoben werden, daß er als ein nach hinten halbkugeliges abgegrenztes Gebilde erscheint und so irrtümlich als verlagerter Labmagen angesprochen werden kann. In allen Fällen, in denen ein derartiges kugeliges Gebilde in der rechten Bauchhälfte fühlbar ist, muß die rechte Pansenlängsfurche aufgesucht und untersucht werden, ob nicht sehr weit ventral doch eine Verbindung zwischen dem kugeligen Gebilde und dem linken Pansensack besteht. Die Pansenserosa ist glatt und gut gleitend. Das gesamte Dünn- und Dickdarmkonvolut befindet sich in der rechten Bauchhälfte. **Darmteile** sind am gesunden Tier in der Regel nicht differenzierbar.

◁ 33.1.2.3 Schwein (über 150 kg KM)

Nach Eindringen des Armes in den Mastdarm ist beim *weiblichen Tier* die **Scheide** als ein schlaffer, 2 Finger starker Strang fühlbar. Der **Gebärmuttermund** liegt dorsal des kranialen Schambeinrandes und ist wie der **Uterus** meist nicht deutlich fühlbar. Bei rauschenden Tieren ist der Uterus hingegen gut erigiert und erstreckt sich als starres Rohr in kranioventraler Richtung. Zur Palpation von Ovarien und Uterus ist es notwendig, das hintere ventrale Abdomen von außen emporzuheben. Die **Ovarien** sind als unregelmäßige traubenförmige Gebilde an den seitlichen Gebärmutterbändern tastbar. Die **Nieren** sind bei sehr großen Tieren an der dorsalen Bauchwand als glatte Gebilde zu fühlen. In der linken Bauchhälfte ist kranioventral der **Kolonkegel** fühlbar, wobei dessen Lage stark vom Füllungszustand des Magens beeinflußt wird. Dünndarmschlingen sind nicht fühlbar.

Beim *Eber* wird eine rektale Untersuchung zur Zuchttauglichkeitsuntersuchung vorgenommen. Zu diesem Zweck wird durch Massage der Urethra die Erektion des Penis veranlaßt. Die Palpation der **Bulbourethraldrüsen** ist für die Diagnose des Kryptorchismus von Bedeutung Abb. 4.3).

◀ 33.1.3 Digitale Untersuchung

Beim Eindringen in den Mastdarm mit dem Finger (Fingerling und Gleitmittel verwenden) achtet man so wie beim Großtier zunächst auf den Tonus des Afterschließmuskels. Im Anschluß daran wird festgestellt, ob in der Mastdarmampulle Kot vorhanden ist; gegebenenfalls wird diese entleert und der Kot grobsinnlich untersucht bzw. für Spezialuntersuchungen weitergeleitet (S. 253). Nun kann man die Schleimhaut der Ampulle weiter untersuchen und unter Umständen auch das knöcherne Becken abtasten (gleiche Veränderungen wie beim Großtier).

Bei ganz kleinen Tieren (Katze) ist eine rektale Untersuchung nicht möglich.

◁ 33.1.3.1 Kleine Wiederkäuer

Bei *männlichen Tieren* ist am Beckenboden der Penis tastbar. Von den akzessorischen Geschlechtsdrüsen sind die **Bulbourethraldrüsen** kaudal in der Beckenhöhle unmittelbar links und rechts vom Penis als zwei 1,5–2,0 cm im Durchmesser kugelige Gebilde fühlbar. Bei sehr kleinen männlichen Tieren sind auch die **Samenblasen** am Beckenboden links und rechts vom Penis als kleine gelappte Gebilde zu fühlen.

33.1.3.2 Hund ▷ Seitlich des Afters befinden sich neben den Zirkumanaldrüsen die **Analbeutel** mit den Analbeuteldrüsen. Sie enthalten ein Sekret, das unter Umständen gestaut sein kann. Man fühlt die Analbeutel je nach der Größe des Tieres als erbsen- bis haselnußgroße derbelastische Gebilde seitlich vom After (eventuell von außen mit dem Daumen dagegendrücken).

Beim *Rüden* fühlt man am Beckenboden ein haselnuß- bis kastaniengroßes derbelastisches Gebilde, das in seiner Mitte eine Längsfurche besitzt, die **Prostata.**

33.2 Physiologischer Befund

Der *physiologische Befund* bei der rektalen Untersuchung wird wie folgt beschrieben: Pferd: **„Ampulle und kleines Kolon geballter Kot, Milz scharfrandig anliegend, sonst o. B.“.**

Rind, Schwein, kleine Wiederkäuer, Kleintiere: **„o. B.“.**

33.3 Pathologische Befunde

Bei jedem im Abdomen palpierbaren Organ oder sonstigem Gebilde (Geschwülste) beschreibt man ebenso wie bei der Palpation des Abdomens von außen Lage, Größe, Oberfläche, Konsistenz, Beweglichkeit und Schmerzhaftigkeit.

Zu beachten ist, daß durch die rektale Exploration bei Großtieren nur ein kugelsegmentähnlicher Abschnitt der Bauchhöhle vor dem Becken zugänglich ist, dessen Ausmaß von der Länge des Armes des Untersuchers abhängig ist. Dementsprechend können nur die in den hinteren Anteilen der Bauchhöhle vorhandenen Organe bei der rektalen Untersuchung beurteilt werden. Der *untersuchbare Anteil der Bauchhöhle* wird also um so größer sein, je länger der Arm des Untersuchers und je kleiner (kürzer) der untersuchte Patient ist.

33.3.1 Allgemeines ▶ **Darmabschnitte** werden beschrieben ihrer *Lage* nach, d. h. Verlauf (Länge) und Lokalisation in der Bauchhöhle (links, rechts, oben, unten, vor dem Becken, weit vorn, quer, längs oder schräg verlaufend).

Weiterhin wird der *Durchmesser* durch Vergleich mit den Extremitäten des Menschen angegeben (unterarm-, oberarm-, unterschenkel-, oberschenkeldick).

Die *Konsistenz des Darminhaltes* und die *Elastizität der Darmwand* werden durch sorgfältige Palpation mit den Fingerkuppen bzw. durch Drücken an ein anderes Bauchorgan eruiert. Darminhalt ist weich (flüssig), fest-weich (Fingereindrücke gut beibringbar), fest und derb oder hart (Darmkonkremente, -steine). Bei erhöhtem Tonus ist die Darmwand weniger weich, derb-elastisch, unter Umständen sogar fleischig.

Die *Beweglichkeit* eines Darmstückes ist stark oder mäßig bzw. kann fehlen und hängt von der Länge des Gekröses ab, an dem der Darmteil hängt, aber auch von einer pathologischen Veränderung (Einklemmung).

Die *Oberfläche des Darmes* kann glatt oder durch *Bandstreifen* (Tänien) und *Poschen* (Haustra) gegliedert sein. Aus der Anzahl der Tänien (2, 4) und der Deutlichkeit der Poschen kann man zusammen mit der Lage des Darmabschnittes eine anatomische Diagnose stellen.

Dabei wird immer auch der Abstand der Tänien voneinander (90° oder 180°) angegeben, da man dann auf ihre Gesamtzahl schließen kann, auch wenn nicht alle fühlbar sind. Die Oberfläche des Darmes oder Peritoneums ist physiologischerweise glatt, bei Magen- oder Darmrupturen und Entzündungen rauh oder samtartig.

Die Schmerzhaftigkeit wird durch Betasten des Darmes und Peritoneums überprüft.

Die wichtigsten **pathologischen Befunde am Darm** haben, unabhängig vom Darmabschnitt, folgende Symptome:

Erhöhter Tonus (Parasympathikotonie) bei normalem Darminhalt: Das Darmvolumen ist ggr. kleiner, die Darmwand durch die Kontraktion der glatten Ringmuskulatur etwas derber geworden und eventuell ist der normalerweise nicht fühlbare Darminhalt durch das Zusammenpressen palpatorisch als festweiche Masse fühlbar: *Pseudoobstipation.* Somit sind auch jene Darmteile an ihren anatomischen Kriterien erkennbar, die normalerweise nicht tastbar sind.

Vermehrt Darminhalt (Obstipation) bei normalem oder vermindertem Tonus: Der Durchmesser des Darmes ist vergrößert, Fingereindrücke lassen sich deutlich beibringen, nicht allzu tiefe Poschen (linke ventrale Längslage des großen Kolons) sind verstrichen.

Vermehrt Darminhalt (Obstipation) bei erhöhtem Tonus: Der Durchmesser des Darmes ist weniger stark vergrößert. Fingereindrücke lassen sich wegen der derberen tonisierten Darmwand (kontrahierte, glatte Muskulatur) nicht so leicht beibringen, die Palpation ist vielfach schmerzhaft, die Poschen sind besonders deutlich ausgeprägt.

Obstipierte Darmteile können wegen der Schwere des Darminhaltes auch andere (tiefere) Lagen einnehmen.

Vermehrt Gas (große Blasen) im Darm (Tympanie, Meteorismus) bei normalem oder vermindertem Tonus: Der Durchmesser des Darmes ist vergrößert. Die Darmschlingen sind mäßig elastisch. Fingereindrücke lassen sich zwar erzeugen, die Darmwand ist eindrückbar, verschwinden aber wegen ihrer Elastizität sofort, wenn man den Finger wegzieht. Nicht allzu tiefe Poschen sind verstrichen. Bei hochgradigem Meteorismus kann die Darmwand dann wieder (passiv) gespannt sein.

Vermehrt Gas im Darm bei erhöhtem Tonus: Der Durchmesser des Darmes ist weniger stark vergrößert. Fingereindrücke entstehen wie oben, jedoch ist die Darmwand deutlich dicker und derber: *spastischer Meteorismus.*

Beispielsweise sind spastisch meteorisierte Dünndarmschlingen etwa unterarmdick, während atonisch meteorisierte bis doppelt so dick sein können.

Fremdkörper (Darmsteine, Phytokonglobate) im Darm bilden umschriebene Erweiterungen des Darmes, deren Größe mit Früchten oder entsprechenden Körperteilen des Menschen verglichen wird (apfel-, [kinder]faust-, [kinds]kopfgroß). Die Konsistenz ist derb (Phytokonglobat) oder hart (Stein) und die Darmwand meist verkrampft und schmerzhaft.

Darmeinschiebungen (Invaginationen) fühlt man so wie beim Kleintier als armdicke schmerzhafte längliche Gebilde von fleischiger Konsistenz. Ähnlich ist der Befund bei Darmdrehungen (Torsionen). Man fühlt gespannte, spiralig gedrehte fleischige Stränge, die sehr schmerzhaft sind. *Fühlbare Stränge* können auch vom Gekröse oder von gespannten Tänien gebildet werden.

Die **Darmwand** und das **Bauchfell** sind normalerweise dünn und glatt. Bei Entzündungen und Stauungen können sie verdickt (ödematös), rauh und von samtartiger Oberfläche sein. Beim Emphysem (Darmzerreißungen) spürt man Knistern, so wie beim Hautemphysem. Kotteile findet man als rauhe Partikelchen auf der Serosa.

Pressen auf den Kot unabhängig von der physiologischen Kotentleerung oder einer rektalen Untersuchung bzw. hochgradiges Pressen bei der rektalen Untersuchung ist pathologisch. Ursachen sind umfangreiche Verstopfungen des Rektums und kleinen Kolons, Darmsteine, Fremdkörper im Darm, Darmverlagerungen, insbesondere der hinteren Abschnitte des Darmes, Darmverschluß sowie Bauchfellentzündungen.

Bei der **Befundbeschreibung** von veränderten Darmteilen und nicht eindeutig erkennbaren Gebilden (z. B. Geschwülste, vergrößerte Lymphknoten) darf nicht mit der anatomischen Bezeichnung des Organs begonnen werden, sondern es sind zuerst die erwähnten Kriterien zu verzeichnen und daraus die anatomische und pathologische Diagnose abzuleiten.

Es heißt also z. B. nicht: „Die linke ventrale Längslage des großen Kolons ist mäßig verstopft", sondern: „Links vor dem Becken befindet sich ein nach ventral und links vorn ziehender ca. oberschenkeldicker Darmteil, der mindestens zwei Tänien im Abstand von 90° und undeutliche Poschen aufweist, einen festweichen Inhalt umschließt und dem man Fingereindrücke beibringen kann". Es kommt häufig vor, daß der Unerfahrene zwar – bei entsprechender Schulung ein Organ richtig beschreibt (einen richtigen Befund erhebt), diesen Befund aber dann falsch deutet. Wird aber die obige Regel befolgt, so kann man später aufgrund der Krankengeschichte bzw. der Befundbeschreibung doch noch zu einer richtigen Diagnose kommen.

33.3.2 Spezielle Ergebnisse der rektalen Untersuchung ▶

33.3.2.1 Pferd ▷

Am After kann man Geschwülste (Melanome beim Schimmel) sowie Verminderungen der Spannung des Afterschließmuskels (Lähmungen der Cauda equina) feststellen. In der Umgebung kann man Reste von Durchfallkot oder die Folgen längeren Durchfalls (Hautveränderungen) bemerken.

In der **Ampulle** kann man das Fehlen von Kot oder das Vorhandensein eines unphysiologischen Kotes (Konsistenz) und Wandverdickungen feststellen. Das Erkennen einer Zusammenhangstrennung (**Mastdarmriß**) hat sehr große Bedeutung. Man spürt kleine rauhe Stellen oder direkte Zerreißungen der Schleimhaut, Submukosa und eventuell Muskularis und findet bei frischen Wunden Blut am Finger oder Arm. Am häufigsten treten Verletzungen dorsal am Übergang vom Mastdarm in das kleine Kolon, etwa am Beckeneingang auf (typische Stelle). Dort kann man oft tiefe Zusammenhangstrennungen der Muskulatur bis in den retroperitonealen Raum (keilförmige Vertiefungen mit rauher Oberfläche) fühlen und bei vollständiger Perforation mit den Fingern in die Bauchhöhle gelangen.

Raumbeengende Verformungen, Kallusbildungen und Geschwülste des **knöchernen Beckens** lassen sich leicht feststellen. Bei Knochenbrüchen findet man gelegentlich eine Stufenbildung.

Der Nachweis einer *Fraktur* wird gesichert, wenn man die Hand an die vermutete Bruchstelle anlegt und nun von 2 Gehilfen das Pferd an den Hüfthöckern hin- und herschieben läßt. Man spürt (und hört eventuell) deutliche Krepitation der Bruchenden.

Das **kleine Kolon** ist der einzige physiologischerweise fühlbare Darmteil und wurde schon eingangs beschrieben. Wenn es keinen Kot enthält (Durchfall), ist es nicht fühlbar. Ansonsten kann es alle die oben erwähnten pathologischen Befunde aufweisen. Darmkonkremente findet man besonders häufig nahe seinem Übergang aus dem großen Kolon weit vorn und oben links von der Medianebene in der Gegend der vorderen Gekrösewurzel. Bei Verstopfung ist das kleine Kolon vor dem Becken radförmig angeordnet und hat einen Durchmesser von Oberarmstärke.

Die nachfolgend besprochenen Darmteile sind dann leichter fühlbar, wenn sie mindestens eine der im allgemeinen Teil erwähnten pathologischen Befunde aufweisen.

Vom **großen Kolon** kann man ein ca. 40–60 cm langes Stück der linken ventralen und dorsalen Längslage sowie die diese verbindende Beckenflexur palpieren. Beide Lagen sind durch ein kurzes Gekröse fest miteinander verbunden, liegen aber zusammen frei in der Bauchhöhle. Sie können daher, obwohl sie normalerweise links vor dem Becken längs der Bauchwand liegen, auch in der Mitte oder sogar ganz rechts gefunden werden, was zu diagnostischen Irrtümern führen kann. Die *ventrale Längslage* ist etwa 20–30 cm dick, besitzt 4 schmale längsverlaufende bandartige Verdickungen (Bandstreifen), wobei 3 vor der Beckenflexur verstreichen, und nicht sehr tiefe Querfalten (Poschen). Einer dieser Bandstreifen sitzt allerdings dort, wo das Gekröse ansetzt und ist daher undeutlich fühlbar. Die *dorsale Längslage* ist nur armdick und besitzt einen Bandstreifen und keine Poschen; sie liegt nicht genau über der ventralen Lage, sondern etwas medial. Der Übergang von der ventralen in die dorsale Lage bildet die U-förmige *Beckenflexur*, die nach vorn offen ist. Sie liegt normalerweise links vor dem Beckeneingang, kann aber bei Vergrößerungen nach hinten in die Beckenhöhle geschoben werden, so daß man sie schon knapp nach dem Eindringen in das Rektum spürt. Die Querlagen und die rechten Längslagen sind nicht erreichbar. Bei günstigen Untersuchungsverhältnissen kann man das Ende der *rechten dorsalen Längslage*, die sogenannte *magenähnliche Erweiterung* im dorsalen Teil der Bauchhöhle rechts von der vorderen Gekrösewurzel spüren. Sie liegt noch vor und über dem Blinddarmkopf, und man kann sie bei Vergrößerungen (Obstipationen, Obturationen, seltener Blähungen) als gerade noch mit den Fingerspitzen erreichbares, unbewegliches, kindskopfgroßes kugelförmiges Gebilde (dorsal mit Bauchwand verlötet) mit 3 meistens breiten Bandstreifen feststellen.

Den **Blinddarmkopf** fühlt man rechts weit vorn im oberen Drittel der Bauchhöhle als kugelförmiges, unbewegliches, im Bereich der letzten Rippe anliegendes, gerade erreichbares Gebilde, das sich auch bei Obstipationen wegen des meist vorhandenen sehr starken Tonus der Muskulatur nur schwer Fingereindrücke beibringen läßt. Ist nur der *überhängende Teil des Blinddarmkopfes* verstopft, so sinkt er der Schwerkraft folgend etwas nach unten. Man spürt ihn dann etwa in Afterhöhe oder noch tiefer als etwa kopfgroßes, gerade noch mit den Fingerspitzen erreichbares, aber beim Anstoßen bewegliches Gebilde. Vom *Blinddarmkörper* sind rechts vor dem Becken die sich dem Kopf anschließenden Teile als oberschenkeldicker bogenförmiger (mit der konvexen Fläche nach hinten gerichteter) Darmteil fühlbar, der neben den Bandstreifen außerordentlich *tiefe Poschen* aufweist, in die man mit der ganzen Handfläche eindringen kann und die auch bei hochgradigen Obstipationen oder Tympanien nicht verstreichen. In den seltenen Fällen einer Blinddarmknickung kann man mitunter die *Blinddarmspitze* vor oder sogar im Becken feststellen.

Der **Hüftdarm (Ileum)** ist nur dann zu fühlen, wenn er sehr stark mit Kot angeschoppt bzw. spastisch kontrahiert ist. Man findet ihn weit vorn im oberen Drittel der Bauchhöhle als (wegen seiner dicken muskulären Wand) meist derben und in gefülltem Zustand etwa unterarmdicken Strang, der je nach dem Ausmaß der Obstipation fast waagrecht oder der Schwere folgend schräg von links unten nach rechts oben oder sogar senkrecht gegen den Blinddarmkopf zieht. Links ist der Darm wegen des langen Dünndarmgekröses verschieblich, rechts oben sitzt er an seiner Mündung in den Blinddarm fest.

Andere Dünndarmteile (**Jejunumschlingen**) findet man, wenn sie vergrößert (gebläht) und weiter nach oben und hinten gedrängt sind, als armdicke, glatte und dünnwandige, im Querschnitt kreisrunde und wegen des langen Gekröses leicht bewegliche Darmteile, die meist deutlich spiralig gewunden sind.

Vom **Duodenum (Zwölffingerdarm)** ist lediglich die Flexura duodeni caudalis zu tasten. Sie ist als armdicker glattwandiger Darmteil zu erreichen, der zwischen Blinddarmkopf und rechter Bauchwand hervortritt und über dem Blinddarmkopf, knapp unter der dorsalen Bauchwand nach links kaudal der kranialen Gekrösewurzel verläuft. Eine große Erfahrung des Untersuchers ist für die Befundung erforderlich.

Der **Magen** ist nur ausnahmsweise bei kurzgebauten Pferden als glattes gewölbtes Organ ganz weit vorn gerade noch fühlbar, wobei charakteristisch ist, daß er sich mit der Atmung verschiebt (Abflachung des Zwerchfelles).

Die **Milz** kann nach vorn, hinten oder zur Medianebene hin verlagert sein. Im ersten Fall ist sie kaum oder nicht erreichbar, im zweiten Fall kann man den scharfen Milzrand knapp vor dem Becken spüren und im letzteren Fall läßt sich der Milzrand deutlich abheben, oder man kann sogar mit der ganzen Hand zwischen linker Bauchwand und Milz eindringen. Diese Verlagerungen vor allem nach hinten und nach der Mitte zu werden durch Magendilatation über das Magen-Milzband bedingt. Zwischen Milz und Bauchwand können sich auch Darmschlingen einschieben und so in den Milz-Nieren-Raum gelangen (Verlagerung der linken Längslagen des großen Kolons). Die Milz ist dann deutlich abgedrängt und das Nieren-Milz-Band vielfach als gespannter Strang fühlbar. Der Milzrand kann stumpf werden, wenn die Milz verdickt oder vergrößert ist (Milzschwellung).

Der **Harnleiter** ist nur zu tasten, wenn er wesentlich vergrößert ist. **In der Blase** kann man (selten) Harnsteine palpieren. Bei Harnverhaltungen ist sie oft hochgradig vergrößert.

Wenn **Darmschlingen in den Bauchringen** eingeklemmt (inkarzeriert) sind, so fühlt man die herausziehenden fleischigen Stränge, und die hineinziehenden Teile sind meteorisiert. Zieht man daran, so äußern die Tiere Schmerzen.

Alle übrigen Organe werden entsprechend den eingangs gegebenen Richtlinien untersucht (Niere, Gebärmutter, Eierstock, Leber, Lymphknoten, Bauchfell) bzw. sind nur bei Vergrößerung oder Lageveränderung überhaupt einer Palpation zugänglich.

Fühlt man an den Becken-, Gekröse- oder anderen **Baucharterien** statt einfacher Pulsschläge ein *Schwirren,* so deutet dies – wie erwähnt – auf Blutkoagula (Thromben, Emboli) innerhalb des Lumens (z. B. beim intermittierenden Hinken des Pferdes). Erweiterungen werden als *Aneurysma* bezeichnet. In der Regel besteht ein solches an der vorderen Gekrösewurzelarterie. Sie ist dann mehr als fingerdick und pulsiert deutlich.

33.3.2.2 Rind

Hier gelten sinngemäß die für das Pferd gemachten Angaben unter Berücksichtigung der andersgearteten anatomischen Verhältnisse des Rindes.

Beim Ochsen kann es zur Inkarzeration von Darmschlingen durch den Samenstrang kommen („Überwurf des Ochsen"). Man findet bei der rektalen Untersuchung rechts vor dem Beckeneingang teils geblähte, teils fleischige Darmteile und den einschnürenden Samenstrang. Das ganze Gebilde ist nur beschränkt beweglich und schmerzhaft.

33.3.2.3 Schwein und kleine Wiederkäuer

Hier gilt sinngemäß das oben Gesagte unter Berücksichtigung der durch die rektale Exploration erreichbaren Organe.

33.3.2.4 Hund

▷ Bezüglich des Afters und seiner Umgebung gilt sinngemäß das beim Pferd Gesagte. Durch die digitale Untersuchung können unter Umständen Verformungen des Beckens festgestellt werden. Auch Neoplasmen des Dammes oder kaudalen Genitales bei der Hündin kann man näher abgrenzen. Beim Rüden findet man außerdem Vergrößerungen der Prostata (ein-, beidseitig, Fluktuation bei Abszeßbildung) und Schmerzhaftigkeit (Entzündung). Bei besonders starker Vergrößerung sinkt die Prostata allerdings nach vorn in den Bauchraum und kann bei der rektalen Untersuchung nicht mehr gefühlt werden, dafür aber bei der Palpation des Abdomens von außen. Manchmal kann die Prostata rektal gefühlt werden, wenn der kaudale Abdominalbereich mit der anderen Hand nach hinten und oben gedrückt wird. Durch die *Rektoskopie* (bei völlig entleertem Enddarm) werden Schleimhautentzündungen, Divertikel und Tumoren optisch dargestellt.

Kotabsatz und Kotuntersuchung

34

Der Kot entsteht durch Eindickung (infolge Wasserresorption) und Formung des Futterbreies im Dickdarm. Der Reiz zum Kotabsetzen (Defäkation) stellt sich ein, wenn die Ampulle des Mastdarmes so stark gefüllt und gedehnt ist, daß sensible Nervenfasern und damit das Centrum anospinale im Sakralmark erregt werden. Dieses Zentrum koordiniert alle notwendigen Vorgänge, wobei es bis zu einem gewissen Grade vom Großhirn beeinflußt werden kann (stubenreine Hunde). Nach Öffnen der Sphinkter ani kommt es durch Kontraktion der Mastdarmmuskulatur und mit Unterstützung der Bauchpresse (Bauchwandmuskulatur) zur Entleerung.

34.1 Methodik

Der **Kotabsatz** wird in bezug auf Art, Häufigkeit und Schmerzhaftigkeit beobachtet. Weiterhin untersucht man den abgesetzten (oder aus der Ampulle des Mastdarmes gewonnenen) *Kot* grobsinnlich auf Konsistenz, Farbe, Geruch, Verdauung und fremde Beimengungen, wozu auch makroskopisch sichtbare Darmparasiten gehören.

Besondere Untersuchungen sind *parasitologische Untersuchungen* im Nativpräparat oder Anreicherungsverfahren, *bakteriologische* bzw. *virologische Untersuchungen* sowie der Nachweis von *Verdauungsfermenten* bzw. unverdauten Nahrungsbestandteilen (Eiweiß, Fett, Kohlenhydrate).

Im allgemeinen beträgt die Kotmenge pro Tag unter 10 % der Körpermasse, d. h. beim Rind 30–50 kg/Tag bzw. beim Schwein 5–8 kg/Tag.

34.2 Kotabsatz

34.2.1 Physiologischer Befund

Der *physiologische Befund* wird beschrieben: **„Kotabsatz o. B.“**.

Fast jede Tierart nimmt beim Kotabsetzen typische Stellungen ein. Pferde und Rinder heben den Schweif bzw. den Schwanz und spreizen die Hinterextremitäten auseinander (können aber auch während der Bewegung Kot absetzen), Fleischfresser nehmen hinten eine Beugehaltung ein, strecken den Schwanz und scharren nach dem Kotabsatz mit den Hinterextremitäten. Pflanzenfresser setzen Kot besonders oft (zehn- bis zwanzigmal pro Tag) ab, Fleischfresser nur ein- bis zweimal täglich.

34.2.2 Pathologische Befunde

Der Kotabsatz kann sich zunächst in seiner *Frequenz* ändern. *Seltener* erfolgt er bei Verstopfungen, Lähmungen und schmerzhaften Prozessen in der Bauchwand bzw. Bauchhöhle und dem Mastdarm. *Häufiger* geht er vor sich bei erhöhter Motilität des Darmes (Durchfall: Parasympathikotonie, Darmentzündung) und bei Entzündungen des Mastdarmes (Herabsetzen der Reizschwelle: Schon kleine Kotmengen lösen den Reiz aus bzw. die entzündete Mastdarmschleimhaut übt selbst einen Dauerreiz aus). *Schmerzhaft* ist der Kotabsatz bei Entzündungen des Mastdarmes und seiner Umgebung. Wenn dabei die Frequenz des Kotabsatzes nicht erniedrigt, sondern trotz der Schmerzen erhöht ist, so spricht man von *Afterzwang* oder Tenesmus ani. Schmerzhaft ist der Kotabsatz auch bei allen schmerzhaften Prozessen im Bereich des Abdomens, wenn durch den Druck der Bauchpresse (ähnlich wie bei der Palpation des Abdomens von außen) der Schmerz erhöht wird. Einen *unwillkürlichen Abgang* von Kot bemerkt man bei hochgradigen allgemeinen Schwächezuständen, Bewußtlosigkeit, bei Lähmungen des Sphinkter ani (Rückenmarkskrankheiten, Krankheiten der Cauda equina) bzw. bei anhaltenden Durchfällen, die gleichfalls zu einer Erschlaffung des Schließmuskels führen können. Davon zu unterscheiden ist der anscheinend unwillkürliche Abgang bei noch jugendlichen nicht stubenreinen Fleischfressern. **Abnorme** Stellungen findet man bei Krankheiten der Wirbelsäule und des Rückenmarkes.

34.3 Kot

34.3.1 Physiologischer Befund

Pferd, kleiner Wiederkäuer: **„Kot geballt"**; *Rind:* **„Kot breiig"**; *Kalb:* **„Kot pastös"**; *Fleischfresser, Schwein:* **„Kot strangförmig"**.

Beim *Pferd* wird der Kot in großen braunen bis grünbraunen (je nach der Fütterung) Ballen (Skybala) abgesetzt, die mäßig durchfeuchtet sind. Der Kot der erwachsenen *Rinder* ist breiig und bildet am Boden einen sogenannten Fladen. Bei *kleinen Wiederkäuern* ist die Konsistenz bohnenförmig und hart. Er wird bei *Ziegen* in einzelnen Kügelchen, bei *Schafen* in Klumpen abgesetzt. Das *Schwein* setzt in der Regel einen in zylindrischen Strängen geformten Kot ab. Bei neugeborenen Schafen, Ziegen und Ferkeln finden wir die gleiche Beschaffenheit wie beim Rind. *Fleischfresser* setzen den Kot ähnlich wie das Schwein in festen zylindrischen Strängen ab.

Der **Geruch** des Kotes ist bei den Pflanzenfressern mehr oder weniger aromatisch, bei den Fleischfressern unangenehm faulig stinkend.

Farbe, Geruch und Konsistenz des Kotes können schon unter *physiologischen Bedingungen* entsprechend der Fütterung wechseln. Bei Grünfütterung der Pflanzenfresser (vor allem beim Pferd) wird er noch grüner und weicher. Bei vermehrter Strohaufnahme (Pferd) wird er zunehmend gelb; Rinder setzen bei reiner Heu- oder Strohfütterung einen geformten und harten Kot ab. Milchnahrung führt stets zu lichtgelbem pastösem Kot. Der erste Kot der neugeborenen Kälber ist dunkelbraun und klebrig (Mekonium), der von Saugkälbern gelb bis braungelb. Erst mit Einsetzen der Vormagentätigkeit wird der Farbton dunkler.

34.3.2 Pathologische Befunde

Die **Konsistenz** kann verändert sein: hart, weich, breiig, flüssig, wäßrig. *Harter Kot* entsteht bei übermäßig langem Verweilen des Kotes im Darm und verstärkter Resorption der Flüssigkeit bzw. verminderter Sekretion von Darmsäften. Dies ist der Fall bei Motilitäts- und Sekretionsstörungen, bei fieberhaften Zuständen und Bauchfellentzündungen (Sympathikotonie) bzw. auch bei extremer Trockenfütterung (Knochenkot des Hundes). *Dünnbreiig* wird der Kot bei Parasympathikotonien (Beginn einer Kolik) und beim Darmkatarrh bzw. Enteritis, wenn infolge einer entzündlichen Reizung der Darmschleimhaut die Darmmotilität erhöht und damit die Verweildauer des Kotes in den großen Darmteilen, wo er eingedickt werden soll, verkürzt ist. Weiterhin auch bei übermäßiger Flüssigkeitszufuhr bzw. beim Rind, wenn der Rohfaseranteil zu gering ist (Frühjahr- und Herbstweiden, Stoppelweiden, Grassilage). Von **Durchfall** wird gesprochen, wenn der Kot wäßrig ist bzw. in einem bogenförmigen Strahl aus dem After abgesetzt wird.

Die **Farbe** des Kotes kann durch verschiedene pathologische Beimengungen verändert sein. Wenn der Kot *Blut* enthält, so hängt die Verfärbung vom Ort der Blutung ab. Sitzt die Blutung im Endabschnitt des kleinen Kolons oder im Mastdarm, so ist das Blut deutlich zu erkennen (rote Gerinnsel) und außerdem nicht gleichmäßig mit dem Kot durchmischt, sondern liegt an mehr oder weniger umschriebenen Stellen oberflächlich. Dies gilt vor allem für größere Blutungen. Erfolgt die Blutung in den vorderen Anteilen des Dickdarmes, dann ist infolge der nicht genügenden Verdauung bei größeren Blutungen immer noch die rote Farbe zu erkennen, jedoch ist das Blut infolge der Darmperistaltik gleichmäßig mit dem Kot durchmischt. Erfolgt die Blutung im Magen oder im Dünndarm, so wird das Blut nicht nur gleichmäßig mit dem Futterbrei vermischt, sondern auch verdaut; der Kot ist mehr oder weniger dunkelbraun, teerartig oder schwarz verfärbt. Kleinere Blutungen kann man makroskopisch unter Umständen nicht nachweisen. In diesen Fällen muß eine Endoskopie durchgeführt und ein chemischer Nachweis versucht werden (hemo-FEC, siehe S. 260).

Die Ursache der Blutungen können lokale Verletzungen (Fremdkörper, die Hand des Untersuchers bei der rektalen Untersuchung), höhergradige Entzündungen der Darmschleimhaut mit Arrondierung von Gefäßen (z. B. Milzbrand, BVD/MD des Rindes, Dysenterie des Schweines, Parvovirusenteritis des Hundes), Stauungsprozesse in der Darmwand mit Durchtritt von Blut (Darmverlagerungen, Invaginationen, embolisch-thrombotische Prozesse: Verstopfungen von Darmarterien durch Blutgerinnsel) und bestimmte Parasiten (Ankylostomen, Kokzidien beim Rind) sein.

Bei einer Störung der Gallensaftsekretion (Verstopfung der Gallenwege: Stauungsikterus) ist der Kot vor allem beim Fleischfresser lehmgelb verfärbt und überdies schlecht verdaut: *acholisch*. Bei *übermäßiger Gallenfarbstoffsekretion* (Blutauflösungskrankheiten, Leberkrankheiten) ist der Kot intensiver gelb bis gelb-braun verfärbt.

Oral applizierte Arzneimittel mit intensivem Farbvermögen färben den Kot mit ihrer Eigenfarbe (z. B. schwarz bei Medizinalkohlegaben).

Schwarzer Durchfallkot wird auch bei Darmfäulnis, wasserähnlich bei Virusdiarrhoe des Rindes produziert.

Der **Geruch** des Kotes kann säuerlich oder faulig sein. *Säuerlicher Geruch* entsteht bei Verdauungsstörungen (Fermentationsentgleisungen), die sich vor allem auf die Kohlenhydrate beziehen, z. B. bei Gärungsprozessen, wobei die Farbe gewöhnlich noch lichter ist und vielfach Gasblasen im Kot vorhanden sind (bei Wiederkäuern sehr selten der Fall). Bei *faulig stinkendem Geruch* ist es zu einer Verdauungsstörung in bezug auf die Proteine gekommen, und es wird vermehrt Schwefelwasserstoff gebildet. Ursachen sind Motilitätsstörungen des Darmes, Störungen in der Sekretion der Verdauungssäfte und abnorme Fütterung (Futter, das reich an Phosphatasen ist, die Gärungsprozesse fördern).

Der Absatz von **Darmgasen** (Flatus, Flatulenz) ist beim Pferd und den Fleischfressern in mäßigem Ausmaße physiologisch. Vermehrte Bildung von Darmgasen entsteht aus den gleichen Gründen wie abnorme Gärung infolge einer Fermentationsentgleisung in bezug auf Kohlenhydrate.

Die Verdauung der Nahrungsbestandteile kann man in der Regel makroskopisch kaum feststellen. Lediglich ungenügend gekautes Futter kann man beim Pferd und Rind an Hand der ganzen Hafer- oder Maiskörner oder zu langen Heustückchen erkennen. Allerdings findet man dies auch bei gierigen Fressern und bei Häckselfütterung. Hinweise für gestörte Verdauung geben noch Geruchs- und Konsistenzabweichungen; ansonsten muß man die später beschriebenen besonderen Untersuchungen durchführen (S. 260).

Fremde Beimengungen sind außer Blut und Entzündungsprodukten (Eiter und Schleim) sogenannte Kruppmembranen, d. s. hautartig zusammenhängende, manchmal spinnwebenartige Gebilde, die aus Schleim mit Fibrin nebst zelligen Elementen bestehen (pseudomembranöse Darmkatarrhe, kruppöse Darmentzündung), und Fremdkörper, wie Sand, Steine, Metallstücke und dergleichen, die von den Tieren mit dem Futter aufgenommen werden. Im allgemeinen sind die Großtiere diesbezüglich sehr vorsichtig, und man findet z. B. nur bei stark versandeten Weiden Sand im Kot (Sandkoliken der Pferde, Versandung des Labmagens). Auch parasitäre Objekte sind hier zu beachten.

Bei genauerer Beurteilung des Durchfallkotes von Kleintieren kann bereits auf die Lokalisation einer eventuell im Darm vorhandenen Läsion geschlossen werden. Bei einer *Dünndarmerkrankung* besteht ein erhöhtes Volumen, *Meläna* (schwarze Kotverfärbung durch verfärbtes Blut), *Steatorrhoe* (Fettstuhl), unverdaute Futterbestandteile können gesehen werden, der Kot kann unterschiedliche Farbe aufweisen, Hunde und Katzen haben keinen Tenesmus und setzen 2–3 × täglich Durchfallkot ab. Bei einer *Dickdarmerkrankung* bleibt das Volumen gleich, Schleim oder Blut ist häufig beigemengt, Meläna, Fett oder unverdautes Futter werden nicht beobachtet, die Tiere sind oft nicht mehr stubenrein (der Kotabsatz ist dringend), Tenesmus besteht, der Kotabsatz erfolgt öfter als 3 × täglich. Bei hgr. Darmentzündungen, die beide Abschnitte des Darmes betreffen, können Mischformen dieses Durchfallkotes auftreten.

34.4 Parasitologische Untersuchung

Durch *makroskopische Betrachtung* des Kotes können bereits größere mit dem Kot abgehende Parasiten wie Askariden, Bandwürmer bzw. Bandwurmglieder (Proglottiden), Magenbremsenlarven usw. erkannt werden. Proglottiden können auch eintrocknen und bei Hund und Katze in der Umgebung des Afters an den Haaren sowie im Lager festgestellt werden. Sie nehmen dann die Form und die Farbe von Reiskörnern an (in Wasser gelegt kehrt ihre normale Form wieder zurück).

Zum routinemäßigen Nachweis eines Parasitenbefalles bietet die *mikroskopische Untersuchung des Kotes* neben dem Nachweis von Parasiteneiern auch die Erfassung anderer parasitärer Objekte wie Kokzidienoozysten, Amöben, Flagellaten sowie Einzellerzysten.

Es ist ein Kunstfehler, bei chronisch schlechtem Ernährungszustand keine Untersuchung auf Darmparasiten durchzuführen. Außerdem ist bei jedem jungen Tier, unabhängig von seiner Krankheit (selbst bei gesunden Jungtieren) eine Kotuntersuchung vorzunehmen. Ein negativer Befund bei einer parasitologischen Untersuchung bedeutet jedoch nicht, daß die Tiere frei von Parasiten sind. Häufig muß bei schlechtem Ernährungszustand und gutem Appetit eine sogenannte „diagnostische Entwurmung" vorgenommen werden.

34.4.1 Methodik

Für die parasitologische Untersuchung soll der Kot nach Möglichkeit aus dem Mastdarm und nicht vom Boden aufgenommen werden, um Verunreinigungen mit Erdnematoden sowie eine Kontamination mit anderen parasitären Objekten vom Stallboden zu vermeiden. In der Praxis wird man sich aber auch vielfach mit einem frisch abgesetzten Kot behelfen müssen.

Bei Tieren, die in Herden gehalten werden, sollten von etwa 5–10 % der Tiere Kotproben gezogen werden, notfalls kann eine entsprechende Anzahl von Stichproben gesammelt werden. Diese aufgenommenen Stichproben müssen von verschiedenen Teilen des Stalles bzw. Auslaufes (nicht nur in der Nähe des Einganges) oder aus verschiedenen Käfigen entnommen werden, um den Verseuchungsgrad der Herde feststellen zu können. Der Kot kann wahllos (sowohl in bezug auf seine Lokalisation als auch auf sein Aussehen) aufgenommen werden oder man sammelt, um die diagnostische Aussage zu erhöhen, in erster Linie pathologisch veränderten (blutigen, dünnbreiigen, verfärbten usw.) Kot ein. In diesem Falle ist es dann notwendig, ungefähr den Prozentsatz des veränderten Kotes zum nicht veränderten Kot zu schätzen (wobei auch das Alter des Kotes zu berücksichtigen ist). Das Einsammeln von Kotproben erfolgt am besten mit der durch ein Plastiksäckchen geschützten Hand, wobei dann die Säckchen umgestülpt, verschlossen, bezeichnet und der Untersuchung zugeführt (eingesendet) werden. Sammelkotproben aus 20–40 vereinigten und durchmischten Einzelproben sind wegen der Ineffizienz der daraus folgenden koproskopischen Befundung abzulehnen!

Nativpräparat

Ein ca. haselnußgroßes Kotstückchen wird mit Wasser gut vermischt, so daß eine dickbreiige Masse entsteht. Davon bringt man eine kleine Menge (Lanzettenspitze) auf einen Objektträger, fügt bei Bedarf noch etwas Wasser hinzu und deckt dies mit einem Deckgläschen zu. Für die Kleintierpraxis genügt in manchen Fällen dieses Verfahren und bringt bei starkem Parasitenbefall gute Ergebnisse. Man kommt mit sehr geringen Kotmengen aus (z. B. mit einem am Thermometerende klebenden Kot). Nur der positive Befund ist beweisend.

Anreicherungsverfahren

Zur Sicherung des mittels Nativpräparates erzielten Ergebnisses bzw. für genauere Untersuchungen werden spezielle Untersuchungsverfahren angewendet.

Bei den **Flotationsmethoden** werden in einer konzentrierten Salzlösung jene Parasiteneier nachgewiesen, die spezifisch leichter sind und daher flotieren.

Zu diesem Zweck wird ein walnußgroßes Stück Kot mit etwa 30 ml einer 45 %igen Zinksulfat-, gesättigten Kochsalzlösung oder gesättigten Glukoselösung in einer Reibschale gut verrieben, durch ein Drahtsieb geseiht, in Zentrifugenröhrchen abgefüllt und 2–3 Minuten (1000–2000 Umdrehungen pro Minute) zentrifugiert. Im Anschluß wird mittels einer Drahtöse (Durchmesser ca. 0,45 cm), die rechtwinkelig abgebogen ist, das an der Oberfläche angesammelte Untersuchungsmaterial aufgenommen (pro Eprouvette überträgt man etwa 3–4 Ösen), auf einen Objektträger verbracht und mit einem Deckglas (18 × 18 mm) bedeckt. Unter dem Mikroskop wird dann in mäanderförmigen Zügen bei 100facher Vergrößerung das Präparat durchmustert. Es können auch Untersuchungssets (z. B. Ovassay®) verwendet werden. Bei diesen Systemen ist meist ein Zentrifugieren nicht notwendig.

Die Ergebnisse dieser parasitologischen Untersuchung werden entsprechend der Zahl der parasitären Objekte mit Kreuzen (subjektive, empirische Beurteilung) bezeichnet: – = keine, + = wenige, + + = größere Anzahl, + + + = viele parasitäre Objekte nachweisbar.

Untersuchung auf Trematodeneier

Zur Untersuchung von Kotproben auf *Trematodeneier* (z. B. *Fasciola hepatica)* werden Sedimentationsverfahren verwendet (vor allem beim Rind, seltener beim Pferd).

Verfahren nach Benedeck: Etwa 10 g Kot wird in Bechergläsern oder Mörsern mit einem Pistill oder einem Spatel in gewöhnlichem Leitungswasser verrührt. Diese Aufschwemmung wird in ein Becherglas (250 ml) geseiht, das bis zu einer Wassersäule von etwa 10 cm aufgefüllt wird, wobei einige Tropfen eines Oberflächenentspannungsmittels (eines der üblichen Waschdetergentien) zugesetzt werden. Nach einem etwa 3 Minuten dauernden Absetzen wird bis auf ca. 40 ml dekantiert bzw. mit der Wasserstrahlpumpe abgesaugt und anschließend wieder auf 250 ml mit

Wasser aufgefüllt. Diese Prozedur wird dreimal oder öfter wiederholt, um möglichst viele Schwebestoffe zu beseitigen und ein sauberes Sediment zu erhalten. Nach dem letzten Absaugen wird der Bodensatz in einer Petrischale ausgegossen und, sofern auf *Fasciola hepatica*-Eier untersucht wird, mit einigen Tropfen einer 1 %igen wäßrigen Methylenblaulösung (auch Tinte) versetzt. Die mikroskopische Untersuchung erfolgt mit einem Stereomikroskop oder einem Trichinoskop.

Diese Methode ist für den Nachweis vieler Trematoden- und Kratzereier sowie von *Eimeria leuckarti* (Pferd) geeignet.

Untersuchung auf Lungenwurmlarven

Lungenwürmer kommen vor allem bei Wiederkäuern und Schweinen, seltener auch bei Kleintieren vor. Beim *Schwein* sind beim Lungenwurmbefall im Kot keine freien Larven nachweisbar, sondern Eier, in denen die Erstlarven enthalten sind (Flotation).

Für den Nachweis von *Lungenwurmlarven* eignet sich am besten das Trichterverfahren nach Bärmann-Wetzel.

Etwa 10 g Kot wird in Gaze eingeschlagen, in ein Sieb gegeben und dieses in einen mit einem Schlauch verlängerten und einer Klemme verschlossenen Trichter gehängt, der mit so viel Wasser gefüllt wird, daß die Kotprobe bis zur Hälfte ins Wasser eintaucht. Die im Kot enthaltenen Wurmlarven wandern ins Wasser aus und sinken allmählich bis zur Schlauchklemme ab. Bei Zimmertemperatur finden sich 4–6 Stunden nach Ansetzen der Kotprobe die Larven, wenn die Klemme kurz geöffnet wird, angereichert in den ersten Tropfen. Die Differenzierung der auf einem Objektträger hitzefixierten Larven erfolgt wieder mit dem Mikroskop, nur Erfahrene können eine Zuordnung der Larven anhand eines Stereomikroskopes durchführen.

◀ 34.4.2 Pathologische Befunde

In Tabelle 34.1 sind die wichtigsten Endoparasiteneier unserer Haustiere wiedergegeben. Das Erlernen der koproskopischen Diagnostik ist Sache des parasitologischen Unterrichts; bei seltenen Parasiten sollte man sich an ein parasitologisches Institut wenden.

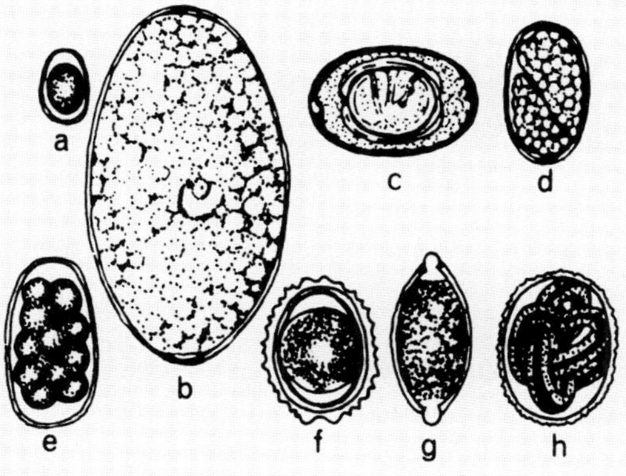

Abb. 34.1
Grundtypen der parasitären Objekte im Kot (siehe Text).

Für die klinische Praxis reichen nachfolgende Richtlinien in vielen Fällen aus:

Differenzierung von Kokzidienoozysten und Helmintheneiern (Nativuntersuchung, Flotations- und Sedimentationsverfahren).

Die folgenden parasitären Objekte lassen sich wenigen Typen zuordnen, die der Untersucher erkennen muß (Abb. 34.1). Außerdem muß er wissen, welche Parasiten bei den einzelnen Tierarten in unseren Breiten (in seinem Praxisgebiet) zu erwarten sind.

Folgende Grundtypen sind zu unterscheiden:

1. Dickschalige mittelgroße runde bis leicht ovale Eier mit unterschiedlicher Oberfläche (faltig, gedellt, bucklig oder glatt), die Eizelle ist im frisch abgesetzten Kot nicht gefurcht (Abb. 34.1f): *Spulwurmeier.*
2. Dünnschalige, etwa 80–100 µm große, ovale Eier mit mehreren oder wenigen Furchungskugeln (Abb. 34.1 e): *Strongylida-Eier* (Strongyliden, Ankylostomiden).
3. Zitronenförmige Eier mit Polpfröpfen und glatter (Trichuris) oder welliger (Capillaria) dicker Schalenoberfläche (Abb. 34.1g): *Trichuroida-Eier* (Enoplida-Typus, Trichuris, Capillaria).
4. Kleine (10–40 µm), runde, eiförmige oder ovale Gebilde mit dünner farbloser bis dicker brauner Hülle, die im frischen Stadium ein rundes dichtes Zentrum enthalten: *Kokzidienoozysten* (Abb. 34.1a).
   Eine weitere *Differenzierung der Kokzidienarten* aufgrund der Oozystenmorphologie erfordert Erfahrung und ist für den Praktiker meist nicht möglich.
5. Kleine (50–60 µm), dünnschalige ovale Eier mit wurmförmigem Embryo bereits im frisch abgesetzten Kot (Abb. 34.1d): *Strongyloides-Eier.*
6. Eier mit Deckel (Abb. 34.1b): *Trematoden-Eier* (z. B.: groß mit gelber Schale: Fasciola).
7. Eier, die eine Häkchenlarve (Onkosphäre) enthalten (Abb. 34.1c): *Bandwurm-Eier.* Bandwurmeier können nur dann im Kot nachgewiesen werden, wenn die Proglottiden zerstört und die Eier freigesetzt wurden. Sie können bei fast allen Tierarten außer beim Schwein vorkommen.
8. Kleinere rundliche Eier mit farbloser, welliger Oberfläche , die bereits die Erstlarve enthalten (Abb. 34.1 h): *Metastrongylus-Eier* (nur beim Schwein).
9. Meist etwas asymmetrische ovale Eier (bei Oxyuris mit einem Polpfropfen an einem Ende): *Oxyuren-Eier.*
   In der Tabelle 34.1 ist bei den jeweiligen Parasiten auch der Typus angegeben. Findet man im Präparat Eier, die diesen Typen entsprechen, so kann man unter Berücksichtigung der Tierart in der Regel die Diagnose stellen.

Differenzierung von Lungenwurmlarven (Trichterverfahren)

Hier ist es wesentlich, vor allem beim Rind, die Lungenwurmlarven (*Dictyocaulus viviparus*) von eventuell (besonders im Sommer) bereits geschlüpften Trichostrongylidenlarven zu unterscheiden.

Tab. 34.1
Die wichtigsten Endoparasiten der Haustiere und ihre Eitypen (siehe Text).

Pferd	**Eityp**	
Bandwürmer	(Anoplocephala magna, A. perfoliata, A. mamillana)	7
Zwergfadenwürmer	(Strongyloides westeri)	5
Große Strongyliden	(Strongylus spp.)	2
Kleine Strongyliden	(Trichonema spp., Triodontophorus spp.)	2
Spulwürmer	(Parascaris equorum)	1
Pfriemenschwänze	(Oxyuris equi)	9
Rind		
Kokzidien	(Eimeria bovis, E. zürni, E. ellipsoidalis, E. wyomingensis)	4
Ciliata	(Buxtonella sulcata)	
Großer Leberegel	(Fasciola hepatica)	6
Kleiner Leberegel	(Dicrocoelium dentriticum)	6
Pansenegel	(Paramphistomum cervi)	6
Bandwürmer	(Moniezia benedeni)	7
Zwergfadenwürmer	(Strongyloides papillosus)	5
Labmagen-Dünndarm-Trichostrongyliden	(Gattungen: Trichostrongylus, Haemonchus, Ostertagia, Cooperia, Nematodirus)	2
Hakenwürmer	(Bunostomum phlebotomum)	2
Knötchenwürmer	(Oesophagostomum spec.)	2
Dickdarmwurm	(Chabertia ovina)	
Große Lungenwürmer	(Dictyocaulus viviparus)	
Schaf und Ziege		
Kokzidien	(Eimeria ninae kohl-yakimovi, E. faurei, E. arloingi, E. intricata)	4
Großer Leberegel	(Fasciola hepatica)	6
Kleiner Leberegel	(Dicrocoelium dentriticum)	6
Bandwürmer	(Moniezia expansa, M. benedeni)	7
Zwergfadenwürmer	(Strongyloides papillosus)	5
Labmagen-Dünndarm-Trichostrongyliden	(Gattungen: Trichostrongylus, Ostertagia, Haemonchus, Cooperia, Nematodirus)	2
Dickdarmwürmer	(Chabertia ovina)	
Knötchenwürmer	(Oesophagostomum spec.)	2
Große Lungenwürmer	(Dictyocaulus filaria)	
Kleine Lungenwürmer	(Müllerius capillaris, Cystocaulus ocreatus, Protostrongylus rufescens, Neostrongylus linearis)	
Peitschenwürmer	(Trichuris ovis, T. globulosa)	3
Schwein		
Kokzidien	(Eimeria polita, E. debliecki, E. scabra, Isospora suis)	4
Zwergfadenwürmer	(Strongyloides ransomi)	5
Knötchenwürmer	(Oesophagostomum dentatum, Oe. longicaudum)	2
Spulwürmer	(Ascaris suum)	1
Peitschenwürmer	(Trichuris suis)	3
Lungenwürmer	(Metastrongylus spp.)	8
Hund		
Protozoen	Kokzidien (Isospora rivolta, I. bigemina, I. canis), Flagellaten (Giardia canis)	4
Bandwürmer	(Dipylidium caninum, Taenia pisiformis, Taenia hydatigena, Echinococcus granulosus, Mesocestoides lineatus)	7
Spulwürmer	(Toxocara canis, Toxascaris leonina)	1
Hakenwürmer	(Ancylostoma caninum, Uncinaria stenocephala)	2
Peitschenwürmer	(Trichuris vulpis)	3
Lungenwürmer	(Crenosoma vulpis)	
Katze		
Kokzidien, Toxoplasmen	(Isospora felis, I. rivolta; T. gondii)	4
Bandwürmer	(Taenia taeniaeformis, Dipylidium caninum)	7
Spulwürmer	(Toxocara cati, Toxascaris leonina)	1
Hakenwürmer	(Ancylostoma tubaeforme)	2
Lungenwurm	(Aelurostrongylus abstrusus)	

Die Dictyocauluslarve (ca. 400 µm lang) ist in ihrem Mittelteil dunkelgranuliert, der Ösophagus und Darm sind schwer abgrenzbar, das Schwanzende ist kurz und spitz. Die Trichostrongylidenlarven (700 bis 1000 µm lang) haben einen wesentlich längeren Schwanz, Ösophagus und Darm sind deutlich erkennbar. Bei einer Kontamination mit Erdnematoden können den Lungenwurmlarven ähnliche Formen auftreten, daher immer Rektalkot verwenden!

Der *Nachweis von parasitären Objekten im Kot* bedeutet zunächst nur die Anwesenheit des Parasiten im Darm bzw. im Organismus. Es ist damit noch nicht entschieden, ob die Krankheit des Patienten von diesem Parasiten herrühren muß. Vorrangig ist immer der für eine Parasitose klinische Befund. Nicht in allen Fällen korrespondiert der koproskopische Befund mit der klinischen Symptomatik (Erkrankung in der Präpatenz!). Die Kotuntersuchung soll als Laboruntersuchung die Befundung ergänzen und im optimalen Fall absichern. Es ist zu berücksichtigen, daß bei verschiedenen allgemein schwächenden Krankheiten auch die Anzahl der Parasiten in den Tieren oder im Bestand ansteigt und somit ein starker Parasitenbefall eine sekundäre Erscheinung sein kann. Ein negativer Befund bedeutet nicht Parasitenfreiheit. Bei chronischem Durchfall sollte der Kot mindestens 3 × hintereinander untersucht werden. Manche Parasiten sind nur in frischen Kotproben gut erkennbar (Strongyloides, Trophozoiten von Giardia sp.).

Die im Kot nachweisbaren Eier und anderen parasitären Gebilde stammen in der Regel von Endoparasiten. Zusätzlich können aber auch von der eigenen Haut stammende Räudemilben (Juckreiz, Ablecken) im Kot festgestellt werden. Weiterhin werden auch mit der Nahrung aufgenommene Mehl- und Käsemilben (Tyroglyphiden) nachgewiesen (Scheinparasitismus).

Verwechslungen mit pflanzlichen Bestandteilen (Pollen, Sporen) sowie Pilzen sind zu vermeiden.

Pseudoparasitismus: Durch Futter aufgenommene Fremdparasiten, Kontamination mit Fremdkoten.

34.5 Bakteriologische und virologische Untersuchung

Für **bakteriologische Untersuchungen** muß der Kot mittels Tupfer oder Plastiklöffel direkt aus dem Mastdarm entnommen werden. Die Einsendung der Kotproben, am zweckmäßigsten gekühlt, muß rasch an eine Untersuchungsstelle erfolgen.

Für **virologische Untersuchungen** sollte das Untersuchungsmaterial zusätzlich Schleimhautzellen enthalten. Die virologischen Untersuchungen werden mit Hilfe des ELISA-Tests bzw. des Elektronenmikroskopes durchgeführt.

34.6 Chemische Untersuchung

Blut wird nachgewiesen, indem man eine wäßrige Kotaufschwemmung bis zum Kochen erhitzt (um die die Reaktion störenden Fermente zu zerstören) oder einen Ätherextrakt (Ausschütteln des mit Eisessig versetzten

Kotes mit Äther) herstellt. Mit diesen Medien wird dann die Untersuchung auf Blut (z. B. hemo-FEC) vorgenommen. Voraussetzung für das Funktionieren dieser Probe ist, daß der Patient in den letzten 2–3 Tagen keine hämoglobin- oder myoglobinhaltige Nahrung (Fleisch) aufgenommen hat. Dieser Test zum Nachweis von okkultem Blut bringt in bezug auf die Abklärung der primären Ursache nur geringe Information, da das Blut sowohl aus dem Magen als auch aus dem Darm stammen kann.

Unverdautes Fleisch (Darmkatarrh, Mangel an Trypsin) ist im Mikroskop an der noch völlig erhaltenen Querstreifung der Muskelfasern erkennbar: Fleischstuhl, Kreatorrhoe.

Exokrine Pankreasfunktion: Zum Nachweis des **Trypsins** zieht man am einfachsten den *Film-Test* heran. Die Probe beruht auf der Verdauung der Gelatinemasse eines Röntgen- oder Photofilms.

Etwa 1 ml Kot werden mit 9 ml einer 5 %igen Natriumbikarbonat-Lösung versetzt und gut durchmischt. Ein Tropfen dieser Mischung wird auf die Schichtseite eines (entwickelten oder unentwickelten) Films gegeben. Nach 1 Stunde Bebrütung bei 37,5 °C (oder $2^1/_2$ Stunden bei Zimmertemperatur) wird der Film mit Wasser vorsichtig abgespült (der Kottropfen darf nicht eingetrocknet sein!) und abgelesen. Wenn im Bereich des Tropfens infolge der Proteolyse der Film durchsichtig geworden ist, zeigt dies die Anwesenheit von Trypsin und damit ein funktionierendes Pankreas an. Dies ist eine sehr einfache Screening-Methode für eine Pankreasinsuffizienz. Es werden jedoch in 25 % der Fälle falsch positive oder falsch negative Resultate erhalten.

Die Trypsin- und Chymotrypsin-Bestimmung kann auch quantitativ erfolgen. Man findet im Kot gesunder Hunde und Katzen pro g Kot mehr als 6 U/l. Genauer als die Trypsinbestimmung im Kot ist die Bestimmung der sogenannten „Trypsin-like-Immunoreaktivität“ (TLI). TLI mißt Serumtrypsinogen. Die Menge von TLI ist proportional zur exokrinen Pankreasfunktion des Hundes (Normalwert: > 5 µg/l; exokrine Pankreasinsuffizienz: $< 2,5$ µg/l). Eine Entzündung der Bauchspeicheldrüse oder eine Urämie verursachen erhöhte Konzentrationen.

Inkretorische Pankreasfunktion: Störungen siehe Blutzuckerbestimmung.

Vermehrte Fettausscheidung infolge einer *Störung der Fettverdauung* (Gallensekretion, Pankreasinsuffizienz) ist bereits makroskopisch an der pastösen Konsistenz und dem fettigen Glanz des Kotes zu erkennen (Fettstuhl, Steatorrhoe).

Der **Nachweis des Fettes** erfolgt mit Hilfe eines *Ätherextraktes.* Tropft man diesen auf ein Filterpapier, so bleibt nach dem Verdunsten des Äthers ein Fettfleck zurück. Der Kot kann aber auch mit einem *Fettfarbstoff* (z. B. 1 %ige Sudanrotlösung) durchmischt werden. Danach können mikroskopisch die roten Fetttröpfchen gesehen werden.

Unverdaute Stärke läßt sich in der Regel nicht makroskopisch feststellen. Der Nachweis erfolgt durch Vermischen des Kotes mit Lugolscher Lösung. Stärke wird durch Jodbindung blau und ist makroskopisch sichtbar.

Die Proben sollten zu Vergleichszwecken auch am Kot eines gesunden Tieres vorgenommen werden. Außerdem muß man berücksichtigen, daß bei fehlender Fettzufuhr (Pflanzenfresser, fallweise auch Fleischfresser) die Probe negativ verlaufen muß (weil ja immer nur das nicht verdaute Fett nachgewiesen wird).

Geschlechtsorgane

35

Zu den Geschlechtsorganen gehören beim *männlichen Tier* Hoden, Nebenhoden, Samenleiter, Samenleiterampullen, Samenblasen, Prostata, Bulbourethraldrüsen, Penis, Präputialschleimhaut, Eichel, Präputialöffnung (Präputialbeutel des Schweines) und deren Umgebung mit den Pinselhaaren. Beim *weiblichen Tier* sind zu untersuchen: Eierstöcke, Eileiter, Gebärmutterhörner, Gebärmutterkörper, Gebärmuttermund, Scheide, Scheidenvorhof, Kitzler mit Kitzlergrube sowie die Schamlippen und deren äußere Umgebung.

Die Krankheiten der Geschlechtsorgane werden in den Fachgebieten *Andrologie* und *Gynäkologie* behandelt. Dort werden auch die eingehenden Untersuchungsmethoden und Funktionsprüfungen einschließlich der künstlichen Besamung besprochen. Eine Reihe von Krankheiten dieser Organe haben aber auch für den Internisten und Epidemiologen (z. B. hormonal bedingte Hautkrankheiten, Deckseuchen) Interesse, und andererseits können sich interne Krankheiten auch auf diese Organe erstrecken (z. B. Pferdegrippe).

35.1 Methodik

Die Untersuchung erfolgt durch Adspektion, Inspektion sowie äußere und innere Palpation. Bei Kleintieren werden auch die Röntgen- und Ultraschalluntersuchung herangezogen.

Beim **männlichen Tier** werden mittels *Adspektion* zunächst Veränderungen am Präputium, der Präputialöffnung und Skrotum erhoben. Aus der Harnröhre oder dem Präputium können Ausflüsse beobachtet werden; in der Umgebung finden sich bei männlichen Wiederkäuern oftmals Kristalle. Besonderes Augenmerk ist auf Schwellungen, frische oder vernarbte Verletzungen und sonstige Veränderungen an den äußeren Geschlechtsteilen zu richten sowie auf Hodenanomalien in bezug auf Symmetrie, Größe und Form.

Bei der *Palpation* werden zuerst Vorhaut und extrapelvikaler Anteil des Penis abgetastet und auf normale Entwicklung, Schmerzhaftigkeit und Schwellungen geachtet, beim Hund auch auf das Vorhandensein des Penisknochens und dessen Unversehrtheit. Bei den Klauentieren ist der Penis bis zur S-förmigen Biegung als derber Strang fühlbar. Bei der Palpation der Hoden sind Größe, Position, Konsistenz und eventuelle Schmerzhaftigkeit zu beachten. Bei den Wiederkäuern liegt der Kopf des Nebenhodens dorsal, der Nebenhodenkörper medial und der Nebenhodenschwanz distal an den in der vorderen Regio pubis senkrecht nach unten hängenden Hoden. Die Samenleiter lassen sich knapp vor ihrem Eintritt in die Bauchhöhle verfolgen. Beim Schwein sind die Hoden gleichsam mit ihrem distalen Anteil nach hinten und oben geklappt und liegen im hinteren Teil der Regio pubis in einer Schrägstellung nach vorn kranial. Der Nebenhodenschwanz sieht daher nach oben und der Nebenhodenkopf nach unten. Bei den Kleintieren sind die Samenstränge normalerweise als runde fest-elastische Stränge im Collum scroti nachweisbar. Man achtet auf Konsistenz (Ödeme) und Erweiterung.

Für eingehendere Untersuchungen ist der Penis vorzuverlagern. Bei kleinen Wiederkäuern kann man ihn nach dem Umsetzen der Tiere auch im nicht erigierten Zustand nach Zurückschieben der Vorhaut betrachten. Hier sind besonders der wurmförmige Fortsatz des Processus urethrae zu beachten (Abb. 35.1). Beim Hund wird das Präputium mit einer Hand beckenwärts gezogen und gleichzeitig der Penis durch mäßigen Druck auf die Beckenflexur mit dem Handballen der zweiten Hand nach vorn geschoben. Anschließend fixiert man mit den Fingern dieser Hand das zurückgeschobene Präputium und kann nun den Penis besichtigen und auch vorsichtig abtasten. Große Wiederkäuer und Eber läßt man am besten auf ein weibliches Tier oder Phantom aufspringen und erfaßt dann mit dem Tupfer die Penisspitze.

Bei **weiblichen Tieren** beginnt die Untersuchung mit der *Adspektion* der Vulva und ihrer Umgebung (Eiter, Ausfluß). Beim Rind sind zusätzlich die Beckenkreuzbeinbänder zu betrachten (zystöse Entartung der Eierstöcke). Man achtet auf Veränderungen am äußeren Genitale und Verschmutzungen der Scham. Anschließend werden die Labien beiderseits erfaßt und trichterförmig auseinandergezogen, wobei Scheidenvorhof, Klitorisgrube und beim Großtier der hintere Teil der Scheide sichtbar werden.

Zur Besichtigung tiefer gelegener Geschlechtsteile einschließlich Portio uteri und Zervix werden *Spreiz- oder Röhrenspekula* mit entsprechender Lichtquelle benötigt. Beim Kleintier verwendet man als Röhrenspekula entweder verschieden dimensionierte Plexiglas- oder Metalltubi,

Abb. 35.1
Penis mit Processus urethralis bei Schaf (a) und Ziege (b).

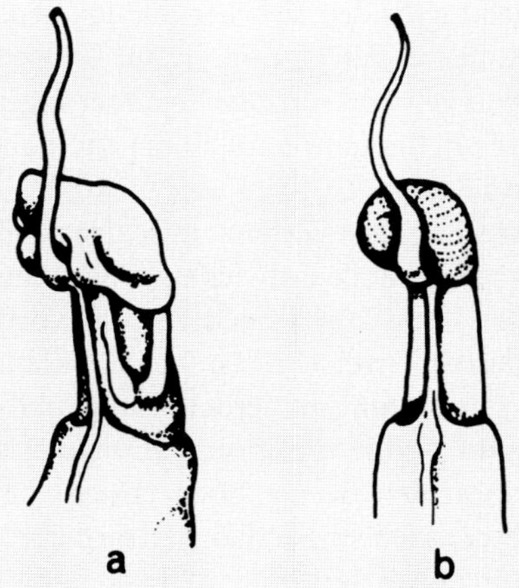

die vorn abgeschrägt und dorsal offen sind und dem üblichen Otoskop-Handgriff mit Lupe und Lichtquelle aufgesetzt werden, oder ein Vaginoskop, Wiener Modell, das aus verschiedenen geschlossenen Metalltubi besteht, die einen an der Spitze abgerundeten Mandrin eingeschoben haben.

Zur *instrumentellen Vaginoskopie* werden nach Reinigung des äußeren Genitales die Spekula nach Herabziehen der Schamlippen zunächst nach dorsal und dann kranial gerichtet eingeführt, bis ein leichter Widerstand fühlbar ist. Die Spreizspekula werden nun auseinandergespreizt und die Schleimhaut unter Lichteinfall besichtigt. Beim Vaginoskop wird nach Entfernung des Mandrins der Handgriff aufgesetzt und unter langsamem Zurückziehen des Instruments die Inspektion vorgenommen.

Die *Palpation* von außen (Kleintiere) wurde beim Abdomen besprochen, die *innere Palpation* bei der rektalen Untersuchung.

35.2 Physiologischer Befund

Beschreibung des physiologischen Befundes: Äußere Geschlechtsorgane: „o. B.".

35.3 Besondere Untersuchungen

Scheiden-, Harnröhren-, Vorhautflüssigkeit, Samen und Hodenpunktat können zur Untersuchung auf Krankheitserreger verwendet werden.

Die Gewinnung eines **Abstriches aus der Urethra** erfolgt mit einem scharfen Löffel, der – nach Vorziehen des Penis bzw. Öffnen der Schamlippen und eventuell Anästhesie – in die Urethramündung eingeführt wird und mit dem man auch etwas Schleimhautepithel abschabt. Das Material wird auf einen Objektträger gebracht und im Dunkelfeld oder nach Färbung mikroskopisch untersucht (Nachweis z. B. der Trypanosomen bei der Beschälseuche des Pferdes).

Bei Deckseuchenverdacht sind beim **Stier Vorhautspülungen** auf Trichomonas fetus, Campylobacter fetus subsp. fetus und Viren (z. B. Herpes = IBR/IPV) durchzuführen. Zu diesem Zweck werden die Präputialhaare gekürzt, das Präputium mit Seife und Wasser gewaschen und mit einem reinen Handtuch trocken gewischt. Für die Trichomonadenspülung wird eine Elektivflüssigkeit verwendet, 40 ml davon in eine 100 ml fassende Spritze aufgezogen und der Stempel der Spritze auf 100 ml zurückgezogen. Mit der linken Hand umfaßt der Untersucher das Präputium, schiebt mit der rechten den Konus der Spritze in den Vorhautsack hinein und infundiert sowohl Flüssigkeit wie Luft. Nach Weglegen der Spritze vollführt er mit dem Ballen der rechten Hand eine Minute lang kräftige, massierende Bewegungen bis zum Hoden hinauf. Dabei muß ein Glucksen hörbar sein. Hierauf wird die Spülflüssigkeit abgelassen, in Bechergläsern aufgefangen und in Zentrifugenröhrchen zentrifugiert. Vom Sediment werden ein Nativpräparat (lebende Trichomonaden, Erythrozyten, Leukozyten, Epithelzellen, Bakterienrasen), Zellbild (zur Differenzierung der oberflächlich, mittleren und tiefer liegenden Zellen) sowie eine Viktoriablau-Färbung (Campylobacter) angefertigt. Schließlich werden noch je 2 Röhrchen mit einer Trichomonadenbouillon beimpft. In derselben Art werden Spülungen mit Elektivlösungen für Viren und Campylobacter verwendet und ebenfalls spezielle Züchtungsverfahren auf Gewebekulturen bzw. Selektivnährböden angeschlossen.

Die Untersuchung des Samens ist notwendig, wenn Fruchtbarkeitsstörungen auftreten. Die Technik der Samengewinnung und seine Untersuchungen gehören in das Fachgebiet der Andrologie.

Probeentnahme bei **weiblichen Wiederkäuern nach Einführung eines Spekulums:** Für Trichomonaden Material von der Portio mittels Pipette entnehmen, für Campylobacter mittels sterilisierter Tupferbäuschchen durch ein steriles Röhrenspekulum (30 Minuten in Zervix belassen), für Viren Schleimhautabstriche; für histologische Untersuchungen mittels **Biopsie.**

Einführen eines Katheters (Besamungspipette) in den *Uterus des Rindes:* Diese Untersuchung erfolgt bimanuell. Der Katheter wird in die linke (rechte) Hand genommen und nach Öffnen der Vulvaspalte mit der anderen Hand ca. 10–15 cm in Richtung Scheidengewölbe in die Vagina eingeführt. Anschließend geht die rechte (linke) Hand in den Mastdarm ein, umfaßt die Zervix und schiebt diese soweit es geht kranialwärts, dadurch Spannung der Scheide zu einer faltenlosen Röhre. Nachschieben des Katheters mit der linken Hand zum äußeren Gebärmuttermund, Einführen in diesen und nun die Zervix mit der rechten Hand in kaudaler Richtung zur Überwindung der Zervixquerfalten auf den Katheter „auffädeln".

35.4 Pathologische Befunde

An der **Haut der äußeren Geschlechtsorgane** kann man prinzipiell alle jene Veränderungen feststellen, die bei der Untersuchung der Hautoberfläche besprochen worden sind. Nicht nur bei Hautkrankheiten, sondern auch bei bestimmten Geschlechtskrankheiten und Deckseuchen treten Effloreszenzen verschiedenster Art auf (Bläschen, Knötchen, Geschwüre, weiße Flecken). Das gleiche gilt für die Befunde an den **Schleimhäuten** bzw. die von den **Geschlechtsöffnungen** austretenden **Ausflüsse;** sie werden nach den im Kapitel Schleimhäute besprochenen Kriterien beurteilt. Sie können aber auch im Zusammenhang mit inneren Krankheiten (z. B. Vaginitis bei der Staupe des Hundes) verändert sein.

Schwellungen des Penis sind oft auf Entzündungen zurückzuführen, können aber auch durch dauerndes Herausragen des Penis (Priapismus, Lähmungen) bedingt sein. Im Vorhautsack findet man bei Pferden schon physiologischerweise schmieriges aromatisch riechendes Smegma, das manchmal hart wird und sogenannte Eichelsteine bildet. Beim Rüden findet man häufig einen Vorhautkatarrh mit eitrigem Ausfluß, der weiter keine Bedeutung hat. Bei jungen Hündinnen kann eine Vaginitis bemerkt werden, die nur selten klinisch Probleme bereitet.

Der **Hodensack** kann entzündlich geschwollen sein (Pferdegrippe, Rotz), ist infolge seiner Lage aber auch häufiger Ort von Senkungsödemen (z. B. bei Kreislaufschwäche). Beim Eintreten von Darmschlingen durch den Bauchring in den Hodensack des Pferdes und Schweines (Hernien) findet man eine in der Regel einseitige starke Vergrößerung und fühlt deutlich die eingetretene Darmschlinge. Durch Perkussion kann man tympanischen Schall feststellen (Blähung der eingeklemmten Darmschlinge) und durch Punktion Darminhalt entleeren. Vergrößerung von Hoden und Nebenhoden kommen vor allem bei Entzündungen vor.

Die **Untersuchung des Euters** wird im nächsten Kapitel besprochen.

Der **Geschlechtstrieb** kann erhöht oder vermindert sein. **Erhöhter Geschlechtstrieb** äußert sich bei männlichen Tieren durch häufige Erektionen (Priapismus), Aufspringen auf andere Tiere. Bei weiblichen Tieren bestehen die Erscheinungen der Brünstigkeit (Rosse) bzw. der verlängerten Läufigkeit. Großtiere setzen häufig kleine Mengen Harn ab, drängen sich an andere Tiere heran, Stuten quieken und schlagen aus, Kühe reiten auf andere auf.

Verminderter Geschlechtstrieb äußert sich beim männlichen Tier im Unvermögen, den Geschlechtsakt auszuüben (Impotentia coeundi).

Das Fehlen der Fähigkeit, Nachkommen zu erzeugen, heißt beim männlichen Tier **Impotentia coeundi** (Unfähigkeit, den Begattungsakt auszuführen) oder **generandi** (fehlender oder befruchtungsunfähiger Samen) und beim weiblichen Tier **Sterilität.**

Derartige Symptome sind in der Regel die Folge von Erkrankungen der Geschlechtsdrüsen oder auch anderer Teile des Geschlechtsapparates und fallen in das Gebiet der Andrologie und Gynäkologie. Sie können aber auch durch **nervale Störungen** bedingt sein.

36 Untersuchung der Milchdrüsen

Die Milchdrüse (Euter) ist eine zusammengesetzte tubuloalveoläre Drüse. Man unterscheidet an ihr das Drüsenparenchym mit dem interstitiellen Bindegewebe und das Hohlraumsystem, bestehend aus den großen Milchgängen der Drüsenzisterne, der Zitzenzisterne und dem Strichkanal. Die Untersuchung der Milchdrüsen erfolgt durch Adspektion, Palpation und durch bakteriologische, zytologische und chemische Untersuchung des Drüsensekrets.

36.1 Pferd

Die Stute besitzt zwei Euterhälften, die normalerweise nur nach dem Abfohlen Milch produzieren. Die Untersuchung erfolgt durch Adspektion und Palpation ähnlich wie beim Rind.

Pathologische Befunde: Vergrößerung des Euters bei Mastitis, Abszessen, peripartalem Euterödem, nach dem Absetzen des Fohlens, nach Traumata (Kontusion, Hämatom, Serom, Hautwunden), Tumoren. Weitere Funktionsstörungen sind Agalaktie (bei Frühgeburt, Abortus, endokrinen Störungen, Fehlernährung) und Galaktorrhoe (Produktion von milchähnlichem Sekret bei Hengst- und Stutfohlen). Die Sekretgewinnung muß unter ähnlichen aseptischen Kautelen wie beim Rind durchgeführt werden. Nur eine konsequente bakteriologische Untersuchung ermöglicht die Aufklärung von Mastitiden bei der Stute.

36.2 Rind

Durch die 1993 in den EU-Ländern in Kraft getretenen Qualitätskriterien der Anlieferungsmilch von 400 000 Zellen/ml Milch und einer Gesamtkeimzahl von 100 000/ml sowie Freisein der Milch von allen Beimengungen und Rückständen, wird sich der Tierarzt mehr als bisher um die chronischen Sekretionsstörungen bemühen müssen. Insbesondere wird er der Melkmaschine, der Melkarbeit und der Melkhygiene ein größeres Augenmerk zukommen lassen müssen.

In einem Problembestand mit über längere Zeit erhöhtem Zellgehalt in der Anlieferungsmilch hat sich folgende Vorgangsweise bewährt:

1. Schätzung des Zellgehaltes mit dem Schalmtest (California-Mastitis-Test).
2. Aseptische Milchprobenentnahme bei allen laktierenden Kühen zur zytologischen und mikrobiologischen Untersuchung mit Erstellung eines Antibiogrammes inklusive Färbung des Sedimentes nach *Diernhofer*, *Gram* oder *Giemsa*.

3. Milchprobenentnahme zur Zählung der Zellen mit einem automatischen Zellzählgerät (z. B. Fossomatic).
4. Klinische Untersuchung aller Zitzen und Euter; Veränderungen an den Zitzen, insbesondere an der Strichkanalmündung, sind Hinweise für Vakuumschwankungen. Veränderungen an den Zitzen daher dem Melkmaschinenfachmann zeigen.
5. Überprüfung der Melkmaschine, Rohrleitungen und Milchkammern nach Checklisten, die in den einzelnen Ländern bestimmte Normen aufweisen.
6. Wesentlich ist die Prüfung der Melkmaschine auch während des Melkens, da Vakuumschwankungen mitunter erst beim Melkvorgang (unterschiedliche Zitzengröße usw.) entdeckt werden können.
7. Eine Chemotherapie soll erst nach Vorliegen entsprechender Antibiogramme durchgeführt werden.
8. Wöchentliche Durchführung des Schalmtests bei allen laktierenden Kühen durch den Besitzer oder Melkermeister. Dadurch sind eine sofortige Erkennung auch kleinster akuter Prozesse, eine erfolgreiche mikrobiologische Diagnose und bessere Behandlungsaussichten möglich.

Das Rind besitzt 4 Euterviertel, nämlich das rechte vordere (= rv), das rechte hintere (= rh), das linke vordere (= lv) und das linke hintere (= lh). Schafe und Ziegen weisen eine rechte (re) und eine linke (li) Euterhälfte auf.

Da zur Diagnose von Euterentzündungen (Mastitis) die **aseptische Milchprobenentnahme** mit anschließender bakteriologischer Untersuchung eine zwingende Notwendigkeit ist, wird vor jeder anderen Untersuchung des Euters, solange im Stall noch kein Staub aufgewirbelt wurde, diese vorgenommen.

Vor der Entnahme für die bakteriologische Untersuchung werden die Viertelgemelke jeder Kuh mit dem **Schalmtest** vor der Melkung kontrolliert. Der Schalmtest gibt nur Auskunft über den Zellgehalt der Milch, liefert aber keine Mastitisdiagnose. Die Zellzahl ist ein wichtiger Maßstab für den Grad der Eutergesundheit und liegt bei einem gesunden Euter zwischen 10 000 und 100 000 Zellen/ml Milch, wobei die Zellzahl vom Alter, der Rasse und dem Laktationsstadium beeinflußt wird.

Prinzip des Schalmtests: Die Schalmflüssigkeit besteht aus einem anionischen Detergens (Alkyl-Aryl-Sulfonat) und einem Indikator (Bromkresolpurpur). Durch Hinzufügen von Alkyl-Aryl-Sulfonat zur Milch kommt es zur Freisetzung von Desoxyribonukleinsäure aus den Zellen. Diese Freisetzung wird durch eine Viskositätsänderung der Milch sichtbar. Deshalb kommt es abhängig vom Zellgehalt der Milch entweder zu einem negativen Ergebnis oder zur Schlieren-, Gel- oder Pfropfbildung (positive Ergebnisse). Zur gleichzeitigen Bestimmung des pH-Wertes der Milch ist Bromkresolpurpur hinzugefügt.

Durchführung des Schalmtests: Eine Desinfektion der Zitzen und ein Verwerfen der ersten Milchstrahlen (Vormelkbecher) ist nicht notwendig. Ebenso sind zufällig hineinfallende Fremdkörper (Schmutz, Stroh) für die Reaktion ohne Bedeutung. Aus den 4 Vierteln wird jeweils in eine der mit A, B, C und D bezeichneten Schalen so viel Milch gemolken, daß die Schalen wenn möglich voll sind. Durch Kippen der Testplatte wird die überschüssige Milch bis auf einen Rest von 2 ml (Strichmarkierung) aus den Schalen abgegossen. Danach erfolgt die Zugabe der gleichen Menge an Schalmflüssigkeit (Milch : Schalmflüssigkeit = 1 : 1). Durch anschließend langsam kreisende Bewegungen wird bei waagrechter Haltung der Testplatte der Schaleninhalt (Milch und Schalmflüssigkeit) gründlich vermischt. Die Reaktion tritt während dieser kreisenden Bewegungen schon nach wenigen Sekunden ein und muß sofort abgelesen werden. Zur besseren Darstellung von möglichen Schlierenbildungen wird die Testplatte zusätzlich geschwenkt.

Beurteilung des Schalmtests:

1) Beurteilungsschlüssel zur indirekten Zellzahlbestimmung

Beurteilung	Testbild	Zellgehalt/ml Milch
–	flüssig	< 150 000 Zellen
(+)	ggr. Schlieren	100 000–250 000 Zellen
+	hgr. Schlieren	200 000–700 000 Zellen
++	Gelbildung	500 000–1 500 000 Zellen
+++	Gelbildung und Pfropf	> 1 000 000 Zellen

2) Farbreaktionen: Hinweise zu den Farbreaktionen enthalten die Gebrauchsanleitungen der Hersteller. Bei alkalischer Reaktion (pH-Wert > 7,0) zeigt das Gemisch eine intensive Purpurfärbung. Vorkommen: Sekretionsstörung, Kolostralzeit, Altmelkstadium. Bei saurer Reaktion (pH-Wert < 5,2) zeigt das Gemisch eine deutliche Gelbfärbung. Vorkommen: laktoseabbauende Keime.

Aussagekraft des Schalmtests: Physiologische Zellzahlerhöhung kommt in der Kolostralzeit (ca. bis 7 Tage post partum), im Altmelkstadium (ab dem 3. Monat ante partum), während der Brunst sowie physiologisch bei der Ziege vor. Eine pathologische Zellzahlerhöhung wird durch Milchstauung, traumatische Irritationen (schlechte Melktechnik, Melkmaschine) sowie durch Entzündungen der Milchdrüse verursacht.

Der Schalmtest ist nicht geeignet, in der Mastitisdiagnostik die bakteriologische Untersuchung zu ersetzen. Er zeigt eine Sekretionsstörung bzw. -änderung an, ohne Rückschlüsse auf deren Ursache zu geben.

Die *aseptische Milchprobenentnahme* geschieht in folgender Reihenfolge (nachfolgendes Beispiel trifft zu, falls die Kuh von der rechten Seite gemolken und daher die Probenahme auch von rechts durchgeführt wird): Reinigen der Strichkanalmündungen mit alkoholgetränkten Wattebäuschchen mit bohrender Bewegung in der Reihenfolge lh, lv, rh, rv (Abb. 36.1a). Die Entnahme der Proben erfolgt, damit eine Verschmutzung der Mündung der Strichkanäle der rechten Viertel durch den Untersucher nicht möglich ist, in umgekehrter Reihenfolge, nämlich rv, rh, lv und lh. Die Milch wird von jedem Viertel in ein eigenes sterilisiertes

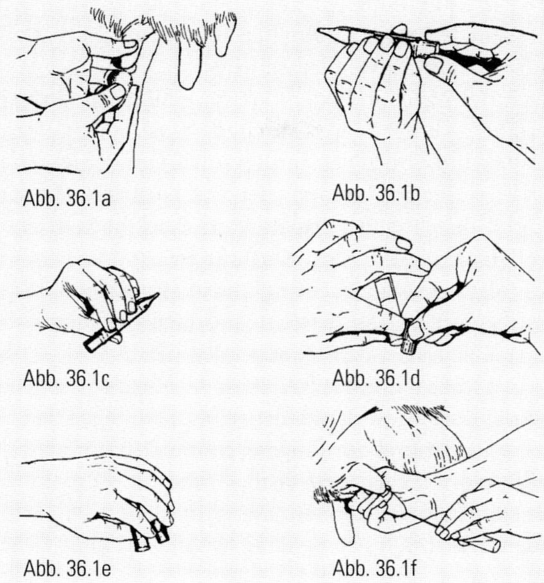

Abb. 36.1a Abb. 36.1b Abb. 36.1c Abb. 36.1d Abb. 36.1e Abb. 36.1f

Abb. 36.1 Aseptische Milchprobenentnahme beim Rind. Chronologische Reihenfolge.

Skarröhrchen gemolken, das mit einem paraffinierten Korkstöpsel luftdicht verschließbar ist. Manipulationen mit dem Röhrchen während der Entnahme (Abb. 36.1):

1. Man lockert den Korken, indem man das Skarröhrchen zwischen den 4 Fingern und dem Daumen der linken Hand hält und mit der rechten Hand den Korken erfaßt. Den Korken nur lockern, nicht abnehmen oder dann wieder aufsetzen (Abb. 36.1b).
2. Durch Pronation der linken Hand dreht man das Röhrchen so um, daß der Korken nach unten zeigt (Abb. 36.1c).
3. Mit dem Daumen und dem Zeigefinger, oder Daumen und Mittelfinger (besser) der rechten Hand erfaßt man den Korken von der Seite, zieht ihn heraus, dreht ihn um seine äußere Kante und klemmt ihn mit seinem äußeren Teil zwischen Mittelfinger und Zeigefinger der linken Hand (Abb. 36.1d). Röhrchenöffnung und innerer Teil des Stöpsels sehen beide nach unten und sind vor Verschmutzung durch die darübergehaltene linke Hand geschützt (Abb. 36.1e).
4. Die rechte Hand erfaßt die entsprechende Zitze, zieht sich möglichst weit seitlich vor und melkt den Milchstrahl direkt in einem Zug in das von der linken Hand nun waagrecht gehaltene Röhrchen (Abb. 36.1f).
5. Korken wiederum an seinem äußeren Teil erfassen, auf das Röhrchen aufsetzen und aufpressen.
6. Erst jetzt kann das Röhrchen wieder aufgerichtet werden.
7. Vergleich aller 4 Proben einer Kuh bzw. der beiden Proben eines Schafes oder einer Ziege durch die Adspektion.
8. Einsenden der so entnommenen Proben an ein Untersuchungslabor.

Die Skarröhrchen werden vor der Entnahme etikettiert und beschriftet. Auf dem Etikett soll der Name der Kuh, das Datum der Entnahme und die Zitze durch die vorhin genannten Kleinbuchstaben gekennzeichnet sein. Neben Skarröhrchen können auch Plastikröhrchen mit Schraubverschluß verwendet werden.

Erst nach der Milchprobenentnahme erfolgt die klinische Untersuchung des Euters durch Adspektion und Palpation.

Die **Adspektion** erfolgt von hinten sowie von der linken und rechten Seite der Kuh, wobei auf Asymmetrien und Formveränderungen der einzelnen Viertel zu achten ist. Daneben müssen Nebenzitzen, Afterzitzen, Fisteln, Verletzungen usw. registriert werden.

Hierauf folgt die vergleichende Untersuchung aller 4 Viertel. Die Untersuchung beginnt mit der Besichtigung der Strichkanalmündungen. Es schließen an: Die walkende **Palpation** der Strichkanäle (strohhalmdick, 8–15 mm lang), die walkende Palpation der Zitzenzisternenschleimhaut (nur die zwei parallel verlaufenden Umschlagstellen der Schleimhaut fühlbar), die Palpation zum Eingang in die Drüsenzisterne (diese Öffnung ist mit einer Fingerbeere tastbar) und die Palpation des Drüsenparenchyms mit beiden Händen. Das gesunde Drüsenparenchym einer laktierenden Kuh fühlt sich weich-elastisch an. Bei trockenstehenden Kühen sind die sezernierenden Drüsenalveolen vollständig zurückgebildet, so daß nur die großen Milchgänge zu fühlen sind.

Weiterführende Untersuchungen: Feinnadelbiopsie, Ultraschall, Endoskopie (über den Strichkanal oder lateraler Zugang).

36.3 Schaf und Ziege

Die kleinen Wiederkäuer besitzen zwei Euterhälften. Adspektion und Palpation sowie Probenentnahme erfolgen wie beim Rind.

36.4 Schwein

Das Schwein hat 7 paarig angeordnete Mammakomplexe mit jeweils 2 Strichkanälen und 2 voneinander getrennten Drüsensystemen. Adspektion und Palpation sowie Probenentnahme erfolgen wie beim Rind. Zur Sekretprobenentnahme ist es jedoch notwendig, den Tieren Hypophysenhinterlappenpräparate (0,5–1 ml = 5–10 I. E. Oxytocin i.m. oder i.v.) zu applizieren, um genügend Sekret für die bakteriologische und zytologische Untersuchung zu erhalten.

36.5 Kleintiere

Hund und Katze weisen 5 bzw. 4 paarig angeordnete Mammakomplexe auf. Die Untersuchung erfolgt durch Adspektion und Palpation ähnlich wie bei der Hautoberfläche. Man achtet besonders auf Entzündungssymptome, wie Vergrößerung, Rötung, höhere Temperatur, Ödemisierung, Konsistenz (Härte) bzw. verminderte Verschieblichkeit gegenüber der Unterlage und Schmerzhaftigkeit als Ausdruck einer Mastitis. Weiterhin auf solitäre oder multiple Knoten, die das Eutergewebe durchsetzen und auch ulzerieren können: Mammatumoren (vorwiegend bei Hündinnen über 5 Jahre). In der Sekretionsphase sind die Mammae vergrößert, und man kann leicht Milch durch Massage entleeren. Ein ähnlicher Zustand findet sich bei Scheinträchtigkeit, wobei auch Milchstauungen auftreten können. Vor allem bei Erkrankung der Welpen während der Laktation muß auch bei Kleintieren eine bakteriologische Milchuntersuchung durchgeführt werden.

37 Harnapparat

Zum Harnapparat gehören Nieren, Harnleiter, Harnblase und Harnröhre.

37.1 Methodik

Die morphologische Untersuchung der *Nieren, Harnleiter* und *Blase* wurde schon besprochen; sie ist beim Großtier vor allem durch die rektale Untersuchung (S. 238), die Ultraschalluntersuchung und beim Kleintier durch die Palpation des Abdomens (S. 218, 221) möglich.

Bei (mageren) Wiederkäuern kann man die vergrößerte Niere auch hinter der letzten Rippe ventral der Lendenwirbelquerfortsätze und die Harnblase von außen tasten. Die *Harnröhre* läßt sich durch Einführen von Kathetern, die Harnblase bei weiblichen Tieren auch endoskopisch untersuchen.

Wichtige *besondere Untersuchungen* sind bei Kleintieren neben der *Harnuntersuchung* die *Röntgenuntersuchung* einschließlich der Kontrastdarstellung der Harnblase, aber auch des Nierenbeckens und der Harnleiter durch ein intravenös verabreichtes Kontrastmittel (Pyelographie). Durch die *Sonographie* lassen sich Nieren und Harnblase bei allen Tieren darstellen. Die sonographische Untersuchung (2,5 MHz Sektor- oder Linearschallkopf) der Niere beim Pferd erfolgt auf der linken Seite im 16. und 17., auf der rechten Seite im 15. und 16. Interkostalraum auf dem Niveau bzw. ventral der Hüfthöckerlinie. Die Größe der Nieren, Fibrosierungsgrad, Flüssigkeitsansammlung in Zysten (Harn, Blut) und Tumoren (Karzinom) können festgestellt werden. Bei Pferden und bei Rindern kann mit Hilfe eines flexiblen Endoskopes (Arbeitslänge des Endoskopes 1,50 Meter, Durchmesser 8–10 mm) die Harnröhre und Harnblase (Zystitis, Harnblasensteine, ektopische Ureter) untersucht werden. Die rektale Sonographie (Rektalschallkopf) der Blase eignet sich besonders zur Untersuchung der Blasenwanddicke (bei Lähmungen), bei Tumoren und bei Harnblasensteinen.

Nierenerkrankungen können durch verschiedene Funktionsprüfungen weiter charakterisiert werden.

Durch Adspektion werden abnorme Körperhaltungen und Bewegungen und *Harnabsatzstörungen* in Zusammenhang mit Nieren- und Blasenkrankheiten festgestellt.

Die Gewinnung des Harnes erfolgt durch Auffangen in einem Gefäß mit weiter Öffnung beim spontanen Absatz, durch Katheterisierung, durch Punktion der Harnblase (Ausnahmefälle) oder durch parenterale (i.v., i.m.) Applikation eines Diuretikums.

37.1.1 Gewinnung von Spontanharn

Zum Auffangen von Harn benützt man beim *Großtier* ein an einer Stange befestigtes weitlumiges sauberes Gefäß, wobei man allerdings warten muß, bis das Tier spontan Harn absetzt. Man kann dies fördern, indem das Tier vorher im Freien bewegt und dann in eine Strohbox gebracht wird. Auch vorhergehende rektale Manipulationen und warme Klysmen provozieren Harnabsatz. Sensible Tiere brechen allerdings oft mit dem Harnabsetzen ab, wenn man sich mit dieser Stange oder einem Gefäß (bei Kleintieren) nähert. Beim *männlichen Rind* werden die Pinselhaare gekürzt, das Präputium mit einer Hand fest umfaßt und mit der Handfläche der anderen Hand die Präputialöffnung kräftig gerieben. Hierauf setzen die Tiere sehr bald Harn ab. Beim *weiblichen Rind* kann der Harnabsatz durch Massage der ventralen Vulvakommissur mit Strohbüscheln provoziert werden. Bei *Schafen* kann spontaner Harnabsatz durch längeres Zuhalten der Nasenöffnungen erwirkt werden. Beim männlichen Großtier kann man auch einen an 2 Riemen befestigten Napf vor der Präputialöffnung anbringen und in der Lendengegend fixieren, wobei das Zurückrutschen durch 2 weitere Riemen, die an einer Brustgurte befestigt werden, verhindert werden kann. Überempfindliche Tiere wehren sich allerdings gegen dieses Gerät und andere setzen keinen Harn ab.

Derartig gewonnener Harn ist nicht für bakteriologische Untersuchungen geeignet. Aber auch die physikalisch-chemische Untersuchung muß möglichst bald durchgeführt werden, da es durch Stehenlassen (insbesondere in warmer Umgebung) zu chemischen Veränderungen kommen kann. Außerdem können sich im Harn befindliche Bakterien (die sowohl aus der Blase stammen als auch bei dieser Art der Gewinnung von außen in diesen hineingelangt sein können) vermehren und bei der Sedimentuntersuchung ein falsches pathologisches Bild geben bzw. gleichfalls zur chemischen Zersetzung des Harns beitragen.

Für exakte Untersuchungen einschließlich der bakteriologischen gewinnt man Harn durch Zystozentese oder sterile Katheter. Die Umgebung der Harnröhrenmündung muß vor dem Katheterisieren gereinigt werden.

37.1.2 Katheterisierung des Pferdes

Für die Katheterisierung verwendet man beim *männlichen Pferd* (Hengst, Wallach) einen ca. 1 m langen und etwa 8 mm dicken Kunststoffkatheter mit Mandrin, der wie jeder Harnkatheter an seiner Spitze eine seitliche Öffnung besitzt und außerdem 2–3 cm hinter der Spitze kugelförmig aufgetrieben ist. Diese Auftreibung soll das Abgleiten des Katheters in die Samenbläschen bei Hengsten verhindern. Leider sind heute derartige Katheter nur schwer erhältlich, und man muß meist auf diese kugelförmige Auftreibung verzichten.

Zunächst muß der Penis aus dem Präputium vorgezogen werden, wozu das Pferd entsprechend zu fixieren und eventuell zu sedieren ist.

Man greift in das Präputium bis zur Penisspitze hinein, geht mit dem Zeige- oder Mittelfinger in den Anfangsteil der Urethra ein und krümmt den Finger nun wieder oralwärts, um in den kleinen Blindsack ventral von der Urethraöffnung zu gelangen. Hat man sich dort festgehakt, so zieht man allmählich den Penis hervor. Dies erfordert bei jungen starken Tieren einen nicht unbeträchtlichen Kraftaufwand. Sobald etwa 5 cm des Penis aus dem Präputium vorgezogen sind, kann man ihn mit einem Tuch und der ganzen Hand erfassen und das Vorziehen wesentlich effektvoller gestalten. Anschließend wird der Penis mit der linken Hand umfaßt, die Harnröhrenmündung gereinigt und der sterile Katheter mit frisch gewaschener und desinfizierter Hand eingeführt. Dieses Einführen erfolgt etwa bis zum Sitzbeinrand und wird dann von einem Gehilfen besorgt, der auch den Penis hält. Der Tierarzt geht nun rektal ein und kontrolliert das weitere Vordringen des Katheters von der Umschlagstelle der Harnröhre am Sitzbeinausschnitt über den Beckenboden bis in die Blase. Der Mandrin wird in dem Maße herausgezogen, in dem der Gehilfe den Katheter weiter vorschiebt (er bleibt also sozusagen vor der Biegung der Harnröhre liegen). Insbesondere bei einem Katheter ohne Auftreibung muß man mit den Fingern der am Beckenboden liegenden Hand diesen genau in der Medianlinie weiter dirigieren, weil er sonst seitlich in die Samenbläschen abgleiten kann. Ein solches Abgleiten merkt man daran, daß dem weiteren Vorschieben ein elastischer Widerstand entgegengesetzt wird. Der Gehilfe ist diesbezüglich genau zu instruieren, und der Katheter muß dann sofort um einige Zentimeter zurückgezogen und vom Untersucher wieder in die richtige Lage gebracht werden, weil es sonst zu Verletzungen der Samenbläschen kommt. Sobald die Katheterspitze über den vorderen Beckenrand gestoßen ist, befindet er sich in der Harnblase. Bei Verwendung steifer, aber biegsamer Katheter ist das Vorschieben bis in die Blase bei Wallachen wie auch bei Hengsten ohne rektale Manipulation möglich. Zieht man nun den Mandrin heraus, so entleert sich auch bei mäßig gefüllter Blase durch den Sog Harn. Nur wenn keine spontane Entleerung erfolgt, darf die Blase vorsichtig massiert werden.

Bei der *Stute* benützt man einen wesentlich kürzeren, etwa 40 cm langen Katheter, der keine kugelförmige Auftreibung besitzen muß. Es können auch die für die Luftsackspülung verwendeten Metallkatheter benützt werden. Vulva und Hände sind zu waschen und zu desinfizieren.

Man geht mit der sagittal aufgestellten (linken) Hand in die Vagina bis zum abstehenden Daumen ein, legt die Hand um 90° um, sucht mit dem Mittelfinger die Mündung der Harnröhre am Boden des Vestibulum auf (ca. 4–5 cm von der Vulva entfernt) und dringt mit dem Mittelfinger etwas in diese ein. Nun schiebt man mit der anderen Hand den (durch kaltes Wasser steif gemachten Kunststoff-) Katheter neben dem Mittelfinger in die Harnröhre ein, zieht die Hand zurück und schiebt den Katheter bis in die Blase vor. Man ist dann in dieser, wenn sich spontan Harn entleert oder ein gurgelndes Geräusch hörbar wird. In letzterem Falle kann man durch Ansetzen einer großen Metallspritze an das Katheterende und Zurückziehen des Stempels versuchen, Harn herauszusaugen bzw. den spontanen Harnabsatz einzuleiten.

37.1.3 Katheterisierung der Klauentiere

Eine Katheterisierung ist bei Klauentieren nur bei weiblichen Individuen möglich. Da diese jedoch ein suburethral gelegenes Scheidenvorhofdivertikel aufweisen (Abb. 37.1), bedarf es zum Einführen des Katheters einer gewissen Fingerfertigkeit.

Die *Kuh* ist gut an Kopf und Schwanz zu fixieren. Vulva reinigen, Hände mit Seife und warmem Wasser waschen. Sterilisierte Metall- oder Hartgummikatheter verwenden. Mit der sagittal aufgestellten desinfizierten Hand geht man in die Vagina bis zum abstehenden Daumen ein, legt die Hand um 90° um und sucht mit dem Mittelfinger das Scheidenvorhofdivertikel auf, in das man den Finger hineinschiebt. Hierauf Zurückziehen des Mittelfingers unter gleichzeitigem leichtem Druck nach oben. Es „springt“ eine zarte Schleimhautfalte über die Fingerkuppe und öffnet die Harnröhrenmündung. Vorschieben des Fingers in die Harnröhre, jedoch nur so weit, daß der an den Finger angepreßte Katheter daneben in die Urethra eingeführt werden kann. Sitzt der Katheter richtig, so kehrt er nach jeder künstlichen Lageveränderung wieder in seine kranioventrale Richtung zurück. Außerdem fließt spontan Harn ab, oder es ist durch Lufteinströmen ein „Gurgeln“ zu hören. Fließt Harn nicht spontan ab, so läßt man durch Gehilfen das Abdomen aufheben.

Bei Kühen und Kalbinnen (Färsen) ist die Untersuchung der Harnblase mit flexiblen Endoskopen möglich.

Bei den *weiblichen kleinen Wiederkäuern* liegt die Urethramündung etwa 2–3 cm kranial der ventralen Vulvakommissur. Sie ist mit dem Zeigefinger gut erreichbar. Der Finger wird jedoch nicht in das Divertikel eingeführt, sondern auf dieses darauf und auf den Scheidenboden gelegt. Ein Hündinnenkatheter wird unter dem in der Scheide liegenden Zeigefinger eingeführt. Durch Zurückziehen und Drücken nach oben läßt sich der Katheter leicht mit dem Zeigefinger in die Urethra dirigieren.

Bei weiblichen kleinen Wiederkäuern ist die Untersuchung der Harnblase mit flexiblen Endoskopen (Durchmesser 3 mm) ebenfalls möglich.

Beim mit der Oberkieferschlinge fixierten *weiblichen Schwein* läßt sich der Katheter auch am besten mit zwei Fingern einführen. Zeigefinger und Mittelfinger der linken Hand gehen in die Scheide ein. Der Zeigefinger zieht den Vorhof und die Scheide kaudalwärts. Dadurch spannt sich der Boden des Vestibulums und die Mündung der Urethra mit dem Divertikel wird für den Mittelfinger erreichbar. Der mit der rechten Hand in den Vorhof nachgeführte Hündinnenkatheter wird vom Mittelfinger in die Harnröhre dirigiert (gelingt nicht immer). Eine weitere Methode ist die Entnahme unter Sicht mit einem Spreizspekulum und mit

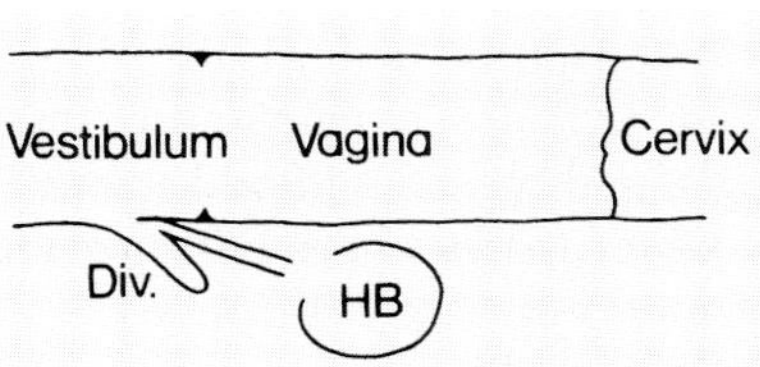

Abb. 37.1 Scheidenvorhofdivertikel beim Rind.

einer langen stumpfen Kanüle, wobei nach Aufsetzen einer Injektionsspritze der Harn angesaugt wird.

Grundsätzlich ist auch bei weiblichen Schweinen die Untersuchung der Harnblase mit flexiblen Endoskopen (Durchmesser 3–5 mm) möglich.

37.1.4 Katheterisierung der Fleischfresser

Beim *Rüden* verwendet man Kunststoffkatheter von unterschiedlicher Dicke (1–4 mm) und Länge, die gleichfalls mit dünnen Drahtmandrins steril als Einmalkatheter geliefert werden.

Der Penis wird am stehenden, aber auch liegenden Tier durch Zurückziehen des Präputiums und Druck auf den steifen Peniskörper zum Vorfall gebracht (was bei einiger Übung am stehenden Tier mit einer Hand gelingt). Die andere Hand tupft mit Betadine oder ähnlich getränkter Zellstoffwatte die oft an der Penisspitze befindlichen Eitertröpfchen ab (die von einem bei vielen Rüden vorhandenen Präputialkatarrh stammen, der in der Regel weiter keine Bedeutung hat). Der Katheter wird bis zur Umschlagstelle der Harnröhre eingeführt, der Mandrin dann so wie beim Hengst herausgezogen (bei steiferen Kathetern ist ein Mandrin oft entbehrlich) und weiter vorgeschoben. Das Einführen in die Blase soll nicht zu tief erfolgen, da man die Blasenschleimhaut beschädigen und unter Umständen sich eine Schlinge bilden kann, die das Herausziehen des Katheters erschwert oder sogar unmöglich macht bzw. zu Verletzungen führt. Man muß daher vor dem Einführen die Strecke bis zum Blasenhals durch äußeres Anlegen des Katheters ungefähr abschätzen. Die Harnentleerung darf – sofern sie nicht spontan erfolgt – nur durch leichte Palpation von außen gefördert werden. Um eine weitere Kontamination zu verhindern, wird der Harn mit einer Spritze abgesaugt.

Bei der *Hündin* benützt man in der Regel ein geschlitztes Spekulum, das auf ein Otoskop aufgesetzt werden kann (oder ein Spreizspekulum), und einen Metallkatheter mit abgezogener Spitze. Man schiebt das trichterförmige Spekulum nach Herabziehen der ventralen Vulvakommissur zunächst dorsal gegen das Beckendach und dann vorwärts mit dem Schlitz nach oben. Anschließend dreht man es um 180° und sieht nun den Boden des Vorhofs mit der etwas vorgewölbten Harnröhrenmündung. In diese schiebt man vorsichtig den Metallkatheter ein. Stößt man nach wenigen Zentimetern auf einen Widerstand, so kann dieser durch einen Krampf des Blasensphinkters bedingt sein, der durch vorsichtiges Hin- und Herschieben zu überwinden ist. Gelingt dies nicht, so kann man auch eine Spritze mit warmem sterilem Wasser ansetzen und durch den Katheter hineinspritzen. Durch Hochheben des Hundes mit dem Vorderkörper wird das Ausfließen des Harnes begünstigt. Ein Druck von außen auf die Blase darf nur sehr mäßig ausgeübt werden, da sehr leicht Blasenverletzungen und (bei dem Metallkatheter) auch Blasenperforationen auftreten können. Besser ist es, mit einer angesetzten Spritze eine Sogwirkung auszuüben und auf diese Weise Harn zu gewinnen. Mit etwas Geschick kann der Katheter (am besten ein Einmalkatheter, wie er beim Rüden angewendet wird) manuell in die Harnblase eingeführt werden. Die Tiere sind so am wenigsten irritiert.

Beim Hund ist es auch möglich, mit Hilfe eines flexiblen Endoskopes die Harnröhre und Harnblase zu inspizieren.

Bei der *Katze* benützt man feinste Plastikkatheter. Die Methodik ist, unter Berücksichtigung der anatomischen Gegebenheiten, im Prinzip die gleiche, jedoch schwieriger.

37.2 Physiologischer Befund

Der *physiologische Befund* lautet: Harnabsatz **„o. B."**.

Der auslösende Reiz für die Blasenentleerung (Miktion) ist die Dehnung der Blasenwand bei vermehrter Füllung. Es kommt dabei zur Erregung sensibler Nerven. Erreichen des kritischen Druckes (Miktionsschwelle) in der Blasenwand führt zum Harndrang. Das Miktionszentrum in der Pons koordiniert das Zusammenspiel von sympathischen, parasympathischen und somatischen Motoneuronen im Rückenmark. Es kommt zu einer Erschlaffung des M. sphincter vesicae und Kontraktionen des M. detrusor vesicae sowie die typischen Einstellbewegungen über die motorischen Nerven. Das Miktionszentrum wird wiederum von höher gelegenen Abschnitten des ZNS beeinflußt, unter anderem von der Großhirnrinde. Der Harnabsatz kann somit der Willkür unterworfen sein, was z. B. bei stubenreinen Kleintieren der Fall ist und in Narkose nicht zutrifft.

Der **Harnabsatz** erfolgt bei manchen Tierarten unter Einnehmen bestimmter Stellungen. Männliche Tiere schachten bis zu einem gewissen Grade den Penis aus und spreizen die Hinterextremitäten; Hunde heben dabei eine Hinterextremität. Weibliche Großtiere spreizen die Hinterextremitäten; Hündinnen und Katzen nehmen eine Hockstellung ein.

Gesunde Pferde und Rinder setzen innerhalb von 24 Stunden etwa 5 bis 7 mal, Schweine, kleine Wiederkäuer und Fleischfresser 2 bis 4 mal Harn ab. Lediglich Rüden setzen noch öfter Harn ab (zur Markierung).

Die **Harnmenge** kann man unter Berücksichtigung der Häufigkeit und Dauer der einzelnen Entleerungen schätzen. Die Tagesmenge beträgt beim Pferd 3–6 (max. 10) l, beim Rind 12 (max. 25) l, beim Kalb 3,5–5 l, bei kleinen Wiederkäuern und großen Hunden $^1/_2$ –1 l, beim Schwein 2–4 l, bei kleinen Hunden und der Katze 40–200 ml.

Für exakte Bestimmungen muß ein Stoffwechselkäfig benützt werden.

37.3 Pathologische Befunde

Störungen des Harnabsatzes können sein:

Dysurie: erschwerter Harnabsatz im allgemeinen.

Strangurie: tropfenweises schmerzhaftes Absetzen von Harn (bei Harnblasen- und Harnröhrensteinen, Urethritis, Blutung in Nieren oder Harnblase, Blasenruptur, Peritonitis).

Tenesmus vesicae (Harnzwang): häufiges und schmerzhaftes Absetzen kleiner Harnmengen.

Pollakisurie ist ein abnorm häufiger Harnabsatz. Sie findet sich – abgesehen von einer vermehrten Harnproduktion – bei normaler Harnmenge infolge einer Verminderung der Reizschwelle für die Blasenentleerung (die Blase ist erst mäßig gefüllt und schon wird der Harnabsatz eingeleitet). Diese Verminderung der Reizschwelle kann durch Erkrankungen des Zentralnervensystems bedingt sein, vor allem aber durch Entzündungen der Blasenschleimhaut bzw. schmerzhafte Prozesse in der Umgebung derselben oder bei ständigem Druck von außen auf die Blase. Bei entzündlichen Prozessen ist der Harnabsatz meist auch schmerzhaft. Schließlich kann häufiger Harnabsatz auch durch Willkür (Markierungen, Demonstrationsnässen, Schmerzen beim Absetzen) bedingt sein.

Retentio urinae (Harnverhalten) bzw. *Ischurie* (fehlender Harnabsatz) findet man bei Verlegung der Harnröhre (Steine) und Lähmung des Blasenöffners (Rückenmarksleiden). Die Harnblase ist gleichzeitig übermäßig gefüllt.

Incontinentia urinae (Enuresis, Harnträufeln): Unvermögen, den Harn in der Blase zu halten; er fließt ständig ab. Hauptursache ist eine Lähmung des M. sphincter vesicae (Cauda equina Läsion, kastrierte Hündin). Eine Inkontinenz ist von einer Überlaufblase zu unterscheiden (nach Harnretention läuft die Blase sozusagen über, Rückenmarksleiden).

Seltener Harnabsatz kommt bei allen Zuständen vor, die mit einer Harnverhaltung einhergehen, und bei verminderter Harnmenge.

Änderungen der Harnmenge äußern sich als:

Polyurie: vermehrte Harnmenge (führt auch zur Pollakisurie). Fleischfresser > 50 ml/kg KM/Tag. Ursachen sind vermehrte Flüssigkeitsaufnahme, Störungen der Harnkonzentration in der Niere (chronisches Nierenversagen, Morbus Cushing, Morbus Addison, psychogener Wassertrinker, Diabetes insipidus, Ausscheidung bestimmter Salze und anderer Stoffe: Diabetes mellitus).

Oligurie: verminderte Harnmenge (äußert sich auch in seltenem Harnabsatz) z. B. beim Absinken des Filtrationsdruckes in den Glomeruli (akute Herzschwäche, akutes Nierenversagen) sowie bei Exsikkose. Fleischfresser < 24 ml/kg KM/Tag.

Anurie: fehlende Harnabsonderungen seitens der Niere (äußert sich in fehlendem Harnabsatz – Ischurie – bei leerer Blase!). Ursachen sind akutes Nierenversagen, Schock, Harnleiterobstruktion.

38 Untersuchung des Harnes

Normaler Harn gleicht in seiner qualitativen Zusammensetzung einem eiweißfreien Blutfiltrat, während quantitativ infolge der Verdünnungs- und Konzentrationsarbeit der Nieren beträchtliche Unterschiede auftreten.

Der anorganische Ionenanteil besteht vor allem aus den Kationen Na, K, Ca, Mg, NH_4 und den Anionen Cl, SO_4, HPO_4 und HCO_3. Unter den organischen Stoffen überwiegen die stickstoffhaltigen Bestandteile. Sie entsprechen der Reststickstoff-Fraktion des Blutes. An der mittleren Tagesausscheidung von Stickstoff beteiligen sich als Endprodukte: Harnstoff, Harnsäure, Kreatinin, Aminosäuren und Ammoniak.

Im übrigen enthält der Harn eine große Zahl von Intermediär- und Endprodukten des Stoffwechsels, die normalerweise im Blut kreisen und oft im Harn wegen ihrer geringen Konzentration nur mit subtiler Technik und komplizierten Anreicherungsverfahren nachgewiesen werden können, wie die Kohlenhydrate und Säuren ihres Abbaues, flüchtige Fettsäuren, Ketonkörper, Vitamine, Hormone und Fermente.

Bei den verschiedenen pathologischen Vorgängen im Körper wird die Zusammensetzung des Harnes verändert, so daß aufgrund der physikalischen, chemischen und Sedimentuntersuchung wichtige Schlüsse auf den Gesundheitszustand sowie Art und Sitz einer vorhandenen Krankheit gezogen werden können. Die Harnuntersuchung stellt daher einen wichtigen Bestandteil der klinischen Untersuchung dar.

Für die Gewinnung sollten trockene und saubere Gefäße verwendet werden. Am besten eignet sich ein mit einem Katheter oder durch Zystozentese entnommener Harn aus der Harnblase, da Spontanharn durch Kot oder Beimengungen des Scheidenvorhofes verunreinigt sein kann.

38.1 Physiologischer Befund

Der Harn der Pflanzenfresser ist physiologischerweise alkalisch, dünn- oder dickflüssig (Pferd) und beim Absetzen oder kurz danach trüb (Pferd, nicht bei Wiederkäuern); er riecht aromatisch und ist reich an Karbonaten und arm an Phosphaten.

Im Sediment finden sich nur wenige Blasenzellen und Zelldetritus, bei weiblichen Tieren eventuell einige Leukozyten und bei männlichen Tieren eventuell Spermien.

Der *Fleischfresserharn* hat normalerweise saure Reaktion, ist dünnflüssig, wäßrig und klar, riecht unangenehm scharf und ist reich an Phosphaten und arm an Karbonaten. Das spezifische Gewicht liegt innerhalb der unten angegebenen Werte. Alle angeführten chemischen Proben sollen – mit Ausnahme des Gallenfarbstoffnachweises beim Hund – ein negatives Untersuchungsergebnis aufweisen.

38.2 Physikalische Untersuchung

Außer der Harnmenge werden Farbe, Durchsichtigkeit, Konsistenz, Geruch, spezifisches Gewicht und Reaktionen beurteilt. Ein Teil dieser Untersuchungen ist bereits grobsinnlich durch Adspektion oder Riechen möglich. Lediglich für die Feststellung des spezifischen Gewichtes benützt man ein Aerometer oder Refraktometer.

38.2.1 Farbe ▶

Pferd: eierkognakartig (bedingt durch Muzine und reichliche kristalline Beimischungen), dunkelt an der Luft nach infolge von Oxidationsvorgängen.

Wiederkäuer, Schwein: gelb bis grünlichgelb.

Hund, Katze: strohgelb.

38.2.2 Durchsichtigkeit ▶

Pferd: trüb, undurchsichtig. Wiederkäuer, Schwein, Fleischfresser: klar, durchsichtig.

Bei *pathologischer Harntrübung* Harnprobe a) erhitzen: Aufhellung und bei Abkühlung wieder Trübung = *Urate;* b) mit Essigsäure versetzen: Aufbrausen und Aufhellung = *Karbonate*; c) mit Essigsäure versetzen: Aufhellung ohne Aufbrausen = *Phosphate;* d) mit Salzsäure versetzen: Klärung = *Oxalate;* e) bleibt Trübung trotz a, b, c = *organische,* zellige Elemente.

38.2.3 Konsistenz ▶

Pferd: dickflüssig. Wiederkäuer, Schwein, Fleischfresser: dünnflüssig.

38.2.4 Geruch ▶

Pferd, Wiederkäuer: aromatisch.

Schwein, Fleischfresser: übelriechend.

38.2.5 Spezifisches Gewicht (Refraktometer) ▶

Pferd: 1020–1050, Rind: 1010–1040, Kalb: 1005–1022, kleine Wiederkäuer: 1010–1040, Schwein: 1005–1035, Hund: 1015–1045, Katze: 1020–1050 g/l.

38.2.6 Pathologische Befunde ▶

Änderung der Farbe des Harnes können quantitativer und qualitativer Art sein. Die gelbliche Farbe des Harnes kann bei konzentrierten Harnen dunkler und bei verdünnten wäßrigen Harnen (Harnruhr) heller bis fast farblos werden.

Blutrot bis *rotbraun* und *schwarz* ist der Harn bei Anwesenheit von Blut, Blutfarbstoff oder Muskelfarbstoff. Wenn im Harn *Blut* vorhanden ist *(Hämaturie),* so kann dies von der Niere oder Blase (Adlerfarnvergiftung, Cystitis hämorrhagica) oder von der Harnröhre, eventuell auch von der Umgebung der Harnröhrenmündung (Penis, Präputium, Scheide) herrühren. In den ersten beiden Fällen ist der frisch abgesetzte Harn mit Blut gleichmäßig durchmischt, d. h. rot und trübe (Erythrozyten), im letzteren Fall sieht man im klaren, frisch abgesetzten Harn einzelne Blutstriemen, oder Blut tropft auch ohne Harnabsatz aus der Harnröhre oder der Präputialöffnung ab. Liegt nur eine mäßige Nieren- oder Blasenblutung vor, so kann es sein, daß nur am Ende des Harnabsatzes blutiger Harn abgesetzt wird (Restharn vom Blasenboden, durch Sedimentation der Erythrozyten). Ob das Blut aus den ableitenden Harnwegen bzw. der Umgebung oder aus der Niere und Blase stammt, entscheidet man durch die Katheterisierung: im ersteren Falle ist der mit dem Katheter entnommene Harn frei von Blut.

Die *Unterscheidung* zwischen *Hämaturie* einerseits und *Hämoglobinurie* (Ausscheiden von Blutfarbstoff bei Bingelkrautvergiftung, Piroplasmose, puerperale Hämoglobinurie) und *Myoglobinurie* (Ausscheidung von Muskelfarbstoff nach übermäßiger Muskelanstrengung oder der paralytischen Myoglobinurie der Pferde) andererseits erfolgt durch Zentrifugieren (oder Absetzenlassen). Der Hämaturieharn wird durch das Sedimentieren der Erythrozyten klar, der Hämoglobin- und Myoglobinurieharn ist und bleibt auch nach dem Zentrifugieren rot bis braunschwarz und durchscheinend (beim Pferd wegen der natürlichen Trübung nicht immer). Hämaturieharn muß ebenso wie jede andere Blutung vom entnehmenden Tierarzt sofort erkannt werden. Bei längerem Stehen bzw. Transport kann es zur Hämolyse kommen, und die Untersuchungsstelle kann die Erythrozyten nicht mehr nachweisen. Durch das Stehenlassen bzw. bei saurer Reaktion kann es zu braunschwarzen Verfärbungen des Blut- oder Muskelfarbstoffes kommen; ansonsten ist die Intensität der Farbe von der Konzentration des ausgeschiedenen Farbstoffes abhängig. Der Beweis, daß eine derartige Verfärbung des Harnes tatsächlich durch Blut, Blut- oder Muskelfarbstoff bedingt ist, muß durch die chemische Untersuchung erbracht werden; ebenso ob Hämoglobin oder das chemisch sehr ähnliche Myoglobin ausgeschieden wird (S. 286).

Blau- bis braungrün ist der Harn bei reichlicher Ausscheidung von *Gallenfarbstoffen;* dies ist beim Hund bis zu einem gewissen Grade physiologisch. *Ziegelrot* oder *kaffeebraun* färbt sich der Fleischfresserharn bei reichlicher Ausscheidung von *Uraten.* Arzneimittel können ihn gleichfalls verfärben.

Die pathologischerweise vorkommenden **Trübungen** und ihre chemische Untersuchung wurden oben erwähnt. Pferdeharn ist immer dann klar, wenn seine Reaktion sauer wurde. Aus den gleichen Gründen wird er dann auch *dünnflüssig;* desgleichen bei jeder stärkeren Konzentrationsverminderung bei Polyurie (Wasserharnruhr). Bei Blasen- und Nierenbeckenentzündungen mit reichlich (eitrigem) Exsudat kann der Harn *visköser* und trübe werden.

Geruchsabweichungen entstehen durch längeres Stehenlassen des Harnes infolge ammoniakalischer Gärung, die gefördert wird, wenn der Harn bakterienhaltig ist. Daraus folgt, daß auch bei Harnretentionen oder Blasenentzündungen der frisch gewonnene Harn diese Eigenschaften haben kann. Auch saurer Pflanzenfresserharn riecht nicht mehr aromatisch, ebenso wie ein stark verdünnter Harn weniger intensiv riecht. Bestimmte aus dem Körper oder von Arzneimittelapplikationen stammende Stoffe geben dem Harn einen charakteristischen Geruch (obstähnlich bei Azetonausscheidung).

Das **spezifische Gewicht** ist bei Konzentrationsstörungen (Wasserharnruhr, chronische interstitielle Nephritis) erniedrigt, bei konzentrierteren Harnen, Ausscheidung von Zucker und Eiweiß aber erhöht (Zuckerharnruhr: Diabetes mellitus).

38.3 Chemische Untersuchung

38.3.1 Nachweis von Harnstoff bzw. Harnsäure ▶

Um nachzuweisen, daß eine Flüssigkeit Harn ist, wird ein Tropfen derselben mit einem Tropfen Salpetersäure auf einem Objektträger gemischt und erwärmt. Es scheiden sich sechsseitige Kristalle von salpetersaurem Harn ab, die man mikroskopisch erkennen kann. Dampft man ein Gemisch aus Harn und Salpetersäure ein, so wird der Rückstand auf Zusatz von Ammoniak rot, bei weiterem Zusatz von Kali- oder Natronlauge blau, und diese Farbe kann dann durch Erwärmen zum Verschwinden gebracht werden (Harnsäurenachweis, Murexidprobe).

38.3.2 Reaktion des Harnes (pH-Wert) ▶

Methode: Indikatorpapier bzw. Harnteststreifen kurz eintauchen und die entstehende Farbe mit beigepackter Farbskala vergleichen. Die Arbeitswerte schwanken bei den verschiedenen Tierarten, abhängig von deren Ernährung und Stoffwechsellage.

Pferd, Wiederkäuer: alkalisch (pH-Wert 8)
Schwein: leicht sauer (pH-Wert 6,5)
Hund, Katze: sauer bis ggr. alkalisch (pH-Wert 5,5–7,5)

Saure Reaktion: physiologisch bei den Fleischfressern; Überangebot von Eiweiß in der Nahrung, Hunger, Fieber, Azidose, Überanstrengung (Transport).

Alkalische Reaktion: physiologisch bei Pflanzenfressern; Überangebot von vegetarischer Nahrung (außer Hülsenfrüchte), Zystitis (abhängig von der Bakterienart), Harnretention, rasche Resorption von Transsudaten und Exsudaten, Alkalose, längeres Stehenlassen des sauren Fleischfresserharns.

38.3.3 Allgemeine Methodik ▶

Für die Proben soll der Harn möglichst klar und durchsichtig sein, wie dies beim Wiederkäuer-, Schweine- oder Fleischfresserharn meist der Fall ist. Zu Beginn der Untersuchung füllt man ein Zentrifugenröhrchen mit Harn und zentrifugiert 5–10 min bei 3000 U/min, um ein geeignetes Sediment für die mikroskopische Untersuchung zu erhalten.

Der muzinreiche, kalziumkarbonathaltige *Pferdeharn* muß zur weiteren chemischen Analyse vorbereitet werden. Man verwendet hierzu Eprouvetten und Glastrichter mit Filterpapier. In eine Eprouvette filtriert man $^2/_3$ Harn und $^1/_3$ 50 %ige Essigsäure.

Eine Eprouvette dient zur Untersuchung auf Eiweiß (Sulfosalizylsäure).

Prinzip: Fällung durch Säureeinwirkung.

38.3.4 Untersuchung auf Eiweiß

a) Sulfosalizylsäureprobe

Zwei Eprouvetten werden mit einigen ml Harn versehen. In ein Röhrchen werden einige Tropfen einer 20 %igen Sulfosalizylsäurelösung oder eine Messerspitze des Pulvers gegeben. Das zweite Röhrchen dient zur Vergleichskontrolle. Trübung gegen dunklen Hintergrund betrachten. Empfindlich für alle Eiweißarten, und zwar bis 0,01 %.

Beurteilung der Trübung:

–	+	++	+++
Unter 10 mg %	bis 30 mg %	bis 100 mg %	über 300 mg %
Spur von Opaleszenz	Opaleszenz	Trübung	Trübung und Niederschlag

b) Schnelltest (Teststreifen)

Prinzip: Die Teststreifenreaktionen beruhen auf dem sogenannten Proteinfehler eines Indikators. So ist z. B. das Bromphenolblau (im Albustix-Reagens) in saurer Form gelb und in alkalischer Form blau. Mit Proteinen geht es eine – der alkalischen Form ähnliche – blaue Verbindung ein, und zwar verbinden sich die anionischen Radikale des Indikators mit den basischen Gruppen (den freien Aminogruppen) der Proteine zur blauen salzähnlichen Form. Je nach dem Anteil der blauen Form, d. h. je nach der vorliegenden Menge an Proteinen entstehen Mischfarben zwischen Gelb und Blau (also Grün), die eine halbquantitative Schätzung des Proteingehaltes ermöglichen.

Ausführung: Plastikstreifen in Harn eintauchen und nach Herausnahme sofort ablesen: Verfärbung des Testfeldes von gelb bis meergrün = 0–1000 mg % (mit Farbskala vergleichen). Es können auch trübe Harne untersucht werden. Lediglich bei bereits makroskopisch sichtbarer Hämaturie sollte zuerst zentrifugiert werden, da die Erythrozyten die Farbe des Streifens überdecken können.

Die untere Empfindlichkeit (7–20 mg % Eiweiß) ist nicht ganz verläßlich, da der Proteinfehler nicht für alle Proteine gleich ist. Allerdings besitzt das am häufigsten ausgeschiedene Albumin den größten Proteinfehler. Wie bei allen Teststreifen wird die Empfindlichkeit in diesem Bereich auch durch im Harn befindliche andere Farbstoffe, die Beleuchtung und das Farbunterscheidungsvermögen des Untersuchers beeinflußt.

Bei alkalischem Harn (Pflanzenfresserharn, stehengebliebener Harn, Zystitis) wird durch Umschlagen des Indikators ein falsch positives Ergebnis vorgetäuscht. Beim Hund wird außerdem durch die fast immer vorhandene *Gallenfarbstoffausscheidung* in den unteren Konzentrationen ein falsch positives Ergebnis geliefert. Bei alkalischem Harn (Wdk.) und Hundeharn sind daher nur negative (oder hoch positive) Streifenreaktionen beweisend. Es empfiehlt sich in diesen Fällen, die Sulfosalizylsäureprobe durchzuführen.

Auswertung

Zu unterscheiden ist die echte oder renale von der unechten oder akzidentellen Proteinurie. Während bei der ersten eine Schädigung des Nierenparenchyms vorliegt und der Harn einweißhaltig durch die Nieren ausgeschieden wird, wird der Harn bei der unechten Proteinurie eiweißfrei ausgeschieden. Das nachgewiesene Eiweiß stammt aus den harnableitenden Wegen.

Der Umfang der Eiweißausscheidung ist kein Gradmesser für die Schwere der Nierenerkrankung.

38.3.5 Untersuchung auf Blutfarbstoff

Schnelltest (Teststreifen)

Der Teststreifen wird eingetaucht und verfärbt sich nach 30 Sek. blau. Die Empfindlichkeit im Harn beträgt etwa 800 bzw. bei Hämolyse ca. 80 Erythrozyten/µl; die Eiweißproben müssen nicht immer positiv sein.

Auswertung

Hämaturie, Hämoglobinurie, Myoglobinurie.

Die *Unterscheidung von Hämoglobin und Myoglobin erfolgt* spektroskopisch. Einen Hinweis gibt die Farbe des Blutplasmas bzw. -serums. Ist es unverändert, so wird (beim Ausschluß einer Hämaturie) der ausgeschiedene Farbstoff Myoglobin sein, ist es rötlich verfärbt (hämolytisch), so wird es sich wahrscheinlich um Hämoglobin handeln, da die Nierenschwelle für den Blutfarbstoff im Gegensatz zum Muskelfarbstoff sehr hoch ist. Die Hämaturie kann durch Absetzen bzw. Zentrifugieren der Harnprobe von der Hämoglobinurie unterschieden werden: Sediment aus Erythrozyten.

38.3.6 Untersuchung auf Gallenfarbstoffe

Schnelltest (Teststreifen)

Das Ergebnis ist nach 20 Sekunden abzulesen (hell- bis dunkelbraune Verfärbung). Die Probe ist streng spezifisch für Bilirubin im Harn. Störfaktoren sind nicht bekannt.

Auswertung

Beim Hund, bei dem das Blutserum nur bis 3,4 µmol/l Bilirubin enthält, besteht keine Nierenschwelle. Das indirekte Bilirubin ist harnfähig. Man findet daher auch beim gesunden Hund Bilirubin im Harn!

38.3.7 Untersuchung auf Harnzucker

Glukose kann man prinzipiell auf zwei Arten nachweisen. Einerseits nützt man die reduzierenden Eigenschaften der Glukose (Reduktionsproben) und andererseits kann der Nachweis mittels enzymatischer Spaltung durch Glukoseoxidase erfolgen.

Die *Reduktionsproben* werden durch die Anwesenheit anderer reduzierender Substanzen im Harn beeinflußt (falsch positive Ergebnisse), d. s. vor allem andere Zuckerarten (Laktose, Galaktose, Lävulose) und Medikamente, die mit dem Harn ausgeschieden werden (Askorbinsäure, Penicillin, Tetrazykline, Salizylate). Die *enzymatischen Proben* sind dagegen streng glukosespezifisch.

Schnelltest (Teststreifen)
Der Teststreifen wird in den Harn eingetaucht und nach 10 Sek. der Farbumschlag mit einer Skala verglichen. Man kann 3 Intensitätsstufen der Blaufärbung unterscheiden und damit auf die Glukosekonzentration schließen. Die Empfindlichkeit beträgt 40 mg %.

Eine Verminderung der Empfindlichkeit kann durch Substanzen hervorgerufen werden, die eine größere Affinität zum freigesetzten Sauerstoff haben als das Chromogen (z. B. Askorbinsäure).

Auswertung
Physiologisch erhöht nach vermehrter Kohlenhydrat-(Zucker)aufnahme. Ansonsten beim Diabetes mellitus. Nierenschwelle beim Hund: 160 bis 180 mg % bei einem Blutglukosearbeitswert von 50–90 mg %. Daher Diabetes ohne Glukosurie möglich.

38.3.8 Untersuchung auf Azeton

Azeton kommt im Organismus mit Azetessigsäure und β-Hydroxybuttersäure kombiniert vor (Ketonkörper).

a) Bonamurprobe
Reagenzien: Nitroprussidnatrium als 10 %ige Lösung und Eisessig zu gleichen Teilen, gesättigte Ammoniaklösung zur Überschichtung.

Ausführung: Zu 5 ml Harn gibt man die gleiche Menge an Nitroprussidnatriumlösung (Bonamurreagens), mischt und überschichtet mit der Ammoniaklösung. An der Berührungsstelle entsteht ein purpurvioletter Ring. Empfindlichkeit: bis zu 0,005 % Ketonkörpergehalt.

b) Schnelltest (Tabletten- und Streifentest)
Der Test beruht auf demselben *Prinzip wie* die konventionelle Probe.

Sowohl die Tabletten als auch die Teststreifen enthalten Nitroprussidnatrium, Glyzin und Dinatriumphosphat. Die Tabletten werden mit dem Harn beträufelt oder die Teststreifen in den Harn eingetaucht. Nach 30 bzw. 15 Sekunden wird der entstandene Farbton (Umschlag von gelb bis violett) mit einer Skala verglichen.

Die praktische Empfindlichkeit liegt wegen der Eigenfarbe des Harnes bei etwa 70 mg % Azeton. Beide Tests sind etwa gleichwertig. Sie haben auch bei den Wiederkäuern den konventionellen Test wegen ihrer einfachen Handhabung weitgehend verdrängt.

Auswertung
Ketonurie bedeutet vermehrten Fettabbau mit unvollständiger Verbrennung der Fettabbau-Zwischenstoffe. Vorkommen bei Hunger, schweren Verdauungsstörungen, kohlenhydratarmem Futter, Fieber, Azetonämie, Diabetes mellitus.

38.3.9 Untersuchung auf Indikan (Obermayer)

Harnindikan ist das Kalziumsalz der Indoxylschwefelsäure und stammt aus dem unvollständigen Abbau des Tryptophans.

Pferde- und Rinderharn werden mit einer 10 %igen Bleiazetatlösung versetzt und filtriert (Eiweißfällung).

Reagenzien: 0,2 % Lösung von Eisenchlorid in rauchender Salzsäure, Chloroform.

Ausführung: der filtrierte Harn wird zu gleichen Teilen mit Obermayerreagens vermischt und mit einigen Tropfen Chloroform versehen. Nach Durchschütteln verfärbt sich die Chloroformphase hell- bis dunkelblau.

Auswertung: Indikanurie bei erhöhter Darmfäulnis, Darmstenosen und -verschlüssen, gangränösen Prozessen, jauchiger Metritis, Peritonitis.

38.3.10 Harnuntersuchung auf Salze

1. Harn mit Essigsäure versetzen – *Aufbrausen:* **Karbonate** (physiologisch beim Pflanzenfresser).
2. Harn mit wenig Essigsäure ansäuern und mit 5 %iger Uranylazetatlösung mischen – *Trübung:* **Phosphate** (physiologisch beim Fleischfresser).
3. Harn enteiweißen, mit Essigsäure ansäuern und mit 10 %iger Silbernitratlösung versetzen – *weißer Niederschlag:* **Chloride.**

38.3.11 Schnelltestmethoden – Allgemeines

Die *Schnellteste* liegen auch als kombinierte Teststreifen vor, die auf dem gleichen Prinzip wie die Einzelteststreifen beruhen, aber mehrere Untersuchungen gleichzeitig gestatten: pH-Wert, Eiweiß, Glukose, Azeton, Gallenfarbstoff, Blut, Nitrat und Leukozyten.

Sie können die meisten konventionellen bisherigen Untersuchungsmethoden bei Wiederkäuern, Schwein und Fleischfressern ersetzen. Bei Wiederkäuern und Hund ist es empfehlenswert, die Sulfosalizylsäure-Probe zusätzlich durchzuführen. Beim Pferd ergeben sich wegen der spezifischen Harnzusammensetzung mehr Fehlermöglichkeiten, weshalb die Schnelltestmethoden sich noch nicht so durchsetzen konnten.

38.4 Mikroskopische Untersuchung des Harnsedimentes

Das durch Absetzen oder Zentrifugieren erhaltene Sediment wird mit einer abgeflammten Drahtöse auf einen dünnen Objektträger ausgestrichen, mit einem Deckgläschen versehen und unter dem Mikroskop untersucht (eventuell auch im Dunkelfeld). Bei diesem Verfahren können im ungefärbten Präparat auch Bakterien (Leptospiren) nachgewiesen werden.

Die Untersuchung und Befundung eines Harnsedimentes erfolgt in der angegebenen Reihenfolge:

	Vermehrtes Auftreten bei:
A. Zellen	
Erythrozyten	Blutung, Zystitis
Leukozyten	Entzündung (Zystitis, Pyelonephritis, Prostatitis)
Epithelien	
Tubuläre Epithelzellen	Nephritiden
Übergangsepithelien	Pyelitiden, Zystitiden
Plattenepithelien	stammen aus Vagina bzw. Präputium
Harnzylinder	
Hyaline Zylinder	Proteinurie
Granulierte Zylinder	tubulärer Nephropathie
Fetttröpfchenzylinder	subakuten bis chronischen Nephritiden
Wachszylinder	akuten Nephritiden
Erythrozytenzylinder	Nierenblutungen, akuten Nephritiden
Hämoglobinzylinder	Hämolyse
Leukozytenzylinder	Pyelonephritis, akuter Nephritis
Gemischte Zylinder	hyaline, granulierte und zellige Bestandteile – Beurteilung wie bei genannten Zylindern
Pseudozylinder	Phosphat- oder Bakterienzylinder
B. Krankheitserreger	
Bakterien (E. coli, Corynebac. renale, Staphylokokken)	Colizystitis (stinkend), Pyelonephritis, Zystitis
Pilze (Hyphen)	
Leptospiren	Leptospirose
C. Kristalle	
Kalziumkarbonat	(Pferd physiologisch)
Oxalsäure	Harnsteinen (Pferd physiologisch)
Tripelphosphate	Zystitis, Pyelitis
Gips	
Harnsäure	hohem Fieber
Zystin	Harnsteinen, Leberkrankheiten
Leuzin	Leberkrankheiten
Tyrosin	
Urate	Fieber, Enzephalopathie
D. Detritus	
Undefinierbare amorphe Zellmassen, Schleimwolken	Im Anschluß an Entzündungen, Nephritis

Abb. 38.1
Harnsediment (siehe Text).

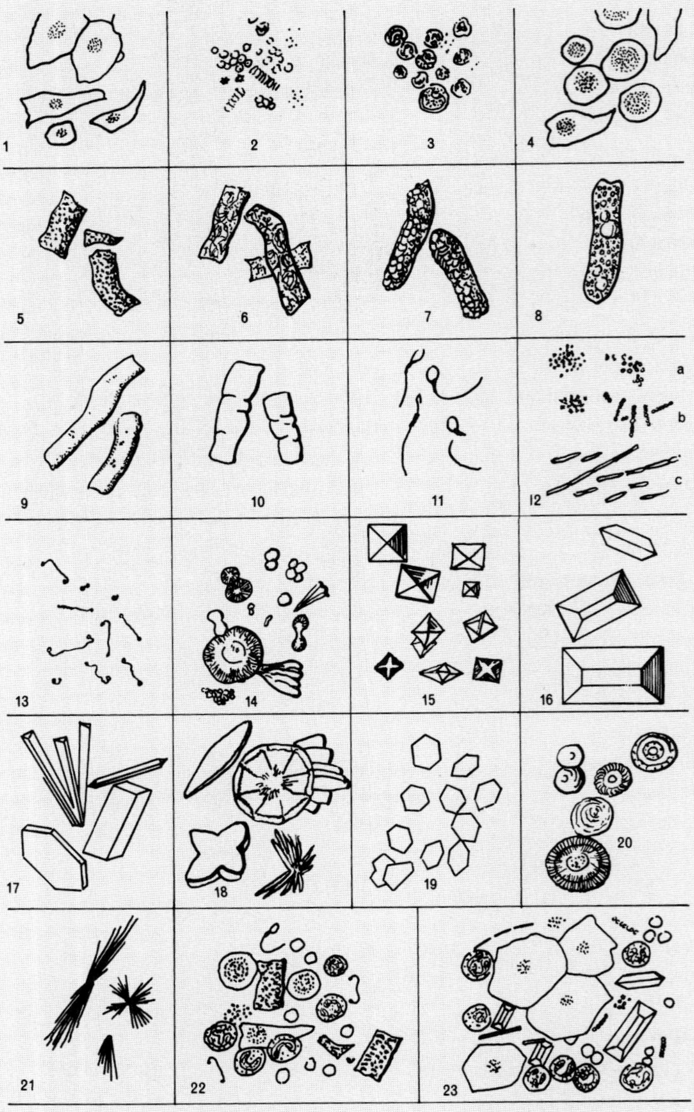

Nähere Beschreibung der Elemente des Sedimentes (Abb. 38.1):

1. *Blasenzellen:* Polygonale große Oberflächenepithelien mit relativ kleinem Kern. Mittlere Schichten geschwänzte Zellen (Zystitis).
2. *Erythrozyten:* Grünliche Scheiben ohne Kern oder Geldrollen, Stechapfelformen.
3. *Leukozyten:* Glitzernde runde Zellen, gekörnt, mit Kern.
4. *Nierenzellen:* Gelbliche runde Zellen mit relativ großem Kern; Nierenbeckenzellen sind backenzahnähnlich.

5.–10. *Zylinder:* Schlauchförmige Abgüsse der Harnkanälchen.
a) Echte Zylinder

5. *Granulierte Zylinder:* entstehen durch körnigen Zerfall von Nierenepithelien (entzündlich-degenerative Nierenerkrankung).
6. *Leukozytenzylinder:* Aneinandergekittete weiße Blutkörperchen.

7. *Blutzylinder:* Ausgüsse mit Erythrozyten (Nierenblutung).
8. *Fettkörnchenzylinder:* Verfettete Epithelzylinder (Nierenverfettung, chron. Nephritis).
9. *Hyaline Zylinder:* Glashelle Zylinder (Nephritis, Stauungsniere, Proteinurie).
10. *Wachszylinder:* Gelblich matte Zylinder (akute Nephritis).

b) *Pseudozylinder*

Kalkzylinder: aus Kalziumkarbonat und Schleim; verschwinden nach Essigsäurezusatz.

Schleimzylinder: Physiologisch beim Pferd; verschwinden nach Essigsäurezusatz.

Hämoglobinzylinder: Grünblaue Zylinder, die nach Essigsäurezusatz verschwinden.

Bakterienzylinder: Zusammengepreßte Bakterien.

11. *Spermien:* Langgeschwänzte, zum Teil bewegliche Gebilde mit Kopf und Verbindungsstück.
12. *Krankheitserreger:* Kokken (a), Streptokokken in Ketten (b), Stäbchen, eventuell in Ketten (c),
13. *Krankheitserreger:* Leptospiren: Helle, zarte fädige Gebilde mit Knöpfchen an den Enden, Mauerhaken-, Kleiderbügel-, Spazierstockform, eventuell rotierend.
14. *Kalziumkarbonat:* braune, radiär-radspeichenartig strahlige Kugeln oder Hantelformen.
15. *Oxalsäure:* leuchtende Oktaeder oder Briefkuvertformen.
16. *Tripelphosphat* (Magnesiumammoniumphosphat): Sargdeckelformen (rhombische Prismen); nur im alkalischen Harn.
17. *Gips* (schwefelsaurer Kalk): dünne lange, eventuell zu Rosetten vereinigte vierseitige Prismen bzw. vier- bis sechsseitige Tafeln.
18. *Harnsäure:* Wetzstein-, Rosetten-, Kreuzform oder büschelförmige Nadelform.
19. *Zystin:* Farblose, regelmäßig sechsseitige Tafeln.
20. *Leuzin:* Große gelbbraun glänzende Kugeln mit radiärer Zeichnung oder konzentrischer Schichtung.
21. *Tyrosin:* farblose nadelförmige, in Büscheln, Bündeln oder Sternen vereinigte Kristalle.

Urate (harnsaures Natrium): ziegelrot aufleuchtende amorphe Brocken (Sedimentum lateritium) und Körnchen; nur im sauren und neutralen Harn!

22. Sedimentbefund bei Nephritis.
23. Sedimentbefund bei bakterieller Zystitis.

38.5 Bakteriologische Untersuchung des Harnes

Für diese Untersuchung muß der Harn unter sterilen Kautelen (beim Kleintier mittels Zystozentese) entnommen und in sterile Röhrchen verbracht werden. Das Sediment wird nach Gram gefärbt, wobei folgende Keime gefunden werden können: Streptokokken, Staphylokokken, Corynebacterium renale (typisch in Nestern zusammenliegend), Eubacterium suis, coliforme Keime. Für die Praxis bieten sich Eintauchnährböden in Röhrchen an (Urotube, Uricult, Cult-Dip), die eine Keimzahlbestimmung sowie eine Erregerdifferenzierung mit Resistenzermittlung ermöglichen.

38.6 Nierenfunktionsprüfungen

Das Protein : Kreatinin-Verhältnis wird beim Kleintier bestimmt, um das Ausmaß des Eiweißverlustes erfassen zu können. Dabei muß nicht eine 24stündige Harnsammlung erfolgen:

P : K-Verhältnis = Protein Urin (mg/dl)/Kreatinin Urin (mg/dl).

Ein Wert von 0,6 oder darunter spricht für physiologischen Eiweißverlust. Ein Wert über 1 zeigt einen erheblichen Proteinverlust an.

Eine Proteinurie, die in einem Zystozentese-Harn festgestellt wurde und nicht mit Hämoglobinurie, Pyurie oder Hämaturie gemeinsam vorkommt, spricht für erhöhte Glomerulapermeabilität. Zur Nierenfunktionsprüfung wird die **Clearance-Bestimmung** herangezogen. Unter Clearance eines Stoffes versteht man jene Menge Plasma in ml, in der der mit dem Harn in einer Minute ausgeschiedene Stoff enthalten war, also jene Menge Plasma, die von diesem Stoff zur Gänze „befreit“ (Clearance) worden wäre: ein fiktiver Wert.

Wenn z. B. ein bestimmter Stoff im Plasma in einer Konzentration von 10 mg/ml vorkommt und im Harn während einer Minute 100 mg ausgeschieden wurden, so beträgt die Clearance dieses Stoffes 10 (ml).

Zur Bestimmung der Clearance muß man daher die Konzentration des Stoffes im Plasma, die Konzentration des Stoffes im Harn und außerdem die während 24 Stunden ausgeschiedene Harnmenge bestimmen, um auf die Minutenausscheidung zurückrechnen zu können. Wenn man nun die Ausscheidungsverhältnisse des betreffenden Stoffes kennt (z. B. wird Inulin aus dem Plasma unverändert durch die Glomeruli ausgeschieden und nicht mehr rückresorbiert, p-Aminohippursäure wird durch die Tubuli ausgeschieden, andere Stoffe werden filtriert und rückresorbiert), so kann man aus der Clearance die Funktionsfähigkeit eines ganz bestimmten Nierenabschnittes (Glomeruli, Tubuli) feststellen. Umgekehrt kann man aber auch die Durchblutung der Niere berechnen.

Wegen der Schwierigkeit der Durchführung (Sammeln des 24-Stunden-Harnes!) werden *vollständige Clearance-Bestimmungen* im klinischen Routinebetrieb seltener als die fraktionelle Clearance (FCl, Exkretion) angewendet. Die FCl ist jener prozentuelle Anteil eines glomerulär filtrierten Elektrolytes, der tatsächlich ausgeschieden wird.

Die FCl in % wird wie folgt berechnet:

$$\frac{\text{Serumkreatinin (mg/dl)} \times \text{Harnelektrolyt (mmol/l)} \times 100}{\text{Harnkreatinin (mg/dl)} \times \text{Serumelekrolyt (mmol/l).}}$$

Es gibt aber eine Reihe von *abgekürzten Verfahren*, die auch gute Dienste leisten. Bei der intravenösen Injektion von *Indigokarmin* (20 ml der 4 %igen Lösung bei *Großtieren)* soll der Farbstoff im Harn frühestens zwischen 4 und 8 Minuten nachweisbar sein; bei der subkutanen Applikation nach 15–20 Minuten. Verzögerungen sprechen für eine verminderte Funktion der Glomeruli. Bei *Rindern* wurde die *Ausscheidungsgeschwindigkeit* von intramuskulär injiziertem *Methylenblau* (0,4 mg/kg KM einer 2 %igen Lösung) überprüft und festgestellt, daß gesunde Tiere nach 24 Stunden keinen Farbstoff mehr ausscheiden. Bei nierenkranken Tieren tritt eine Verzögerung in der Ausscheidungsgeschwindigkeit bis auf 2 oder mehrere Tage hin ein.

Erhöhte *Harnstoff-Stickstoff-Werte* im Serum lassen außer beim Wiederkäuer einen sicheren Schluß auf eine Nierenfunktionsstörung zu. Beim Wiederkäuer ist die Bestimmung des Serumharnstoffes infolge des rumenohepatischen Harnstoffzyklus in bezug auf Nierenerkrankungen praktisch bedeutungslos.

In der Praxis werden anstatt der Clearanceuntersuchungen Harnstoff und Kreatinin im Serum bestimmt. Diese beiden Werte gemeinsam mit einer Harnuntersuchung sind ein gutes Screening für eine Nierenerkrankung. Eine endogene Kreatininclearance, die gemessen werden kann, wenn Harnstoff- und Kreatininwerte im Serum normal sind und trotzdem eine Nierenerkrankung vermutet wird, läßt die glomeruläre Filtrationsrate abschätzen und beträgt bei gesunden Hunden und Katzen 2–5 ml/min/kg KM. Man muß Harn für 12 oder 24 Stunden sammeln, und neben der Körpermasse Kreatinin in Serum und Harn messen. Radioisotope werden in speziell eingerichteten Kliniken verwendet, da die Filtrationsrate gemessen und auf das Sammeln eines 24-Stunden-Harnes verzichtet werden kann.

Ultraschall geführte Nierenbiopsien unterstützen eine Diagnosestellung. Diese Untersuchungsmethode ist nicht ungefährlich, Blutungen können auftreten. Sie werden nur durchgeführt, wenn durch die histologische Untersuchung diagnostische Fortschritte zu erwarten sind.

39 Untersuchung des Blutes

Die Untersuchung des Blutes hat nicht nur bei den eigentlichen Krankheiten des Blutes Bedeutung. Man findet bei den meisten Allgemein- und Organkrankheiten Veränderungen im Blut, die für Diagnose und Prognose wichtig sein können; das gilt auch für die klinisch-chemische Untersuchung des Blutes.

Methodisch unterscheidet man die *Erhebung eines Blutstatus*, die *klinisch-chemische Untersuchung* des Blutes und *serologische, bakteriologische, virologische* und *parasitologische Untersuchungen.*

Zum **Blutstatus** gehören folgende Untersuchungen: 1. Senkungsgeschwindigkeit der Erythrozyten, 2. Bestimmung des Hämatokrits, 3. Zählung der Erythrozyten, 4. Zählung der Leukozyten, 5. Bestimmung der Hämoglobinkonzentration, 6. Differenzierung des roten und weißen Blutbildes (Ausstrich, automatische Differenzierung mittels chemischer Zellanalyse), 7. Zählung der Thrombozyten, 8. Bestimmung von Blutgerinnungsfaktoren und Gerinnungstests.

Die **klinisch-chemische Untersuchung** umfaßt die Bestimmung von Mineralstoffen (Kalzium, anorganischer Phosphor, Magnesium), Elektrolyten (Natrium, Kalium, Chlorid, Bikarbonat), Spurenelementen (Eisen, Selen, Mangan), Enzymen (AST/GOT, ALT/GPT, GLDH, GGT, AP, LDH, CK, α-Amylase, Lipase), Stoffwechselprodukten (Harnstoff, Kreatinin, Harnsäure, Gallenfarbstoffe, Glukose, Laktat, Gesamtcholesterin, Gallensäuren, Ammoniak, Trigyzeride, Ketonkörper), Gesamteiweiß und dessen Fraktionen (Elektrophorese).

Mit Hilfe **serologischer Untersuchungen** werden bestimmte Arten von Antikörpern (Hämagglutinine, Präzipitine, komplementbindende Antikörper, Agglutinine, virusneutralisierende Antikörper) nachgewiesen. Ein kleiner Teil dieser Untersuchungen kann unmittelbar am Patienten gemacht werden (z. B. Frischblut-Schnellagglutination), ansonsten sendet man Serum ein.

Das gleiche gilt für **parasitologische und bakteriologische** Untersuchungen. Größere Krankheitserreger können im Blutausstrich (Babesien, Anaplasmen, Eperythrozoon) oder mit einfachen Techniken (Filariennachweis im Blut) auch vom Praktiker nachgewiesen werden. Für spezielle Untersuchungen ist so wie für **virologische Untersuchungen** das Einsenden (unter bestimmten Kautelen) an ein Speziallaboratorium notwendig. Einige virale Infektionskrankheiten sind mit Hilfe der ELISA-Tests auch vom praktischen Tierarzt diagnostizierbar (z. B. Leukose der Katze, Rota-/Parvovirose).

39.1 Methodik der Blutentnahme

Die Blutentnahme erfolgt aus einer gestauten Vene mit großen Injektionsnadeln (Größe der Nadeln soll dem Durchmesser des Gefäßes angepaßt sein) oder Vakuumröhrchen. Der Zeitpunkt sollte nach Möglichkeit so gewählt werden, daß Einflüsse, die die Untersuchungsergebnisse verändern könnten (z. B. Arbeit, Erregung) minimiert werden; auch die Tagesschwankungen mancher Blutparameter sind zu beachten (am besten zwischen 8 und 10 Uhr).

Beim **Pferd** wird das Blut aus der Vena jugularis entnommen, nach vorheriger Stauung mit dem Daumen. Einstichstelle am Übergang vom ersten zum zweiten Halsdrittel über der Vena jugularis. Man sticht mit genügend großer Nadel (0,7–1 mm lichte Weite) zunächst knapp vor dem Daumen in Längsrichtung der Vene subkutan, dann etwas steiler in das Gefäß ein und schiebt anschließend die Nadel wieder flach weiter, ohne die Vene neuerlich zu perforieren. Weitere oberflächliche Venen sind geeignet: V. cephalica, V. thoracica externa, V. saphena (Fohlen). Die *arterielle Blutentnahme* beim Pferd erfolgt entweder aus der Arteria transversa faciei oder aus der Arteria carotis dextra eine Handbreite vor der Brustapertur. Entweder ist die Arteria carotis dextra palpatorisch feststellbar und kann so zur Punktion fixiert werden oder die Arteria carotis dextra ist nicht tastbar, so wird fächerförmig eingestochen, bis hellrotes Blut aus der Nadel spritzt. Die A. femoralis eignet sich auch beim liegenden Fohlen.

Bei den **Wiederkäuern** wird zur Gewinnung größerer Mengen Blut die Vena jugularis externa herangezogen. Diese Vene wird beim Rind mit Hilfe einer Staukette, eines Staustrickes oder des Daumens komprimiert. Der Kopf des Rindes muß dafür gut fixiert werden. Beim Kalb und kleinen Wiederkäuern wird die Vene mit der Hand gestaut (Punktionsstelle beim Schaf ausscheren). Das gestaute Gefäß wird mit einer Kanüle allein unter kräftigem Stoß angestochen. In neuerer Zeit haben sich verschiedene Vakuumsysteme, besonders an Kliniken, bestens bewährt. Nach der Entnahme der Blutprobe erfolgt die Lösung der Stauvorrichtung. Erst danach wird die Kanüle aus der Vene herausgezogen *(Kanülenwechsel bei jedem Tier)*. Im Bedarfsfall können die Eutervene (= V. subcutanea abdominis) oder die Schwanzvene (= V. coccygea mediana) für die Blutentnahme herangezogen werden. Die Nachteile bei diesen Punktionsstellen liegen in einer gewissen Infektionsgefahr und Hämatombildung. Für serologische Reihenuntersuchungen (Antikörper gegenüber Brucellose, Leukose oder IBR/IPV) läßt sich mit dem Vakuumsystem ohne Schwierigkeiten Blut aus der Schwanzvene gewinnen.

Zur Blutentnahme beim **Schwein** aus der vorderen Hohlvene (V. cava cran.) werden Tiere mit einer Körpermasse von über 20 kg und darüber mit einer Oberkieferschlinge fixiert und Kopf und Hals durch Zug nach oben gestreckt (Abb. 39.1). Kleine Tiere werden entweder auf den Rücken gelegt oder zwischen den Beinen eines Gehilfen unter Strecken des Kopfes fixiert (Abb. 39.2). An der Halbierungsstelle zwischen einer von der Brustbeinspitze zum Buggelenk gedachten Linie wird je nach Größe der Tiere mit einer 4–10 cm langen Injektionsnadel (bei Ferkeln

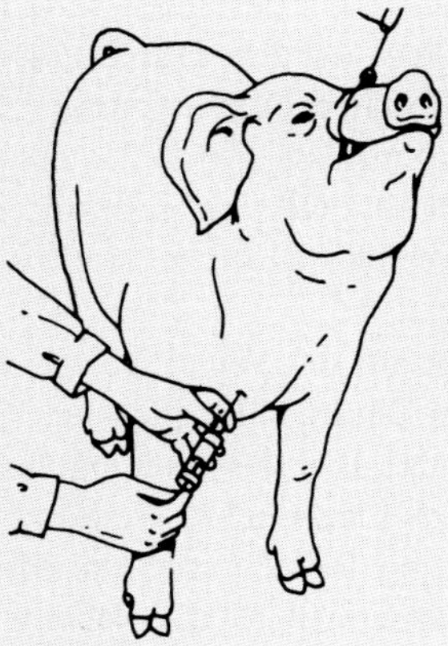

Abb. 39.1
Blutentnahme beim Schwein im Stehen.

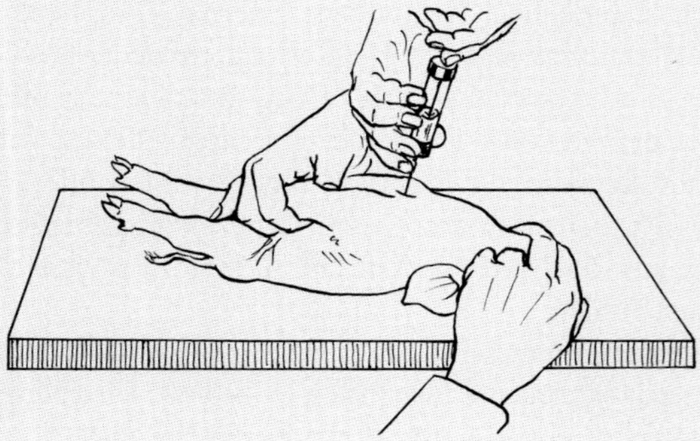

Abb. 39.2
Blutentnahme beim Ferkel.

armiert) in dorso-medio-kaudaler Richtung die Hohlvene angestochen. Schweineblut gerinnt sehr rasch, daher ist eine gewisse Übung bei der Blutentnahme erforderlich (Hämolysegefahr).

Blutentnahmetechnik: Armiert (Nadel inklusive Spritze) oder nicht armiert (nur Nadel); Spritzenstempel zurückschieben, um Bluteinfließen aus der Vene sichtbar zu machen.

Bei **Hund und Katze** erfolgt die Blutentnahme üblicherweise aus der Vena cephalica antebrachii, V. saphena, V. jugularis und bei der Katze auch aus der V. femoralis. In allen Fällen wird die Vene gestaut und die Haare sind zu kürzen. An der V. cephalica antebrachii darf dies nicht zu fest in der Ellbogenbeuge erfolgen, da sonst der Zustrom unterbunden wird und nur wenig Blut gewonnen werden kann.

Geringe Blutmengen für die Anfertigung eines Blutausstriches (Nachweis von Blutparasiten) oder zur Bestimmung von Hämoglobin und/ oder Hämatokrit können bei Wiederkäuern und Schweinen durch Punktion einer Ohrvene entnommen werden. Eine Stauung oder Massage ist aber zu unterlassen (Austritt von Gewebsflüssigkeit).

Bei Reihenuntersuchungen ist für jedes Tier eine neue sterile Nadel zu verwenden (Einmalkanülen).

Für **hämatologische Untersuchungen** darf das Blut nicht gerinnnen, daher sind die Röhrchen mit gerinnungshemmenden Substanzen beschichtet (= Vollblut). Als Antikoagulanzien werden vor allem EDTA, Na-, K-, Li-Heparinat bzw. 3,8 % Na-Zitrat verwendet. Vor der Blutentnahme muß das für die geplante Untersuchung richtige Röhrchen mit dem Antikoagulans ausgewählt werden, z. B. EDTA für die Erstellung eines Blutstatus, 3,8 % Na-Zitrat nur für den Gerinnungsstatus, Heparin für Blut-pH-Wert und Blutgase (luftdicht bei sofortiger Bestimmung). Nach Auffüllung des Röhrchens mit Blut muß sofort eine Vermischung mit dem Antikoagulans durch mehrmaliges Schwenken erfolgen (kein Schütteln). Bis zur Verarbeitung können solche Proben bei 2–4 °C aufbewahrt werden. Für einen Versand sind den Blutproben Kühlakkus beizulegen. Lediglich die Blutproben von Schweinen und Fleischfressern müssen raschest verarbeitet werden (Eigenhämolyse).

Für die Gewinnung von Blutserum zur **klinisch-chemischen** Untersuchung werden Röhrchen ohne Zusätze verwendet. Im Handel sind solche aus Kunststoff mit oder ohne Vakuum erhältlich, die zumeist Zentrifugierhilfen (Trenngele) zwecks Vermeidung des Übertritts von Inhaltsstoffen oder Enzymen aus den Blutzellen in das Serum enthalten. Nach erfolgter Gerinnung wird bei ca. 3000 U/min ca. 10 Minuten zentrifugiert und das so erhaltene Serum vorsichtig abdekantiert oder besser abpipettiert. Während die Gerinnung abläuft, sollte die Probe ohne Erschütterung, am besten aufrecht bei Zimmertemperatur und unter Lichtabschirmung (photolytische Oxidation von Bilirubin!) aufbewahrt werden. Blutproben, in denen sich der Blutkuchen noch nicht abgesetzt hat, werden bei tiefen bzw. hohen Außentemperaturen hämolytisch.

Für die Versendung von Blutproben eignen sich nur Serum oder Plasma (= Anteil des Vollblutes nach Abtrennung der Blutzellen durch Zentrifugation), um eine Hämolyse zu vermeiden. Können die Serum/Plasma-Proben nicht sofort im Labor verarbeitet werden, ist eine Aufbewahrung bei 2–4 °C oder ein Tieffrieren in Einzelportionen bei –20 °C, besser bei –70 °C erforderlich. Ein Versand von Vollblut für eine spätere Untersuchung von Seruminhaltsstoffen (Enzyme, Stoffwechselprodukte, Mineralstoffe) ist nicht zielführend.

Inbesondere bei Krankheiten des Blutes müssen in die Untersuchungen auch die **Blutbildungsstätten** einbezogen werden. Hierher gehört die Untersuchung der Lymphknoten (S. 154), aus denen man mittels Biopsie Material für histologische Untersuchungen gewinnen kann, und des **Knochenmarks,** das gleichfalls an bestimmten Stellen (Brustbein, Oberschenkel- oder Beckenknochen) punktiert werden kann. Die Differenzierung und Beurteilung des damit gewonnenen Materials erfordert aber Spezialkenntnisse.

39.2 Morphologische Blutuntersuchung (Blutstatus, Blutbild)

Die Arbeitswerte sind den Tab. 39.1 und 39.2 zu entnehmen.

39.2.1 Blutkörperchensenkungsgeschwindigkeit (BSG)

Sie zeigt sowohl die allgemeine Reaktionslage des Körpers als auch die Aktivität des Krankheitsprozesses an.

Prinzip: Die Blutkörperchensenkungsgeschwindigkeit ist ihrem Wesen nach eine Plasmalabilitätsreaktion im ungerinnbar gemachten Blut. Die Reaktion ist abhängig vom Erythrozytenvolumen, dem elektrischen Ladungszustand, der Oberflächenspannung und der Erythrozytengröße sowie von der Zusammensetzung des Blutplasmas an Fibrinogen, Globulinen und pathologischen Proteinen.

Reagenzien und Geräte: Sterile 3,8 %ige wäßrige Natriumzitratlösung (blutisotonisch), Eprouvette, Tröster- bzw. Westergrenröhren, Maßstab, Fettstift.

Ausführung: Beim *Pferd* verwendet man zur Bestimmung der Blutsenkung eine Makromethode nach Tröster. Man zeichnet zunächst mit dem Fettstift auf ein Reagenzglas die 10 cm und 2 cm Marke. Hierauf füllt man mit Natriumzitrat-Lösung bis zur Marke 2 cm auf und läßt darauf bis zur Marke 10 cm Blut schräg in das Reagenzglas einlaufen. Nach Beendigung wird das Röhrchen verschlossen, dreimal vorsichtig mischend gekippt, und dann mit dem ungerinnbar gemachten Blut senkrecht aufgestellt. Nach 15 Minuten wird die Plasmasäule, also die Wegstrecke der Erythrozyten von der Plasmaoberfläche bis zur Erythrozytensäule, in mm abgemessen. Da die Gesamtsäule 100 mm = 10 cm lang ist, entspricht 1 mm = 1 %.

Bei *Rind, Schaf* und *Ziege* sedimentieren die Erythrozyten so langsam, daß die Probe praktisch nicht durchgeführt wird.

Bei *Hund* und *Katze* wird die Blutsenkungsreaktion mittels Mikromethode nach Westergren durchgeführt. In eine 2 ml Spritze werden 0,4 ml wäßrige, sterile 3,8 % Natriumzitratlösung aufgezogen, die Venenpunktion ausgeführt und 1,6 ml Blut bis zur Marke 2 ml aufgefüllt. Man saugt durch Zurückziehen des Spritzenstempels Luft an und mischt mit der entstandenen Luftblase den Inhalt der Spritze durch mehrmaliges Schwenken. Nachher wird der gemischte Inhalt in ein Uhrschälchen gegeben und mittels Westergrenpipette 200 mm bis zur Marke 0 aufgezogen, sodann senkrecht in das Sedimentierungsgestell gegeben und die Blutsenkung nach 30 Minuten, 1, 2 und 24 Stunden abgelesen.

Auswertung: *Beschleunigte Blutsenkung* ist anzutreffen bei akuten und chronischen entzündlichen Prozessen, Gewebeeinschmelzung, Anämie, Infektionskrankheiten; Wärme oder zu wenig Natriumzitratlösung beschleunigen die Senkung ebenso wie Gravidität.

Verzögerte Blutsenkung tritt auf bei Bluteindickung (Durchfall, Durst, Stauungen), Erschöpfung, Ikterus, Kälte. Zu viel Natriumzitratlösung hemmt die Senkung ebenso wie das Training bei Rennpferden.

Die *Endsenkung* (nach 24 Stunden) wird wie der Hämatokritwert beurteilt.

Farbe und Aussehen der überstehenden Plasmasäule lassen folgende Schlüsse zu: Plasma dunkelgelb: Ikterus; wasserhell: Eisenmangel; goldgelb bis orange-rot: hämolytische Zustände; trüb: Lipämie; hohe *Leukozytensäule:* Leukozytose.

39.2.2 Bestimmung des Hämatokritwertes (Ht, PCV = packed cell volume)

Prinzip: Man versteht unter Hämatokritwert das Gesamterythrozytenvolumen in seinem Verhältnis zum Gesamtblut nach Zentrifugieren (einen ähnlichen Wert liefert die Betrachtung des Blutsenkungsröhrchens nach 24stündigem Stehenlassen).

Geräte: Heparinisierte Kapillar-Glasröhrchen (75 mm), hochtourige Mikrohämatokrit-Zentrifuge, Metallmeßschieber zur Auswertung, Verschlußkitt. Auch eine Makromethode ist möglich.

Ausführung: Von der bluttropfenden Nadel entnimmt man mit der heparinisierten Glaskapillare Blut bis zum zweiten Drittel der Röhrchenlänge und verschließt das eine Ende mit Kitt. Das Kapillarröhrchen wird nunmehr mit dem verschlossenen Ende an der Peripherie der horizontalen Zentrifugierscheibe in eine Rille eingelegt und 5 Minuten bei 10 000 U/min zentrifugiert. Die Höhe der Erythrozytensäule wird in Prozenten (SI-Einheit: l/l) ausgedrückt. In neuerer Zeit erfolgt die Bestimmung des Ht-Wertes durch automatische Zellzählgeräte.

Auswertung: Eine Vermehrung oder Verminderung der Hämatokritwerte wird bei physiologischer Erythrozytengröße ebenso beurteilt wie die entsprechenden Veränderungen der Erythrozytenzahlen. Darüber hinaus ist der Hämatokritwert die Basis für eine Reihe von Meßgrößen, die den Einzelerythrozyten betreffen, wie MCV und MCHC (S. 301). Die überstehende *Plasma-* und *Leukozytensäule* wird wie bei der Blutsenkung beurteilt.

39.2.3 Hämoglobinbestimmung (Hb)

In ein Blutröhrchen werden 5 ml einer Cyan-Hämoglobinlösung pipettiert. In diese Flüssigkeit kommen 20 µl Blut. Das Röhrchen wird geschwenkt, wobei die Erythrozyten platzen und das Hämoglobin in Lösung geht. Nach ca. 10 Minuten wird mittels eines Photometers die Hb-Konzentration bestimmt. Der Hb-Gehalt wird in g/dl (SI-Einheit: g/l) angegeben. Wie beim Ht wird die Bestimmung von Hb mit automatischen Zellzählgeräten durchgeführt.

Auswertung: *Vermehrung* des Hämoglobins bei Zunahme der Erythrozytenzahl oder Hyperchromämie, Bluteindickung (Exsikkose); *Verminderung* bei Hydrämie, (hypochromer) Anämie.

39.2.4 Zählung der roten Blutkörperchen (RBC)

In Kliniklabors wird die Zählung der Erythrozyten mit automatischen Zellzählgeräten vorgenommen, die eine gute Präzision bei sehr schneller Durchgangsgeschwindigkeit besitzen. Man kann aber auf die seit jeher bekannte Zählkammermessung, die eine ca. bis 20 %ige Fehlerquote hat, zurückgreifen. Die meisten Zellzählgeräte muß man auf verschiedene Tierarten auf Grund unterschiedlicher Zellgrößen und Zellformen adaptieren. Die Zählung der roten Blutkörperchen bei der Ziege, aber auch beim Schaf, ergibt oft große Schwierigkeiten bei Verwendung von Automaten.

Prinzip der Zählkammer: Auszählung einer Blutverdünnung 1 : 200 mit Hayemscher Lösung über dem Bürker-Türkschen Zählnetz (Summe 5 Gruppenquadrate á 16 Kleinquadrate × 10000).

Geräte und Reagens: Mélangeur mit roter Perle, Gummischlauch mit Mundstück, Zählkammer nach Bürker-Türk, Mikroskop. Die Blutverdünnung kann auch in einem Eppendorfröhrchen durchgeführt werden. Speziell geschliffene Glasmélangeure sind heute schwer erhältlich.

Hayemsche Lösung:	
Natriumchlorid	0,5
Natriumsulfat	2,5
Quecksilberchlorid	0,25
Aqua dest.	ad 100,0

Ausführung: Der Mélangeur (Mischpipette mit roter Perle, Abb. 39.3a) wird mit einem Mundstück-Gummischlauch versehen und Blut bis zur Marke 0,5 aufgezogen. Hierauf wird nach eventueller Tupferkorrektur mit Hayemscher Lösung bis zur Marke 101 aufgezogen und damit eine Verdünnung von 1: 200 hergestellt. Ein ungenaues Aufziehen oder Luftblasen machen das Blutgemisch zur Zählung unbrauchbar! Der Mélangeur wird zwischen Daumen und Mittelfinger oder mittels eines Vibrators kräftig $^1/_2$ Minute lang geschüttelt und die Kammer danach beschickt. Auf die saubere Zählkammer wird zunächst ein Deckglas aufgelegt und mit 2 Andrückklammern fixiert, wobei Newtonsche Farbenringe sichtbar werden. Man tropft den vorgemischten Mélangeur zunächst ab (2–3 Tropfen), setzt die Pipettenspitze an den oberen Deckglas-Kammerspalt und läßt das Blutgemisch langsam bis zur Überlaufrinne in den Kammerraum einfließen. Man lagert die Kammer horizontal auf den Objekttisch des Mikroskopes und läßt 3 Minuten sedimentieren. Nunmehr stellt man die Kammer im Mikroskop bei mittle-

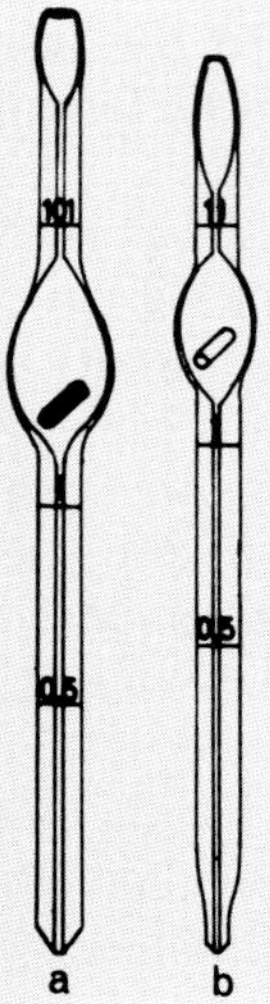

Abb. 39.3
Mischpipetten (Mélangeure) für a) die Zählung der roten Blutkörperchen (rote Perle) und b) die Zählung der weißen Blutkörperchen (weiße Perle).

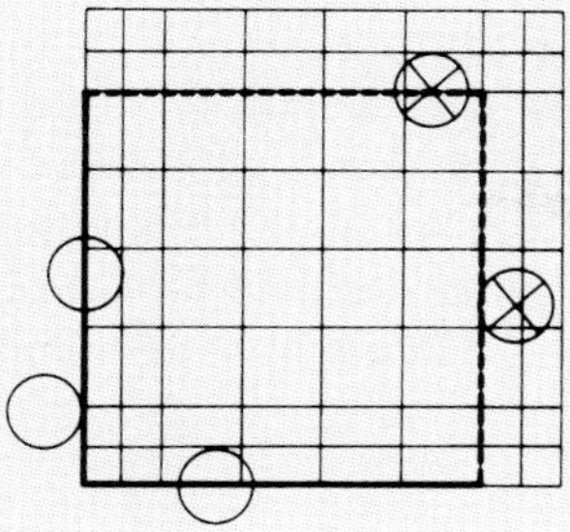

Abb. 39.4
Kleinquadrat einer Kammer für die Zählung der Erythrozyten. Die am Rande liegenden Zellen werden nur links und unten mitgezählt, nicht jedoch wenn sie den oberen und rechten Rand (gestrichelte Linie) berühren (durchgestrichene Zellen).

rer Vergrößerung so ein, daß unter entsprechender Abblendung sowohl die Blutkörperchen als auch das Zählnetz gut erkennbar sind, und achtet darauf, ob die Erythrozyten annähernd gleichmäßig verteilt sind. Man zählt die Erythrozyten auf den 5 Gruppenquadraten à 16 Kleinquadraten im Schnittpunkt bzw. Zentrum des Linienkreuzes (Abb. 39.4) mäanderförmig aus, addiert die Zahlen, multipliziert den Wert mit 10000 und erhält einen Millionenwert der Erythrozyten/mm^3 oder Mill./µl (SI-Einheit: Zahl × 10^{12}/l). Damit diejenigen Blutkörperchen, die auf Netzteilstrichen liegen, nicht doppelt gezählt oder bei der Zählung übergangen werden, rechne man bei jeder Auszählung eines Quadrates nur die auf dem linken und unteren Rand aufliegenden Erythrozyten hinzu.

Auswertung: *Vermehrung der Erythrozyten* (Erythrozytose) bei Hydronephrose, Pleochromozytom, polyzystischer Niere, Hämangiblastom, angeborenen Herz-Kreislauf-Krankheiten, Höhenaufenthalt. Relative Vermehrung bei „Bluteindickung“ (Verminderung des Plasmas) nach chronischen Durchfällen, Schwitzen, Durst, Hunger, Arbeitsverrichtung. Als Reizpolyzytämie nach As, P, Co, Cu, Pb, Hg; Cortison-Gaben. Physiologisch bei leistungsfähigen Rennpferden (Hengsten).

Verminderung der Erythrozyten (Erythrozytopenie) bei Anämie: normochrome, hyperchrome und hypochrome Anämien, Blutungsanämie (Verletzungen, Parasiten, hämorrhagische Gastroenteritis, Koagulationsdefekte, Gravidität), hämolytische Anämie (Babesiose, Anaplasmose, Streptokokken, Bingelkraut-Vergiftung), aplastische Anämie (Fe-, Pyridoxin-, Vitamin B_{12}-, Folsäuremangel), toxische Anämie (Phenol, Blei, Saponine, Sulfonamide).

39.2.5 Erythrozyten-Indizes

Aus Erythrozyten-Zahl, Hämoglobin-Menge und Hämatokrit werden die sogenannten Erythrozyten-Indizes berechnet, die für die Beurteilung der Funktion der roten Blutkörperchen von großer Bedeutung sind.

MCV = Mean corpuscular volume. Darunter wird das **mittlere Erythrozytenvolumen** verstanden. Man erhält es, wenn man den Hämatokrit durch die Zahl der Erythrozyten teilt; es wird in μm^3 angegeben (SI-Einheit: fl = Femtoliter).

$$MCV = \frac{\text{Hämatokrit} \times 10}{\text{Erythrozytenzahl}}$$

Normal: normozytär; erhöht: makrozytär (regenerative Anämie); vermindert: mikrozytär (Eisenmangel).

MCH = Mean corpuscular hemoglobin, HbE = Färbekoeffizient. Darunter wird der **mittlere Hämoglobingehalt** der Erythrozyten verstanden. Man erhält ihn durch Teilung des Hämoglobingehaltes des Blutes durch die Gesamtzahl der Erythrozyten; er wird in pg Hämoglobin pro Erythrozyt angegeben (SI-Einheit: fmol = Femtomol).

$$\text{MCH} = \frac{\text{Hämoglobin} \times 10}{\text{Erythrozytenzahl}}$$

Erhöht: Retikulozyten im peripheren Blut, Hämolyse; vermindert: bei Eisenmangel.

MCHC = Mean corpuscular hemoglobin concentration. Darunter wird die **mittlere Hämoglobinkonzentration** im Erythrozytenvolumen verstanden; sie wird in g/dl oder Prozenten angegeben (SI-Einheit: mmol/l).

$$\text{MCHC} = \frac{\text{Hämoglobin} \times 100}{\text{Hämatokrit}}$$

Normal: normochrom; erhöht: hyperchrom (Hämolyse); vermindert: hypochrom (Retikulozytose, Eisenmangel).

39.2.6 Zählung der weißen Blutkörperchen (WBC)

Die Zählung der Gesamtleukozyten ist ebenfalls mit automatischen Zellzählgeräten möglich. Gleichzeitig ist mit diesen Geräten eine sogenannte Vordifferenzierung der einzelnen Leukozyten durchführbar. Normalerweise wird aber eine Differenzierung der Leukozyten im gefärbten Blutausstrich notwendig sein.

Prinzip der Kammerzählung: Auszählung einer Blutverdünnung 1:20 mit Türkscher Lösung über den 4 großen Eckquadraten des Bürker-Türkschen Zählnetzes (Summe × 50). Durch die Türksche Lösung werden die Erythrozyten aufgelöst und die Kerne der Leukozyten gefärbt.

Geräte und Reagens: Mélangeur für weiße Blutkörperchen (mit weißer Perle). Gummischlauch mit Mundstück, Zählkammer nach Bürker-Türk, Mikroskop.

Türksche Verdünnungsflüssigkeit:

Eisessig	1,0
Aqua dest.	ad 100,0

1 % Zusatz von 1 %iger wäßriger Gentianaviolettlösung.

Ausführung: Für die Leukozytenzählung wird das Blut in der Leukozytenpipette (Abb. 39.3b) bis zur Marke 0,5 aufgezogen. Nach Reinigung der Pipettenspitze von anhaftendem Blut saugt man, in etwas schräger Stellung, sofort anschließend bis zur Marke 11 Türksche Lösung nach. Nach eventueller Korrektur wird das Mundstück abgenommen und die Pipette zwischen Daumen und Zeigefinger $^1/_2$ Minute oder auf einem Vibrator in der Längsachse geschüttelt. Die Blutverdünnung kann auch in einem Eppendorfröhrchen durchgeführt werden. Speziell geschliffene

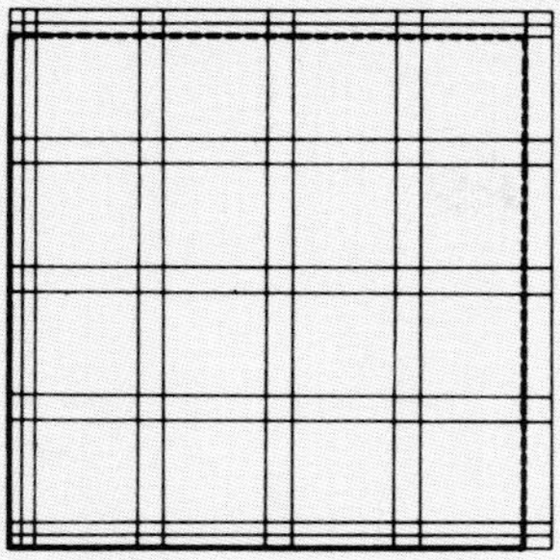

Abb. 39.5
Großquadrat einer Kammer für die Zählung der Leukozyten. Die am Rande liegenden Zellen werden nur links und unten mitgezählt, nicht jedoch, wenn sie am rechten und oberen Rand liegen (gestrichelte Linie).

Glasmélangeure sind heute schwer erhältlich. Die anschließende Kammerbeschickung erfolgt wie bei der Erythrozytenzählung (Verwerfen der ersten Tropfen!). Man zählt 4 Großquadrate in den 4 Ecken bei schwacher Vergrößerung aus, wobei die Blutkörperchen auf der oberen und rechten Begrenzung nicht mitgezählt werden (Abb. 39.5). Man addiert die Zahlen und multipliziert mit 50. Falls der Untersucher eine zu hohe Leukozytenzahl in der Zählkammer feststellt und dadurch auch eine exakte Zählung unmöglich wäre, wird die Probe wie folgt wiederholt: Aufziehen von Vollblut mit einem roten Mélangeur bis zur Marke 0,5; Auffüllen mit Türkscher Lösung bis zur Marke 101. Es werden nun die Leukozyten in den 4 großen Quadraten gezählt, der gefundene Wert aber mit 500 multipliziert.

Bei einer zu niedrigen Leukozytenzahl wird Blut mit dem weißen Mélangeur bis zur Marke 1 aufgezogen und mit Türkscher Lösung bis zur Marke 11 aufgefüllt. Die Leukozytenzahl erhält man bei einer Auszählung von 4 großen Quadraten, wobei man die erhaltene Zahl mit 25 multipliziert.

Die Zahl der Leukozyten wird in Tausend/µl (SI-Einheit: Zahl $\times 10^9$/l) angegeben.

Auswertung: *Vermehrung der Leukozyten* (Leukozytose): Physiologisch als Verdauungsleukozytose, bei Muskelarbeit, Wärmeeinwirkung, Gravidität. Pathologisch bei akuten und chronischen Entzündungen, Eiterungen, Leukämie. *Verminderung der Leukozyten* (Leukopenie): Infektionskrankheiten (Viren), toxische Einwirkungen (Endotoxine), Röntgen- und Radiumstrahlen, Knochenmarkstumoren.

39.2.7 Blutausstrich

Prinzip: Ausstrich eines Bluttropfens auf einem geschliffenen Objektträger in feinster Schicht und anschließender Färbung sowie Durchmusterung zur Beurteilung der Erythrozyten, Zusammenstellung der prozentualen Zahlen der Leukozytenarten und Feststellung von Krankheitserregern (Babesien, Anaplasmen, Eperythrozoon, Theilerien, Ehrlichia).

Zur Färbung der Blutausstriche kommen saure (Eosin u. a.) und basische Farbstoffe (Methylenblau u. a.) als Gemisch zur Anwendung. Die Differenzierungsmöglichkeit des gefärbten Blutausstriches beruht auf

Abb. 39.6
Technik des Blutausstriches.

May-Grünwald-Lösung:

Eosinsaures Methylenblau	1,0
Methylalkohol	100,0
Glyzerin	50,0

Giemsa-Lösung:

Azur II-Eosin	3,0
Azur II	0,8
Glyzerin	ad 250,0
Reagens bei 60 °C lösen	
Methylalkohol	250,0
24 h stehen lassen und filtrieren	

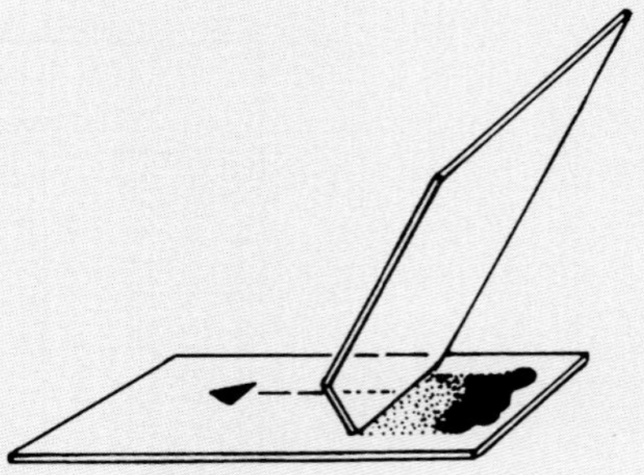

dem verschiedenen färberischen Verhalten der Zellbestandteile gegenüber den einzelnen Farbstoffen. So werden Erythrozyten und bestimmte Leukozytengranula durch die sauren, die Kernsubstanzen, das Protoplasma sowie andere Leukozytengranula durch die basischen Farbstoffe gefärbt. Einzelne Zellen weisen besondere Affinität zu einem bestimmten Farbstoff auf, z. B. die eosinphilen Zellen zum Eosin.

Reagenzien und Geräte: Fettfreie, glattgeschliffene Objektträger, Färbebrücke mit Wanne, 3 Pipetten für die Farblösungen und kohlensäurefreies neutrales Aqua dest., Stoppuhr.

Ausführung: Man hält einen geschliffenen Objektträger in der linken Hand horizontal mit Daumen und Mittelfinger in seiner Längsachse in Ellenbogenhöhe zum Körper. Mit der rechten Hand wird ein schmälerer Objektträger mit Daumen und Mittelfinger an einem Ende gehalten und ein Bluttropfen vom Konus der Nadel abgehoben bzw. auf den rechten Rand des Objektträgers der linken Hand aufgesetzt, netzen gelassen, langgezogen, ausbreiten gelassen und dann gleichmäßig im spitzen Winkel nach links bis an den Rand ausgestrichen (Abb. 39.6). Dabei soll die Tropfengröße etwa hanfkorngroß sein und keine Randleiste am Schluß des Ausstriches bilden. Man läßt Luft trocknen (Schnelltrocknung mittels Föhn). In der Zwischenzeit bereitet man die Färbelösung vor. Für die Giemsalösung pipettiert man in eine Petrischale 18 ml Aqua dest. plus 2 ml Giemsa-Konzentrat (1 Tropfen pro 1 ml Aqua dest.), mischt und deckt zu.

1. **Panoptische Färbung nach Pappenheim** (May-Grünwald-Giemsa): Der lufttrockene Ausstrich wird mit der Schichtseite nach oben auf die Färbebrücke gelegt und zunächst werden 20 Tropfen der alkoholischen May-Grünwald-Lösung aufgetropft, womit ein Fixationsvorgang verbunden ist. Nach 3 Minuten wird die Lösung durch 20 Tropfen Aqua dest. verdünnt und dadurch die Färbung in Gang gesetzt. Man färbt nunmehr 3 Minuten. Nach Ablauf dieser Zeit wird kurz abgegossen und der gefärbte Blutausstrich 30 Minuten in eine vorbereitete Giemsalösung eingelegt und gefärbt.

2. Färbung nach Giemsa-Romanofsky: Nach Fixieren des Ausstriches mit Methylalkohol durch 5–7 Minuten und Abgießen desselben werden die Objektträger mit ca. 5 ml gebrauchsfertiger Lösung bedeckt oder in eine solche eingelegt, Färbedauer 20–30 Minuten. Nach Beendigung der Färbung wird der Blutausstrich herausgenommen, beiderseits mit Aqua dest. abgespült, senkrecht aufgestellt und luftgetrocknet.

Der trockene Ausstrich wird, nach Entfernung der Farbreste an der Unterseite mit Alkohol, nunmehr mit einem Tropfen Immersionsöl auf den Objekttisch des Mikroskopes gelegt und mit dem Immersionsobjektiv durchgemustert (differenziert und gezählt).

Für die Praxis eignen sich noch vorgefärbte Objektträger wie Testsimplets oder einfache Färbemethoden wie z. B. Diff Quick.

Beurteilung des roten Blutbildes (Abb. 39.7, Tab. 39.1)
Der Erythrozyt erscheint als lachsrote Scheibe mit zentraler heller Delle. Die Veränderungen der Erythrozyten können sich auf die Zahl, Größe, Gestalt und den Farbstoffgehalt beziehen. Wesentliche Aufschlüsse liefern außerdem die Bestimmung des absoluten Hämoglobingehaltes, des Hämatokrits und der daraus berechneten Erythrozyten-Indizes.
1. Änderungen der Zahl (siehe Zählung). *Absolute Vermehrung der Zahl:* Erythrozytose, *relative Vermehrung:* Exsikkose, *Verminderung der Zahl:* Oligozythämie, Erythropenie.
2. Veränderung der Größe. Makro- und *Mikrozytose:* größere und kleinere Erythrozyten (Makro- und Mikrozyten). *Isozytose:* normal große Erythrozyten (Normozyten). *Anisozytose:* Erythrozyten mit verschiedenen Durchmessern.
3. Veränderung der Form. Poikilozytose. Sie ist ebenso wie die *Anisozytose* Ausdruck einer vom Normalen abweichenden, degenerativen Entwicklung der Erythrozyten.

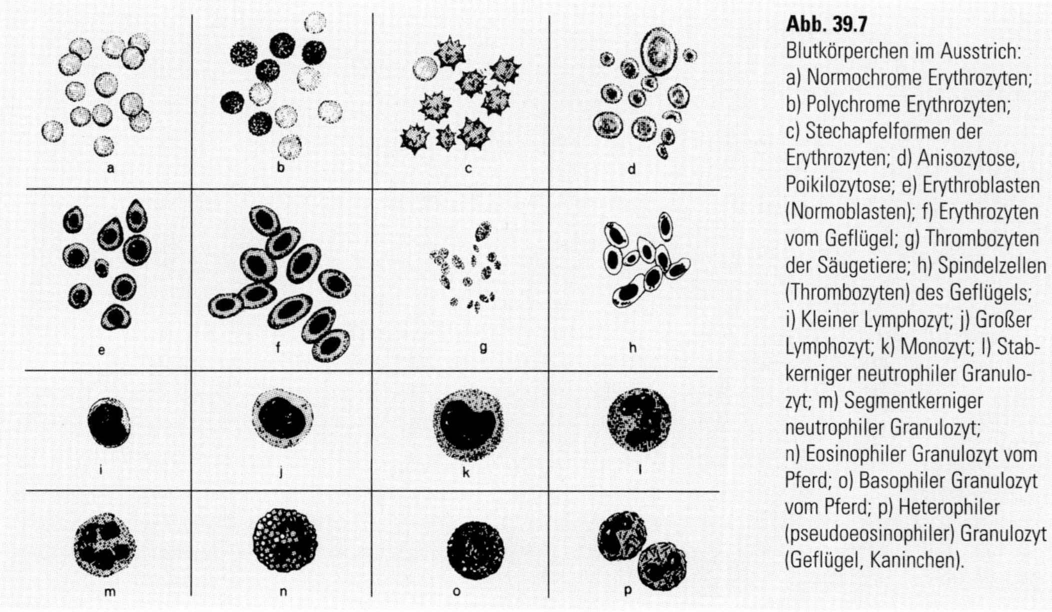

Abb. 39.7
Blutkörperchen im Ausstrich: a) Normochrome Erythrozyten; b) Polychrome Erythrozyten; c) Stechapfelformen der Erythrozyten; d) Anisozytose, Poikilozytose; e) Erythroblasten (Normoblasten); f) Erythrozyten vom Geflügel; g) Thrombozyten der Säugetiere; h) Spindelzellen (Thrombozyten) des Geflügels; i) Kleiner Lymphozyt; j) Großer Lymphozyt; k) Monozyt; l) Stabkerniger neutrophiler Granulozyt; m) Segmentkerniger neutrophiler Granulozyt; n) Eosinophiler Granulozyt vom Pferd; o) Basophiler Granulozyt vom Pferd; p) Heterophiler (pseudoeosinophiler) Granulozyt (Geflügel, Kaninchen).

4. Veränderung des Farbstoffgehaltes. Dabei handelt es sich um dunkler oder lichter gefärbte Zellen. Normalfarbe: *Orthochromasie;* dunkel gefärbte: *Hyperchromie;* hell gefärbte: *Oligochromie* (Blutschatten). Auch diese Veränderungen sind degenerative Erscheinungen. Licht- bis dunkelblaue Verfärbung: *Polychromasie* als Ausdruck noch nicht reifer Zellen. Sie gilt als regeneratorisches Symptom.

Änderungen von Zahl, Größe und Farbstoffgehalt lassen sich, sofern sie einheitlich sind, exakter mit Hilfe der Erythrozyten-Indizes (S. 301) beurteilen.

Im gefärbten Ausstrich findet man zuweilen auch Erythrozyten mit blauen Punkten: *Basophile Punktierung oder Tüpfelung* (bei anämischen Zuständen); sie gilt als regenerative Erscheinung. Bei Bleivergiftung hat sie degenerativen Charakter. Mittels Färbung läßt sich eine basophile Substanz in den Erythrozyten nachweisen: *Vitalgranulation oder Retikulozyten.* Aus ihr läßt sich der Grad einer Linksverschiebung erkennen, je mehr grobkörnige Zellformen, um so stärker ist die Verjüngung. Bei der Katze findet man die *Howell-Schmauchschen* bzw. *Heinzschen Innenkörper,* wie sie bei schweren Anämien auftreten können; sie sind regenerativer Natur. Als *Howell-Jollysche Körperchen* oder Kernrest bezeichnet man kleine runde basophile Körnchen in den Erythrozyten als letzte Reste des

Tab. 39.1
Arbeitswerte des roten Blutbildes, der Erythrozyten-Indizes, der Thrombozyten und der Blutkörperchensenkungsgeschwindigkeit (= BSG); $\bar{x}$ = Mittelwert, min.–max. = Schwankungsbreite.

		Kalb	**Rind**	**Schaf**	**Ziege**	**Schwein**	**Pferd**	**Hund**	**Katze**
Erythrozyten									
10^{12}/l	$\bar{x}$	7,5	6,0	8,5	10,0	6,9	9,8	6,7	7,5
min.–max.		6,0–8,5	5,0–7.0	7,0–10,0	8,0–16,0	6,0–9,0	6,8–12,9	5,5–8,0	5,5–10,0
Hämoglobin									
g/l	$\bar{x}$	115	110	120	110	128	140	150	110
min.–max.		85–135	105–140	100–135	90–130	110–150	68–180	120–180	80–170
Hämatokrit									
%	$\bar{x}$	33	35	32	29	36	40	45	40
min.–max.		26–38	30–40	28–39	20–38	30–42	32–48	37–55	27–47
MCV									
μm^3 min.–max.		40–60	40–60	23–48	18–24	50–68	37–58	60–77	40–55
MCH									
pg min.–max.		14–19	14–19	9–13	5–8	17–23	8–12	19–23	13–17
MCHC									
% min.–max.		30–39	26–34	29–38	35–42	30–40	19–24	31–34	31–35
Thrombozyten									
10^9/l	$\bar{x}$	640	500	400	100	380	200	350	300
min.–max.		200–900	200–800	250–750	50–150	180–600	100–600	200–500	180–430
BSG									
mm									
nach 15 min.		0	0	0	0	20–60	30–55	–	–
nach 30 min.		0	0	0	0	40–110	–	0,3–0,8	0,3–0,8
nach 60 min.		0	0	1–2	0	–	63–73	0,5–2,0	0,5–2,0
nach 120 min.		1	1	2–3	1	–	–	1,0–3,5	1,0–3,5
nach 24 Std.		1–8	1–8	3–10	2–3	–	68–75	5–13	5–13

Kernschwundes (Karyolyse). Die *Cabotschen oder Schleipschen Ringe,* Ringkörper oder Schleifen, sind Seitenstücke der Jollyschen Körperchen als Rest der Kernwand (rot gefärbt) bei hgr. Anämien. Diese Gebilde gelten als regenerative Erscheinung.

Als Vorstufen der Erythrozyten treten die *Erythroblasten* als Zellen mit Kern auf. Je nach ihrer Größe spricht man von *Normoblasten, Megaloblasten, Mikroblasten.* Das Plasma kann orthochromatisch, hyperchrom, oligochrom, basophil getüpfelt oder vital granuliert sein. Der Kern kann pyknotisch sein oder verschiedengestaltige Kernstücke aufweisen (Karyorhexis). Das Auftreten von Erythroblasten in größerer Zahl stellt ein regeneratives Symptom dar.

Beurteilung des weißen Blutbildes (Abb. 39.7, Tab. 39.2)
Man zählt im Ausstrich mindestens 100, besser 200 Leukozyten aus und differenziert sie, dividiert die Anteile der einzelnen Zellarten durch 1 bzw. 2 und erhält so den Prozentsatz der verschiedenen weißen Blutkörperchen. Für die einwandfreie Beurteilung von Änderungen der Anzahl müssen die Prozentsätze in absolute Zahlen aufgrund der Zählung der Leukozyten umgerechnet werden (%Wert × Leukozytenzahl in 10^9 dividiert durch 100 = die Zellart in 10^9/l).

Auswertung: Die Leukozyten werden in Granulozyten, Lymphozyten und Monozyten unterteilt. Die ersteren werden entsprechend der Anfärbung ihrer Granula als neutrophil, eosinophil und basophil bezeichnet. Die reife Zelle des **myeloischen Systems** ist der *neutrophile segmentkernige Granulozyt.* Sein Kennzeichen ist die Segmentierung des scholligen dichten Kernes. Die Segmente sind durch feine Chromatinfäden miteinander verbunden. Beim weiblichen Tier findet man eine tennisschläger-

Tab. 39.2
Arbeitswerte des weißen Blutbildes; $\bar{x}$ = Mittelwert, min.–max. = Schwankungsbreite.

		Kalb	Rind	Schaf	Ziege	Schwein	Pferd	Hund	Katze
Leukozyten									
10^9/l	$\bar{x}$	8,0	7,0	8,5	9,0	14,0	7,5	9,5	8,5
min.–max.		6,0–12,0	6,2–9,5	6,0–12,0	6,0–13,0	10,0–20,0	5,4–10,0	9,0–10,0	6,0–11,0
Lymphozyten									
%	$\bar{x}$	55	60	62	56	68			
min.–max.		45–65	53–67	40–75	50–70	50–80	20–45	13–30	15–30
stabkern. Gr.									
% min.–max.		0–8	0–2	0–6	0–2	0–6	0–6	0–4	0–4
segm.kern. Gr.									
%	$\bar{x}$	35	30	30	36	25			
min.–max.		25–45	23–37	10–50	30–48	10–40	45–70	55–75	60–75
eosinoph. Gr.									
% min.–max.		1–10	1–7	0–10	1–8	0–6	0–4	0–4	bis 4
basoph. Gr.									
% min.–max.		0–1	0–1	0–3	0–1	0–1	0–2	bis 1	bis 1
Monozyten									
% min.–max.		2–8	0–4	0–6	0–4	0–5	0–5	0–5	bis 5

Gr. = Granulozyten

förmige Chromatinausbuchtung, welche dem doppelten X-Chromosom entspricht. Der Kern des jugendlicheren *stabkernigen Granulozyten* ist schlank und unsegmentiert, eventuell tief eingebuchtet. Die *Vermehrung der Granulozyten* wird als *Granulozytose,* die der neutrophilen Granulozyten als *Neutrophilie* und die der stabkernigen Granulozyten als *Linksverschiebung* bezeichnet. Sie kommt u. a. bei Endotoxämie, Sepsis, akuten Infektionskrankheiten, bestimmten Leukämien, Entzündungen vor. Eine Vermehrung der eosinophilen Granulozyten, *Eosinophilie,* tritt bei Parasitenbefall, Mykosen, Insuffizienz der Nebennierenrinde bzw. allergisch bedingt auf. Die Vermehrung der basophilen Granulozyten heißt *Basophilie.* Die *Verminderung* dieser Zellen wird entsprechend als *Granulozytopenie, Neutropenie* usw. bezeichnet.

Die reife Zelle aus dem **lymphatischen System** ist der *kleine Lymphozyt* mit rundem chromatinreichem Kern und hellblauem schmalem Zytoplasma. Der *große Lymphozyt* ist im peripheren Blut spärlicher vorhanden und unterscheidet sich durch die Größe und seinen breiteren Zytoplasmaleib. Lymphozyten mit nierenförmigem Kern bezeichnet man als *Riederformen.* Die *Gumprechtschen Kernschatten,* große wolkige Chromatinschatten, sind Kernreste von zerstörten (Ausstrich bedingt) Lymphozyten.

Die *Vermehrung der Lymphozyten* wird als *Lymphozytose* bezeichnet (Belastung, Leistung im Sport, lymphatische Leukämie). Die *Verminderung der Lymphozyten* heißt *Lymphozytopenie* (Virusinfektionen, Endotoxämie, Sepsis, akute Peritonitis).

Der *Monozyt* ist die größte Zelle des normalen peripheren Blutes, er stammt vom **mononukleären Phagozytensystem.** Die Vermehrung wird *als Monozytose* bezeichnet. Sie tritt bei Infektionskrankheiten (Abwehrphase), Monozytenleukämie auf.

Vorstufen der Granulozyten sind Metamyelozyten und Myelozyten. Sie sind größer als der reife Granulozyt, weisen feinere Granula auf und besitzen einen eingebuchteten bzw. runden Kern. Myelozyten sind Jugendformen, die sich physiologischerweise nicht im Blut befinden. Vorstufen der Lymphozyten und Myelozyten sind große lymphozytenähnliche Zellen mit licht gefärbtem Kern und Kernkörperchen: *Lymphoblasten* und *Myeloblasten.*

39.3 Blutgerinnung (Hämostase)

39.3.1 Zählung der Blutplättchen (Thrombozyten)

Beim Säuger sind Blutplättchen graue Gebilde, die gefärbt lichtblau mit dunkleren Granula erscheinen (Abb. 39.7f). Sie entstehen im Knochenmark. Die Zahl der Thrombozyten wird in $10^3/\mu l$ (SI-Einheit: $10^9/l$) angegeben.

Prinzip: Die Zählung erfolgt mit automatischen Zellzählgeräten.

Auswertung: Eine *Vermehrung* der Blutplättchen wird als *Thrombozytose* bezeichnet, die *Verminderung* als Thrombozytopenie (Verbrauchskoagulopathie, immunbedingte Thrombozytopenie, Endotoxämie, Sepsis, Lymphosarkom, infektiöse Anämie).

◀ 39.3.2 Stauprobe

Abbinden der Lippe (Hund – Stauband, Pferd – Lippenbremse) führt bei Angiopathien zum Auftreten von Petechien.

◀ 39.3.3 Gerinnungstests (Globaltests)

Diese Tests erfassen den gesamten Ablauf der Fibrinbildung.

◁ 39.3.3.1 Blutungszeit

Mit einer Nadel wird das Lippengewebe an der Schleimhaut bzw. Kapillargebiet am Ohr angestochen. Anschließend wird die Stichstelle mit einem Zellstofftupfer alle 10 Sekunden so lange abgetupft, bis die Blutung steht.
Arbeitsbereich: Hund und Katze: 1–3 Minuten,
Pferd, Rind und Schwein: 2–5 Minuten.
Verlängerung z. B. bei: Koagulopathien, Thrombozytopenie.
Blutentnahme für alle anschließend angeführten Gerinnungstests: 1 Teil 3,8 %iges Natriumzitrat, 9 Teile Blut (auch als Vakuumsystem erhältlich).

◁ 39.3.3.2 Partielle Thromboplastinzeit (PTT)

Sie erfaßt Gerinnungsfaktoren des endogenen Systems.
Arbeitsbereich: Hund: bis 45 Sekunden,
Katze: bis 22 Sekunden,
erwachsenes Pferd: 37–54 Sekunden, Fohlen: 10–59 Sekunden,
Rind, Kalb: 23–36 Sekunden.
Verlängerung bei DIC, Therapie mit Antikoagulanzien, akute Lebernekrosen, Pyrrolizidinvergiftung (Alpenkreuzkraut), Hämophilie A, Verminderung von Gerinnungsfaktoren (IX, XI).

◁ 39.3.3.3 Kalzium-Thromboplastinzeit („Quick-Test")

Sie erfaßt das exogene Gerinnungssystem.
Arbeitsbereich: Hund und Katze: 8–12 Sekunden,
erwachsenes Pferd: 7–9 Sekunden, Fohlen: 9–15 Sekunden,
Rind, Kalb: 10–18 Sekunden.
Verlängerung bei Verbrauchskoagulopathie, Hepatopathie, Pyrrolizidinvergiftung (Alpenkreuzkraut), Dicumarolvergiftung, Verminderung von Blutgerinnungsfaktoren.

◁ 39.3.3.4 Thrombinzeit

Sie erfaßt die 3. Gerinnungsphase.
Arbeitsbereich: Hund: bis 20 Sekunden,
Pferd: 17–21 Sekunden,
Rind, Kalb: 10–23 Sekunden.
Verlängerung z. B. bei: Hepatopathie (Verminderung von Fibrinogen), Therapie mit Antikoagulanzien.

◁ 39.3.3.5 Fibrinogen-Konzentration

Methode nach Clauss: Testkombination, Koagulometer.
Arbeitsbereich: Hund, Katze: 1–3 g/l,
Pferd: 1–4 g/l,
Rind, Kalb: 2–5 g/l,
Schwein: 2–4 g/l.
Erhöhung bei Entzündungen, Urämie.

39.4 Klinisch-chemische Blutuntersuchung

Im nachfolgenden werden die in der Routinediagnostik bzw. für die Praxis gebräuchlichsten klinisch-chemischen Bestimmungsmethoden und die damit erhaltenen Arbeitswerte angeführt (Tab. 39.3, 39.4, 39.5). Eine eingehende Darstellung der Methodik ist in diesem Rahmen nicht möglich. Im allgemeinen werden die Untersuchungen mit Testkombinationen für die Naß- oder Trockenchemie an geeigneten Analysengeräten nach Angaben der Hersteller vorgenommen.

39.4.1 Untersuchung von Serumproteinen

a) Gesamteiweiß (TP)

Die Bestimmung erfolgt mit der Biuret-Methode. Erhöhung: Exsikkose, chronische Entzündungen, Bauchdruse, chronische Pleuritis, Lymphosarkom; Erniedrigung: Blutverluste, chronisches Nierenversagen, Pyelonephritis, chronische Gastroenteritis, akute Typhlokolitis, chronische Hepatitis.

b) Serumeiweißfraktionen (Elektrophorese)

Unter Elektrophorese versteht man den Transport von Proteinen im elektrischen Feld. Dabei wandern die Moleküle von der Kathode zur

Tab. 39.3
Arbeitswerte von Enzymaktivitäten, Stoffwechselprodukt- und Eiweißkonzentrationen im Blutserum/-plasma bzw. Vollblut.

Parameter	Einheiten	Kalb	Rind	kl. Wdk.	Schwein	Pferd	Hund	Katze
GPT (ALT)	U/1	bis 38	*	bis 23	bis 40	bis 15	bis 40	bis 50
GOT (AST)	U/l	bis 40	bis 30	bis 65	bis 35	bis 350	bis 40	bis 40
GGT	U/l	bis 20	bis 15	bis 30	bis 27	44	bis 6	*
GLDH	U/l	bis 8	bis 9	bis 5	bis 6	bis 8	bis 6	bis 6
SDH	U/l	bis 7	bis 6	bis 12	bis 2	bis 2	bis 2	bis 2
AP	U/l	bis 300	bis 200	bis 50	bis 50	240–475	bis 190	bis 40
CK	U/l	bis 50	bis 60	bis 20	0–500 (ES) 100–1250 (LR, P, B)	92–307	bis 80	bis 80
LDH	U/l	250–1450	900–1500	bis 600	bis 700	162–412	bis 100	bis 70
α-Amylase	U/l	16–37	3–26	6–24	107–170	3–36	bis 1650	bis 1650
Lipase	U/l	–	–	–	–	1–440	300	250
TBIL	µmol/l	bis 5	bis 6	bis 4	bis 4	bis 45	bis 3,4	bis 3,4
CHOL	mmol/l	bis 2,5	2,3–4,7	1,2–2,2	bis 2	1,9–3,9	2,6–6,5	1,8–3,9
CREA	µmol/l	70–100	80–135	80–120	bis 200	106–177	90–160	bis 140
GLU	mmol/l	4,5–6,5	2,2–3,3	2,8–3,5	4,0–6,5	3,1–5,3	3,0–5,5	3,0–5,5
UREA	mmol/l	3,0–6,0	3,5–5,0	2,5–6,5	2,5–7,5	3,3–6,7	3,3–6,7	3,3–10,8
TRIG	mmol/l	bis 0,4	bis 0,2	bis 0,2	bis 0,4	bis 4,2	4,2–6,8	4,2–6,8
Gesamtlipide	g/l	3,1–4,8	4,2–7,8	0,9–2,6	3,2–5,3	bis 0,6	0,6–1,1	0,6–1,1
Laktat	mmol/l	1,2	1,1	0,8–1,3	–	1,1–1,7	1,0	1,0
Ammoniak	µmol/l	–	45–75	12–37	–	8–63	bis 70	bis 70
Fibrinogen	g/l	2–6	1–5	2–4		2–4		
Gesamteiweiß	g/l	50–70	60–80	60–78	50–80	52–77	55–75	55–75
Fraktionen								
Albumin	%	30	33	33–48	38	45–60	47–60	45–60
α-Globulin	%	20	18	13–24	24	10–20	9–15	8–15
β-Globulin	%	18	17	5–15	13	10–25	14–24	10–20
γ-Globulin	%	32	32	21–39	23	10–25	8 –14	8–18

ES = Edelschwein, LR = Landrasse, P = Pietrain, B = Belgische Landrasse, * = keine Aussagekraft

	Ges.-Kalzium	Phosphor	Magnesium	Natrium	Kalium	Chlorid
Pferd	2,5–3,4	1,0–1,9	0,7–0,9	132–146	2,8–4,8	99–105
Rind	2,3–3,0	1,6–2,3	0,7–1,2	130–150	4,4–5,7	98–104
Kalb	2,2–2,9	2,3–3,0	0,7–1,1	130–144	4,4–5,3	88–104
Schwein	1,9–2,9	1,9–2,8	0,9–1,7	135–143	4,5–6,5	100–110
Schaf	2,2–3,0	1,3–2,2	0,8–1,2	132–145	3,8–5,6	105–115
Ziege	2,2–2,8	1,3–2,8	0,8–1,1	137–150	4,9–6,1	105–120
Hund	2,3–3,0	0,8–1,6	0,6–1,3	139–152	3,6–5,6	96–113
Katze	2,0–3,0	0,8–1,6	0,6–1,2	142–163	3,3–5,0	111–129

Tab. 39.4
Arbeitswerte der Mineralstoff- und Elektrolytkonzentrationen im Blutserum (mmol/l).

	Eisen	Kupfer	Selen	Mangan
Pferd	14–25	18–21	1,1–2,6	0,3–0,9
Rind	27–40	13–19	0,7–1,9	0,4–1,8
Milchkalb	15–25	10–16	0,6–1,3	0,4–0,9
Schwein	17–36	25–32	0,8–2,3	0,1–0,3
Schaf	13–32	10–12	0,7–2,2	0,3–0,8
Ziege	23–25	13–17	0,8–2,0	0,1–0,2
Hund	18–30	12–17	0,7–1,7	0,5–0,9
Katze	13–36	10–19	0,6–1,9	0,4–0,9

Tab. 39.5
Arbeitswerte von Spurenelementkonzentrationen im Blutplasma (µmol/l).

Anode bis zu ihrem isoelektrischen Punkt. Aufgrund der unterschiedlichen Wanderungsgeschwindigkeit kommt es daher zur Auftrennung, wobei das Albumin die größte, das Gammaglobulin die kleinste Wanderungsgeschwindigkeit aufweist.

39.4.2 Untersuchung von Stoffwechselprodukten

39.4.2.1 Glukose (GLU)

Für diese Bestimmung sind geeignete Blutröhrchen mit Zusatz von Natriumfluorid zur Stabilisierung des Zellstoffwechsels notwendig, da ansonsten der Glukosegehalt nach der Blutentnahme rasch abfällt.

Erhöhung: Diabetes mellitus, Morbus Cushing, Streß (besonders Katze), Hyperthyreose, Gehirnerkrankungen, Krämpfe, akute schwere Kolik, postprandial, Kortikoidtherapie, Glukoseinfusion, Gestagene, ACTH, Xylazinapplikation.

Erniedrigung: Nahrungskarenz (Fohlen, Welpen, Saugferkel, Lämmer), Hypothyreose, Hepatopathie, Insulinüberschuß, Diarrhoe, Morbus Addison, Eperythrozoonose (Schwein), Ketose (Wiederkäuer), späte Phase des Endotoxinschocks.

39.4.2.2 Gesamtbilirubin (TBIL)

Bilirubin entsteht beim Abbau von Hämoglobin. Aus dem Hb wird Eisen abgespalten und im RES, das primäre, wasserlösliche, lipidlösliche Bilirubin gebildet. Dieses Bilirubin wird an Plasmaeiweiß gebunden, zur Leber transportiert und in den Leberzellen an Glukuronsäure gebunden (= sekundäres, direktes, posthepatisches Bilirubin). Die Ausscheidung erfolgt über die Galle in den Dünndarm.

Erhöhung: Hämolytische Anämie (prähepatisches Bilirubin vermehrt); Anorexie beim Pferd, chronische Leberschädigung, Fettleber (Rind), Abflußstörungen der Galle.

39.4.2.3 Gesamtcholesterin (CHOL) ▷ Die Cholesterinsynthese findet vor allem in der Leber statt, die Aufnahme hängt von der Nahrung ab.

Erhöhung: Diabetes mellitus, Leberschädigung, Hypothyreoidismus, Hungerzustände, Glukokortikoidtherapie.

39.4.2.4 Triglyzeride (TRIG) ▷ Erhöhung: Hyperlipämie, Hungerzustände, Diabetes mellitus, chronisches Nierenversagen, nach Nahrungsaufnahme.

39.4.2.5 Freie Fettsäuren (FFA) ▷ Erhöhung: nach übermäßiger Aufnahme von energiereichen Futtermitteln, insbesondere während der Trockenstehperiode beim Rind; energetische Unterversorgung und Fettmobilisation nach dem Partus. Lipomobilisationssyndrom, Ketose, Hyperlipämie. FFA im Plasma: Rind 0,2–0,3 mmol/l.

39.4.2.6 Gesamtlipide (TL) ▷ Erhöhung: Hyperlipämie, chronisches Nierenversagen.

39.4.2.7 Ketonkörper (KK) ▷ Die Ketonkörper (Azetessigsäure, β-Hydroxybuttersäure, Azeton) entstehen bei Entgleisung des Glukose-Fettsäure-Stoffwechsels (= Ketose, primäre bzw. sekundäre Form beim Wiederkäuer). Da die Bestimmung im Blutplasma arbeitsaufwendig ist, erfolgt die Bestimmung sehr einfach über Teststreifen im Harn bzw. in der Milch. Gesamtketonkörper im Plasma: Rind bis 1,7 mmol/l, Schaf bis 1,6 mmol/l; Azetazetat im Plasma: Rind und Schaf bis 0,6 mmol/l; Beta-Hydroxy-Butyrat: Rind und Schaf bis 1,0 mmol/l; Azeton in der Milch: Rind bis 0,25 mmol/l.

39.4.2.8 Gallensäuren (GS) ▷ Bei Lebererkrankungen werden die Gallensäuren ungenügend ausgeschieden und führen ihrer toxischen Eigenschaften zufolge zu Störungen im Organismus. Hund: nüchtern < 5 µmol/l, postprandial < 15 µmol/l; Katze: nüchtern < 2 µmol/l, postprandial < 10 µmol/l. Eine Erhöhung auf > 25 µmol/l beim Hund und > 20 µmol/l bei der Katze ist indikativ für eine Lebererkrankung bzw. einen portosystemischen Shunt. Pferd bis 12 µmol/l, Rind bis 85 µmol/l.

39.4.2.9 Laktat (LAK) ▷ Erhöhung: Körperliche Belastung, Laktatazidose bei schwerer Kolik infolge Strangulation, renale tubuläre Azidose, Uroperitoneum, Pansenazidose.

39.4.2.10 Harnstoff (UREA) ▷ Harnstoff ist das wichtigste Abbauprodukt des Eiweißstoffwechsels; ist nahrungsabhängig.

Kurzfristige Erhöhung: nach eiweißreicher Ernährung, Fieber.

Erhöhung: prärenal (Exsikkose, Herzinsuffizienz, Schock); renal (Nephritis, Glomerulonephritis), postrenal (Urolithiasis, Ruptur der Harnwege).

Erniedrigung: Hepatopathien, Eiweißmangel, Neonaten.

BUN (= blood urea nitrogen) wird oft im englischen Sprachraum angeführt: BUN (mg/dl) $\times$ 2,14 = UREA (mg/dl).

39.4.2.11 Kreatinin (CREA)

Kreatinin entsteht aus dem Muskelstoffwechsel. Im Gegensatz zur Harnstoffkonzentration ist der Serumkreatininspiegel nahrungsunabhängig.

Erhöhung: prärenal (Exsikkose, Kreislaufinsuffizienz); renal (Nephritis, Glomerulonephritis); postrenal (Urolithiasis, Ruptur der Harnwege).

Kälber: einige Tage post partum liegen erhöhte CREA-Werte vor.

39.4.2.12 Ammoniak (NH_3)

Erhöhung: Hepatopathie, portosystemischer Shunt.

Ammoniumtoleranztest: 100 mg Ammoniumchlorid/kg KM wird in Wasser gelöst oral appliziert (max. 3 g/Hund). Bei Symptomen, wie Krampfanfälle, soll dieser Test nicht durchgeführt werden. Eine Bestimmung der Ammoniakkonzentration im Blut erfolgt vor und 30 (ev. 60 bzw. 90) Minuten nach der Applikation. Die Ammoniakkonzentration soll nicht über 70 µg/dl ansteigen. Die Blutprobe muß nach der Abnahme sofort gekühlt und luftdicht verschlossen werden. Die Bestimmung erfolgt innerhalb von 30 Minuten nach der Blutentnahme.

39.4.3 Untersuchung von Enzymaktivitäten

Enzyme sind in den Zellen gebildete hochmolekulare Eiweißkörper, die als Biokatalysatoren chemische Reaktionen im Stoffwechsel beeinflussen bzw. beschleunigen. Von diesen Enzymen kommen bestimmte vorwiegend in Zellen eines oder zweier Organe vor, andere dagegen in vielen Organen. Für die Diagnose haben jedoch nur die erstgenannten eine Bedeutung, da sie organspezifisch sind. Ein Teil dieser Enzyme kommt im Zellplasma, andere nur an Mitochondrien gebunden vor. Bei Permeabilitätsstörungen werden vorwiegend die zytoplasmatischen Enzyme, bei Nekrosen auch die in den Mitochondrien befindlichen freigesetzt. Bei klinisch gesunden Tieren liegen die Enzyme infolge der physiologischen Zellmauserung in unterschiedlich hohen Konzentrationen vor. Eine erhebliche Aktivitätserhöhung über die sogenannten Arbeitswerte hinaus weist auf eine Organschädigung hin.

39.4.3.1 Glutamat-Pyruvat-Transaminase (GPT) = Alanin-Amino-Transferase (ALT)

Erhöhung: Hepatopathien (leberspezifisches Enzym bei Hund und Katze), keine diagnostische Bedeutung für Wiederkäuer und Schwein.

39.4.3.2 Glutamat-Oxalazetat-Transaminase (GOT) = Aspartat-Amino-Transferase (AST)

Dieses Enzym kommt sowohl in der Leber als auch in quergestreifter Muskulatur und Herz vor.

Erhöhung: Hepatopathien, Myopathien, nach Belastung, Lumbago.

39.4.3.3 Glutamat-Dehydrogenase (GLDH)

Die GLDH ist in den Mitochondrien der Leberzellen lokalisiert und ist daher ein leberspezifisches Enzym.

Erhöhung: Akute Hepatopathien.

39.4.3.4 Gamma-Glutamyl-Transferase (GGT) ▷ Die GGT kommt neben anderen Geweben (Pankreas) vorwiegend in der Leber vor.

Erhöhung: Akute und chronische Hepatopathien (keine diagnostische Bedeutung für die Katze), Galleabflußstörungen, Cholelithiasis. Bei neugeborenen Kälbern, Schaf- und Ziegenlämmern, wird die Aktivität der GGT durch Kolostrumaufnahme gesteigert (200–300 U/l).

39.4.3.5 Sorbit-Dehydrogenase (SDH) ▷ Eine hohe Aktivität wird in der Leber (leberspezifisches Enzym), eine geringere in der Niere sowie anderen Organen angetroffen. Die Untersuchung muß sofort nach der Blutentnahme erfolgen, da die SDH nur kurz im Blutserum haltbar ist. Geeignet für Frühdiagnose akuter Leberfunktionsstörungen.

Erhöhung: Hepatopathien.

39.4.3.6 Alkalische Phosphatase (AP) ▷ Die AP ist neben anderen Zellen in den Osteoblasten (daher altersabhängig, bei jüngeren Tieren physiologischerweise höhere Aktivitäten), im Gallengangsepithel und in der Dünndarmschleimhaut lokalisiert.

Erhöhung: Galleabflußstörungen, Hepatopathien, Knochenerkrankungen.

39.4.3.7 Laktat-Dehydrogenase (LDH) ▷ Die LDH kommt ubiquitär vor.

Erhöhung: Akute und chronische Hepatopathien, Myopathien, Hämolyse (Anämie).

39.4.3.8 Kreatin-Kinase (CK) ▷ Die CK ist ein muskelspezifisches Enzym. CK hat eine sehr kurze Halbwertszeit (20–30 min) und ist daher nur bei akuten Krankheitsprozessen im Bereich der Muskulatur und des ZNS erhöht. Eine Myopathie mit normaler CK ist möglich.

Erhöhung: Myopathien, körperliche Belastung, Festliegen, Lumbago, Myodegeneration, akute Kardiomyopathie, ZNS-Krankheiten.

39.4.3.9 α-Amylase (AMYL) ▷ Die α-Amylase kommt in den Organen Pankreas, Leber und Dünndarm sowie im Speichel vor.

Erhöhung: Akute Pankreatitis, Niereninsuffizienz.

39.4.3.10 Lipase (LIP) ▷ Die Lipase wird vor allem im Pankreas gebildet.

Erhöhung: Akute Pankreatitis, akute Pankreasnekrosen.

39.4.4 Untersuchung von Mineralstoffkonzentrationen ▶ Für die Bestimmung von Kalzium, anorganischem Phosphor und Magnesium sollte bei einem Versand in ein Labor nur Serum oder Plasma (kein EDTA-Plasma) verwendet werden. Eine Hämolyse ist grundsätzlich zu vermeiden. Die Bestimmungen erfolgen mittels naß- bzw. trockenchemischer Methoden. Für chemische Analysen werden Haare oder Organteile wie Leber, Nieren und Knochen verwendet.

39.4.4.1 Kalzium (Ca) ▷ Ca wird im Blutserum/-plasma als Gesamtkalzium bestimmt (ca. 55 % als ionisiertes Ca, 40 % an Proteine gebunden, der Rest an anorganische

Säure). Der biologisch wirksame Anteil am Gesamtkalzium ist das ionisierte Ca, welches mit ionenselektiven Elektroden im Heparinblut bestimmt werden kann (automatische Blutgasanalysatoren).

Als Praxismethode kann noch ein Schnelltest (Fa. Gräub) herangezogen werden.

Erniedrigung: hypokalzämische Gebärparese, Vitamin D-Mangel, Osteopathien, Tetanien, Azidose (Rind), Inappetenz (Wiederkäuer). 1–2 Wochen vor der Geburt ist ein kontinuierlicher Abfall des Ca-Spiegels bis zur Abkalbung bzw. Ablammung nachweisbar (bis 2,0 mmol/l). Hypoparathyreoidismus, Hypoalbuminämie, Zwerchfellflattern (Pferd), akutes Nierenversagen, Pankreaserkrankung, nach hoher Furosemidgabe.

Erhöhung: Vitamin D-Hypervitaminose, Kalzinose, Hyperparathyreoidismus, Pseudohyperparathyreoidismus (Neoplasma), chronisches Nierenversagen (Pferd).

◁ 39.4.4.2 Anorganischer Phosphor (P)

Erniedrigung: Osteomalazie, Rachitis, Festliegen, chronisches Nierenversagen, Hyperparathyreoidismus, Pseudohyperparathyreoidismus, puerperale Hämoglobinurie (Milchkuh).

Erhöhung: Kalzinose, Jungtiere (physiologisch), reine Fleischfütterung, akutes Nierenversagen, nach Weitwanderritten (Pferd).

◁ 39.4.4.3 Magnesium (Mg)

Erniedrigung: Tetanie (Rind, Schaf), chronische Darmerkrankungen, nach Weitwanderritten (Pferd).

Erhöhung: Gebärparese, nach oraler Gabe von Bittersalz bei Behandlung der Verstopfung des Pferdes.

◀ 39.4.5 Untersuchung von Elektrolytkonzentrationen

◁ 39.4.5.1 Natrium (Na) und Chlorid (Cl)

Na besitzt die höchste Konzentration als Kation in der Extrazellulärflüssigkeit und regelt mit dem Cl (Hauptanion des Extrazellulärraumes) den osmotischen Druck.

Erhöhung: NaCl-Vergiftung (vor allem bei Kälbern und Schweinen), mangelnde Wasseraufnahme, Morbus Cushing, nach Verabreichung von hypertonen NaCl-Lösungen bzw. von Nebennierenrindenhormonen mit mineralokortikoider Wirkung.

Erniedrigung: Schweißverluste (Pferd), chronisches Erbrechen, Durchfall, akutes und chronisches Nierenversagen, ungenügende NaCl-Aufnahme. Hypochlorämie zusätzlich bei respiratorischer Azidose sowie bei metabolischer Alkalose.

◁ 39.4.5.2 Kalium (K)

K befindet sich zu 96–98 % im Intrazellulärraum; wirkt mit bei der Erhaltung des osmotischen Druckes.

Erhöhung: Urämie, Nierenversagen, Hypoxie, Hämolyse, Azidose, Nebenniereninsuffizienz.

Erniedrigung: Durchfall, Erbrechen, Morbus Cushing, Alkalose, chronische Leberkrankheiten.

39.4.6 Untersuchung von Spurenelementkonzentrationen ►

39.4.6.1 Eisen (Fe) ▷

Erniedrigung: Unzureichende Fe-Versorgung von Muttertieren; Fe-Mangelanämie der Saugferkel, Kälber und Lämmer; fehlende Möglichkeit, Eisen aus der Umwelt (Erde) aufzunehmen; extrem hohe Wachstumsintensität.

39.4.6.2 Kupfer (Cu) ▷

Erniedrigung: Primärer (ungenügender Cu-Gehalt des Bodens und der Futterpflanzen) und sekundärer Kupfermangel (Cu-Antagonisten: Mo, S, Cd, Zn, Ca, Phytate) beim Wiederkäuer.

Erhöhung: Akute (beim Schaf) und chronische Cu-Vergiftung (bei Schaf und Rind).

39.4.6.3 Selen (Se) ▷

Se ist Bestandteil der Glutathion-Peroxidase; bildet außerdem mit den Thioaminosäuren einen Komplex, der antioxidative Aufgaben übernimmt; beteiligt an Prostaglandinsynthese sowie am Steroid- und Cholesterolmetabolismus.

Erniedrigung: Aufnahme peroxidreicher Futtermittel, Vitamin E-Mangel, Vorhandensein von Antagonisten (S, Zn).

Erhöhung: Se-Vergiftung nach Überangebot (zumeist Mischfehler in Wirkstoffmischung).

39.4.6.4 Mangan (Mn) ▷

Mangan ist Bestandteil zahlreicher Enzyme und dadurch an der Synthese von Cholesterol, Proteinen und Mukopolysacchariden bzw. an der oxidativen Phosphorylierung beteiligt. Erniedrigung: Mn-arme Futtermittel (Getreide, Stroh, Grünmais), Mn-Antagonisten (Ca, P, Mg, Fe). Mangelerscheinungen treten vor allem bei Rindern auf.

39.4.7 Untersuchung des Säure-Basen-Haushaltes und der Blutgase ►

Mit Hilfe von Elektroden können in einer anaerob entnommenen heparinisierten Blutprobe der pH-Wert, die Sauerstoff- und Kohlendioxidspannung gemessen werden. Aus diesen Werten wird unter Zugrundelegung bestimmter Nomogramme (z. B. Siggard-Anderson Nomogramm), welche vollautomatischen Analysengeräten eingegeben sind, ein kompletter Säure-Basen-Status inklusive Bikarbonatwert erhoben. Damit ist es möglich, Störungen im Säure-Basen-Haushalt zu erkennen, die als Azidosen oder Alkalosen (metabolisch oder respiratorisch bedingt) auftreten können. Die Regulationskapazität der Lunge und der Nieren spielen für die Aufrechterhaltung des Säure-Basen-Gleichgewichtes eine wichtige Rolle (Arbeitswerte Tab. 39.6).

Beurteilung:

	pH-Wert	pCO_2	pO_2	BE
Metabolische Azidose	erniedrigt	normal	normal	negativ
Respiratorische Azidose	erniedrigt	erhöht	erniedrigt	negativ
Metabolische Alkalose	erhöht	normal	normal	positiv
Respiratorische Alkalose	erhöht	erniedrigt	erhöht	positiv

Tab. 39.6
Arbeitswerte des Säure-Basen-Haushaltes und der Blutgase.

	Arterielles Blut					Venöses Blut				
	pH-Wert	pCO_2	pO_2	HCO_3	BE	pH-Wert	pCO_2	pO_2	HCO_3	BE
Kalb, p.p	7,18–7,28	46–66	28–45	18–28	–5,0 +1,0	7,16–7,37	50–70	18–29	18–28	–8,0-+1,0
Kalb, 4 Wo.	7,37–7,40	40–45	70–80	26–32	+1,0 +5,0	7,33 7,38	45–52	30 35	25–30	+1,0-+4,0
Rind	7,39–7,44	32–42	80–98	20–27	+ 1,0 +5,0	7,38–7,42	38–45	35–46	25–30	+1,0-+6,0
Ferkel, p.p.	–	-	–	-	–	7,19–7,29	52–70	20–27	18–25	–8 0-+1 0
Zuchtsau	7,39–7,45	32–45	80–95	20–26	+1,0-+4,0	7,36 7,42	41–60	30–46	23–31	0, 0-+5 0
Pferd	7,38–7,44	35–45	95–103	22–26	–2,0-+2,0	7,36–7,44	40–48	35–45	22–28	–3,0-+3,0
Fohlen, 2 Wo.	7,37–7,39	38–44	83–94	21–25	–	7,36–7,38	45–50	39–45	28–30	–4,0-+3,0
Hund	7,32–7,42	36–40	85–95	19–24	–	7,30–7,42	38–46	49–55	22–28	–2,5-+2,5
Katze	7,30–7,40	29–36	85–95	19–24	7,24–7,40	–	29–42	40–50	17–24	–2,5-+2,5

HCO_3 = akt. Bikarbonat, in mmol/l; BE = Basenabweichung, in mmol/l; pCO_2 = Kohlendioxidspannung, in mm/Hg; pO_2 = Sauerstoffspannung, in mm/Hg

Tab. 39.7
Umrechnungsfaktoren für Blutparameter von konventionellen Einheiten (konv. E) in SI-Einheiten (SI-E) und umgekehrt.

Meßgröße	SI-E	konv. E	Faktor in konv. E	Faktor in SI-E
Blutsenkung	mm/h	1,00	1,00	mm/h
Erythrozyten	T/l	Mill./mm³ = 10^6/µl	1,00	1,00
Hämoglobin	g/l	g/100 ml	0,1	10
Hämatokrit	l/l	Vol. %	100	0,01
MCV	fl	µm³	1,00	1,00
MCH	fmol	pg	1,611	0,6207
MCHC	mmol/l	g/100 ml	0,1	0,6207
Leukozyten	G/l	1000/mm³ = 10^3/µl	1,0	1,0
Thrombozyten	G/l	1000/mm³ = 10^3/µl	1,0	1,0
Basenüberschuß (BE)	mmol/l	mval/l	1,0	1,0
Bikarbonat	mmol/l	mval/l	1,0	1,0
Kohlendioxid-partialdruck (pCO_2)	kPa	mmHg	7,5020	0,1333
Sauerstoff-partialdruck (pO_2)	kPa	mmHg	7,5020	0,1333
Gesamteiweiß	g/l	g/100 ml	0,10	10,0
Gesamtbilirubin	µmol/l	mg/100 ml	0,0585	17,1
Harnstoff	mmol/l	mg/100 ml	6,0	0,166
Harnstoff-Stickstoff	mmol/l	mg/100 ml	2,8080	0,3561
Kreatinin	µmol/l	mg/100 ml	0,0131	88,4
Glukose	mmol/l	mg/100 ml	18,0	0,055
Laktat	mmol/l	mg/100 ml	9,0	0,111
Gesamtcholesterin	mmol/l	mg/100 ml	38,6	0,0259
Triglyzeride	mmol/l	mg/100 ml	88,54	0,01129
Ammoniak	µmol/l	µg/100 ml	1,703	0,5872
Lipide, Lipoprotein	g/l	mg/100 ml	100,0	0,0100
Freie Fettsäuren	µmol/l	mval/l	0,0010	1000,0
Fibrinogen	g/l	mg/100 ml	100,0	0,0100
Kalzium	mmol/l	mg/100 ml	4,008	0,2495
Phosphor	mmol/l	mg/100 ml	3,097	0,3229
Magnesium	mmol/l	mg/100 ml	2,431	0,411
Natrium	mmol/l	mg/100 ml	2,299	0,435
Kalium	mmol/l	mg/100 ml	3,91	0,2557
Chlorid	mmol/l	mg/100 ml	3,545	0,2821
Eisen	µmol/l	µg/100 ml	5,585	0,1791
Kupfer	µmol/l	µg/100 ml	6,355	0,1574
Zink	µmol/l	µg/100 ml	6,537	0,153
Enzyme	U/l	mU/ml	identisch	

T/l = Tera/Liter (10^{12}l) G/l = Giga/Liter (10^9l)
g/l = Gramm/Liter fl = Femtoliter (10^{-15}l)
l/l = Liter/Liter pg = Pikogramm (10^{-12}g)

Beispiel: Kalzium: mg/100 ml × 0,2495 = (mmol/l)
(mmol/l) × 4,008 = (mg/100 ml)
10,4 mg/100 ml = 2,59 mmol/l

Neurologische Untersuchung

40

Der neurologische Untersuchungsgang wird anschließend an den allgemeinen als besondere Untersuchung durchgeführt, wenn sich nach entsprechender Anamnese oder im Verlaufe des allgemeinen Untersuchungsganges Anhaltspunkte für Störungen des Nervensystems ergeben haben. Derartige Störungen können besonders bei folgenden Punkten des allgemeinen Untersuchungsganges wahrgenommen werden: Nationale, Anamnese (z. B. Trismus, Zungenlähmung), Ernährungszustand (örtliche Atrophien), Allgemeinverhalten (Bewegungs-, Bewußtseinsstörung), Haarkleid (Alopezie, lokalisierter Schweißausbruch), innere Körpertemperatur (Schweif-Sphinkteren-Lähmung), Augen, Nase und Maulhöhle bzw. deren Schleimhäute (Ohrenspiel, Lidreflex, Nüsternbewegung, Trismus, Unterkieferlähmung, Zungenlähmung usw.), Atmung (Zwerchfellparese), Perkussion des Thorax (Hyperästhesie). Wenn Bewegungsstörungen vorliegen, so sind diese zunächst nach orthopädischen Gesichtspunkten zu untersuchen. Ergibt sich kein Hinweis auf eine Erkrankung der Bewegungsorgane, so kann angenommen werden, daß die Bewegungsstörung nerval bedingt ist.

Die Ursache einer Nervenkrankheit kann im Zentralnervensystem (Gehirn und Rückenmark), im peripheren Nervensystem oder im vegetativen Nervensystem gelegen sein. Dementsprechend gibt es zentrale, periphere und vegetative nervale (nicht nervöse!) Störungen. Systemische Erkrankungen der Muskulatur müssen differentialdiagnostisch in Betracht gezogen werden.

Die Art der Störung ist je nach den betroffenen Nerven entweder motorisch oder sensibel, bei gemischten Nerven beides. Sie bildet sich entweder nach der Größe der Leistung (quantitativ) oder nach Art der Leistung (qualitativ) aus. Quantitative Störungen äußern sich in vermehrter, verminderter oder aufgehobener Tätigkeit eines (oder mehrerer) Nerven. Qualitative Störungen führen zu einem andersartigen Effekt dieser Tätigkeit.

Mit Hilfe des neurologischen Untersuchungsganges soll die Lokalisation der Läsion bzw. Läsionen im Nervensystem festgestellt werden, weil jede Region des Nervensystems bis zu einem gewissen Grad ihre spezifischen Krankheitsprobleme hat. Spezielle Untersuchungsmethoden können dadurch zielführend eingesetzt werden. Wenn eine Störung nur eine Region des Nervensystems betrifft, spricht man von fokalen bzw. regionalen Läsionen. Ist es nicht möglich, die gefundenen Symptome einer einzigen Region zuzuordnen, sind multifokale, disseminierte bzw. diffuse Störungen vorhanden (z. B. Infektionskrankheiten).

Aufgrund der neurologischen Befunderhebung können 7 Regionen unterschieden werden:

1. Periphere Nerven und Nervenwurzeln (Mono- bzw. Polyneuropathie, weitere Unterteilung: Nerven der Vorder- und Hinterextremitäten, Kopfnerven, Sakralnerven)
2. Muskulatur (systemische Erkrankungen)
3. Rückenmark (oberes Halsmark, Zervikalschwellung, Thorakal- und vorderes Lumbalmark, Lumbalschwellung, Sakralmark)
4. Vestibulärsystem
5. Hirnstamm (Medulla oblongata, Pons, Mittelhirn)
6. Kleinhirn
7. Großhirn (Kortex, Thalamus, Hypothalamus, Stammganglien).

40.1 Nationale und Vorbericht

Die Untersuchung muß mit dem Nationale beginnen, da Erkrankungen des Nervensystems häufig speziesbezogen bzw. vermehrt bei bestimmten Rassen vorkommen. Auch treten einzelne Krankheitsbilder gehäuft in einer bestimmten Altersstufe auf.

Auch die Anamnese hat bei der neurologischen Untersuchung große Bedeutung. Die Beschreibung der Symptome durch den Besitzer muß durch gezielte Fragen ergänzt werden (epileptische Anfälle werden nur selten vom Tierarzt beobachtet, Verhaltensänderungen werden meist nur vom Tierhalter bemerkt).

Der Verlauf der Krankheit ist für die Diagnosestellung ebenfalls von größter Wichtigkeit. Neurologische Krankheiten können akut, subakut, chronisch, progressiv, stationär oder anfallsweise in Erscheinung treten. Weiterhin sind Fragen nach der Haltung, dem Krankheitsverlauf in der Gruppe bzw. Herde, der Ernährung, der Herkunft (eventuell Erkrankung von Wurfgeschwistern), früheren Erkrankungen und Impfstatus von Bedeutung.

40.2 Allgemeinverhalten und Bewußtsein

Bei der Untersuchung des Nervensystems beginnt man mit einer genauen Beobachtung des Verhaltens des Tieres in der gewohnten (eventuell vom Besitzer erfragen) und dann in einer dem Tier ungewohnten Umgebung. Das Verhalten ist anatomisch vor allem mit dem limbischen System und der Großhirnrinde verbunden und ein sehr komplexes physiologisches Geschehen. Bei Läsionen bzw. Reizungen einzelner Teile dieses Systems kommt es zu entsprechenden Ausfalls- oder Überreaktionserscheinungen. Die Formatio reticularis, ein ausgedehntes Kerngebiet im Hirnstamm, ist für das Bewußtsein von großer Bedeutung und leitet von der Peripherie kommende Reize (aus der Umwelt oder dem Körper selbst stammend) zur Großhirnrinde weiter. Dort werden diese bewußt wahrgenommen bzw. wird ein gewisses Maß an Wachheit erreicht. Bewußtseinsänderungen können somit im Kortex und/oder in der Formatio reticularis ihren Ursprung haben (Befundbeschreibung zu vermindertem und gesteigertem Allgemeinverhalten unter entsprechendem Kapitel).

Nach der Beurteilung von Allgemeinverhalten und Bewußtsein werden Untersuchungsmethoden herangezogen, die eine unmittelbare Beschäftigung und Kontaktnahme mit dem Tier mit sich bringen.

40.3 Allgemeiner Untersuchungsgang

Dieser muß bei jeder Störung des Nervensystems durchgeführt werden, da neurologische Symptome durch eine Reihe von Krankheiten, die ihren Ursprung nicht im Nervensystem haben, hervorgerufen werden können (z. B. Urämie, Diabetes mellitus, Hypokalzämie, Hypomagnesiämie, Lebererkrankungen). Weiterhin können Infektionskrankheiten sowohl das Nervensystem als auch andere Organe befallen (z. B. Staupe).

40.4 Adspektion des Schädels und der Wirbelsäule

Hinsichtlich der Untersuchung des Schädels siehe auch unter Nebenhöhlen. Physiologischer Befund: **„o. B.“**. Pathologisch: Verkrümmungen der Wirbelsäule nach oben (Kyphose), nach unten (Lordose, Senkrücken) bzw. seitwärts (Skoliose).

40.5 Palpation des Schädels und der Wirbelsäule

Bei der Untersuchung des Schädels werden Haut (Verletzungen, subkutane Emphyseme), Gesicht- und Gehirnschädel genau abgetastet. Danach wird auf Veränderungen der Halswirbelsäule (oft nur die ersten beiden Wirbel der Palpation zugänglich) geachtet. Bei der Untersuchung der weiteren Wirbelsäule steht man neben dem Tier und fährt bei Großtieren (Pferd, Rind, Zuchtschwein) mit der Hand unter kräftigem Druck seitlich der Dornfortsätze vom Widerrist bis zum Schwanzansatz und achtet dabei auf Abwehrverhalten oder auf ein allzu starkes Durchbiegen, Ödeme bzw. morphologische Änderungen. Lendenteil und Kreuzgegend können auch rektal auf Knochenstufen untersucht werden. Bei Kleintieren (Kleine Wiederkäuer, Ferkel, Hunde, Katzen) betastet man vorsichtig die Dornfortsätze und kann Ab- und Seitwärtsbewegungen unter Beachtung des fühlbaren Widerstandes (Krepitation, Schmerzäußerung) durchführen. Weiters ist der Hals (Beugen nach oben und unten, links und rechts) passiv zu bewegen.

Physiologisch: **„o. B.“**.

Pathologisch: Vergrößerungen (z. B. Tumor- oder Hämatombildung), Konturänderungen, höhere Temperatur, Konsistenzänderung der Schädeldecke (z. B. offene Fontanellen), Stufenbildung, erhöhte Druckempfindlichkeit, abnorme bzw. verminderte Beweglichkeit, Krepitation der Wirbelsäule.

40.6 Beurteilung der Haltung und des Ganges

Eine veränderte Haltung oder ein veränderter Gang können auf Grund sensorischer und/oder motorischer Störungen auftreten.

Haltung: Die Körperhaltung ist als physiologisch zu bezeichnen, wenn sich das Tier mit allen 4 Gliedmassen entgegen der Schwerkraft mit normalem Muskeltonus aufrechthalten kann. Beispiele einer unphysiologischen Haltung sind Kopfschiefhaltung, Torticollis, Tiefstellung von Kopf und Hals, Kyphose (Verkrümmung der Wirbelsäule nach dorsal), Lordose (Verkrümmung der Wirbelsäule nach ventral), Skoliose (Verkrümmung der Wirbelsäule nach lateral) oder breitbeiniger Stand bei herabgesetztem Muskeltonus. Die Regulierung der Haltung ist eine komplexe Funktion des Nervensystems. Rezeptoren aus der Peripherie (Beine, Körper, Gesichts- und Gleichgewichtssinn) liefern Informationen über die Position der einzelnen Körperteile über aufsteigende Bahnen, Hirnstamm und Kleinhirn zur Großhirnrinde. Über absteigende Bahnen wird der Muskeltonus dann entsprechend über Motoneurone der grauen Substanz des Rückenmarkes reguliert. Von Bedeutung sind der Einfluß des Vestibularapparates und des Kleinhirnes.

Gang: Die wichtigste komplexe Funktion, die wir bei unseren Patienten beurteilen können, ist jedoch der Gang. Für dessen Beobachtung und Beurteilung sollte daher genügend Zeit eingeräumt werden. Gangstörungen sind unkoordinierte Bewegung (Ataxie), Propriozeptionsstörungen (spontanes Überköten), Lähmungen und Dysmetrien (zu kurze oder zu weit ausgeführte Schritte). Gangerschwernis, wie z. B. Treppensteigen, erleichtert oft die Beurteilung von geringgradigen Störungen.

Um eine komplexe Bewegung, einen physiologischen Gang, ausführen zu können, müssen mehrere Systeme des ZNS korrekt zusammenarbeiten. Die Bewegungszentren (spinale Schrittmacher in der Zervikal- und Lumbalschwellung, Mittelhirn und subthalamische Kerne) werden durch Großhirnrinde, Hirnstamm, Kleinhirn und Vestibularapparat moduliert. Das Großhirn ist für die Initiation der Bewegung verantwortlich. Die Koordination des Ganges erfolgt beim Tier im Hirnstamm, die Feinabstimmung der Bewegung im Kleinhirn. Um dies bewerkstelligen zu können, muß zuerst die Information aus der Peripherie (Muskellänge und Muskeltonus, Lage der Beine und des Körpers, Beschleunigung) über die peripheren Nerven und aufsteigende Bahnen zum zentralen Nervensystem gewährleistet sein. Da so viele Strukturen des Nervensystems im Bewegungsablauf involviert sind, wird meist die vollständige neurologische Untersuchung benötigt, um eine Gangstörung einer Lokalisation zuordnen zu können.

Ein paar typische Gangstörungen und deren mögliche Lokalisation sind:

Ataxie: sensible Nerven, Rückenmark, Hirnstamm, Vestibularapparat, Kleinhirn;

Lähmungen (Paresen, Paralysen):

mit abgeschwächten Reflexen: Läsion im unteren motorischen Neuronsystem (UMN);

mit gesteigerten Reflexen: Läsion im oberen motorischen Neuronsystem (OMN, z. B. Rückenmark, Hirnstamm);

Hypermetrie: Kleinhirn, Rückenmark (spinozerebelläre Bahnen).

Um die Bewegungsabläufe und Störungen derselben leichter verständlich zu machen, müssen zwei Systeme erklärt werden, die für diese

Funktionen verantwortlich sind: Das untere und das obere motorische Neuronsystem (vereinfacht dargestellt).

40.6.1 Unteres motorisches Neuronsystem (Reflexaktivität)

Eine Steuerung der Muskelkontraktion erfolgt über segmental angeordnete motorische Nervenzellen in der grauen Substanz des Rückenmarkes (Extremitäten und Rumpf) und des Hirnstammes (Kopf).

Eine Reflexbewegung ist abhängig vom Rezeptor im Muskel, dem Muskel selbst, zentripetalen und zentrifugalen Nerven und der grauen Substanz des entsprechenden Rückenmarkabschnittes.

Sollte eine Läsion in einem dieser Abschnitte vorliegen, so kann es zu einer Lähmung kommen.

Unter *Lähmung* ist der vollständige oder unvollständige Verlust der Fähigkeit eines oder mehrerer Muskeln, motorische Erregungen zu beantworten, zu verstehen. Eine Lähmung, die durch eine Läsion des unteren motorischen Neuronsystems entstanden ist, kann sein:

a) *Parese* (unvollständige Lähmung, herabgesetzte Kontraktionsfähigkeit, verminderter Muskeltonus);

b) *Paralyse* (vollständige schlaffe Lähmung, Verlust der Kontraktionsfähigkeit, Verlust des Muskeltonus).

Weiters kann es zu einer Herabsetzung oder einer Aufhebung der Muskelstreckreflexe im betroffenen Gebiet kommen; eine neurogene, degenerative Muskelatrophie tritt sehr rasch ein (unter Umständen innerhalb einer Woche).

40.6.2 Oberes motorisches Neuronsystem

Unter diesem System werden die höheren motorischen Zentren im ZNS zusammengefaßt, die die unteren motorischen Neurone kontrollieren. Muskeltonus und Körperhaltung werden reguliert (Zusammenspiel von Flexor- und Extensormuskeln zur Unterstützung gegen die Schwerkraft). Zusätzlich ist dieses System für die Initiation gezielter Bewegungen (Intentionsbewegung) zuständig und bewirkt gemeinsam mit sensiblen Systemen (Tiefensensibilität) die Koordination des Ganges. Anatomisch liegt dieses System in der Großhirnrinde, in den Basalganglien und im Hirnstamm. Kortikospinaler und kortikorubrospinaler Trakt sind vor allem für die Initiationsbewegung verantwortlich. Retikulospinaler und vestibulospinaler Trakt beeinflussen Muskeltonus und Haltung.

Treten Läsionen in diesem System oder in den Verbindungen zum unteren motorischen Neuronsystem auf, so kommt es zu folgenden Störungen:

1. **Bewegungsstörungen**, die abhängig von der Lokalisation und der Größe der Läsion unterschiedlich verlaufen.

Mißbewegungen (*Parakinesen*) sind definiert als qualitative Störungen motorischer Nerven. Sie kommen zustande durch mehr oder weniger ausgeprägte quantitative Störungen mehrerer motorischer Nerven und/oder Störungen im richtigen Zusammenspiel (Koordinierung) dieser Nerven und damit der von ihnen innervierten Muskelgruppen. Als *Ataxie* bezeichnet man jede Art von Bewegungsstörungen, bei denen zwar die Kontraktilität der einzelnen Muskeln ungestört ist (also keinerlei Lähmung besteht), das richtige und rechtzeitige Zusammenwirken der für eine bestimmte Bewegung notwendigen Muskelgruppen jedoch krankhaft gestört ist (*gestörte Koordination*). Die Bewegungen werden daher unphysiologisch, schwankend, stolpernd und über das normale Ausmaß hinaus greifend. Finden sich Schwankungen auch beim Stehen infolge des Unvermögens, eine bestimmte Körperhaltung längere Zeit einzunehmen (Wackeln mit dem Kopf und Hals, Schwanken auch im Stand), so spricht man von statischer Ataxie. Je nach dem Sitz der Störung im Kleinhirn, Vestibularsystem oder Rückenmark unterscheidet man *zerebellare, vestibulare* oder *spinale* Ataxie.

Zwangsbewegungen sind völlig koordinierte Muskelbewegungen, die durch Übererregung einzelner motorischer Zentren im Gehirn entstehen, stets nach einem bestimmten Schema ablaufen und sich immer wieder wiederholen.

Bei *Dreh-* und *Zeigerbewegungen* verbleibt das Tier mit einem Extremitätenpaar am Ort und dreht sich mit dem anderen Paar um dieses. Bei *Kreis-* oder *Manegebewegungen* geht der Patient dauernd in kleinerem oder größerem Kreise umher. Beim Vor- oder Rückwärtsdrängen geht das Tier drängend vor- oder rückwärts, und zwar auch dann, wenn ihm ein Widerstand entgegenwirkt, also wenn es z. B. an eine Wand stößt. Manchmal folgt darauf ein Vor- oder Rückwärtsüberschlagen (Purzelbaumschlagen).

2. **Paresen** bzw. **Paralysen:** Unter *Monoplegie* versteht man die Lähmung nur einer Gliedmasse, unter *Hemiplegie* hingegen die der ganzen Körperhälfte. Unter *Paraplegie* (Paraparese) wird die Lähmung eines Gliederpaares (Vorder- oder Hinterextremitäten) verstanden. Je nachdem, ob sich der gelähmte Muskel in einem Spannungszustand (Tonus) befindet oder ob er erschlafft ist, spricht man von einer *spastischen* oder einer *schlaffen Lähmung*. Die erstere ist durch eine Schädigung im Zentralnervensystem bedingt (siehe Pkt. 3 der Schädigungen des oberen motorischen Neuronsystems); der Muskel ist funktionsfähig, möglicherweise fest gespannt (der periphere Nerv ist intakt). Die letztere ist durch eine Schädigung des motorischen Nerven (oder seines Kernes) bedingt; der Muskel ist weich und schlaff.

Ein gelähmter unbeweglicher Muskel wird mit der Zeit schwächer und verliert an Substanz: *Muskelatrophie* (Muskelschwund). Bei längerem Bestande kann es zu einer dauernden *Kontraktur* (Muskelverkürzung) kommen.

Die einfache oder *Inaktivitätsatrophie* kommt durch den Nichtgebrauch des Muskels zustande (z. B. auch bei mangelndem Training, bei passiver Unbeweglichkeit infolge von Steifverbänden bei Frakturen). Sie entwickelt sich dementsprechend langsam (sichtbar in 3–4 Wochen) und findet sich neurologisch bei Schädigungen des oberen motorischen Neuronsystems.

Die *degenerative Atrophie* entwickelt sich dagegen unter Umständen innerhalb einer Woche, erreicht bald einen hohen Grad und findet sich bei Schädigung des unteren motorischen Neuronsystems (nukleäre und infranukleäre Lähmungen).

Dies ist damit zu erklären. daß bei solchen Schädigungen jedweder Nerveneinfluß auf den Muskel ausgeschaltet ist; er ist atonisch und nicht einmal reflektorisch erregbar. Vielfach verlaufen mit dem motorischen Nerven auch noch ein Teil der vegetativen Nerven, so daß auch die Durchblutung und der Muskelstoffwechsel gestört sind, was gleichfalls die Atrophie fördert.

3. **Enthemmungsphänomene** (Spastizität, erhöhter Muskeltonus und gesteigerte Muskelstreckreflexe – Hyperreflexie; entsteht durch Wegfall des hemmenden Einflusses der oberen auf die unteren Neurone).

Ein spezielles Enthemmungsphänomen ist das *Schiff-Sherringtonsyndrom*, das bei ausgedehnten Läsionen in der grauen Substanz zwischen Thorakal- und Lumbalschwellung des Rückenmarks auftritt. Die Vorderextremitäten sind bei diesem Phänomen bei einem paraplegischen Tier gestreckt (*Extensorspasmus*, da die Zentren der Lumbalschwellung normalerweise einen hemmenden Einfluß auf den Extensortonus der Vorderbeine haben).

4. **Reizerscheinungen** (abnormale Bewegung, ausgelöst durch einen abnormalen Reiz).

Hierher gehören auch die Krämpfe: Unter *Krämpfen* sind dauernde oder zeitweilige unwillkürliche Muskelkontraktionen zu verstehen. Sie können als Dauerkrampf (*tonischer Krampf*) oder als Zuckungen mit dazwischenliegenden Erschlaffungen (*klonischer Krampf*) auftreten.

Verkrampfte Muskeln sind kürzer und dicker (Körpermuskulatur tritt plastisch hervor, bewegliche Körperstellen werden verzogen) bzw. kontrahieren sich unmotiviert. Gehen beide Arten ineinander über, so spricht man von *tonisch-klonischen Krämpfen.*

Die klonischen Krämpfe werden auch bezüglich der Frequenz der Muskelzuckungen beurteilt: *grobschlägig* und *feinschlägig.* Besonders rasche und kleine klonische Muskelkontraktionen von längerer Dauer werden als *Tremor* (Zittern), Kontraktionen einzelner Muskelfaserbündel als *fibrilläre Muskelzuckungen* bezeichnet. *Myoklonien* oder „Tics" sind rhythmische Zuckungen einzelner Muskeln oder Muskelgruppen.

Krämpfe, die vom Rückenmark ausgehen (*spinale Krämpfe*), können auch auf reflektorischem Wege ausgelöst werden (*reflektorische Krämpfe*). Krämpfe, die vom Gehirn ausgehen (*zerebrale Krämpfe*), sind in der Regel durch Provokation nicht auszulösen. Dabei kommt es zu scheinbar zweckmäßig koordinierten Bewegungen (Laufbewegungen, Kaubewegungen).

Epilepsie tritt anfallsweise auf und kennzeichnet sich dadurch, daß an einer umschriebenen Muskelregion (meistens Kaumuskulatur, bei fokaler Epilepsie oft an Extremitäten beginnend), zunächst tonische und anschließend klonische Krämpfe (Kaukrämpfe) auftreten, die sich über den Hals sowie die Extremitäten auf den ganzen Körper ausbreiten und unter Schwund des Bewußtseins zu Konvulsionen ausarten können.

Durch tonische Muskelkrämpfe veränderte Körperhaltungen haben gleichfalls bestimmte Namen. Eine Krümmung des Rumpfes nach oben

(Krampf der Hals- und Rückenmuskulatur) heißt *Opisthotonus* (häufig bei Meningitis), eine solche des Halses und Kopfes *Retrokollis.* Eine Krümmung nach der Seite *Pleurothotonus.* Eine Verkrümmung des Halses um die Längsachse mit Verdrehung des Kopfes heißt *Tortikollis.*

Krämpfe der Augenmuskulatur können zum Schielen (*Strabismus*) führen, allerdings auch eine einseitige Lähmung; ferner kann dies mechanisch durch einen raumfordernden Prozeß in der Orbita (Neoplasma, Kieferhöhlenerweiterung) bedingt sein. Durch einen Krampf des M. retractor bulbi kommt es zum Vorfall der Nickhaut (aber auch bei einer Bulbusatrophie). Dies ist ebenso wie die Ausbildung des dritten Augenwinkels am oberen Augenlid ein Prodromalsyndrom des Starrkrampfes. Pathologischer Nystagmus (Augenzittern) ist bedingt durch klonische Krämpfe der Augenmuskulatur (N. oculomotorius, N. trochlearis, N. abducens). Man kann solche von rechts nach links (*Nystagmus horizontalis*), von oben nach unten (*Nystagmus verticalis*) und im Kreise (*Nystagmus rotatorius*) unterscheiden.

Trismus (Kiefersperre) wird bedingt durch einen tonischen Krampf der Kaumuskulatur (auch durch Muskelentzündungen und Kiefergelenkskrankheiten), wodurch sich die Maulspalte nur ungenügend oder gar nicht öffnen läßt. Man gibt das maximal mögliche Auseinanderweichen der Schneidezähne (beim Großtier in Fingerbreiten) an.

40.6.3 Technik der Untersuchung des motorischen Nervensystems und seiner Störungen (Krämpfe, Lähmungen und Bewegungsstörungen)

Zunächst wird das Tier in Ruhe beobachtet, ob Lähmungen, Krämpfe oder unphysiologische Körperhaltungen auftreten. Muskelmasse (Atrophie, Schwellung) und Muskeltonus (Spasmus, Parese, Paralyse) sind durch Palpation zu evaluieren. Ebenso müssen Sekundäreffekte, wie unphysiologisch abgenützte Hufe oder Krallen oder Exkoriationen (z. B. nach Überköten) oder Dekubitalstellen (z. B. bei festliegenden Tieren) beachtet werden. Sind Tiere gelähmt, versucht man diese passiv aufzustellen bzw. einzelne Extremitäten passiv zu beugen, um den Muskeltonus zu prüfen (= *Widerstand gegen passive Manipulation*). Es wird untersucht, ob und zu welchem Ausmaß ein Tier seinen Körper unterstützen kann und inwieweit es fähig ist (mit oder ohne Unterstützung) zu gehen.

Danach muß der Besitzer oder ein Helfer das Tier in verschiedenen Gangarten vorführen. Speziell für Großtiere ist die Kenntnis über die speziesbezogene Gangart wichtig, da auch kleine Abweichungen erkannt werden müssen. Haltungs- und Stellreaktionen (S. 332) zur Verdeutlichung einer Gangstörung sind bei diesen Tieren viel schwieriger durchzuführen.

Im allgemeinen werden die Haltung des Körpers, Halses und Kopfes und die Bewegung und Koordination der einzelnen Extremitäten beobachtet. Sollten Zwangsbewegungen auftreten, werden diese beschrieben.

Um Gangstörungen deutlicher sichtbar zu machen, versucht man, das Gehen „schwieriger" zu gestalten. Großtiere läßt man je nach Möglichkeit auf hartem oder anschließend auf weichem Boden oder auf unebenem Gelände oder einen Hang hinauf und hinunter gehen. Hunde können Treppen steigen; kleine Kreise nach beiden Seiten können abverlangt werden. Jede Tierart kann über kleine Hindernisse (z. B. Stangen am Boden oder ähnliches) geführt werden. Pferde können vorgeritten werden oder mit dem Schweif schiefgestellt und anschließend vorgeführt werden.

Physiologischer Befund: **„Muskelmasse und Muskeltonus gut“**.

40.7 Funktion der Kopfnerven (Kraniale Nerven, KN)

Die Kopfnerven (KN III bis KN XII) entstammen dem Hirnstamm. Die Evaluierung ihrer Funktion hilft Funktionsstörungen (Läsionen) im Hirnstamm zu lokalisieren.

Der physiologische Befund lautet, sofern bei den nachfolgenden Punkten nicht extra angeführt: **„o. B.“**.

40.7.1 Geruchssinn (KN I, N. olfactorius)

Von Chemorezeptoren in der Riechschleimhaut werden Geruchsstimuli aufgenommen. Die dadurch enstandene neuronale Information wird über Bulbus und Tractus olfactorius in die Riechrinde im Lobus piriformis und weiteren basalen Kortexregionen geleitet und kann zur Wahrnehmung gelangen.

Untersuchung: Der Vorbericht des Besitzers über Appetit und Verhalten bei spezifischen Duftmarken ist von größter Wichtigkeit. Riechenlassen von angenehmen Gerüchen (Alkohol, Futter) ist möglich. Reizende Stoffe (z. B. Salmiak, Äther) sollten nicht verwendet werden, da die Schleimhaut angegriffen wird und über sensorische Trigeminusfasern eine Abwehrreaktion hervorgerufen werden kann, die mit dem Geruchssinn nicht in Zusammenhang steht.

Pathologisch: Fehlen des Geruchssinnes = Anosmie (häufig bei Entzündungen und Tumoren der Nasenhöhle).

Die Prüfung des Geruchssinnes ist mit vielen Fehlern behaftet; sie hat im allgemeinen keine große praktische Bedeutung.

40.7.2 Gesichtssinn (KN II, N. opticus)

Das Auge hat die Aufgabe, optische Signale aus dem Umfeld der Tiere aufzufangen, zu bündeln und einer Schicht von Photorezeptoren zuzuleiten. Von dort gehen die Impulse über den Nervus opticus, dessen Fasern zum Teil (Anteil von Tierart abhängig) im Chiasma opticum zur Gegenseite kreuzen, und den Tractus opticus zu den primären Sehzentren im kaudalen Epithalamus und den rostralen Vierhügeln. Sie werden weiter zur Okzipitalrinde geleitet, wo sie bewußt wahrgenommen werden. Bei den Haustieren kreuzt ein Großteil der Fasern des N. opticus zur Gegenseite, während der Rest ipsilateral im Tractus opticus weiterzieht. Als Regel gilt, je weiter lateral die Augen im Gesichtsschädel liegen, desto mehr Fasern kreuzen und desto schlechter ist das binokulare Gesichtsfeld (ungefähre Anzahl der kreuzenden Fasern: Katze 65 %, Hund 75 %, die meisten Pflanzenfresser 80 %, Primaten 50 %). Somit unterscheidet man eine rechte und eine linke Hälfte des Gesichtsfeldes. Da Augen und Netzhaut gewölbt sind, wird nicht nur das gleichseitige, sondern auch ein Teil des gegenseitigen Gesichtsfeldes wahrgenommen, wodurch sich je nach Augenstellung eine Überschneidung ergibt (z. B bei der Katze wesentlich mehr als beim Pferd).

Afferente optische Fasern ziehen auch über den Nervus und Tractus opticus zum Mittelhirn und zum Kern des N. oculomotorius (Pupillarreflex). Weiters gibt es Verbindungen über das Mittelhirn zu den Augenmuskelkernen und zu motorischen Nervenzellen im Halsmark (visuelle Orientierung).

Untersuchung: Beobachtung der Tiere in fremder Umgebung bzw. in einem fremden Raum, da sie Sehstörungen in gewohnter Umgebung oft gut kompensieren können. Darüberhinaus können sie gegen Hindernisse geführt werden. Kleine Tiere werden an den Rand des Untersuchungstisches geschoben, um zu sehen, ob sie sich gegen diese Manipulation wehren.

Weitere Überprüfungsmöglichkeiten

Drohreflex: Man bewegt die Hand rasch, aber ohne Haut, Wimpern oder Kornea zu berühren und ohne einen Luftzug zu erzeugen, in Richtung des Auges. Das sehende Tier schließt die Lider und/oder hebt den Kopf (Voraussetzung: intakte Sehbahn und funktionsfähiger N. facialis für die Innervation der Augenlider). Der Drohreflex kann auch bei cerebellaren Funktionsstörungen fehlen.

Tischkantenprobe (siehe dort).

Eine ophthalmoskopische Untersuchung wird angeschlossen. Mit Hilfe der Untersuchung des Gesichtssinnes und des Pupillarreflexes ist es möglich, eine Läsion innerhalb der verschiedenen Abschnitte der Sehbahnen zu lokalisieren (siehe Pupillarreflex, Tab. 40.1).

40.7.3 Pupillarreflex ▶ (KN III, N. oculomotorius)

Signale, ausgelöst durch einen Lichteinfall auf die Retina, werden über den N. opticus zum Chiasma geleitet, von wo ein Teil der Impulse ipsilateral, ein geringerer kontralateral weitergegeben wird, so daß der N. oculomotorius beider Seiten erregt wird. Der N. oculomotorius, dessen parasympathischer Anteil (Edinger-Westphal Nucleus) die Iris innerviert sowie den M. sphincter iridis auf der belichteten (direkter Pupillarreflex) und auf der kontralateralen Seite (konsensueller Reflex) kontrahiert, wodurch sich die Pupille verengt.

Geprüft wird der Pupillarreflex, indem zunächst die Erweiterung beider Pupillen durch Zuhalten beider Augen provoziert wird. Dies geschieht durch die sympathische Kontrolle, die ihr Zentrum in den ersten Thorakalsegmenten des Rückenmarkes hat (Rückenmark – Plexus brachialis – Halssympathikus – kraniales Zervikalganglion – Innenohr – N. ophthalmicus – Iris. Das Zentrum im Rückenmark wird enthemmt durch sympathische Einflüsse aus dem Hirnstamm). Dann wird ein Auge mit einer starken Lichtquelle angestrahlt und die Reaktion beider Pupillen beobachtet. Bei Großtieren ist eine Hilfsperson zur Beobachtung des konsensuellen Pupillarreflexes notwendig. Es soll eine sofortige Verengung beider Seiten erfolgen.

Physiologischer Befund: **„Pupillarreflex prompt“**.

Pathologisch: *Mydriase* (zu weite Pupille), *Miose* (enge Pupille), *Anisokorie* (ungleich große Pupillen), *Pupillenstarre* (unbewegliche Pupille).

Horner-Syndrom: Kombination von Miose, Ptosis (enger Lidspalt), Enophthalmus (Einsinken des Auges, oft mit Vorfall des 3. Augenlides verbunden). Dieses Syndrom kann bei jeder Schädigung der sympathischen Innervation der Iris vom Ursprung (Rückenmark Th1 – Th3) bis zum N. ophthalmicus auftreten.
Weiterhin ist die Pupillenreaktion beidseitig bei allgemeiner Herabsetzung der Reflexerregbarkeit gestört (Koma, Trauma, Vollnarkose). Bei partieller Schädigung eines Teiles des visuellen Systems kommt es zu einer Verminderung, aber nicht zur vollständigen Aufhebung der Reflexantwort (Gesichtssinn, Pupillarreflex, Tab. 40.1).

40.7.4 Augenbewegungen (KN III, IV und VI, N. oculomotorius, N. trochlearis, N. abducens)

Diese 3 Gehirnnerven koordinieren die Augenbewegungen. Es gibt Verbindungen zwischen ihren Kernen, dem vestibulären und visuellen System.

Untersuchung: Die Augenstellung wird in Ruheposition in der Orbita beobachtet. Anschließend werden die Fähigkeit des Tieres, bewegte Dinge mit den Augen zu verfolgen, geprüft und die Augenbewegungen bei passiven Bewegungen des Kopfes (nach oben Strecken bzw. Drehen von einer Seite zur anderen) beurteilt. Bei Drehung des Kopfes ist ein physiologischer Nystagmus zu beobachten mit der schnellen Komponente in die Richtung der Kopfbewegung. Spontaner Nystagmus ist pathologisch und weist auf eine Läsion im Vestibulärsystem oder seinen Verbindungen hin.

Tab. 40.1
Störungen der Pupillenreaktion und des Gesichtssinnes bei Läsionen des visuellen Systems (modifiziert nach *Oliver, Hörlein, Mayhew*).

Komplette Schädigung der rechten Seite von	**Gesichtssinn** rechts	links	**Pupille** rechts	links	**Pupillarreflex** Licht rechts	Licht links
1. Retina oder N. opticus	blind	normal *)	ggr. erweitert	normal	keine Reaktion	direkter und kons. Reflex
2. N. opticus und N. oculomotorius zw. Chiasma opt. u. Retina	blind	normal *)	Mydriase	normal	keine Reaktion	direkter Reflex
3. Chiasma opticum (bilateral)	blind	blind	Mydriase	Mydriase	keine Reaktion	keine Reaktion
4. Tractus opticus	normal	blind *)	normal	normal od. ggr.erweit.	direkter u. kons. Reflex	direkter u. kons. Reflex
5. Corpus geniculatum oder Hirnrinde	normal	blind *)	normal	normal	direkter u. kons. Reflex	direkter u. kons. Reflex
6. N. oculomotorius	normal	normal	Mydriase	normal	konsens. Reflex	direkter Reflex

*) Entfernungsabschätzung gestört

Bei Läsionen der Augenmuskelnerven kommt es zum Strabismus (= Schielen, abnormale Position des Augapfels):

Lähmung des N. oculomotorius: ventrolateraler Strabismus, Mydriasis, eventuell geringgradige Ptosis.

Lähmung des N. trochlearis: Rotation des Bulbus (nur bei schlitzförmiger Pupille zu sehen, z. B. bei Katze, sonst schwer zu diagnostizieren).

Lähmung des N. abducens: medialer Strabismus.

Am besten läßt sich ein vestibularer Strabismus darstellen, wenn der Kopf gehoben wird (nur beim Kleintier, bei Rind und Pferd ist dies eine normale Augenbewegung). Ursache dieses ventralen Strabismus ist meist eine Läsion im Vestibulärsystem (hat Verbindung zu Augenmuskelkernen!). Dabei kann sich das Auge noch bewegen, im Gegensatz zu den drei anderen Strabismusformen. Es gibt auch einen physiologischen beidseitigen Strabismus bei einigen Rassen (Schwarzbunte, Jerseyrinder, Siamkatze).

Der physiologische Befund lautet: **„Augenstellung und Augenbewegung normal“**.

40.7.5 Empfindung im Kopfbereich (KN V und X, N. trigeminus größter Anteil, N. vagus – äußerer Gehörgang)

Der N. trigeminus besitzt 3 Äste: N. ophthalmicus, N. maxillaris und N. mandibularis. Er versorgt die Kopfhaut und die Kopfschleimhäute sowie die Zahnwurzeln sensibel. Motorische Fasern des N. mandibularis innervieren die Kaumuskeln. Die Empfindung kann mit Hilfe einer Nadel oder oft schon mit Hilfe des Betupfens mit dem Finger überprüft werden. Das Tier weicht der Untersuchung aus. Wenn Tiere kaum eine Reaktion zeigen, kann man die Nasenschleimhaut taktil stimulieren. Eine normale Reaktion ist dabei ein Rümpfen der Nase und Ausweichbewegungen.

Weitere Untersuchungsmöglichkeiten

Kornealreflex: Berühren der Kornea führt zum Lidschluß (intakter N. facialis vorausgesetzt). Reflexbogen: Kornea – N. trigeminus – Hirnstamm – N. facialis – Lidmuskulatur.

Lidreflex (+ intakter N. facialis), *Ohrreflex*: Hineingreifen in den äußeren Gehörgang: Abschütteln.

40.7.6 Kaubewegungen (KN V, N. trigeminus)

Die Kaumuskeln werden vom motorischen Anteil des N. trigeminus versorgt. Funktionsverlust des N. mandibularis führt zu unvollständigem Schluß der Maulspalte oder Unterkieferlähmung. Es kommt zu Freßschwierigkeiten und zur Muskelatrophie (bis zur Kiefersperre, Trismus).

40.7.7 Gesichtsausdruck (KN VII, N. facialis)

Der Kern dieses Nervs liegt in der rostralen Medulla oblongata. Nach dem Austritt aus dem verlängerten Mark zieht der N. facialis zusammen mit dem N. vestibulocochlearis durch den inneren Gehörgang (bei Entzündungen in diesem Bereich Facialislähmung möglich!).

Er ist für die Bewegung der Gesichtsmuskeln (Ohren, Augenlider, Nasenlöcher, Lippen) von Bedeutung und enthält auch parasympathische Fasern für Tränen-, Nasen- und Speicheldrüsen (Gefahr der Austrocknung der Kornea!).

Bei einer Lähmung des VII. Gehirnnervs kann es daher zu einer Asymmetrie im Gesichtsbereich kommen (hängende Ohren, Lider, Lippen, unbewegliches bzw. zur gesunden Seite verzogenes Nasenloch). Bei Rindern, Schweinen und einigen Hunderassen mit übermäßiger Gesichtshautbildung ist dies oft schwierig zu untersuchen.

Untersuchung: Beobachtung des Gesichtsausdruckes, Drohreflex (Tier muß sehen können), Kornealreflex (sensibler Teil über Trigeminusinnervation der Kornea), Lidreflex (Reflexbogen: Haut – Nervus trigeminus – Hirnstamm – N. facialis – Lidmuskulatur).

40.7.8 Gehörsinn (KN VIII, N. vestibulocochlearis, Pars cochlearis)

Im spiralig gewundenen Teil des Labyrinths (Cochlea) befinden sich Mechanorezeptoren, die in Luft sich ausbreitende periodische Druckschwankungen aufnehmen und in Erregung umsetzen, die zu akustischen Empfindungen führen. Über die Pars cochlearis des VIII. Gehirnnerven werden die Stimuli über Cochlearkerne und obere Oliven, Mittelhirn und Thalamus zur Hirnrinde, zum *bewußten Hören* geleitet.

Untersuchung: Geräuscherzeugung unter Ausschluß des Gesichtssinnes. Es ist dabei auf das Ohrspiel bzw. Hinwenden des Kopfes zu achten. Die Lokalisation einer Läsion im Verlauf der Gehörbahn ist nur mit elektrodiagnostischen Methoden (auditorisch evozierte Potentiale, BAEPs) möglich. Unilateraler Hörschaden beeinträchtigt das Orten von Lärm und wird vom Tierbesitzer oft als Unfolgsamkeit des Tieres interpretiert.

Pathologisch: Taubheit, Anakusie durch mangelndes oder fehlerhaftes Ohrspiel (falsche Richtung) erkennbar (vorausgesetzt, daß auch die Ohrmuskulatur in Ordnung ist!). Taubheit muß nicht für alle Geräusche bestehen, sie kann sich auf bestimmte Frequenzen beschränken. Mangelnder Gehorsam beim Hund kann auch durch Gehirn- oder psychische Störungen bedingt sein; alte Hunde leiden aber meist an zunehmender Taubheit. Überempfindlichkeit und Parästhesien des Gehörsinnes können nur ausnahmsweise festgestellt werden (z. B. heftige Aufregungserscheinungen eines Hundes beim Telefonläuten: innere Ohrenentzündung als Ursache).

40.7.9 Gleichgewichtssinn (KN VIII, N. vestibulocochlearis, Pars vestibularis)

Die Rezeptorenfelder (Bogengänge des Innenohres) liegen im Labyrinth des Felsenbeines und reagieren auf Stellungen und Bewegungen des Körpers im Schwerefeld. Neurale Signale gehen über den N. vestibularis zu den Vestibularkernen im hinteren Hirnstamm, wo es Verbindungen zu den Augenmuskelkernen (Nystagmus, ventraler Strabismus), zum Kleinhirn, zum Rückenmark (vestibulospinale Bahnen, Haltung des Körpers), zur Formatio reticularis (Brechzentrum) gibt.

Bei Läsionen in diesem Bereich kommt es zu Gleichgewichtsstörungen, Ataxien (Umfallen bis Rollen oder Drängen in die Richtung der Läsion), Kopfschiefhaltung, unphysiologischem Nystagmus.

40.7.10 Geschmackssinn (KN VII und IX, N. facialis, N. glossopharyngeus) ▶

Die Geschmacksrezeptoren kommen gehäuft in der Zunge vor, sind aber auch auf dem weichen Gaumen, im Schlundkopf, auf dem Kehldeckel und Kehlkopf anzutreffen. Zur Untersuchung werden sauer oder bitter schmeckende Stoffe (1 Tropfen Atropin) in die Maulhöhle gespritzt und die Reaktion (Leckbewegungen, Speichelfluß) beobachtet. Oft wird ein bestimmtes Futter oder Getränk bevorzugt bzw. abgelehnt, Anorexie.

Die Prüfung des Geschmackssinnes ist mit vielen Fehlern behaftet; sie hat im allgemeinen keine große praktische Bedeutung.

40.7.11 Schluckreflex (KN IX und X, N. glossopharyngeus und Teile des N. vagus) ▶

Bei Störung der motorischen Innervation des Pharynx kommt es zu Schluckbeschwerden, Regurgitieren oder Schluckunfähigkeit. Dies führt zu vermehrtem Speichelausfluß (nicht mit gesteigerter Sekretion verwechseln).

Untersuchung des Schluckreflexes: Berühren der Pharynxmukosa (Vorsicht, Tollwut!! Handschuhe verwenden!!) oder Einflößen von Flüssigkeit und Schlucken beobachten.

40.7.12 Zungenbewegung (KN XII, N. hypoglossus) ▶

Bei beidseitiger Lähmung hängt die Zunge aus der Maulhöhle heraus, ohne daß die Sensibilität erloschen wäre. Da alle Zungenbewegungen vom KN XII abhängig sind, sind Futter- und Wasseraufnahme erschwert. Einseitige Lähmung führt bei Herausstrecken der Zunge zur Abweichung nach der kranken (!) Seite.

40.7.13 Larynxfunktion (KN X und XI, N. vagus, N. accessorius) ▶

Bei Ausfällen kommt es zu Stimmveränderungen (Heiserkeit bis Stummheit) oder zu Behinderung der Atmung (z. B. Kehlkopfpfeifen des Pferdes). Kann mittels Endoskopie und Elektrolaryngographie evaluiert werden.

40.7.14 Weitere Funktionen des N. vagus ▶

Er innerviert unter anderem auch Herz, Respirationstrakt, Digestionstrakt einschließlich Leber, Pankreas, Milz, Niere, Nebenniere und Harnblase. Diese Störungen sind schwer als neurologisch bedingt zu erkennen und fallen eher beim allgemeinen Untersuchungsgang auf.

40.7.15 Halsmuskulatur (KN XI, N. accessorius) ▶

Störungen sind schwer zu beurteilen: Muskelatrophie (M. trapezius, M. sternocephalicus, M. brachiocephalicus), eventuell Einsinken des Tieres zwischen den Schulterblättern.

Bei Hirnstammläsionen sind vielfach mehrere Kopfnerven befallen. Zusätzlich treten weitere neurologische Symptome auf. Läsionen der peripheren Anteile der Gehirnnerven sind meist einseitig und mononerval (Ausnahme Polyneuropathien).

40.8 Haltungs- und Stellreaktionen

Dies sind komplexe Antworten, die spinale Reflexe, welche zentrale Koordination für den normalen Bewegungsablauf und die Körperhaltung beinhalten. Sowohl Motorik als auch Sensorik sind beteiligt. Durch den komplexen Ablauf ist es aber nicht möglich, bei abnormalem Verhalten bei diesen Haltungs- und Stellreaktionen eine Läsion einer spezifischen

Stelle im Nervensystem zuzuordnen. Sie sind aber sensible Indikatoren für eine Störung im Nervensystem und kombiniert mit den vorangegangenen Untersuchungen wichtig für eine Diagnosestellung.

Undeutliche Bewegungsstörungen können durch vermehrte Belastung der Extremitäten, Seitenunterschiede und Störungen der Bewegung der Vorder- und/oder Hinterextremitäten deutlich gemacht werden. Die meisten dieser Untersuchungen sind nur bei kleinen Tieren möglich (oft schon bei großen Hunderassen schwierig!).

Die empfindlichste dieser Untersuchungen ist die Korrekturreaktion.

40.8.1 Korrekturreaktion

Nach passivem Überköten einer Gliedmaße erfolgt ein rasches Wiedereinnehmen der physiologischen Haltung. Diese Reaktion ist vor allem beim Kleintier an den Hinterextremitäten gut durchführbar. Beim Pferd kann man die Extremitäten überkreuzen. Dieser Test ist jedoch sehr ungenau (an den Menschen gewöhnte Tiere lassen sich unphysiologische Stellung beibringen, ohne eine Erkrankung des Nervensystems zu haben).

40.8.2 Hüpfreaktion

Das Tier wird so gehalten, daß nur ein Bein den Boden berührt. Die Körpermasse des Tieres wird in verschiedene Richtungen verlagert (lateral, medial). Der Patient soll durch Hüpfen versuchen, die Körpermasse auf der belasteten Extremität koordiniert aufzufangen.

Bei sehr großen Hunderassen, Pferden und Rindern wird eine Extremität aufgehoben und versucht, durch zunehmenden Druck gegen die Schulter das Tier aus dem Gleichgewicht zu bringen. Die normale Reaktion ist zunächst die Beantwortung des Druckes mit einem Gegendruck. Gerät das Tier dann in eine schiefe Lage, wird die Stellung durch Wegspringen oder Weghüpfen mit der gegenüberstehenden Extremität korrigiert.

Großtiere können auch auf allen 4 Extremitäten stehend bzw. gehend zur Seite gedrückt und die Reaktion beobachtet werden. Das gesunde Tier kreuzt zunächst die unter Druck gesetzte Gliedmaße vor die gegenüberliegende und korrigiert danach. Die Hintergliedmaßen werden beim Pferd getestet, indem das Tier durch Zug am Schweif „schief gestellt" wird. Das Pferd soll im „Krupp herein" koordiniert mit leichtem Überkreuzen der Extremitäten vorwärts gehen.

Pathologisch: Ataxie, Umfallen, Unfähigkeit, die eigene Körpermasse zu tragen, zu große oder zu kleine Schritte. Ein Tier mit einem verhältnismäßig normalen Gangbild und Ausfällen bei der Hüpfreaktion hat oft eine Läsion rostral des Mittelhirnes, meistens im Großhirn.

40.8.3 Schubkarren-Reaktion

Stehen und Gehen allein auf den Vordergliedmaßen. Das Tier wird unter dem Abdomen unterstützt. Beim Vorwärts- und Seitwärtsgehen sollten koordinierte Bewegungen gezeigt werden. Subtile Störungen können verdeutlicht werden durch zusätzliches Heben des Kopfes (verminderter Gesichtssinn, erhöhter Muskeltonus der Vordergliedmaßen).

Pathologisch: siehe Hüpfreaktion.

40.8.4 Gehen auf Hintergliedmaßen

Das Tier wird im Thoraxbereich hochgehoben und die Körpermasse nach hinten verlagert. Eine normale Reaktion ist ein Hüpfen nach hinten.

Pathologisch: siehe Hüpfreaktion, Umfallen nach hinten.

40.8.5 Stehen und Gehen auf einem ipsilateralen Gliedmaßenpaar

Beide Extremitäten einer Seite werden hochgehoben und der Patient wird aufgefordert, allein auf dem gegenüberliegenden Beinpaar zu gehen bzw. zu stehen.

Pathologisch: siehe Hüpfreaktion.

40.8.6 Unterstützungsreaktion

Das Tier wird mit frei hängenden Vorder- bzw. Hinterextremitäten dem Boden genähert und soll dabei die Beine strecken, um den Bodenkontakt vorzübereiten.

Pathologisch: Einknicken, unkoordiniertes Auffußen.

40.8.7 Aufrichtereaktion

Kleine Hunde werden hochgehoben und die Vorderextremitäten dem Boden genähert. Neben Streckung der Extremitäten soll ein Aufrichten des Kopfes beobachtet werden können. Katzen kann man in Rückenlage 1 m fallen lassen und mit einer Decke oder einem Polster auffangen. Sie sollen sich dabei in Bauchlage drehen. Vorsicht!

Große Hunderassen kann man ablegen lassen, um das Aufstehen zu beobachten.

Pathologisch: Einrollen des Kopfes und Einknicken des Halses und der Extremitäten, bei der Katze kein Drehen um die Körperachse, Unfähigkeit aufzustehen.

Dies ist eine Funktion des Gleichgewichtapparates. Ein Fehlverhalten nur bei dieser Reaktion ohne andere Symptome ist aber nicht spezifisch genug, um eine Störung desselben zu diagnostizieren.

40.8.8 Tischkantenprobe

Diese Probe wird optisch und taktil durchgeführt. Bei der taktilen Tischkantenprobe wird das Tier mit zugehaltenen Augen unter dem Thorax unterstützt, und die Vorderbeine werden mit einer Tischkante in Kontakt gebracht. Der Patient soll sofort auf den Tisch steigen.

Die optische Methode ist ähnlich: Das Tier darf die Tischkante sehen und soll auffußen, noch bevor es den Tisch berührt. Dies ist auch eine gute Methode, den Gesichtssinn zu überprüfen. Große Tiere können über eine Stufe oder eine Stange geführt werden.

Pathologisch: Fehlendes bzw. verzögertes und unkoordiniertes Auffußen, gesteigerte Auffußbewegungen. Bei dieser Reaktion werden der Tastsinn bzw. Gesichtssinn überprüft, sonst ist sie der Hüpfreaktion ähnlich. Sie ist ein Indikator für Großhirnläsionen. Wenn die taktile Reaktion ohne besonderen Befund ist, die optische aber verzögert, spricht dies für eine Läsion im Gesichtssinn.

40.8.9 Tonische Halsreaktion

Beim stehenden Tier wird der Kopf nach dorsal gebogen: geringgradige Streckung der Vorder-, Beugung der Hinterextremitäten. Abbiegen des Kopfes nach ventral: geringgradige Beugung der Vorder-, geringgradige Streckung der Hintergliedmaßen. Die Reaktionen sind nicht sehr deutlich und werden oft vom Tier unterdrückt. Sie sind Bestandteil der normalen Bewegung (Vorbereitung zum Sprung durch Hebung des Kopfes, Beugung der Hintergliedmaßen).

Pathologisch: Asymmetrische Streckung oder Beugung einer Gliedmaße.

Beim Pferd Beobachtung spontaner Stellungs- und Haltungsanomalien, beim Rückwärtstreten, bei passiven Kopf- und Halsbewegungen.

Pathologisch: Beschreibung der Reaktion des Tieres.

40.9 Spinale Reflexe

Unter diesem Punkt werden Oberflächen- und Sehnenreflexe überprüft.

Definition: Ein *Reflex* ist eine unwillkürliche Reaktion (Muskel- oder Drüsentätigkeit) auf einen adäquaten (d. h. spezifischen und genügend intensiven) Reiz. Das anatomische Substrat hierfür ist ein Rezeptor (Sinnesorgan), mindestens eine zentripetale (sensible) Nervenbahn, eine Umschaltstelle (Synapse) im Zentralnervensystem, mindestens eine zentrifugale (motorische) Nervenbahn und ein Erfolgsorgan (Muskel, Drüse). Der gesamte Reflexbogen besteht somit aus einem afferenten Teil, dem Reflexzentrum, und einem efferenten Teil. Damit ein Reflex ausgelöst wird, muß ein genügend großer (Reizschwelle) und für das betreffende Sinnesorgan spezifischer Reiz ausgeübt werden. Dieser Reiz muß im Sinnesorgan in eine Nervenerregung umgewandelt werden, die zum Zentralnervensystem weitergeleitet, dort umgeschaltet und direkt oder über weitere Nerven zur zentrifugalen Bahn kommt. Dieser Teil des Reflexbogens muß also funktionell intakt sein, damit die Erregung weitergeleitet wird. Im Erfolgsorgan erfolgt dann die Umschaltung (z. B. auf die Muskelendplatte) und die Kontraktion des Muskels. Mit Hilfe der Untersuchung der spinalen Reflexe ist es möglich, die Funktion gewisser Segmente der grauen Substanz des Rückenmarkes, der zugehörigen Nervenwurzeln und der motorischen und sensiblen Nerven zu prüfen.

Tritt der physiologische Reflexeffekt ein, dann wird der Reflex als **„vorhanden“** oder **„prompt“** bezeichnet. Er kann quantitativ verändert, und zwar herabgesetzt bzw. erloschen oder gesteigert sein.

Die Reflexe sind herabgesetzt oder erloschen, wenn – adäquaten Reiz vorausgesetzt – der Rezeptor, die Leitung im Reflexbogen an irgendeiner Stelle unterbrochen oder geschädigt ist, die Übertragung in den Synapsen nicht erfolgen kann, die Übertragung auf das Erfolgsorgan blockiert ist (bestimmte Gifte) oder das Erfolgsorgan selbst erkrankt ist und nicht reagieren kann (z. B. Muskeldegeneration). Die Reflexerregbarkeit kann auch in ihrer Gesamtheit erloschen sein, ohne daß organische Veränderungen in den Reflexbögen bestehen (z. B. in der Narkose, Ohnmacht, Kollaps, ante mortem). Die Reflexe sind gesteigert, wenn die Reizschwelle der Rezeptoren herabgesetzt ist oder eine Reizung des Reflexbogens bzw. Reflexzentrums besteht (Entzündungen, Gifte und Medikamente). Auch eine allgemeine Steigerung der Reflexe ist möglich, wenn die reflexhemmende Wirkung des oberen motorischen Neuronsystems fehlt, entweder weil dieses selbst oder weil die Leitung zu diesem gestört ist (z. B. Unterbrechung der weißen Substanz des Rückenmarkes bei intaktem Reflexbogen). Weiterhin, wenn die Umschaltung in den Synapsen besonders leicht erfolgt (Strychnin-Vergiftung).

Um aus der Prüfung der Reflexe einwandfreie diagnostische Rückschlüsse, insbesondere über den Sitz der Störung, ziehen zu können, ist die genaue Kenntnis des Verlaufes der einzelnen Reflexbögen notwendig. Wenn z. B. mehrere Reflexe gestört sind, dann muß der anatomische Sitz der Schädigung dort sein, wo ihre Reflexbögen gemeinsam verlaufen oder sich kreuzen. Die meisten myotaktischen Reflexe sind nur bei kleineren Tierarten gut untersuchbar. Sie sind nur bei einem ruhigen, entspannten Tier beurteilbar. Bei ängstlichen Tieren, die die Extremitäten verkrampft halten und zittern, sind diese Untersuchungen sehr schwierig durchzuführen. Die Reflexe werden daher spät im Untersuchungsgang beurteilt, damit schon eine längere Kontaktaufnahme mit dem Tier stattgefunden hat, was für die neurologische Untersuchung sehr wichtig ist. Manchmal hilft es, bei einem in Seitenlage befindlichen Kleintier die zu untersuchende Extremität mehrmals zu strecken und zu beugen, um eine Entspannung herbeizuführen.

40.9.1 Hautsensibilität ▶

Zur Prüfung wird die Hautoberfläche des Tieres segmentweise und symmetrisch mit einem Stäbchen (keine Nadel verwenden = Noxe!) oder mit einem an einem Stab befestigten stumpfen Nagel abgetastet. Beim gesunden Tier erfolgt auf diesen Reiz eine reflektorische Kontraktion des zugehörigen Hautmuskels (Hautreflex, beim Pferd auch „Fliegenreflex“ genannt).

Pathologisch: Hautreflexe können gesteigert, vermindert oder nicht nachweisbar (alle oder nur an bestimmten Körperstellen) sein.

Physiologischer Befund: **„o. B.“**.

40.9.2 Pannikulusreflex ▶

Auf einen lokalen Reiz der Haut (Zwicken der Haut links und rechts der Wirbelsäule in der Kreuzregion beginnend bis zu den Schulterblättern) erfolgt als Antwort eine Kontraktion der Hautmuskulatur des Rumpfes. Der Stimulus wird über sensible Fasern zum Rückenmark geleitet, zieht weiter über aufsteigende Bahnen in der weißen Substanz bis zum Reflexzentrum C8-Th1. Hier erfolgt die Umschaltung auf motorische Fasern, welche die Hautmuskeln innervieren. Mit Hilfe dieses Reflexes ist eine ungefähre Höhenlokalisation von Rückenmarksläsionen im Bereich zwischen L4 und C8 möglich. Beim Pferd erfolgt nach Stimulation der Haut im Rumpf- und Halsbereich eine reflektorische Kontraktion des zugehörigen Hautmuskels (Hautreflex, Fliegenreflex).

40.9.3 Slap-Test ▶

Beim Pferd findet eine Bewegung des kontralateralen Aryknorpels bei leichtem Beklopfen mit der Handfläche in der Sattellage statt (bei starkem Reiz bewegen sich beide Aryknorpel). Man nimmt an, daß dieser

Reflex physiologischerweise dazu dient, den Kehlkopf bei einer bestimmten Bewegungsphase im Galopp möglichst weit zu stellen. Dieser Reflex ist bei Erkrankungen des Halsmarkes und bei Erkrankungen des Erfolgsorganes (Kehlkopflähmung – Rohrer) herabgesetzt oder erloschen. Er wird endoskopisch, palpatorisch über dem Kehlkopf, bzw. elektrolaryngographisch geprüft.

40.9.4 Zervikofazialisreflex

Zur näheren Lokalisation einer Läsion im Halsrückenmark beim Pferd kann folgender Reflex herangezogen werden: Bei Stimulation (leichtes Betupfen mit der Spitze einer Arterienklemme) lateral im Bereich des Halses zwischen Atlas und Schulterregion kommt es reflektorisch zu einem Zucken der Lippenmuskulatur im ipsilateralen Maulwinkel. Der Stimulus sollte dorsal der Vena jugularis im distalen Bereich der palpierbaren Wirbelanteile ausgelöst werden.

Kaudal einer Läsion ist dieser Reflex nicht mehr auslösbar. Eine Läsion im Bereich des kranialen Halsmarkes kann somit näher definiert werden und die eventuell anschließend an die neurologische Untersuchung durchgeführten Röntgenaufnahmen können besser auf ihre klinische Relevanz beurteilt werden. Bei einigen Pferden ist zusätzlich zu der Kontraktion im Bereich des Maulwinkels ein Nach-Vorn-Zucken des Ohres und ein Blinken des Augenlides zu beobachten. Häufig kommt es auch zu einer Kontraktion des Musculus cutaneus colli.

40.9.5 Reflexe der Hinterextremität

Patellarreflex: Beklopfen des (mittleren) geraden Kniescheibenbandes mit dem Reflexhammer führt zu Kontraktion des M. quadriceps femoris und Extension der Gliedmaße. Die Untersuchung erfolgt bei Kleintieren, kleinen Wiederkäuern und Ferkeln in Seitenlage. Dabei wird die Hinterextremität am Oberschenkel locker unterstützt. Bei Pferd und Rind sind diese Reflexe nur schwer zu prüfen. Bei Untersuchung im Stehen muß die Muskelkontraktion palpiert werden, am festliegenden Tier erfolgt sie wie beim Kleintier. Sensible und motorische Nervenfasern ziehen im N. femoralis. Das Reflexzentrum liegt zwischen L4 und L6.

Tibialis anterior-Reflex: Untersuchung bei Kleintieren in Seitenlage wieder mit lockerer Unterstützung der Hinterextremität. Bei Beklopfen des M. tibialis anterior mit dem Reflexhammer dorsolateral im oberen Drittel des Unterschenkels (knapp unterhalb des Kniegelenkes) kommt es zur Beugung des Sprunggelenkes. Die Nervenfasern für diesen Reflex ziehen im N. peronaeus. Das Reflexzentrum liegt zwischen L6 und S2.

Achillessehnenreflex: Untersuchung bei kleinen Tierarten in Seitenlage mit gebeugtem Sprunggelenk; bei Großtieren im Stehen Palpation des M. gastrocnemius. Bei Beklopfen der Ansatzstelle der Achillessehne über dem Fersenbeinhöcker kommt es zu einer geringgradigen Kontraktion des M. gastrocnemius und einer geringgradigen Streckung des Sprunggelenkes. Dieser Reflex ist meist sehr undeutlich. Eine verminderte Antwort sollte nicht als abnormal bezeichnet werden. Der M. gastrocnemius wird vom N. tibialis innerviert. Das Reflexzentrum liegt zwischen L5 und S1.

Der physiologische Befund lautet: **„Reflex vorhanden und prompt"**.

40.9.6 Reflexe der Vorderextremität

Extensor carpi radialis-Reflex: Bei kleinen Tierarten wird in Seitenlage die Vorderextremität unter dem Ellbogen bei leicht gebeugten Ellbogen- und Handwurzelgelenken unterstützt und der M. extensor carpi radialis dorsolateral des Ellbogens beklopft. Es folgt eine geringgradige Streckung des Karpalgelenkes. Bei ruhigen Großtieren kann bei aufgehobener Extremität dieser Reflex durch Beklopfen der Sehne des M. extensor carpi radialis oberhalb des Karpalgelenkes ausgelöst werden. Die Innervation erfolgt durch den N. radialis. Das Reflexzentrum liegt zwischen C7 und Th1.

Tricepsreflex: Nur bei kleinen Tierarten in Seitenlage oder sitzender Position mit leicht nach vorn gezogener Vorderextremität und abduziertem und gebeugtem Ellbogen durchführbar. Bei Beklopfen der Tricepssehne oberhalb des Olekranons kommt es zu einer geringgradigen Streckung des Ellbogens. Die Innervation erfolgt durch den N. radialis. Das Reflexzentrum liegt zwischen C6 und Th1.

Der physiologische Befund lautet: **„Reflex vorhanden und prompt“**.

40.9.7 Flexorreflex (an Vorder- und Hinterextremität durchführbar)

Wird bei Kleintieren wieder in Seitenlage und mit gestreckter Vorder- bzw. Hinterextremität untersucht. Bei Zwicken in Zehen, Fußballen oder Zwischenzehenhaut kommt es zum Anziehen der jeweiligen Extremität mit Beugen aller Gelenke. Der gesetzte Reiz soll nur so stark sein, daß ein Anziehen der Extremität erfolgt. Bei Pferd und Rind wird der *Kronreflex*, beim Rind der *Zwischenklauenreflex* überprüft. Bei Tritt auf die Krone bzw. Berühren des Zwischenklauenspaltes wird das Bein weggezogen.

Der physiologische Befund lautet: **„Reflex vorhanden und vollständig“**.

40.9.8 Abnorme Reflexe

Gekreuzter Streckreflex: Bei Überprüfung des Flexorreflexes kommt es zum Anziehen der stimulierten und zur Streckung der kontralateralen Extremität (normal beim stehenden Tier; beim liegenden Tier nur bei Schädigung des oberen motorischen Neuronsystems; hat keine Bedeutung für Prognose; oft bei chronischen Läsionen beobachtet).

Massenreflexe: Enthemmung der Reflexaktivität durch schwere Rükkenmarksläsionen. Durch Untersuchung eines Reflexes werden mehrere ausgelöst.

40.9.9 Anal-, Perineal- und Schweifafterreflex

Berühren des Anus, des Perineums, der Schweifunterfläche: Kontraktion des M. sphincter ani ext. und der Schweifmuskulatur. Die Innervation erfolgt über Nerven der Cauda equina (der N. pudendus innerviert das Perineum). Das Reflexzentrum liegt im Sakralmark.

Bulbocavernosusreflex, Vulvareflex: Streichen am Bulbus penis bzw. an der Vulva bewirkt dieselbe Antwort. Diese Reflexe sind wichtig für die Untersuchung bei Blasenstörungen und Inkontinenzproblemen. Die Latenz dieses Reflexes kann elektrodiagnostisch gemessen werden.

Der physiologische Befund lautet: **„Reflex vorhanden“**.

40.10 Schmerzempfindung

Dem Schmerz ist eine protektive Funktion zuzuschreiben. Er ist dazu da, den Körper vor Schädigung durch äußere Noxen (gewebeschädigende Einwirkungen) zu bewahren oder ihn zur Schonung bereits lädierter Teile zu veranlassen. Sensorische Nervenfasern der Eingeweide, Gelenke, Muskeln und Haut ziehen über die dorsalen Wurzeln in das Rückenmark. Das Hautsegment, das von einem Paar Spinalnerven versorgt wird, wird „Dermatom" genannt (vereinfacht ausgedrückt). In der Mehrzahl der Fälle ziehen sensible Nervenfasern von ungefähr 3 Nervenwurzeln in jedes Dermatom (individuelle Überschneidung der Innervation). Periphere Nerven (z. B. N. radialis) innervieren Areale der Haut, die zu einigen Dermatomen gehören können oder nur einen Teil eines Dermatoms darstellen. Hautbezirke, die nur von einem peripheren Nerven innerviert werden, heißen „autonome Zonen".

Die Schmerzfasern werden in aufsteigenden Bahnen des Rückenmarkes bei unseren Haussäugetieren bilateral und diffus geleitet und enden im Hirnstamm oder Thalamus. Vom Thalamus werden die Impulse zur Großhirnrinde weitergeführt, wo sie verarbeitet und eine Wahrnehmung bedingen können, Nozizeption. Die motorische Antwort, Nozifension (Wegziehen einer Extremität, viszerale Reflexe – wie Pupillendilatation, Tachykardie, Vokalisation) auf eine Noxe kann auf unterschiedlichen Stellen entlang der Neuraxis ausgelöst werden.

Zur Prüfung wird die Hautoberfläche des Tieres segmentweise und symmetrisch mit einer Nadel abgetastet oder mit einer Arterienklemme gezwickt. Lokale Haut- und Muskelkontraktionen sind reflektorischer Natur (Fliegen-, Flexor- und Pannikulusreflex).

Man kann nicht definitiv sagen, wenn ein Tier Schmerzen hat. Eine Schmerzempfindung kann man vermuten, wenn das Verhalten des Tieres zeigt, daß der Reiz bewußt wahrgenommen wird (Abwehr-, Ausweichbewegungen, Hinschauen zu der Stelle, wo gezwickt wird, Anlegen der Ohren, Schweifschlagen, eventuell Ausstoßen von Schmerzlauten). Diese Untersuchung ist vor allem wichtig, wenn Lähmungserscheinungen vorliegen (z. B. Rückenmarksläsion oder Läsion peripherer Nerven), um eine Prognose stellen zu können. Die Gliedmaßen sind von distal nach proximal zu überprüfen.

Individuelle Empfindungsunterschiede sind zu berücksichtigen (verängstigte Tiere, „stoische" Tiere, „nervöse" Tiere). Wenn keine Nozifension ausgelöst werden kann, ist auch die tiefe Schmerzempfindung zu überprüfen (Druck auf Knochen, Gelenke; bei Rindern oft keine Reaktion).

Die Verminderung der Oberflächenempfindung wird als *Hypästhesie* (*Hypalgesie*), ihr völliges Verschwinden als *Anästhesie* (*Analgesie*) bezeichnet. Überempfindlichkeit (*Hyperästhesie*) bei irritativen Läsionen äußert sich in Steigerung der Hautreflexe und in Ausweich- oder Abwehrbewegungen schon bei leichtester Berührung. Derartiges wird oft bereits bei den normalen Manipulationen, wie Putzen, beim Auflegen des Geschirrs, Sattels, beim Einspannen, Melken, Ziehen etc. geäußert. Mißempfindungen (Parästhesien) dürften vor allem als starker Juckreiz vorkommen. Die Patienten benagen und scheuern sich heftig (S. 103).

Bei einem (vermutlichen) Verlust der Schmerzempfindung kann es sogar zur Selbstverstümmelung (Automutilation) kommen.

Pathologisch: Reaktion auf Noxen gesteigert, vermindert, nicht nachweisbar.

40.11 Prüfung bei der Arbeit

Einspannen, Satteln, Vorführen, Reiten, Prüfung auf Gehorsam: Zurufe, Lenkbarkeit, beim Hund insbesondere im Straßenverkehr, etc. Zur Beurteilung dieser Veränderungen gehört große Erfahrung. Auch eine ungeeignete Vorführung (Reiter) kann Bewegungsstörungen vortäuschen („Zügellahmheit"). Einwandfreie Ergebnisse werden vielfach nur erzielt, wenn man das Verhalten des betreffenden Patienten schon vor seiner Erkrankung gekannt hat. Hier hilft oft eine eingehende Anamnese, wenn die Besitzer ihre Tiere gut beobachtet haben.

Prinzipiell ist bei allen neurologischen Untersuchungen immer das Gesamtverhalten zu berücksichtigen, nicht der positive Ausfall einer einzigen Probe allein darf entscheiden (unphysiologische Stellungen lassen sich auch manche gesunde Tiere beibringen, Zugunwilligkeit äußert auch ein schlecht trainiertes Pferd etc.).

40.12 Futter- und Wasseraufnahme, Harn- und Kotabsatz

Futter- und Wasseraufnahme: Physiologisch: **„o. B."**.

Pathologisch: Einstellen der Kaubewegungen, Störungen beim Erfassen des Futters, Herausfallen des Futterbüschels aus dem Maul, zu tiefes Eintauchen beim Trinken, etc.

Kot- und Harnabsatz: Besprechung S. 251, 279.

40.13 Besondere Untersuchungen

40.13.1 Untersuchung des Liquor cerebrospinalis

Punktion

Hund und Katze: Subokzipitale Punktion: Die Entnahme erfolgt in Vollnarkose in Seitenlage bei extrem gebeugtem Kopf. Nach chirurgischer Vorbereitung erfolgt der Einstich in der Mitte des Dreiecks, das durch die Ränder des linken und rechten Atlasflügels und die Protuberantia occipitalis gebildet wird. Bei Erreichen der Cisterna magna fließt der Liquor spontan ab, meist nur tropfenweise. Besteht am Anfang eine geringe Blutbeimischung, läßt man wenig Liquor abtropfen, bis er klar wird (blutiges Punktat für Untersuchung nicht geeignet). Eine Lumbalpunktion ist möglich, nur ist eine Blutbeimischung viel häufiger.

Pferd und Rind: Subokzipitale Punktion wie bei Hund und Katze beschrieben, beim Einstich zeigt die Spitze der Kanüle auf den Kehlkopf.

Lumbalpunktion: Beim stehenden Tier mit/ohne Lokalanästhesie auf dem Niveau des Foramen lumbosacrale möglich.

Kleine Wiederkäuer: Subokzipitale Punktion möglich wie bei anderen Tierarten.

Lumbalpunktion: Das Foramen lumbosacrale kann gut palpiert werden. Günstigste Position: auf Strohballen in Sternallage mit herabhängenden Hintergliedmaßen.

Schwein: bis zu 30 kg KM in Vollnarkose! Bei älteren Tieren schwierig.

Der normale Liquor fließt tropfenweise oder in geringem Strahl ab. Er ist wasserklar und farblos (pathologisch: Xanthochromie = Gelbstichigkeit bei alten Blutungen, Ikterus und Blutabbauprozessen! Trübung bei erhöhter Zellzahl; Gerinnung bei hohem Fibringehalt; Blutbeimischung meist bei Punktionsartefakt, Blutung oder Trauma; eine Liquorpunktion bei Trauma ist kontraindiziert!).

Er enthält Eiweiß in Spuren (je nach Tierart 8–77 mg %). Quantitative Tests für den Eiweißgehalt sind der „Pandy-" und „Nonne-Apelt-Test", die auf der Präzipitation von Globulin durch eine 10 %ige Karbolsäurelösung bzw. eine gesättigte Ammoniumsulfatlösung beruhen (für Albumin weniger empfindlich). Für die Pandyreaktion werden einige Tropfen Liquor in ein Schälchen mit Karbolsäurelösung, das auf schwarzem Untergrund steht, getropft und die Trübung beurteilt (+ bis + + + +). Erhöhter Eiweißgehalt ist pathologisch und spricht für irgendeine organische Läsion im ZNS.

Die Zahl der Leukozyten im Liquor beträgt 3–8 Zellen/µl (mononukleär). Die Zellen werden in einer Fuchs-Rosenthal-Zählkammer (Volumen = 3 µl, daher Angabe meist in Drittel) nach Anfärbung (am besten Samson'sche Lösung) gezählt und das Zellbild beurteilt. Am häufigsten werden erhöhte Zellzahlen bei entzündlichen Erkrankungen festgestellt. Man kann u. a. Lymphozyten, Monozyten, neutrophile Granulozyten, Eosinophile, Makrophagen, Plasmazellen, Mitosezellen und Tumorzellen unterscheiden. Das Zellbild korreliert häufig mit der Art des Krankheitsprozesses (Granulozyten bei bakteriellen, mononukleäre Zellen bei Virusinfektionen, Makrophagen bei Nekrosen, eosinophile Granulozyten bei parasitären Infektionen, maligne Zellen bei Tumoren).

Der Liquorglukosegehalt beträgt etwa 60–80 % der Blutglukose und ist bei einigen bakteriellen Entzündungen (z. B. nicht bei Listeriose) vermindert.

Bei Verdacht auf virale Infektionskrankheiten sollte der Liquor auf Antikörper bzw. Erreger untersucht werden.

Bei vermuteter bakterieller Infektion sollte eine bakterielle Untersuchung eingeleitet werden.

Es besteht noch die Möglichkeit der Bestimmung der CK- und LDH-Aktivitäten. Eine Erhöhung hat keine spezifische Aussagekraft, spricht aber für eine organische Schädigung des ZNS. Weiters ist die Immunelektrophorese einzusetzen, um die intrathekale IgG-Synthese zu bestimmen (Diagnosehilfe bei entzündlich-infektiösen Erkrankungen, vor allem bei chronischen Fällen).

40.13.2 Röntgenuntersuchung

Die exakte Einhaltung des neurologischen Untersuchungsganges ist die wichtigste Voraussetzung einer sinnvollen Röntgenuntersuchung. Neben Nativaufnahmen werden spezielle Untersuchungstechniken, wie *Myelographie*, durchgeführt. Weiterhin leistet die *lineare Tomographie* bei der Untersuchung der Wirbelsäule und vor allem des Kopfes gute Dienste (nur eine Ebene wird scharf abgebildet).

Einige Läsionen sind nur mittels *Computer-* und *Kernspintomographie* darstellbar.

40.13.3 Elektrodiagnostik

Elektroenzephalographie (EEG); Elektromyographie (EMG, für Diagnose und Prognose von Krankheiten von Muskeln, peripheren Nerven und Nervenwurzeln von Bedeutung); Elektroneurographie (ENG, sensible und motorische Erregungsleitungsgeschwindigkeit peripherer Nerven; bei pathologischen Veränderungen verlangsamt); Elektrolaryngographie (ELG, Evaluierung der Larynxfunktion, Rohrer); Hirnstamm evozierte Potentiale (BAEPs, brain stem auditory evoked potentials, Höruntersuchung und Möglichkeit zur Lokalisation von Hirnstammläsionen); Elektroretinographie (für retinale Läsionen); visuell evozierte Potentiale (VEPs, für Lokalisation von Läsionen in der Sehbahn und für indirekte Messung des intrakranialen Druckes); somatosensorisch evozierte Potentiale (SSEPs, für Leitungsstörungen von der Peripherie bis zum Kortex).

40.13.4 Biopsie

Bei neuromuskulären Erkrankungen wird nach Lokalisation der Läsion mit Hilfe der Elektrodiagnostik in Vollnarkose ein Muskel- bzw. Nervenbioptat für eine histologische Untersuchung entnommen.

40.14 Zusammenfassung der Befunde

Zusammenfassung der Befunde der neurologischen Untersuchung bei verschiedenen Lokalisationen eines Krankheitsprozesses im Nervensystem (nur allgemeine Angaben):

40.14.1 Mononeuropathie (peripherer Nerv)

Veränderungen in einer Extremität oder in von einem Nerv versorgten Struktur:

a) Lähmung einer Gliedmaße, Schwanzlähmung, Sphinkterlähmung;
b) Muskelmasse verringert und/oder Muskeltonus herabgesetzt;
c) Kopfnerven: Ausfall einseitig in einzelnen Nerven;
d) Muskelstreckreflexe: herabgesetzt in betroffenen Muskeln;
e) Haltungs- und Stellreaktionen: herabgesetzt;
f) Nozizeption: herabgesetzt. Bei sensorischer Neuropathie Automutilation möglich.

40.14.2 Polyneuropathie

Veränderungen in mehreren Extremitäten oder in von mehreren Nerven innervierten Strukturen:

a) Schwäche und/oder Ataxie in Gliedmaßen;
b) Muskelmasse und/oder Muskeltonus herabgesetzt;
c) Kopfnerven: multiple Ausfälle, oft bilateral;
d) Muskelstreckreflexe: herabgesetzt;
e) Haltungs- und Stellreaktionen: herabgesetzt;
f) Nozizeption: herabgesetzt bei sensorischer Neuropathie; Automutilation möglich.

a) Anstrengungsabhängige Schwäche;
b) Muskeltonus: erhöht oder herabgesetzt;
c) Muskelstreckreflexe: herabgesetzt;
d) Nozizeption: unverändert.

◄ 40.14.3 Muskel

a) Lähmung der Hinterextremitäten oder aller Extremitäten, Schwäche, Ataxie der Hinterextremitäten oder aller Extremitäten;
b) Muskeltonus: herabgesetzt oder gesteigert (kaudal der Läsion, spastische Parese);
c) Muskelstreckreflexe: herabgesetzt oder gesteigert (kaudal der Läsion);
d) Haltungs- und Stellreaktionen: herabgesetzt kaudal der Läsion;
e) Nozizeption: herabgesetzt kaudal der Läsion bis normal;
f) Panniculusreflex: verringert bis fehlend kaudal der Läsion.

◄ 40.14.4 Rückenmark

a) Generalisierte Ataxie mit Umfallen, Rollen, Seitwärtsfallen;
b) Muskeltonus: herabgesetzt auf der Läsionsseite, gesteigert auf der anderen Seite;
c) Kopfnerven: Kopfschiefhaltung, Nystagmus, Strabismus (eventuell Facialislähmung und Horner-Syndrom);
d) Haltungs- und Stellreaktionen: o. B., außer Aufrichtereaktion.

◄ 40.14.5 Vestibulärsystem (peripher)

a) Generalisierte Ataxie mit Umfallen und überschießenden Bewegungen (Hypermetrie), Kopfwackeln, Intentionstremor (gut zu beobachten bei Futteraufnahme);
b) Muskeltonus: gesteigert;
c) Haltungs- und Stellreaktionen: o. B., mit Hypermetrie;
d) Fehlen des Drohreflexes.

◄ 40.14.6 Kleinhirn

a) Bewußtsein: herabgesetzt;
b) Geringgradige Ataxie bis Tetraplegie oder vorwiegend vestibuläre Ataxie möglich;
c) Muskeltonus: normal bis spastisch;
d) Kopfnerven: multiple Ausfälle, häufig einseitig;
e) Muskelstreckreflexe: normal bis gesteigert;
f) Haltungs- und Stellreaktionen: herabgesetzt mit Seitenbetonung;
g) Nozizeption/Nozifension: herabgesetzt oder gesteigert (im Kopfbereich);
h) Neuroregulative Störungen.

◄ 40.14.7 Hirnstamm

a) Verhalten: abnormal;
b) Bewußtsein: selten gestört;
c) Geringgradige generalisierte Gehstörungen oder Reizerscheinungen, Zwangsbewegungen, Anfallsleiden;
d) Muskeltonus: normal bis gesteigert (seitenbetont);
e) Kopfnerven: Sehstörungen;
f) Muskelstreckreflexe: normal bis gesteigert (seitenbetont);
g) Haltungs- und Stellreaktionen: herabgesetzt mit Seitenbetonung;
h) Nozizeption/Nozifension: normal bis gestört (selten).

◄ 40.14.8 Großhirn

41 Probepunktionen

Zur Feststellung und Untersuchung von Flüssigkeiten in Körperhöhlen und Hohlorganen bedient man sich der Probepunktion, die in der Regel am stehenden Tier durchgeführt wird. Die Punktionsstelle ist zu rasieren und zu desinfizieren, und es dürfen nur sterilisierte Spritzen und Nadeln (Einmalpunktionsnadeln) verwendet werden. Vor dem Durchstechen der Haut ist diese nach Möglichkeit zu verschieben, damit sich nach dem Herausziehen der Stichkanal der Haut und der der Unterlage nicht decken.

41.1 Methodik

Zur Punktion der **Brusthöhle** (Wassersucht = Hydrothorax; Entzündung = Pleuritis; Bluterguß = Hämothorax) wird so eingestochen, daß das Herz nicht verletzt wird. Prinzipiell wird unter der horizontalen Dämpfungslinie punktiert.

Zur Punktion des **Herzbeutels** (Wassersucht = Hydroperikard; Entzündung = Perikarditis; Bluterguß = Hämoperikard) sticht man ungefähr im Bereiche der Herzdämpfung durch den dritten bis vierten Zwischenrippenraum ein. Das Anstechen des Herzens selbst wird in der Regel gut vertragen.

Zur Punktion der **Bauchhöhle** geht man an der tiefsten Stelle des Bauches in der Linea alba ein. Um zu vermeiden, daß man hierbei eine Darmschlinge ansticht, was zu diagnostischen Irrtümern führen kann, verwendet man zum Einstich eine stumpfe Trokarhülse mit einem spitzen und einem stumpfen Führungsstab (Abb. 41.1). Mit dem spitzen durchsticht man nur die Haut, dann durchtrennt man mit dem stumpfen Mandrin die Muskelschicht und das Bauchfell. Physiologischerweise kann man wenige Milliliter einer bernsteingelben Flüssigkeit gewinnen.

Zur Punktion des **Labmagens** sucht man die Verbindungslinie vom Nabel zum Schaufelknorpel auf und sticht etwas kranialwärts vom Halbierungspunkt dieser Linie mit einer etwa 8 cm langen Kanüle (eventuell mit Spritze) senkrecht nach dorsal. Das Punktat ist am säuerlichen Geruch erkennbar und weist normalerweise einen pH-Wert von 2–4 auf.

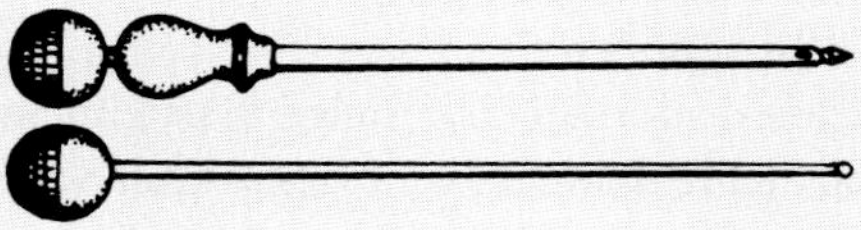

Abb. 41.1
Punktionsnadel nach Gratzl mit spitzem und stumpfem Mandrin zur Punktion der Bauchhöhle beim Pferd.

Die **Gallenblase** kann beim Rind zu einer Probepunktion zur Feststellung bzw. Absicherung von Leberegelbefall herangezogen werden.

Zur Punktion der **Leber** beim Rind wählt man den 10. Interkostalraum auf halber Thoraxhöhe und entnimmt eine Probe mittels TRU-CUT zwecks histologischer Untersuchung bzw. Untersuchung auf den Fettgehalt (Schwimmprobe). Das **Euterparenchym** kann ebenfalls, am besten mit Hilfe einer Feinnadelbiopsie, histologisch und mikrobiologisch untersucht werden.

Punktionen können auch am **Hoden** (Beschälseuche) und **Hodensack** (Leistenbruch = Inguinalhernie) sowie an irgendwelchen Körperstellen zur Feststellung von Flüssigkeitsansammlungen vorgenommen werden.

41.2 Pathologische Befunde

In der Brusthöhle und dem Herzbeutel findet man Transsudate, Exsudate, chylöse Flüssigkeit oder Blut; wenn Darmschlingen infolge eines Zwerchfellrisses vorgefallen sind, kann das Punktat der Brusthöhle auch Darminhalt ergeben.

In der Bauchhöhle kann man Transsudate, Exsudate, Blut, Darminhalt, Harn oder Galle antreffen.

Blut ist an der Farbe und an den mikroskopisch nachweisbaren roten Blutkörperchen festzustellen. Geronnenes Blut ist am trüben Serum bzw. Blutkuchen erkennbar.

Harn ist am Geruch und durch den Harnsäurenachweis, *Galle* an der braungrünen Farbe und durch den Gallenfarbstoffnachweis zu identifizieren. Darminhalt läßt sich mikroskopisch durch Futterbestandteile nachweisen; bei Magenruptur findet man auch Sarcinen (Achtfachformen von Bakterien), bei Dickdarm- und Pansenruptur auch Ziliaten (Protozoen) im Punktat.

41.2.1 Unterscheidung von Transsudat und Exsudat

Transsudate sind flüssige Ergüsse nichtentzündlicher Genese (z. B. Folge von venösen Stauungen). Sie sind meist klar, von hellgelb-grünlicher Farbe und fast immer wäßrig. Sie besitzen je nach dem Ort ihrer Entstehung ein unterschiedliches *spezifisches Gewicht,* das von 1005–1015 schwanken kann. Die *Reaktion* der Transsudate ist schwach alkalisch. Die Eiweißkonzentration ist niedrig, und im Sediment finden sich wenig zellige Elemente.

Als *Exsudat* bezeichnet man die Produkte einer Entzündung; diese können serös, seröseitrig, fibrinös, hämorrhagisch oder jauchig sein. Die Exsudate haben ein höheres spezifisches Gewicht als die Transsudate. Man ist berechtigt anzunehmen, daß eine Flüssigkeit gleichgültig, woher sie stammt, das Produkt einer Entzündung ist, wenn ihr *spezifisches Gewicht* über 1018, die Eiweißkonzentration über 25 g/l liegt und im Sediment (Gramfärbung) sich reichlich Zellen (Leukozyten) und eventuell Bakterien befinden.

Die Bestimmung des **spezifischen Gewichtes** (S. 282) darf nur an der vor Verdunstung geschützten und auf Zimmertemperatur abgekühlten Flüssigkeit vorgenommen werden, da ein noch körperwarmes Exsudat ein zu niedriges spezifisches Gewicht zeigt, und zwar entspricht eine Temperaturdifferenz von 3 °C jeweils einem Aerometergrad.

Quantitative Eiweißbestimmung

Sie stellt eine photometrische Bestimmung der Eiweißkonzentration mittels Biuretreagens dar.

Auswertung: Die Eiweißkonzentration liegt in den meisten zellreichen Exsudaten über, in den zellarmen Transsudaten unter 25 g/l.

Sediment-Untersuchung

5–10 ml der Punktionsflüssigkeit zentrifugieren, dekantieren, Sediment auf Objektträger ausstreichen, fixieren und nach Giemsa oder Quickdiff (S. 288) zwecks zytopathologischer Beurteilung färben.

Spezifische diagnostische Verfahren bei Infektionskrankheiten

42

In diesem Abschnitt werden diagnostische Methoden besprochen, mit denen eine bestimmte Infektionskrankheit, deren Erreger bzw. Allergene festgestellt werden können. Die dazu benützten Verfahren sind:

1. Nachweis von Krankheitserregern (Viren, Bakterien, Pilze, Parasiten) durch Färbung und mikroskopische Untersuchung, Züchtung oder Tierversuch.
2. Nachweis von zellgebundenen Antikörpern durch allergische Proben.
3. Nachweis von Antikörpern mittels serologischer Methoden.

42.1 Allergische Proben

Wird einem Tier körperfremdes Eiweiß parenteral zugeführt, so bilden sich gegen dieses Antigen spezifische Abwehrproteine, die *Antikörper.* Dieser Vorgang findet auch statt, wenn Krankheitserreger in den Organismus eindringen (Infektion), und zwar auch dann, wenn das Tier klinisch gar nicht krank geworden ist. Die Dauer ihrer Entwicklung im mononukleären Phagozytensystem beträgt etwa 10 Tage bis 3 Wochen. Danach bleiben sie über längere Zeit, unter Umständen lebenslänglich, im Organismus vorhanden. Das Tier hat also schon längst die Infektion bzw. eine eventuelle Krankheit überstanden, es beherbergt vielleicht gar keinen Erreger mehr, besitzt aber immer noch einen positiven Antikörperspiegel. Nur wenn der Organismus hgr. geschwächt (die Krankheit schon fast bis zum Zusammenbruch fortgeschritten) ist, kann die Fähigkeit des Körpers, Antikörper zu bilden, erlöschen.

Injiziert man neuerlich einem Tier, das sich mit Bakterieneiweiß (z. B. Tuberkulose, Rotz) oder einem anderen Fremdeiweiß auseinandergesetzt und daher spezifische Antikörper gegen diese Erreger bzw. deren Eiweiß gebildet hat, dieses Eiweiß in Form von abgetöteten (z. B. Rotz- oder Tuberkulose-)Erregern, so kann es natürlich nicht erkranken (weil die Erreger tot sind), aber es kommt zu einer eigenartigen Reaktion (einer Art Entzündung): Der Organismus ist nicht mehr normal empfindlich *(normergisch),* er ist andersartig, nämlich überempfindlich *(allergisch)* gegen dieses Antigen geworden.

Auf diesen für eine Reihe von Infektionserregern zutreffenden Tatsachen beruhen die allergischen Proben, wobei die Antigene auch als Allergene bezeichnet werden. Folgende Methoden werden in der Praxis angewendet: Ophthalmoprobe, perkutane und intrakutane Antigenapplikation, subkutane Probe.

Derartige Überempfindlichkeiten können aber auch gegenüber anderen Stoffen auftreten (z. B. Pflanzenteilen, Pollen, Staub, Flohausscheidungen usw.) und für eine Reihe von „Allergischen Krankheiten" (vor allem Hautkrankheiten, Asthma) verantwortlich sein. Auch in diesen Fällen können zur Abklärung der Diagnose diese Tests herangezogen werden. Hier ist aber die Krankheit sozusagen eine Dauerreaktion auf ein Allergen, während sie bei den diagnostischen Tests auf bestimmte Infektionskrankheiten nur vorübergehend auftritt.

In der Tiermedizin werden folgende Krankheiten durch allergische Proben diagnostiziert: Rotz der Pferde, Tuberkulose beim Rind aber auch bei anderen Haustierarten (mit wechselnder Genauigkeit), Brucellose der Schafe, vereinzelt auch Dermatomykosen. Die Allergentestung zur Aufklärung allergischer Krankheiten ist bisher bei Hautkrankheiten des Hundes (z. B. Flohekzem) und einer Reihe anderer Krankheiten versucht worden (z. B. chronische Bronchitis der Pferde).

42.1.1 Rotz

Als Allergen werden abgetötete und eingedickte Kulturen des Rotzerregers (Malleomyces mallei) verwendet: Mallein. In der Regel wird die Ophthalmoprobe, seltener die intrakutane Rotzprobe angewendet. Die subkutane Probe ist in Deutschland und in Österreich verboten.

Bei der **Augenprobe** wird in der Regel am linken Auge der Bulbus etwas eingedrückt (so wie bei der Besichtigung der Lidbindehaut) und in den ventralen Lidsack einige Tropfen Mallein mittels einer kleinen Pipette (Augentropfers) eingebracht, dabei darf die Schleimhaut nicht berührt werden. Ist eine Berührung dennoch erfolgt, so muß die Pipette vor der nächsten Probe sterilisiert bzw. für das nächste Pferd eine neue Pipette verwendet werden, um keine Krankheitserreger (Virus der infektiösen Anämie) zu übertragen. Außerdem kann durch eine Verletzung der Schleimhaut eine positive Probe vorgetäuscht werden. Daher darf die Probe nur an einem gesunden Auge vorgenommen werden. Besteht z. B. links eine Veränderung der Lidbindehaut, so ist die Probe rechts anzustellen; ist auch dieses Auge krank, so muß auf die Ophthalmoprobe verzichtet werden. Gleichzeitig mit der Augenprobe ist die innere Körpertemperatur zu messen. Das Ergebnis wird nach 10–12 Stunden beurteilt (am besten die Probe abends anstellen und morgens ablesen). Die Probe ist positiv, wenn sich eine eitrige Konjunktivitis eingestellt hat, d. h. wenn ein zumindest ggr. eitriger Augenausfluß festgestellt wird, die Lidbindehaut gerötet und ödemisiert und die innere Körpertemperatur erhöht ist. Die Probe ist zweifelhaft, wenn sich nur ein schleimig-eitriger Tropfen im medialen Augenwinkel befindet, auch wenn die Lidbindehaut gerötet ist. Die Probe ist negativ, wenn das Auge unverändert bleibt oder nur eine Rötung bzw. ein nicht eitriger (schleimig-seröser) Ausfluß besteht. Eine zweifelhafte Probe ist am selben Auge sofort zu wiederholen (neuerlich Mallein eintropfen). Das Ergebnis dieser Probe am „sensibilisierten" Auge ist dann bereits nach ca. 4 Stunden zu beurteilen.

Bei der **Hautprobe (Kutanprobe)** werden die Haare an der Halsseite in Form eines Rechteckes von ca. 5 × 15 cm Kantenlänge, das parallel zum Boden (bei normaler Kopfhaltung) sein muß, ausrasiert. Nach Reinigung der Haut ritzt man mittels eines Skalpells oder Lanzette die Haut oberflächlich (nicht bis zum Papillarkörper: Es darf keine Blutung auftreten!) an drei Stellen in Form von Doppel-Kreuzen # ein und trägt auf die beiden äußeren Kreuze Mallein (Glasstab) auf. Gleichzeitig wird die innere Körpertemperatur gemessen. Die Probe wird nach der gleichen Zeit wie die Augenprobe abgelesen. Sie ist positiv, wenn die mit Mallein bestrichenen Stellen anschwellen und die innere Körpertemperatur ansteigt. Es kann mitunter zu einer sehr heftigen Entzündung mit eitriger Exsudation und Mitreaktion von Lymphgefäßen kommen.

Die **subkutane Probe** kann nur bei nicht fiebernden Pferden vorgenommen werden, und zwar auf die gleiche Weise wie die subkutane Tuberkulin-Probe. Das Mallein regt aber den Körper auch zur Bildung von Antikörpern an, so daß später die allergischen Proben, aber auch die serologischen Proben positiv werden können. Ein solches Tier würde dann wie ein krank gewesenes reagieren, und wegen der weitreichenden Folgen aufgrund der Tierseuchengesetze ist daher diese Art der Diagnostik verboten.

42.1.2 Tuberkulose

Als Allergen wird in neuerer Zeit gereinigtes Rindertuberkulin (Protein Purified Derivate, PPD), früher albumosefreies Tuberkulin, verwendet. Für diese Tuberkulinisierung sind automatische Spritzen zum Zweck der Reihenuntersuchung im Einsatz. Grundsätzlich ist die Injektion bei den Wiederkäuern an jeder Hautstelle möglich, bevorzugt werden jedoch der seitliche Hals (Europa) und die Schwanzafterfalten (anglikanische Länder). Die Haare werden vor der Injektion zur Wiedererkennung der Injektionsstelle gekürzt (Haarschnitt), die Haut dann tangential angestochen und 0,1 ml Tuberkulin (ca. 5.000 Tuberkulineinheiten) injiziert (**intrakutane Injektion**). Bei richtigem Sitz der Nadel ist während der Injektion ein starker Widerstand zu spüren. An der Injektionsstelle muß sofort eine derbe Quaddel entstehen (palpatorische Überprüfung!). Ist dies nicht der Fall, so muß die Injektion sofort wiederholt werden.

Beurteilung: Bis 1,9 mm Hautdickenzunahme (HDZ) exklusive Entzündungssymptome = negativ; 2–3,9 mm HDZ exklusive Entzündungssymptome = fraglich bzw. zweifelhaft; > 4 mm HDZ inklusive Entzündungssymptome und Reaktion des regionalen Buglymphknotens = positiv.

Die Probe wird nach 72–96 Stunden abgelesen. Sie ist positiv, wenn die Hautdickenzunahme 4 und mehr Millimeter beträgt und Entzündungssymptome (Wärme, Schmerz, Ödem, Rötung, Exsudation, Schwellung des regionalen Buglymphknotens) auftreten. Bei der Simultanprobe werden Rinder- und Geflügeltuberkulin gleichzeitig i. k. eingespritzt.

Beim *Schwein* wird die Probe am Ohrgrund, wo die Haut gut beweglich ist, durchgeführt. Es wird dabei Rindertuberkulin am linken Ohr und gleichzeitig Geflügeltuberkulin am rechten Ohr injiziert. Auch hier muß an beiden Stellen unmittelbar nach der Injektion die typische Quaddel auftreten.

Die positive Reaktion erkennt man an der deutlich geröteten entzündlichen Schwellung.

Bei den *kleinen Wiederkäuern* wird die Probe ebenfalls nach Ausscheren der Injektionsstelle seitlich am Hals ausgeführt. Die Beurteilung erfolgt wie beim Rind.

Beim *Pferd* wird die Probe am Hals auf die gleiche Weise wie beim Rind vorgenommen, wobei man humanes Tuberkulin verwendet. Die Technik ist wegen der geringen Hautdicke wesentlich schwieriger als beim Rind. Eine positive Reaktion tritt nach etwa 36–48 Stunden mit einem deutlichen Ödem (Hautdickenmessung) und eventueller Schmerzhaftigkeit ein. Die Probe ist jedoch nicht sehr spezifisch und wird daher nur selten vorgenommen.

Auch bei den *Fleischfressern* ist wegen der dünnen Haut die Probe technisch schwierig. Man benutzt als Allergen 50 %iges Kochsches Alttuberkulin und injiziert dieses intrakutan an der Innenfläche des linken Oberschenkels. Der Widerstand ist wesentlich geringer als bei den Wiederkäuern, und das Bläschen kann bis linsengroß werden. Gleichzeitig spritzt man am anderen Oberschenkel eine 20 %ige Glyzerinlösung ein, um eine unspezifische Reaktion besser beurteilen zu können. Die Reaktion wird nach 24–48 Stunden abgelesen. Sie ist positiv, wenn nur an der Tuberkulinstelle eine entzündliche Schwellung, eventuell eine Pustel bzw. eine blaurote Verfärbung eintreten, die etwa 24 Stunden anhalten. Gleichzeitig wird immer die subkutane Probe durchgeführt.

42.1.3 Sonstige durch Allergenapplikation diagnostizierbare Krankheiten

Die Diagnose von **Hautmykosen** erfolgt dabei ausschließlich durch die intrakutane Applikation von Pilzantigenen. Sie ist aber in bezug auf ein aktuelles Krankheitsgeschehen noch sehr unsicher.

Das gleiche gilt für die Diagnose von **allergischen Krankheiten,** d. h. Krankheiten, die durch in der Umwelt der Patienten vorkommende Allergene immer wieder zum Ausbruch kommen bzw. unterhalten werden (z. B. Heuschnupfen oder Asthma des Menschen). In der Tierheilkunde sind dies vor allem gewisse Hautkrankheiten des Hundes (z. B. Flohallergien). Im Prinzip kann die Applikation des Allergens durch intrakutane Injektion erfolgen. Manchmal ist nur die Epidermis allergisch, die Allergene müssen dann perkutan appliziert werden. Bei Lungenkrankheiten ist eine aerogene Zufuhr oft erfolgreicher (Provokationsversuch).

42.2 Serologische Proben

Antikörper, d. h. spezifische Produkte des Organismus gegen Fremdeiweiß bzw. Krankheitserreger, können auch im Serum in verschiedenster Form vorkommen und dort nachgewiesen werden.

Je nach der Art ihrer Eigenschaften bzw. ihres Nachweises unterscheidet man Agglutinine (Antikörper, die Bakterien zur Verklumpung bringen: agglutinieren) bzw. **Agglutinationsproben, Komplementbindungsreaktionen** (Antikörper, die ein hämolytisches System gegen die Wirkung des Komplements schützen), **Präzipitationsproben** (Antikörper, die Fremdeiweiß zur Ausfällung bringen), **Hämagglutinine** (Antikörper, die Erythrozyten zur Verklumpung bringen) bzw. die Hämagglutination hemmenden Verfahren (**Hämagglutinationshemmungstest), virusneutralisierende Antikörper** und **toxinneutralisierende Antikörper.** Das Wesen und die Technik dieser Verfahren wird im Rahmen der Serologie und Immunologie behandelt. Die meisten dieser Proben sind vom praktizierenden Tierarzt nicht durchführbar. Er muß aber wissen, welche Verfahren bei den einzelnen Infektionskrankheiten zur Anwendung gebracht werden können und wie groß ihre diagnostische Aussagekraft ist. Er muß also zum geeigneten Zeitpunkt Serumproben oder anderes Material an ein Spezialinstitut unter Beigabe eines ausführlichen Krankenberichtes einsenden (siehe Probenentnahme).

Bezüglich des *Auftretens dieser Antikörper* gilt etwa das gleiche, was für die allergischen Proben gesagt wurde. Innerhalb der ersten beiden Wochen nach einer Infektion wird in der Regel keine Antikörpererhöhung nachzuweisen sein. Andererseits kann der Antikörpertiter noch lange nach Abklingen der Krankheit oder Verschwinden der Erreger aus dem Organismus positiv sein. Als Regel für die meisten Infektionskrankheiten gilt daher, daß man nach Möglichkeit zwei Serumproben im Abstand von mindestens 2–3 Wochen einsenden soll: **Akutserum** und **Rekonvaleszentenserum.** Weist die zweite Probe einen höheren Titer als die erste auf, so ist es also in der Zwischenzeit zu einer Zubildung von Antikörpern gekommen, was nur durch eine aktuelle Antigenzufuhr zu erklären ist. Die Infektion (oder Reinfektion) ist also gerade erfolgt und das aktuelle Krankheitsgeschehen kann mit großer Wahrscheinlichkeit diesem Erreger zugeschrieben werden.

Bei den verschiedenen Infektionskrankheiten, besonders bei seuchenhaften Erkrankungen (z. B. Brucellose, enzootische Rinderleukose, IBR/IPV, Schweinepest, Aujeszky-Krankheit) haben sich in der letzten Zeit als Nachweismethoden die ELISA-Technik, SN-Test, der Antigen-Nachweis sowie die PCR etabliert.

42.3 Nachweis von Krankheitserregern

Der Nachweis von Krankheitserregern wird im Rahmen der Parasitologie, Mykologie, Bakteriologie und Virologie gelehrt. Einzelne einfache Verfahren wurden bereits besprochen, so der Nachweis von **Hautparasiten und Hautpilzen** auf S. 103, ebenso der von **Hautbakterien;** der Nachweis von **Parasiten im** Kot auf S. 255, ebenso die bakteriologische Untersuchung des Kotes. Die Gewinnung von **Material für virologische Untersuchungen** wurde auf S. 107 bzw. 260 beschrieben.

Der praktizierende Tierarzt sollte zumindest für eine vorläufige Diagnose noch folgende Nachweismethoden wissen:

Die **Erreger der Tuberkulose** können im Sputum, Nasenausfluß, Sediment des Punktates von Körperhöhlen, des Harnes, in Geschwüren, eröffneten Knoten und im Kot mittels *Ziehl-Neelsen-Färbung* nachgewiesen werden.

Bei ungeklärten septikämisch verlaufenden Koliken oder anderen Infektionskrankheiten ist auch an **Milzbrand** zu denken. Die Erreger können knapp vor dem Tod im Blut oder nach der Schlachtung im Milzabklatsch mittels der *Oltschen Kapselfärbung* dargestellt werden.

Der Nachweis von **Drusestreptokokken** und anderen Eitererregern im Abszeß- und Ausflußeiter gelingt mit Fuchsin-, Gram- oder Methylenblaufärbung.

Mykobakteriosen der Haut (Aktinomykose, Botryomykose, Streptomykose) lassen sich gleichfalls durch Gramfärbung des Fisteleiters oder in der Punktatflüssigkeit nachweisen.

Kryptokokken (Lymphangitis epizootica der Pferde) und **Leptospiren** (Leptospirose der Hunde, Schweine, Rinder und eventuell anderer Haustiere) kann man am besten im Dunkelfeld-Mikroskop nachweisen, und zwar die ersteren im Blut, Synovia oder Eiter, die Leptospiren im Harnsediment.

Einsendung von Untersuchungsmaterial

43

Da es in vielen Fällen trotz exakter, schulmäßiger, klinischer Untersuchung nicht immer möglich ist, zu einer ätiologischen Diagnose zu kommen, wird die Einsendung von Untersuchungsmaterial unumgänglich sein.

Zu jeder Einsendung gehört ein ausführliches Begleitschreiben, das Namen und Wohnort des Tierbesitzers enthält. Daneben sind anzuführen: Anzahl und Art der Tiere, Art der Haltung, kurze Beschreibung des Stalles (Massivbau, Lüftung, Heizung usw.), Alter der Tiere, Anzahl der Verluste und Zeitraum, in dem Verluste aufgetreten sind, beobachtete Krankheitserscheinungen. Je ausführlicher diese Anamnese ist (siehe dort), desto besser und schneller kann das untersuchende Institut die Einsendung beurteilen und erledigen.

Lebende kranke Tiere werden an den Kliniken vorerst klinisch und nach der Tötung pathologisch-anatomisch, pathologisch-histologisch, parasitologisch, bakteriologisch, virologisch, mykologisch, und chemisch untersucht.

Für die Einsendung **toter Tiere** oder von Tieren stammenden Untersuchungsmaterials existieren in den einzelnen Ländern von den Bahn- und Postverwaltungen in Übereinstimmung mit den Veterinärbehörden erlassene Bestimmungen. Für mikrobiologische Untersuchungen ist es immer besser, die Tiere noch lebend an die Klinik zu bringen, ansonsten nur akut verendete oder frisch getötete moribunde Tiere einsenden! Kadaveröse Tiere (Transporte besonders im Sommer und an Wochenenden) eignen sich nicht zur Untersuchung (Autolyse).

Organteile sollen in Flaschen mit Korken oder Schraubdeckel oder in festen, mit Gummibändern verschlossenen Plastikbeuteln, die ihrerseits wieder in Metallgefäßen (Hobock) verpackt sind, zur Einsendung kommen.

Blutproben werden für hämatologische, klinisch-chemische und serologische Untersuchungen in entsprechenden Blutröhrchen eingeschickt.

Milchproben für mikrobiologische Untersuchungen werden in sterilisierten Skarröhrchen oder Plastikröhrchen mit Schraubverschluß (in der warmen Jahreszeit mit Konservierungsmittel) transportiert (S. 269).

Kotproben zum routinemäßigen Nachweis eines Parasitenbefalles und zur Erfassung anderer parasitärer Objekte (mikroskopische Untersuchung) gelangen als Einzel- oder Sammelproben in gut verschließbaren Gefäßen zur Einsendung. Für bakteriologische und virologische

Untersuchungen des Kotes sind spezielle sterilisierte Röhrchen vorgesehen (S. 260).

Krusten, Haare und Hautgeschabsel werden zur Untersuchung auf Pilze in sauberen Papierumschlägen (nicht in luftdicht verschlossenen Röhrchen) eingesendet; zur Untersuchung auf Ektoparasiten sollen Röhrchen verwendet werden (S. 103).

Futterproben werden in Plastikbehältern (Naßfuttermittel, Silagen) bzw. in dicken, gut verschließbaren Papiersäcken (Trockenfuttermittel, Pellets) eingesandt.

Wasserproben dürfen nur in eigens hierfür vorgesehenen Behältern, die vom zuständigen Institut zugesandt werden, abgefüllt und abgeschickt werden.

Zellhaltige Flüssigkeiten (Augen-, Nasen-, Vaginal- und Zervix-Tupfer sowie andere Schleimhautabstriche) für bakteriologische und virologische Untersuchungen werden gekühlt (Styroporverpackung, Kühlbox) in Röhrchen mit Transportmedien (vom Untersuchungsamt anzufordern) eingeschickt.

Aus dem Begleitschreiben müssen der Tag der Tötung bzw. Entnahme der Proben und der Zeitpunkt der Absendung sowie die gewünschte Untersuchung ersichtlich sein.

44 Applikation von Arzneimitteln und Diagnostika

Das Einbringen von therapeutisch oder diagnostisch wirksamen Stoffen in den Organismus kann im Prinzip über den Verdauungstrakt (innerlich), unter Umgehung desselben (parenteral) oder an verschiedenen Organen lokal erfolgen. In den ersten beiden Fällen will man meist eine resorptive und damit allgemeine Wirkung (im Verdauungstrakt oft auch nur lokale Wirkung) erzielen, im letzteren Fall soll der Stoff eine örtliche Wirkung entfalten und die Resorption ist in der Regel unerwünscht.

Zur **innerlichen Verabreichung** gehört in erster Linie die orale Applikation, bei der die aufgenommenen Stoffe aber die Leber passieren müssen und dort unter Umständen chemisch verändert werden. Die Resorption wird auch durch den Darminhalt beeinträchtigt, doch kann man bei den Tieren nicht „auf leeren Magen" eingeben, weil dieser – im Gegensatz zum Menschen – zwischen den Mahlzeiten nicht leer wird. Mittels rektaler Applikation kann man den Pfortaderkreislauf und damit die „Leberschranke" umgehen. Die intraruminalen und intraabomasalen Applikationen müssen gleichfalls der innerlichen Verabreichung zugezählt werden.

Die wichtigsten **parenteralen Applikationsarten** mit ausschließlich allgemeiner (systemischer) Wirkung sind subkutane, intramuskuläre und intravenöse (selten die intraarterielle) Injektion. Eine starke Allgemeinwirkung neben der lokalen erreicht man auch bei der Applikation in seröse Höhlen, also intrathorakal und intraabdominal.

Vorwiegend **lokale Wirkung** haben die intranasale, intratracheale, intrakonjunktivale, intrakutane, perkutane, epidurale, intramammäre, intravaginale, intrauterine, intravesikuläre und intrapräputiale Verabreichung von Arzneimitteln und Diagnostika, obwohl Allgemeinreaktionen durch Resorption auch bei diesen Applikationsarten auftreten können.

44.1 Orale Applikation

Die orale Aufnahme von Arzneimitteln (über das Maul durch Abschlucken) erfolgt entweder als Einzelgabe, über das Futter oder mit dem Trinkwasser (vor allem in der Intensivtierhaltung).

Zur oralen Applikation eignen sich feste, ungeformte, wie Pulver, und geformte Arzneimittel, wie Tabletten, Dragees, Kapseln, Pillen oder Boli, weiterhin festweiche, wie Pasten, Latwergen, und schließlich solche in flüssiger Form bzw. Lösungen und Suspensionen.

Der Vorteil der oralen Applikation ist die Billigkeit und Wirtschaftlichkeit des Verfahrens (keine sterilen oder besonders „reinen“ Stoffe) und die Unabhängigkeit von der Intervention des Tierarztes. Nachteile sind die Unsicherheit der tatsächlichen Aufnahme des Medikamentes durch das Tier und die Entziehung des Patienten aus der tierärztlichen Kontrolle (Applikation durch den Besitzer). Beratung und Kontrolle durch den Betreuungstierarzt sind daher bei landwirtschaftlichen Nutztieren unbedingt erforderlich.

Beim *Pferd* werden nur selten Tabletten und dergleichen appliziert. Lediglich *Fohlen* kann man nach Hervorziehen der Zunge diese über den Zungenwulst schieben. Kleinere Arzneimittelmengen werden in Wasser suspendiert oder gelöst und mittels Injektionsspritze in die Backentasche gespritzt. Möglich ist auch das Einbringen einer Latwerge (Vermischen eines Pulvers mit Sirup, Marmelade und dergleichen) in die Maulhöhle bzw. auf die Zunge. Größere Medikamentenmengen werden jedoch in der Regel in flüssiger (suspendierter) Form mit der Nasenschlundsonde eingegeben. Mit dem Futter oder Trinkwasser nehmen Pferde nur ungern Medikamente auf, da sie sehr geschmacksempfindlich sind. Man muß Geschmackskorrigentien beifügen und eventuell die Tiere einen halben Tag lang hungern und dursten lassen. Pulver müssen vermischt mit Hafer bzw. Kleie angefeuchtet verabreicht werden, da sie sonst von den Tieren weggeblasen werden.

Flüssigkeiten sollen beim *Rind* grundsätzlich mit der Sonde (Magensonde mit Sondenschutzgerät oder Nasenschlundsonde, S. 149) appliziert werden. Die Nasenschlundsonde soll insbesondere bei auf der Seite liegenden Tieren verwendet werden, da bei ihr ein Ausfließen von Panseninhalt (Gefahr des Fehlschluckens) neben der dünnen Sonde in der Regel nicht vorkommt. Nach Beendigung der Applikation ist die Sonde zu knicken und erst dann aus dem Ösophagus zu entfernen (Verhinderung des Fehlschluckens). Kleine Flüssigkeitsmengen werden mit langhalsigen Flaschen (Plastik, Horn, Metall) bei leicht gestrecktem Kopf seitlich in die Backentasche eingegeben. Für Herdenbehandlungen eignen sich sogenannte „*Drencher*“ (Eingebeinstrumente mit Dosierungsgeräten, Nachfüllung durch Ansaugen aus Vorratsgefäß über einen Plastikschlauch). Gelatinekapseln oder Tabletten können in Papier eingepackt nach kräftigerem Hervorziehen der Zunge hinter dem Zungenwulst deponiert (Tiere schlucken sofort ab) oder mit Pillengebern eingegeben werden. Letztere werden auch zur Eingabe von Langzeit-Boli und Dauermagneten verwendet. Bei *Kälbern* nimmt man die Tabletten in die Hand und läßt sie vom Kalb „absaugen oder abschlecken“.

Bei den *kleinen Wiederkäuern* werden oral zu verabreichende Medikamente am zweckmäßigsten in Wasser aufgeschwemmt mittels Spritze appliziert. Dabei wird der Konus bei normaler Kopfhaltung und Fixierung des Tieres mit aufgestellten Fingern im Kehlgang zwischen den beiden Kieferästen eingeführt und die Flüssigkeit langsam in die Maulhöhle infundiert (drenchen). Die Tiere schlucken dabei spontan ab. Größere

Flüssigkeitsmengen werden mit Hilfe von entsprechend englumigen Magenschlundsonden unter Zuhilfenahme eines Sondenschutzgerätes eingegeben (S. 150).

Bei größeren *Schweinen* oder Elterntieren werden Flüssigkeiten oder in ihnen aufgeschwemmte Präparationen beim mit der Oberkieferschlinge fixierten Patienten nach Öffnung der Maulspalte durch ein perforiertes Maulholz mit der Magenschlundsonde eingegeben. Die über die Maulhöhle einzuführende Sonde gelangt dabei sehr oft in das retroösophagiale Ösophagusdivertikel. Ist dies der Fall, so muß die Sonde öfters zurückgezogen und wieder vorgeschoben werden, bis das Tier abschluckt.

Bei *Saugferkeln* werden oral zu verabreichende Flüssigkeiten bei normaler Kopfhaltung durch die Nase verabreicht. Zu diesem Zweck wird der Konus einer Injektionsspritze fest auf ein Nasenloch aufgesetzt und die Flüssigkeit langsam infundiert. Die Tiere schlucken spontan ab. Emulsionen oder Suspensionen in Behältern mit dosierbaren Pumpvorrichtungen werden seitlich in die Backentasche eingebracht. Kapseln oder Tabletten werden nach Öffnen des Maules bis in den Schlundkopf geschoben. Salben müssen, um nicht ausgespuckt zu werden, auf den harten Gaumen aufgetragen werden.

Beim *Hund* erfolgt das Eingeben von Kapseln sowie Tabletten nach Öffnen des Fanges (S. 128) durch Hineinschieben der Tablette mit dem Zeigefinger der rechten Hand über den Zungenrücken bis tief in den Pharynx, so daß dort ein Schluckreflex ausgelöst wird. Dieser kann gefördert werden, wenn man im Anschluß an das Hineinschieben dem Hund vorübergehend die Nasenöffnungen zuhält. Ein Zerbeißen vor allem von Kapseln oder Dragees sollte immer vermieden werden. Man kann Arzneimittel auch in Form von Latwergen oder Pasten auf die Zunge schmieren oder mit einer kleinen Spritze Flüssigkeiten in die Backentasche spritzen. Letzeres Verfahren funktioniert auch bei zugebundenem Fang (S. 48). Ansonsten wird bei bissigen Tieren mittels Kornzange so wie bei der Katze eingegeben. Schließlich kann man auch mit dem Futter oder Trinkwasser eine Applikation versuchen; insbesondere Tropfen und Pulver können auf diese Weise verabreicht werden.

Bei *Katzen* können prinzipiell die gleichen Methoden angewendet werden, sofern das Tier keine Abwehrbewegungen macht. In der Regel muß aber eine Pinzette oder gebogene Kornzange verwendet werden, zwischen die die Tablette geklemmt wird. Nach Öffnen des Maules (S. 152) wird ohne Herausziehen der Zunge mit diesem Instrument die Tablette oder Kapsel über den Zungenwulst in den Rachen geschoben. Flüssigkeiten, die in die Backentasche gespritzt werden, werden von den Katzen oft wieder herausgespeichelt, da sie sehr geschmacksempfindlich sind. Die Applikation mit dem Futter und dem Trinkwasser (der Milch) stößt aus diesem Grunde auf große Schwierigkeiten bzw. ist unmöglich.

44.2 Injektionen – Allgemeines

Die Injektionstherapie hat den Vorteil, daß das Arzneimittel bei richtiger Technik in der vorgesehenen Menge vollständig in den Körper gelangt und im Magendarmtrakt und der Leber nicht verändert und damit in seiner Wirkung beeinträchtigt wird. Der Wirkstoff muß allerdings in steriler und körperwarmer Form (**Körpertemperatur, pH-neutral, blutisotone Lösung**) vorliegen. Injektionen gehören zur Individualtherapie und die Nachteile ergeben sich vor allem daraus, daß auch in der Intensivhaltung jedes einzelne Tier manipuliert werden muß, was nicht nur hohe Kosten (Tierarzt, Hilfspersonal) verursacht, sondern auch zu einer Beunruhigung der Tiere (Stressor) führt.

Alle Injektionen müssen unter aseptischen Kautelen durchgeführt werden. Die verwendeten Spritzen und Nadeln müssen nach anerkannten Grundsätzen sterilisiert sein. In neuerer Zeit haben sich die Einmalkanülen bzw. Einmalspritzen durchgesetzt. Gewöhnliches „Auskochen" von Stahlkanülen oder Glasspritzen tötet nicht immer alle Keime ab; vorzuziehen sind mit Druck arbeitende Dampfsterilisatoren bzw. bestimmte chemische Desinfektionsverfahren. Im letzteren Fall sind die Geräte aber vor der Injektion mit sterilem destilliertem Wasser gründlich durchzuspülen, damit nicht Desinfektionsmittelreste die Wirksamkeit des Injektionsgutes beeinträchtigen (insbesondere wichtig bei Lebendvakzinen). Durch Verwendung **automatischer Spritzen** kann der Injektionsvorgang in der Intensivtierhaltung wesentlich beschleunigt werden. Zur Vermeidung einer iatrogenen Übertragung von Krankheitserregern sind für jeden Patienten **neu sterilisierte** Nadeln (und Spritzen) zu verwenden; und auch in der Intensivtierhaltung sollte dies zumindest in jedem Stallabteil bzw. bei jeder neuen Gruppe erfolgen.

44.3 Intravenöse Injektion

Diese Injektionsart wird beim *Rind* an der V. jugularis, beim *Pferd* an der V. jugularis und an der V. thoracica externa, beim Fohlen auch an der V. cephalica sowie an der V. saphena parva durchgeführt. Die Technik ist zunächst die gleiche wie bei der Gewinnung von Blutproben (S. 295). Nach Punktion der Vene wird Blut spontan abfließen gelassen oder angesaugt und das Injektionsgut anschließend in Fließrichtung langsam infundiert. Dabei ist das Kanülenende bzw. der Infusionsschlauch mit einer Hand so zu fixieren, daß sich diese dabei gleichzeitig an den Körper des Tieres stützt. Bei Bewegungen des Patienten wird dadurch ein Verschieben der Nadel verhindert. Hat man dennoch den Eindruck, daß die Nadel aus der Vene geglitten ist und **paravenös** infundiert wurde (Unruhigwerden des Patienten), so ist abermals eine Ansaugprobe vorzunehmen oder Blut aus der Kanüle abfließen zu lassen und gegebenenfalls der Sitz der Nadel zu korrigieren. Auch am **Ende** der Infusion muß diese **Probe wiederholt werden,** um sich von der sicheren intravenösen Applikation des ganzen Infusionsgutes zu überzeugen und um die Nadel vom Medikament freizuspülen, weil es auch beim Herausziehen zu einem paravenösen Erguß kommen kann. Abschließend wird proximal der Injektionsstelle die Vene komprimiert und die Nadel rasch aus dieser entfernt. Bei unruhigen oder nervösen Pferden sowie bei Fohlen ist stets ein Venenkatheter zu verwenden.

Kleine Flüssigkeitsmengen werden mit der Spritze, größere mit Infusionsapparaten oder Dauertropfgeräten infundiert. Bei Dauertropfinfusionen sind die Venenkatheter an der Haut mit Nähten zu fixieren. Der Infusionsschlauch muß an einer Spiralfeder (oder Hundeleine) aufgehängt und der Patient in seiner Bewegung eingeengt werden. Die optimale Infusionsgeschwindigkeit (Infusionsgerät mit genauer Mengenbestimmung pro Zeiteinheit) hängt von der Größe des Tieres und von der Infusionsmenge pro Tag ab. In der Intensivmedizin ist eine ständige Überwachung notwendig. Bei den kleinen Wiederkäuern erfolgt die intravenöse Infusion an den Jugularvenen, die mit der Hand gestaut werden oder an der Ohrvene (Dauertropfinfusion). Beim Schaf ist zum leichteren Auffinden der Vene die Wolle durch mehrere Scherenschläge zu entfernen. Die Jugularvenen der kleinen Wiederkäuer „rollen“ im Gegensatz zum Rind leichter und man muß daher scharf geschliffene Injektionskanülen verwenden.

Die intravenöse Injektion erfolgt beim *Schwein* in die Ohrvene, seltener in die Jugularvene; die Tiere müssen hierzu gut fixiert sein. Steht ein Gehilfe zur Verfügung, so besorgt er die Stauung der Vene am Ohrgrund. Ist man allein, wird sie dort durch Anlegen einer Gummiligatur gestaut. Das Ohr wird hierauf flach in der Hand gehalten und nicht geknickt. Die Vene ist mit möglichst englumigen Kanülen und armierter Spritze anzustechen, und die Nadel muß weit in die Vene hineingeschoben werden. Blutansaugversuche mißlingen in der Regel, da die sehr dünnen Venen leicht kollabieren. Umgekehrt kann es bei Verwendung zu weitlumiger Kanülen und starkem Infusionsdruck zu Zerreißungen dieser Gefäße kommen. Da es mitunter nicht sofort gelingt, die Vene richtig zu treffen, sollte man in jedem Falle mit den Injektionsversuchen möglichst an der Ohrmuschelspitze beginnen. *Bei Ferkeln* zieht man wegen der geringen Größe der Ohrvenen die intraabdominale Injektion vor.

Auch bei den *Fleischfressern* ist der Vorgang zunächst der gleiche wie bei der Blutentnahme (S. 296), und der richtige Sitz ist wie oben geschildert zu kontrollieren. Während des Injektionsvorganges sind Nadel und Spritze von der die Extremität umfassenden Hand zu fixieren, damit es wiederum durch Bewegungen des Tieres zu keinen Verschiebungen der Kanüle kommt. Bei Hunden und Katzen wird die Dauertropfinfusion ähnlich wie beim Großtier durchgeführt. Gegebenenfalls können Infusionen, insbesondere eine Dauertropfinfusion, auch an der Vena jugularis vorgenommen werden; zu diesem Zweck muß die Injektionsstelle vollständig von Haaren befreit und die Vene mittels Stauungsbinde angestaut werden.

44.4 Intramuskuläre Injektion

Diese Injektionsart steht bezüglich Resorptionsgeschwindigkeit und Verträglichkeit von reizenden Arzneimitteln zwischen der intravenösen und der subkutanen Injektion. Im stark durchbluteten Muskel erfolgt eine rasche Resorption, und man kann auch ohne weiteres Suspensionen applizieren. Vor der Injektion muß wieder eine Ansaug- oder Abtropfprobe gemacht werden, um zu kontrollieren, ob nicht eventuell ein Gefäß angestochen wurde. Ist dies der Fall, so muß eine andere Injektionsstelle gewählt werden.

Die intramuskuläre Injektion erfolgt beim *Pferd* und beim *Rind* in die Halsmuskulatur, und zwar etwa im mittleren Drittel (die Seitenhalsfläche ist in Längs- und Querrichtung zu dritteln, wodurch man ein Trapez erhält, das kranial etwa eine Handbreite hinter dem Atlasflügel, dorsal eine Handbreite unter dem oberen Rand des Nackenbandes, kaudal eine Handbreite vor dem Schulterblatt und ventral eine Handbreite über der Drosselrinne begrenzt wird). Man klopft das Tier zunächst mit der Hand kräftig ab, stößt dann rasch mit der fest zwischen den Fingern gehaltenen Nadel zu und führt sie etwa 5 cm tief ein. Während der Ansaugprobe bzw. des Injektionsvorganges sind Nadel und Spritze mit der am Hals aufgestützten Hand zu fixieren. Die pro Injektionsstelle zu applizierende Flüssigkeitsmenge soll bei erwachsenen Tieren nicht mehr als 20 ml und bei Jungtieren nicht mehr als 5 ml betragen. Ist mehr oder mehrmals pro Tag zu injizieren, so können beim Pferd auch die Kruppen- und Oberschenkelmuskulatur herangezogen werden. Die Lokalisation in der Kruppenmuskulatur ist der Mittelpunkt zwischen Hüfthöcker und Schweifansatz, wobei in Richtung des kontralateralen Olekranons eingestochen wird. In der Oberschenkelmuskulatur ist die Injektionsstelle der Mittelpunkt zwischen Sitzbeinhöcker und Kniekehle, wobei parallel paramedian in den M. semimembranosus oder M. semitendinosus eingestochen wird. Früher wurde beim Rind auch in die Gluteal- oder die Schenkelmuskulatur injiziert. Wegen der dort insbesondere nach größeren Injektionsmengen entstehenden Gewebereaktionen, die auch zu einem späteren Zeitpunkt am Fleisch erkennbar sind, wurde aus wirtschaftlichen Gründen diese Injektionsstelle verlassen. Zusätzlich ist dieser Bereich zumeist stark mit Kot verschmutzt, so daß eine höhere Infektionsgefahr (insbesondere Anaerobier-Infektionen) besteht. Ähnliches gilt für die Injektion in die Vorderbrustmuskulatur beim Pferd, wo nach Einbringung tiefe Abszesse, Phlegmonen oder Gasbrand entstehen können, so daß die Tiere oft monatelang arbeitsunfähig bleiben. Bei den *kleinen Wiederkäuern* wird die Halsmuskulatur nach Scheiteln der Wolle zur Injektion herangezogen.

Bei *Schweinen* ab einer Körpermasse von 10 kg oder Elterntieren befindet sich die Applikationsstelle unmittelbar 1 fingerbreit kaudal des Ohrgrundes (ähnlich wie bei der subkutanen Injektion); der Einstich der Nadel erfolgt aber senkrecht zur Hautoberfläche in die Halsmuskulatur. Bei *Ferkeln* wird die intramuskuläre Injektion in die Nackenmuskulatur ausgeführt.

Die Injektionsstelle liegt bei den *Fleischfressern* etwas lateral von der Falte zwischen M. semitendinosus und semimembranosus an der Kaudalfläche des Oberschenkels. Im Prinzip wird wie bei den anderen Tierarten vorgegangen. Insbesondere bei kleinen Tieren und zu tiefem Stich besteht die Möglichkeit einer Verletzung des N. fibularis, die ebenso wie die sich an der Injektionsstelle entwickelnden Entzündungen oder Abszesse zu Lähmungen führen kann. Die intramuskuläre Injektion wird daher bei Fleischfressern in vielen Fällen durch die subkutane Injektion ersetzt. Bei bestimmten Arzneimitteln oder Impfstoffen ist sie jedoch ausdrücklich vorgeschrieben, weil ansonsten ein Wirkungsverlust eintritt.

44.5 Subkutane Injektion

Mit dieser Injektionsart kann man wesentlich größere Arzneimittelmengen als mit der intramuskulären Injektion einbringen (bei Rind und Hund sogar als Dauertropf). Die Resorption erfolgt jedoch sehr langsam und unregelmäßig. Das Injektionsgut muß chemisch absolut reizlos sein, jedoch muß es nicht unbedingt eine Lösung darstellen, sondern man kann auch Suspensionen und sogar feste Stoffe (Implantation) auf diese Weise applizieren. Besonders das Pferd ist gegenüber subkutanen Injektionen sehr empfindlich und reagiert auch bei sorgfältigster Applikation und Beachtung der genannten Kautelen mit Entzündungen. Im Gegensatz dazu stehen Fleischfresser, bei denen diese Injektionsart in der Regel besser verträglich ist, so daß man viele Arzneimittel, für die eine intramuskuläre Injektion vorgeschrieben ist, bei diesen Tierarten (eventuell stärker verdünnt) auch subkutan applizieren kann.

An den Injektionsstellen muß reichlich lockeres Unterhautbindegewebe und eine darüber bewegliche Haut vorhanden sein. Man hebt eine Hautfalte auf und sticht senkrecht auf diese bzw. parallel zur Hautoberfläche mit der Nadel ein. Anschließend überzeugt man sich vom richtigen Sitz der Nadel, indem man das Nadelende hin und her bewegt; die Nadelspitze sollte unter der Haut palpierbar sein. Ist dies nicht der Fall, so besteht die Gefahr einer subfaszialen Fixierung, was bei vielen Arzneimitteln zu entzündlichen Reaktionen nach der Injektion führen kann. Der Einstich sollte bei größeren Injektionsdepots von dorsal erfolgen, damit nach dem Herausziehen der Nadel nicht ein Teil des Injektionsgutes wieder abfließen kann. Nach dem Ansetzen der Spritze sind vor allem bei größeren Tieren das Nadelende und die Spritze wieder mit der an der Körperoberfläche abgestützten Hand zu fixieren. Danach erfolgt Ansaugprobe. Nach Beendigung der Injektion wird die Nadel rasch herausgezogen und das Injektionsdepot etwas verstrichen.

Bei *Pferd* und *Rind* sind die seitlichen Halsflächen für subkutane Injektionen bestens geeignet. Impfstoffe sollten beim Rind aber nicht zu weit ventral injiziert werden, da sonst die wertvolle Brustmuskulatur geschädigt wird. Auch bei den *kleinen Wiederkäuern* werden Arzneimittel seitlich am Hals injiziert.

Bei älteren *Schweinen* wird die subkutane Injektion hinter dem Ohrgrund (borstenfreies Feld) in das lockere Unterhautbindegewebe durchgeführt; die Stichrichtung muß aber dorsoventral bzw. tangential angelegt werden (im Gegensatz zur intramuskulären Injektion). Beim *Ferkel* eignet sich für diese Injektion am besten die Kniefalte, wobei die Tiere dafür von einem Gehilfen an den Hinterextremitäten hochgehoben werden und die Bauchseite dem Therapeuten zugekehrt ist. Ein Ausfließen der Injektionslösung wird durch die Verschiebung der Kniefalte vermieden.

Bei *Hund* und *Katze* können die seitlichen Hals- und Rumpfflächen herangezogen werden, wobei insbesondere die Schulterblattgegend zu empfehlen ist, weil eventuelle Komplikationen (subkutane Phlegmonen, Eiterungen) dort am besten zu beherrschen sind.

44.6 Lokale Injektionsarten

Bei **intraarteriellen Injektionen** (Arteriogramm) ist das Tier in der Regel niederzulegen und die entsprechende Arterie nach Rasur und sorgfältiger Desinfektion vorerst freizupräparieren. Erst dann wird das Injektionsgut mit dünner Kanüle in Strömungsrichtung infundiert. Im Anschluß daran ist die freigelegte Arterie wieder sachgemäß zu versorgen.

Die **intraartikuläre Injektion** wird bei *Pferd* und *Wiederkäuern* zu diagnostischen und therapeutischen Zwecken durchgeführt.

Die **intratracheale Injektion** erfolgt beim *Großtier* am besten eine Handbreit kaudal vom Larynx. Beim am Kopf fixierten Tier (Schafe werden durch einen Gehilfen umgesetzt und der Kopf gestreckt) wird mit der linken Hand die Trachea umfaßt und mit der rechten Hand die mit Spritze armierte Nadel zwischen zwei Trachealringen eingestochen. Der richtige Sitz ergibt sich aus der leichten Beweglichkeit des Spritzenkolbens. Das körperwarme Injektionsgut wird hierauf injiziert und der Kopf des Tieres ein bis zwei Minuten hochgehalten, damit das Injektionsgut nicht sofort wieder ausgehustet werden kann. Beim *Schwein* und den *Fleischfressern* wird diese Injektionsart in der Regel nicht vorgenommen, beim *Pferd* selten.

Intrakutane Injektionen werden in der Regel zu diagnostischen Zwecken ausgeführt (siehe allergische Proben, S. 347).

Beim *Rind* kann eine **intraruminale Injektion** auf der linken Seite eine Handbreit ventral der Lendenwirbelquerfortsätze und eine Handbreit kaudal der letzten Rippe in Richtung rechter Ellbogenhöcker vorgenommen werden. Die Haut ist vor der Injektion zu rasieren und zu desinfizieren. Nach erfolgter Injektion wird durch die Nadel ein Antibiotikum infundiert und gleichzeitig diese zurückgezogen; dadurch wird das Auftreten einer sekundären Peritonitis weitestgehend verhindert.

Die **intraabomasale Injektion** erfolgt bei gut fixiertem *Rind* eine Handbreit kaudal des hinteren Brustbeinendes. Die Injektionsstelle ist vorher zu rasieren und zu desinfizieren. Die Nadel (ca. 8–10 cm lang) wird mit kräftigem Stoß nach dorsal eingestochen. Den richtigen Sitz der Nadel im Labmagen erkennt man durch Bestimmung des Säuregrades des herausgetretenen Inhaltes (pH-Wert 2–4). Beim Zurückziehen der Nadel ist so wie bei der intraruminalen Injektion vorzugehen.

Intraabdominale Injektionen können beim *Großtier* grundsätzlich links und rechts in den Hungergruben vorgenommen werden. Rechts sind sie beim Rind leichter ausführbar. Die Injektionsstelle liegt eine Handbreit ventral der Lendenwirbelquerfortsätze und eine Handbreit kranial des Hüfthöckers. Sie ist zu rasieren, zu reinigen und zu desinfizieren. Die Haut wird etwas verschoben, mit Kanüle und spitzem Mandrin durchstochen, hierauf der spitze gegen einen stumpfen Mandrin ausgetauscht und in kaudoventraler Richtung die Bauchwand perforiert. Sobald das Peritoneum (besonders beim Wiederkäuer an der Schmerzreaktion erkennbar) durchstochen ist, wird der Mandrin entfernt und es dringt hörbar Luft in die Bauchhöhle ein. Der richtige Sitz der Kanüle ist auch am geringen Widerstand während der Infusion erkennbar. Nach Entfernung der Kanüle schiebt sich die Haut wieder über den Stichkanal durch die Bauchwand. Bei Tieren mit besonders dicker Haut (z. B. Hengste, Kaltblutpferde) muß gegebenenfalls vor der Perforation die Haut mit einem Skalpell durchtrennt werden. *Ferkel* werden wie bei der subkutanen Injektion gehalten. Die Injektionsstelle befindet sich einen Fingerbreit seitlich der Medianlinie zwischen vorletztem und drittletztem Zitzenpaar. Die Injektion erfolgt senkrecht zur Bauchoberfläche armiert und mit dünner Kanüle mit kräftigem Stich. Bei *Fleischfressern* werden derartige Injektionen nur relativ selten vorgenommen (Peritonealdialyse, intraabdominale Infusion oder Narkose bei Katzen- und Hundewelpen). Die Technik ist im Prinzip die gleiche.

Bei der **epiduralen Injektion** werden bei *Pferd* und *Rind* vorrangig Lokalanästhetika in den Epiduralspalt des Wirbelkanals appliziert. Diese Verabreichungsmethode wird nicht nur zur Ausschaltung der Bauchpresse (während der rektalen Untersuchung), sondern vor allem zur Durchführung der Berichtigungsmechanik in der Geburtshilfe, zur Behebung des Gebärmutter- bzw. Scheidenvorfalles, zur Kolikbehandlung und bei Bauchoperationen sowie operativen Eingriffen am Schwanz angewendet. Die Lumbalanästhesie erfolgt zwischen dem letzten Lendenwirbel und dem Kreuzbein. Sie wird nur selten angewandt. Die epidurale Injektion wird als Sakralanästhesie bezeichnet, wenn der Ort der Einstichstelle zwischen dem Kreuzbein und dem 1. Schwanzwirbel (gegebenfalls zwischen 1. und 2. Schwanzwirbel) liegt. Das in den Epiduralraum injizierte Anästhetikum lähmt die sensiblen und motorischen Nervenwurzeln des Rückenmarkes. Die Ausdehnung der Schmerzausschaltung ist von der Anästhetikummenge und von der Injektionsstelle abhängig. Die Dauer und der Grad wird von der Art des Mittels und dessen Konzentration beeinflußt. Je nach der Menge der injizierten Flüssigkeit unterscheidet man zwischen einer kaudalen oder kleinen sakralen Epiduralanästhesie, bei der das Stehvermögen der Tiere erhalten bleibt und einer kranialen oder großen sakralen Epiduralanästhesie, die das Niederlegen der Tiere bewirkt.

Die Injektionsstelle für die Sakralanästhesie wird durch pumpende Auf- und Abwärtsbewegungen des Schwanzes, erkenntlich an einer Delle zwischen den Wirbelkörpern, aufgesucht. Die Haut wird rasiert und desinfiziert. Anschließend wird mit einer 5–7 cm langen sowie 1,0–1,8 mm starken Kanüle im schiefen Winkel ca. 2–4 cm tief eingestochen, bis die Nadelspitze auf einen knöchernen Widerstand stößt. Nach Zurückziehen der Nadel um einige Millimeter, wird die mit dem Injektionsgut versehene Spritze aufgesetzt. Nach Aspirationskontrolle kann das Anästhetikum injiziert werden. Bei richtigem Sitz muß das Einspritzen ohne Widerstand erfolgen. Nach 1–2 Minuten tritt die gewünschte Wirkung ein und ist an der Schwanzlähmung (= Hammelschwanz) zu erkennen. Die Schmerzausschaltung hält ca. 20–30 Minuten lang an. Bei einer Kuh werden für eine kaudale Anästhesie 6–8 ml, bei Jungrindern 3–5 ml und bei Stieren bis zu 12 ml eines 1 %igen Lokalanästhetikums benötigt. Für eine kraniale sakrale Anästhesie sind 20 (bis 60) ml erforderlich; dabei sollte der Kopf des Rindes erhöht gelagert werden, damit das Mittel (ohne Sperrkörper) nicht die Medulla oblongata erreicht.

Eine **intratestinale Injektion** wird gelegentlich bei *Ebern* durchgeführt, die anschließend kastriert werden. Der mit einer Hand fixierte Hoden wird an der Stelle seines größten Durchmessers senkrecht (waagrecht) durch die Haut angestochen und das Injektionsgut unter kräftigem Druck deponiert.

44.7 Lokale Applikationsarten

Die **intranasale Applikation** erfolgt bei den *Wiederkäuern* zum Zwecke einer örtlichen Wirkung in Form eines Sprays am zweckmäßigsten mit einer Injektionsspritze und kurzem Gummischlauch, wobei die Öffnung der Injektionskanüle zu einer Düse verengt wurde. Das Injektionsgut wird dann mit kräftigem Druck appliziert. Beim *Schwein* (Ausnahme Saugferkel) wird sie in der Regel nicht vorgenommen. Sollen die tieferen Luftwege erreicht und auch eine resorptive Wirkung erzielt werden (z. B. Vakzination), so müssen mit besonderen Apparaten Aerosole mit bekannter und besonders kleiner Teilchengröße angewendet werden. Diese werden bei den Säugetieren mit einem Schlauch und einer Atemmaske (bei den *Großtieren* auch mit einer in den Nasengang eingeführten Sonde) in die Luftwege eingebracht. In der Intensivtierhaltung wird das Aerosol etwa 30–40 cm vom Kopf der Tiere entfernt versprüht. Bei reizenden oder infektiösen Stoffen müssen die Therapeuten Schutzkleidung und -masken tragen.

Intrakonjunktival werden Flüssigkeiten eingetropft oder Salben eingebracht. Hierzu wird das untere Augenlid etwas abgehoben, der Salbentubenkonus oder die Pipette in den Lidsack eingebracht, das Medikament deponiert, anschließend das Lid leicht an den Bulbus gepreßt und der Tubenkonus ohne Berührung der Hornhaut zurückgezogen. *Schweine* müssen dabei gut fixiert werden.

Intramammär werden Instillationen mit Euterinjektoren vor allem beim *Rind,* aber auch beim *kleinen Wiederkäuer* durchgeführt. Die Strichkanalmündungen müssen mit in Alkohol getränktem Wattebausch desinfiziert werden. Die abgerundete Spitze des Euterinjektors wird 1–2 mm in den Strichkanal eingeführt, die Suspension eingedrückt und in Richtung Zitzenzisterne hinaufmassiert.

Intrazisternale Infusionen von wäßrigen Arzneimittellösungen gelangen durch einen Melkkatheter (aus Metall oder Kunststoff) in die Drüsenzisterne.

Intravaginale Spülungen erfolgen mit einem Irrigator, wobei beim *Großtier* die Schlauchspitze mit einer Hand erfaßt und die Scheide in ihrer Gänze kräftig ausgewaschen wird. Die Spülflüssigkeit wird hierauf nach kaudal herausmassiert.

Intrauterine Applikationen erfolgen beim *Rind* mit einem Katheter oder mittels Spritze. Der fixierten Kuh mit zur Seite gezogenem Schwanz wird zuerst mit der rechten (linken) Hand der mit der Spritze armierte Katheter (bzw. Besamungspipette) etwa 10 cm in dorsokranialer Richtung in den Scheidenvorhof eingeführt. Das weitere Vorgehen erfolgt so, wie auf S. 266 beschrieben. Dadurch werden Querwülste der Zervix überwunden, und der Katheter kann mühelos in das Corpus uteri oder in eines der beiden Hörner vorgeschoben werden. Das Infusionsgut wird dann mittels Spritze infundiert; die Menge sollte beim involvierten Uterus 150 ml nicht überschreiten. Beim puerperalen Uterus sind Antibiotikastäbe möglichst weit kranial in den Hornspitzen zu deponieren. Beim *Schwein* führt man intrauterine und intravaginale Infusionen mit Wegwerfbesamungskathetern durch. Die Katheterspitze wird nach Reinigung der Vulva beim gut fixierten Schwein in dorsokranialer Richtung in den Scheidenvorhof, dann in waagrechter Richtung in die Scheide, Zervix oder Uterus vorgeschoben. Das Infusionsgut sollte an Volumen 200 ml nicht überschreiten.

Bei der **Applikation** von Medikamenten **in die Harnblase** wird so wie bei der Harnentnahme vorgegangen (S. 275). Der Harnkatheter wird dann an eine Spritze oder beim Großtier auch mit einem Gummischlauch an einen Irrigator angeschlossen und in der Regel nach zumindest teilweiser Entleerung des Blaseninhaltes das Arzneimittel in körperwarmer, nicht reizender und nicht zu voluminöser Lösung infundiert.

Bei der **intrapräputialen Verabreichung** wird beim *Großtier* entweder ein an eine Spritze angeschlossener Gummikatheter oder eine Spritze mit einem längeren stumpfen Konus durch die mit den Fingern der anderen Hand verschlossene Präputialöffnung infundiert (S. 265). Zur Applikation von Salben muß beim männlichen *Pferd* ein Penisvorfall provoziert werden (S. 263, 275), *Wiederkäuer* sind niederzulegen; bei *Hunden* wird der Penis so wie bei der Katheterisierung (S. 278) vorgelagert. Bei Großtieren sind die Salben nicht nur aufzutragen, sondern müssen kräftig einmassiert werden.

Klysmen bzw. die **rektale Applikation** von Arzneimitteln werden beim *Großier* mit einem Irrigator und Gummischlauch oder mit einer Katheterspitze (Kunststoff, Holz) vorgenommen. Bei *Kleintieren* bedient man sich einer Janetspritze und angeschlossenem kurzem Gummischlauch. Die Schlauchspitze wird beim fixierten Tier vorsichtig in dorsokranialer Richtung in den Mastdarm eingeschoben und die Spülflüssigkeit langsam infundiert. Soll im Gegensatz zu Reinigungsklysmen oder Klysmen zur Behebung von Verstopfungen eine Resorption von mit dem Klysma zugeführten Arzneimitteln erfolgen, so muß dieses möglichst reizlos (körperwarm) und darf auch nicht zu voluminös sein (Pferd 0,5–1 l; Rind 2–3 l). Bei Kleintieren verwendet man zur rektalen Arzneimittelapplikation aber besser Suppositorien, die so tief in den Mastdarm eingeführt werden, daß sich der Sphinkter wieder verschließt. Vor der rektalen Arzneimittelapplikation ist gegebenenfalls der Mastdarm zu entleeren (Klysma, manuell). Das Herauspressen des Arzneimittelgutes muß durch Beobachten des Tieres bzw. Anpressen des Schweifes für mindestens eine halbe Stunde verhindert werden.

Die **Applikation** von Medikamenten **auf die Haut** erfolgt in Form von flüssigen, pulverförmigen, salben- oder pastenartigen Arzneizubereitungen. Ist die Haut stark verkrustet (Ektoparasiten-, Pilzbefall), müssen die Krusten vor Aufbringung des Medikamentes aufgeweicht und nach Möglichkeit entfernt werden. Dies ist bei *Wiederkäuern* und *Schwein* mit Hilfe von Schmierseife möglich, die nach etwa 5 Stunden mit Bürste und warmem Wasser entfernt wird. Insbesondere bei der Applikation von salbenartigen oder fettigen Präparaten sind die Haare vor der Applikation zu entfernen. Salbenartige Arzneiformen (Pasten, Salben, Linimente) werden ca. messerrückendick in den vorgeschriebenen Intervallen aufgetragen. Flüssige Arzneiformen werden in Form von Spülungen oder Waschungen appliziert. Bestandsbehandlungen können auch durch Bäder, mit Spraydosen oder mit Hochdrucksprühgeräten vorgenommen werden. Zur Verminderung der Krankheitserreger an den Klauen werden äußerliche Arzneimittelanwendungen durch Klauenbäder durchgeführt. Zur Ektoparasitenbekämpfung können Ohranhänger (Clips) eingesetzt werden, die die Wirkstoffe (Insektizide) über 3–5 Monate kontinuierlich an die Haut und das Haarkleid des Kopf- und Schulterbereiches abgeben. Eine besondere Applikationsform z. B. zur Ekto- und Endoparasitenbekämpfung stellen das *pour-on-* (entlang des Rükkens, bis zu 100 ml Gesamtdosis) bzw. das *spot-on*-Verfahren (an einer Stelle in der Lumbalgegend, unter 20 ml Gesamtdosis) dar. Derartige Medikamente werden vor allem beim *Rind* am Rücken aufgebracht, entfalten aber eine Wirkung für den größten Teil der Hautoberfläche und können auch durch die Haut eindringen und eine systemische Wirkung haben. Das Eindringen von Medikamenten (**perkutane Applikation**) kann mit bestimmten Salbengrundlagen bzw. mit hyperämisierend wirkenden Arzneimitteln gefördert werden. Insbesondere bei den Wiederkäuern können nach Entfernen der Haare und einem hyperämisierenden Jodanstrich Salben kräftig einmassiert werden, wodurch die Hyperämie und damit die Resorption des enthaltenen Arzneistoffes verstärkt wird.

Untersuchung des Vogels

45

Begriffsdefinition: Unter Geflügel ist die gesamte Klasse Aves zu verstehen. Das Merkmal der Vögel ist die Befiederung, die nur dieser Klasse eigen ist. Sie umfaßt derzeit ca. 8700 Arten mit ca. 27 000 Unterarten. Nachfolgend wird zwischen Hausgeflügel (Hühner, Puten, Gänse, Enten) und Zier- bzw. Wildvögeln unterschieden.

45.1 Zwangsmaßnahmen

Im Umgang mit Vögeln müssen heftige und ruckartige Bewegungen sowie Lärm vermieden werden. Der Vogelbesitzer ist darauf aufmerksam zu machen, daß der durch das Fangen und Fixieren des Vogels entstehende Streß vor allem bei schwerkranken Vögeln zu lebensgefährlicher Verschlechterung des Zustandes führen kann. Bei fachgerechtem Umgang sind Zwischenfälle jedoch selten. Das im Vergleich zu anderen Tierarten höhere Risiko darf daher nicht dazu führen, auf eine gründliche Untersuchung oder auf die Behandlung zu verzichten.

Vor allem bei der Untersuchung von Zier- und Wildvögeln sind einige Punkte zu beachten: Ist der Vogel in schlechtem Allgemeinzustand oder sind bereits in Ruhe deutliche Anzeichen einer Dyspnoe feststellbar, muß die Untersuchung mit besonderer Vorsicht durchgeführt werden. Beim Vorliegen einer hochgradigen Dyspnoe ist es von Vorteil, den Vogel vor Beginn der Untersuchung in einer mit Sauerstoff angereicherten Atmosphäre unterzubringen. Zeigt ein Vogel während der Manipulation Anzeichen eines Kollapses oder tritt hochgradige Atemnot auf, muß die Untersuchung abgebrochen werden. Es empfiehlt sich in solchen Fällen vorerst nur die für die Diagnosenstellung wichtigsten Punkte des Untersuchungsganges durchzuführen, und das zur Diagnosenstellung erforderliche Probenmaterial zu entnehmen, um mit einer gezielten Therapie beginnen zu können. Hat sich der Vogel erholt, können die fehlenden Punkte nachgeholt werden („fraktionierte Untersuchung").

Die Fixierung des Vogels soll derart erfolgen, daß die Atembewegungen möglichst wenig eingeschränkt werden, es ist darauf zu achten, daß kein übermäßiger Druck auf den Thorax ausgeübt wird. Der Vogel wird für die klinische Untersuchung oder für die Therapie in aufrechter Position fixiert. Aufgrund der anatomischen und physiologischen Besonderheiten des Vogels soll eine Lagerung auf dem Rücken oder mit dem Kopf nach unten nach Möglichkeit vermieden, bzw. so kurz wie möglich gehalten werden.

Um den Streß durch die Manipulation bei der Untersuchung und Behandlung zu verringern, muß die dafür benötigte Zeit so kurz wie möglich gehalten werden. Das gelingt, wenn alle benötigten Utensilien (Tupfer, Spritzen, Medikamente) schon vor dem Fangen des Vogels bereit liegen.

45.1.1 Fangen und Fixieren von Geflügel

Das Abfangen von Hühnern erfolgt durch Ergreifen an beiden Extremitäten bei gleichzeitiger Fixierung von Kopf und Schnabel. Dadurch verhindert man lautes Schreien der Tiere. Bei der Untersuchung werden Hühner von einem Gehilfen mit einer Hand am Flügelansatz und mit der anderen Hand an den Extremitäten gehalten. Eine andere Möglichkeit ist die Fixierung des Tieres am Unterarm, wobei die Hinterextremitäten gebeugt sind und der Gehilfe das Huhn an den Körper drückt.

Beim Wassergeflügel wird mit einer Hand der Körper gehalten, mit der anderen der Kopf, wobei man sich vor dem Schnabel schützen muß. Gänse und Enten dürfen nicht an den Beinen hängend festgehalten werden, da es dadurch zu Beinfrakturen kommen kann.

45.1.2 Fangen und Fixieren von Psittaciformes

Papageien werden am besten mit einem Tuch gefangen, mit dem der Vogel leicht in eine Ecke des Käfigs gedrängt werden kann. Der Vorteil gegenüber der Verwendung von Handschuhen ist, daß der Vogel nicht gezielt gegen die Hand beißen kann. Abwehrbewegungen und Flügelschlagen können verhindert werden, indem man den Vogel in das Tuch einwickelt. Dadurch reduziert sich auch die Beschädigung des Federkleides im Vergleich zu Handschuhen. Aus hygienischen Gründen sollte für jeden - Vogel ein eigenes Tuch verwendet werden. Kleinere, weniger wehrhafte Psittaciformes können auch mit der bloßen Hand gefangen werden.

Papageien und Sittiche besitzen einen sehr kräftigen Schnabel, auf den daher beim Fangen und bei der Manipulation besonders zu achten ist. Zum Fangen wird der Vogel in eine Ecke des Käfigs gedrängt, dann wird der Kopf mit einem zielstrebigen Griff von hinten erfaßt. Die Fixierung des Kopfes erfolgt mit dem Daumen und Zeige- oder Mittelfinger im Bereich des Unterkiefers. Besonders ist darauf zu achten, daß kein Druck auf die Augen ausgeübt wird. Mit der zweiten Hand werden die Beine gemeinsam mit den an den Körper gedrückten Flügeln fixiert. Nach dem Herausholen aus dem Käfig erfolgt die endgültige Fixierung, die Ständer werden mit der zweiten Hand in Streckstellung gemeinsam mit den Flügeln gehalten (Abb. 45.1). Bei größeren Vögeln wird der Zeigefinger von oben auf den Kopf gelegt, um ein Entkommen nach oben zu verhindern (Abb. 45.2).

Kleine Vögel können mit einer Hand fixiert werden. Beim einhändigen Zangengriff (Abb. 45.3) wird der Kopf des Vogels zwischen Daumen und Zeigefinger fixiert, während der Körper in der Handfläche liegt, die gleichzeitig die Flügel an den Körper fixiert. Die Beine werden mit dem kleinen Finger und Ringfinger in Streckstellung gehalten. Beim Scherengriff (Abb. 45.4) wird der Kopf zwischen Zeige- und Mittelfinger fixiert, so bleibt der Daumen für weitere Manipulationen wie z. B. zum Begutachten der Schwingen oder zum Krallenschneiden frei. Der Körper des Vogels wird wie beim Zangengriff gelagert.

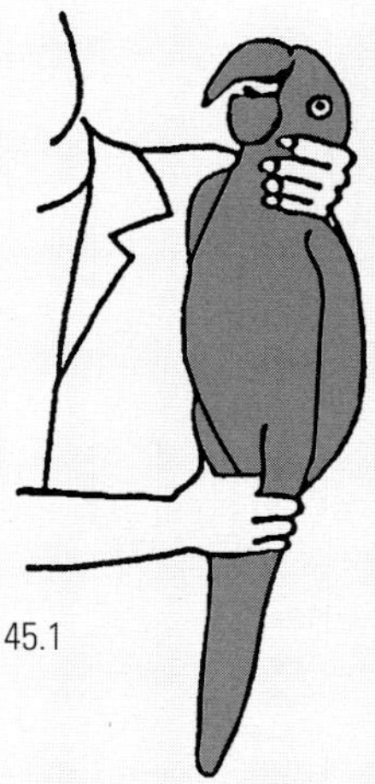

Abb. 45.1

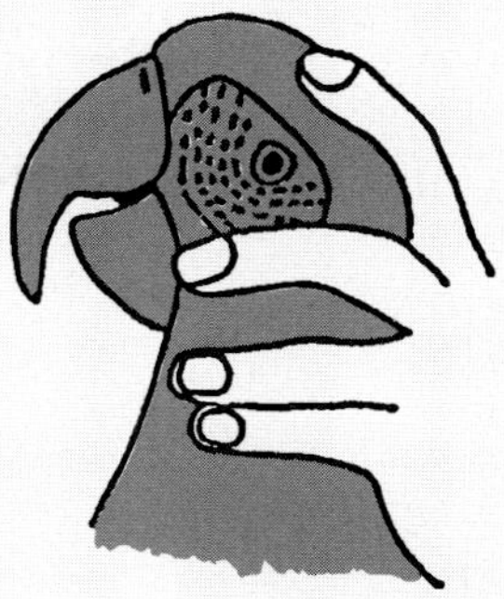

Abb. 45.2

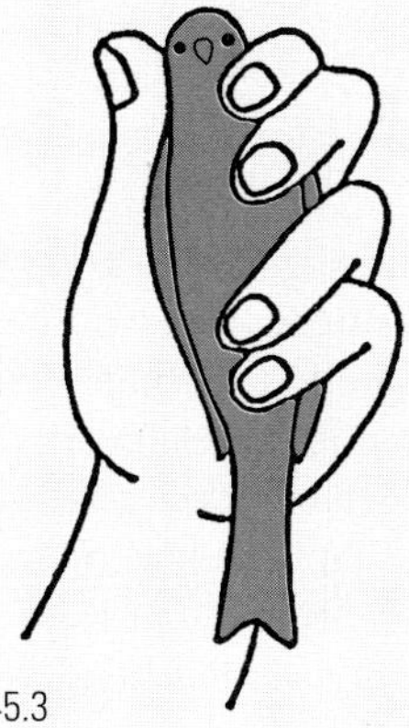

Abb. 45.3

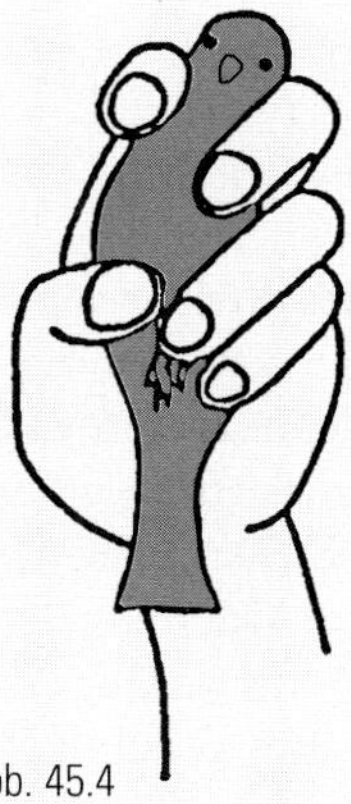

Abb. 45.4

Abb. 45.1
Haltegriff für Papageien.

Abb. 45.2
Kappengriff.

Abb. 45.3
Einhändiger Zangengriff.

Abb. 45.4
Scherengriff.

45.1.3 Fangen und Fixieren von Passeriformes

Beim Fangen kleinerer Finkenarten besteht praktisch keine Verletzungsgefahr für den Menschen, größere Finkenvögel wie zum Beispiel der Beo können unangenehme Bißverletzungen verursachen. Die große Wendigkeit der Patienten kann Probleme beim Fangen bereiten. Zum Herausfangen aus einem größeren Käfig oder einer Voliere empfiehlt sich daher die Verwendung eines feinmaschigen Netzes; auch das Abdunkeln des Raumes kann von Vorteil sein. Da Finkenvögel in vermehrtem Maße zu Kreislaufkollaps und Schockmauser neigen, ist bei der Manipulation in vermehrtem Maße auf den Allgemeinzustand des Vogels zu achten. Für die Fixierung werden dieselben Griffe wie bei den Psittaciformes verwendet.

45.1.4 Fangen und Fixieren von Columbiformes

Haustauben sind an die Manipulation durch den Besitzer gewöhnt. Dadurch bereitet ihnen die Untersuchung durch den Tierarzt vergleichsweise weniger Streß. Abwehrreaktionen von Tauben erfolgen durch Flügelschläge, selten durch Picken. Ernsthafte Verletzungen des Menschen sind dadurch nicht möglich, ein Schutz durch Tücher oder Handschuhe ist daher nicht erforderlich. Der erste Griff dient der Fixierung der Flü-

Abb. 45.5
Taubenhaltergriff.

Abb. 45.6
Untersuchung der Flügel der Taube.

Abb. 45.7
Untersuchung der Hinterextremitäten der Taube.

Abbildungen aus: Kaleta, Krautwald-Junghanns, Kompendium der Ziervogelkrankheiten, Schlütersche, Hannover 1999.

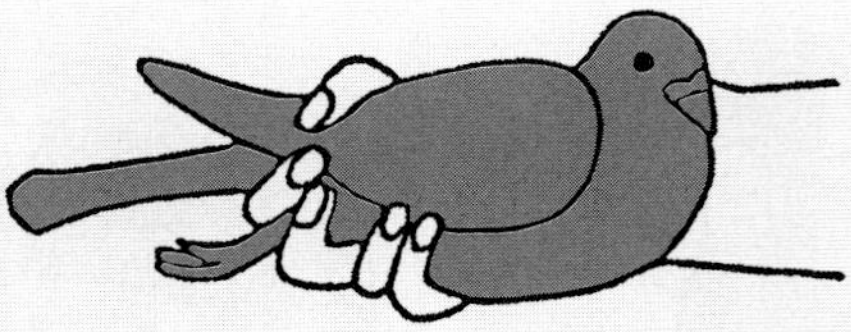
Abb. 45.5

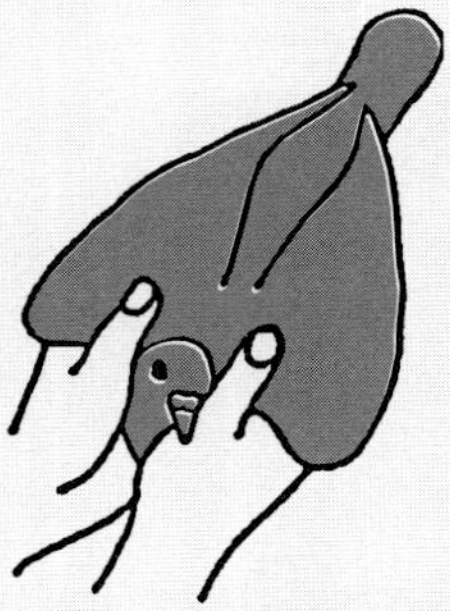
Abb. 45.6

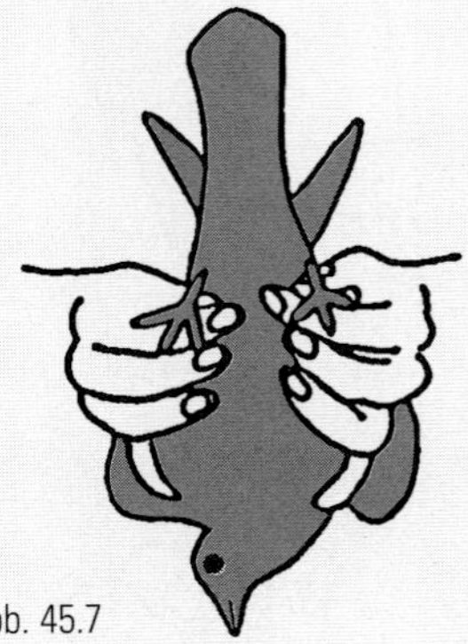
Abb. 45.7

gel, die an den Körper gepreßt werden. Beim sogenannten Taubenhaltergriff (Abb. 45.5) liegt der Vogel mit der Brust in der Handfläche. Die gestreckten Ständer werden zwischen Zeige- und Mittelfinger fixiert, die Schwingen mit dem Zeigefinger und Daumen im Bereich der Schwanzwurzel umfaßt. Der Blick der Taube ist zum Untersucher gerichtet.

Für die Untersuchung der Flügel wird die Taube beidseitig im Brustbereich mit Mittel-, Ring- und kleinem Finger fixiert, der Kopf ist zum Untersucher hin gerichtet. Die Palpation wird vergleichend von proximal nach distal zwischen Daumen und Zeigefingern durchgeführt (Abb. 45.6). Für die Untersuchung der Beine der Taube wird der Vogel mit dem Kopf nach unten mit dem Rücken an die Brust des Untersuchers gehalten, die Palpation der Ständer erfolgt beidseitig und gleichzeitig mit dem Daumen und dem Zeigefinger von proximal nach distal (Abb. 45.7).

45.1.5 Fangen und Fixieren von Greifvögeln

Greifvögel können mit Lederhandschuhen, einem Tuch oder bei Übung auch mit der freien Hand gefangen und fixiert werden. Bei der Manipulation müssen die Fänge gut fixiert werden, um Abwehrbewegungen mit den scharfen Krallen zu verhindern. Vor allem Falken verteidigen sich auch mit dem Schnabel. Die Flügel müssen proximal gut fixiert werden, um Beschädigungen der Schwungfedern auszuschließen.

45.1.6 Öffnen und Fixieren des Schnabels

Der Schnabel von größeren Psittaziden und Finken kann entweder mit einem Holz- oder Hartplastikstab oder einem Schnabelspekulum geöffnet werden. Bei der Verwendung von Schnabelspekula aus Metall muß auf die erhöhte Verletzungsgefahr vor allem in den empfindlichen Schnabelwinkeln hingewiesen werden. Vor allem bei Vorschädigungen des Schnabelhornes ist daher ein Öffnen des Schnabels mit zwei Schlingen aus Mullbinden oder Köpperband zu bevorzugen. Bei kleinen Vögeln kann der Schnabel mit Hilfe des Fingernagels oder mit einer Pinzette geöffnet werden.

Bei Tauben wird der Oberschnabel von kaudal zwischen Daumen und Zeigefinger fixiert, der Unterschnabel wird mit dem Mittelfinger von der Seite heruntergedrückt. Es ist darauf zu achten, daß dabei kein Druck auf die schmerzempfindlichen Nasenkappen ausgeübt wird.

Tabelle 45.1 Überblick des Untersuchungsganges beim Geflügel und bei Ziervögeln.

Nationale und Vorbericht beim Geflügel

Adspektion der Herde beim Geflügel

A. Adspektion der Herde im Stande der Ruhe
Allgemeinverhalten, Körperhaltung
Federkleid, Hautoberfläche, Hautanhangsgebilde
Augen, Nase
Kropf
Atmung
Kot, Harn
Extremitäten: Stellung, Belastung, Funktion
Zentralnervöse Störungen
Eier: Form, Farbe, Schalenqualität, Eiinneres
B. Beurteilung der durch Aufscheuchen bewegten Tiere

Nationale und Vorbericht bei Ziervögeln

Adspektion bei Ziervögeln

Allgemeinverhalten, Körperhaltung
Federkleid, Hautoberfläche, Hautanhangsgebilde
Auge, Nase
Kropf
Atmung
Kot, Harn
Extremitäten: Stellung, Belastung, Funktion
Zentralnervöse Störungen

Klinische Einzeltieruntersuchungen beim Geflügel und bei Ziervögeln

Ernährungszustand
Federkleid, Beurteilung der Einzelfeder
Hautoberfläche, Hautanhangsgebilde, Bürzeldrüse
Hydratationszustand
Auge
Ohr
Nase, Nebenhöhlen
Schnabelhöhle
Kropf
Atmung: Beurteilung während und nach der klinischen Untersuchung, Auskultation der Lunge
Abdomen
Kloake
Extremitäten: Palpation der Knochen und Gelenke
Neurologische Untersuchung

Weitere Untersuchungen beim Geflügel

Sektion
Parasitologische Untersuchung
Bakteriologische Untersuchung
Virologische Untersuchung
Serologische Untersuchung
Hämatologische Untersuchung
Molekulargenetische Untersuchung
Allergische Untersuchung
Hemmstofftest
Hygienische Bestandskontrolle
Einstreu
Futteruntersuchung
Wasseruntersuchung

Weitere Untersuchungen bei Ziervögeln

Bakteriologische Untersuchung
Virologische Untersuchung
Parasitologische Untersuchung
Hämatologische Untersuchung
Klinisch-chemische Blutuntersuchung
Serologische Untersuchung
Röntgen
Ultraschall
Endoskopie
Entnahme von Bioptaten
Zytologische Untersuchung
Spezialuntersuchungen

45.2 Untersuchungsgang

Bevor man sich bei der Untersuchung des *Geflügels* dem Einzeltier zuwendet, muß zuerst eine genaue Anamnese erhoben und eine Adspektion der Herde im Stand der Ruhe bzw. der durch Aufscheuchen bewegten Herde vorgenommen werden. Erst nach der Erhebung der in der Tabelle 45.1 aufgelisteten und im Text erläuterten Punkte werden einzelne Tiere für die klinische Untersuchung bzw. für die Sektion aus der Herde gefangen.

Auch beim *Ziervogel* empfiehlt es sich, die klinische Untersuchung in die Anamnese und Adspektion sowie die darauffolgende eigentliche klinische Untersuchung zu unterteilen. Die Vorgangsweisen bei der Einzeltieruntersuchung des Geflügels und der klinischen Untersuchung des Ziervogels sind sehr ähnlich. Dieser Teil der Untersuchung wird daher im folgenden Text gemeinsam behandelt, wobei auf eventuelle Besonderheiten beim Geflügel bzw. bei anderen Vogelarten eingegangen wird.

Tabelle 45.1 gibt einen Überblick über die Vorgangsweise bei der klinischen Untersuchung des Geflügels bzw. anderer Vogelarten. Die Bedeutung verschiedener besonderer Untersuchungen ist beim Wirtschaftsgeflügel und bei Ziervögeln teilweise sehr unterschiedlich. Auf die genaue Durchführung kann im Rahmen dieses Buches nicht näher eingegangen werden. Es muß daher in diesem Zusammenhang auf weiterführende Literatur verwiesen werden.

45.3 Nationale und Vorbericht beim Geflügel

Nationale

Rasse, Hybridart

Man unterscheidet zwischen bodenständigen Landrassen (Weiße Leghorn, New Hampshire, Rhodeländer, Wyandotts, Sulmtaler etc.), die in der modernen Nutztierhühnerhaltung keine Bedeutung haben, und den modernen Hybridzüchtungen. Letztere werden in Legehybriden und Masthybriden unterteilt. Die einzelnen Hybriden einer Verwendungsart sehen ähnlich aus und sind daher äußerst schwer zu unterscheiden. Sie sind vom Tierhalter zu bezeichnen.

Geschlecht

Hahn, Henne, Kapaun.

Beim Geflügel hat die Bestimmung des Geschlechtes wirtschaftliche Bedeutung. Das Sortieren der Eintagsküken in männliche und weibliche Tiere („Sexen“) erfordert besondere Begabung und Übung (Kückensortierer).

Im Bestand wird festgestellt, ob Hähne vorhanden sind bzw. deren Anzahl im Verhältnis zu den Hennen überprüft. Mast- (Broiler-) herden bestehen aus mehr oder weniger gleichviel Hennen- und Hahnenkücken, Legeherden nur aus Hennen (die männlichen Kücken werden nach dem Schlupf aussortiert). Elterntier- (Zucht-) herden enthalten Hennen und Hähne im Verhältnis 20 bis 10 : 1, wobei vielfach im Junghennenalter die Geschlechter noch getrennt gehalten werden.

Alter

Tiere bis zum Alter von 8 Wochen werden als Kücken, solche zwischen 8 Wochen und Beginn der Legetätigkeit mit 22 Wochen als Jungtiere (Junghennen) bezeichnet. Die Altersbestimmung erfolgt aufgrund der Größe und Befiederung der Hühner und ist bei Kücken nicht sehr genau.

Bei Junghennen kann die Altersbestimmung aufgrund der Länge der gewechselten Handschwungfedern erfolgen.

Verwendungszweck

Elterntiere (Mast-, Lege-), Junghennen , Legehennen, Mastkücken.

Vorbericht (Anamnese)

Angaben zu Anzahl der erkrankten Tiere (pro Tag, pro Woche), Dauer der Erkrankung, Todesfälle (Zahl, Zeitpunkt), besondere Krankheitserscheinungen, therapeutische Eingriffe, sonstige Maßnahmen, Impfungen, Zeitpunkt der erfolgten Impfungen etc. sind zu ermitteln. Weiterhin sollen Fragen zu Besatzdauer des Stalles, Stallruhe (Zeitraum zwischen zwei Aufstallungen), Reinigung, Desinfektion (Zeitpunkt, verwendetes Mittel, Konzentration, Keimresistenz), Parasitenbekämpfung (Zeitpunkt, verwendetes Mittel), frühere Krankheiten (Prozentsatz der Erkrankungen bzw. Ausfälle in den verschiedenen Lebensabschnitten), Krankheiten in den Elterntierherden, Krankheiten vorhergehender Herden, technische Probleme im Stall gestellt werden.

Tabelle 45.2
Daten zum Besitzer und zum Bestand, Vorbericht.

Prot. Nr.	Betriebsart (Bestand)
Datum:	Leistungsdaten
Besitzer	Sporadische Abgänge
Anschrift	Brutdaten
Betreuender Tierarzt	Stressoreneinwirkungen
Nationale	Infektionseinschleppung
Anzahl	Impfprogramme
Krankengeschichte	

Betriebsart

Auslauf-, Boden- (mit oder ohne Auslauf), Käfighaltung, alternative Haltungsformen (Tab. 45.3).

Tabelle 45.3
Angaben zur Haltung und Fütterung.

Stall	Stallklima
Scharrraum, Einstreu	Beleuchtung
Sitzstangen, Kotgrube	Fütterungstechnik, Futter
Legenester	Tränken, Wasserbedarf

Stall

Art der Aufstallung.

Intensiv: Bodenhaltung, Volierenhaltung, Käfig- (Batterie-) Haltung.

Extensiv: Auslaufhaltung ganztags ohne Platzbeschränkung.

In *Käfighaltung* sind pro Henne mindestens 450 cm^2 uneingeschränkte Bodenfläche vorgesehen. Über 65 % der Käfigbodenfläche müssen mindestens 40 cm hoch sein, an keiner Stelle darf der Käfig niedriger als 35 cm sein. Boden: Neigung nicht über 14 % oder 8 Grad. Legetiere 10 cm Troglänge, 2 Nippeltränken pro Käfig. Mehr als 3 Käfigetagen sind nur dann zugelassen, wenn durch geeignete Vorrichtungen oder Maßnahmen eine einwandfreie Inspektion auf allen Etagen sichergestellt ist (derzeit gültige EU Richtlinie 88/166 EWG). Eine Vergrößerung des Platzangebotes bzw. eine Adaptierung der Käfige sind in Diskussion. In Österreich ist derzeit die 15a-Vereinbarung zwischen den Ländern gültig, in der Platzangebot und Einrichtungen der Stallungen in *Käfig-*, *Volieren-* und *Bodenhaltung* geregelt sind (Tab. 45.4 und 45.5).

Scharraum, Einstreu

Größe in Relation zur Gesamtbodenfläche soll ungefähr 1 : 2 betragen. Als Streumaterial eignen sich z. B. Weichholzhobelspäne oder Stroh. Höhe der Einstreu, Feuchtigkeitsgehalt, Beschaffenheit (locker, fest, verkotet, Schimmelbefall) sowie Häufigkeit des Wechsels sind von Bedeutung.

Tab. 45.4
15a BVG Vereinbarung über den Schutz von Nutztieren in der Landwirtschaft.

Bodenfläche je Tier		
Legehennen Zuchttiere	**Masttiere**	**Kücken und Junghennen von Legerassen**
in Ställen mit Gitterböden	in Bodenhaltung	bis 3 Wochen alt
oder Käfigen	Masthühner 1 m^2/30 kg	0,014 m^2 je Tier
(„Käfighaltung")	Truthühner 1 m^2/40 kg	
Legehennen bis 2 kg 450 cm^2 je Tier		bis 6 Wochen alt:
Legehennen über 2 kg 550 cm^2 je Tier	In Bodenhaltung	0,05 m^2 je Tier
	mit Auslauf	
Mastelterntiere:	Stallfläche:	bis 12 Wochen alt:
1440 cm^2 je Hahn	Masthühner 1 m^2 je 25 kg	0,07 m^2 je Tier
550 cm^2 je Henne	Truthühner 1 m^2 je 35 kg	
	Enten 1 m^2 je 25 kg	bis 18 Wochen alt
Legeelterntiere in	Gänse 1 m^2 je 15 kg	0,10 m^2 je Tier bei Rassen
Familienhaltung: 550 cm^2 je Tier		bis 2 kg
	Auslauffläche:	0,115 m^2 je Tier bei
in Ställen mit Volierenhaltung	Masthühner: 2 m^2 je Tier	Rassen über 2 kg
1 m^2 begehbare Fläche je 9 Tiere	Truthühner: 10 m^2 je Tier	
und 1 m^2 Stallbodenfläche je 25 Tiere	Enten: 2 m^2 je Tier	
	Gänse:10 m^2 je Tier	
in Ställen mit Bodenhaltung (mit Kotgrube und mind. $^1/_3$ eingestreutem Scharraum):		
1 m^2 je 7 Tiere		
in Ställen mit Bodenhaltung und Auslauf:		
Stall: 1 m^2 je 7 Tiere		
Auslauf: 10 m^2 je Tier		

Richtwerte für Tiefstreu: mindestens 15–25 cm, Feuchtigkeit unter 35 %.

Sitzstangen, Kotgrube

Lokalisation, Abstand, Durchmesser, Art des darunter liegenden Drahtgitters, Sauberkeit, Milbenbefall, Größe des Kotkastens, Relation zur Gesamtbodenfläche, Art (von Hand, mechanisch) und Häufigkeit der Entmistung sind von Bedeutung.

Legenester

Geachtet wird auf Art (offene, Fall-, Gemeinschaftsnester, Abrollnester), Anzahl, Maße, Verteilung, Einlage (Roste, Gummimatte, Heu, Stroh, Buchweizenspreu, etc.), Sauberkeit (Einstreu jede Woche erneuern), Parasitenbefall, Anzahl der Schmutz-, Knick- und Brucheier.

Richtwerte: 1 offenes Einzelnest für 4–5, 1 Fallnest für 3–4 Hennen, 1 m^2 Gemeinschaftsnest für 50 Hennen.

Tab. 45.5
15a BVG Vereinbarung über den Schutz von Nutztieren in der Landwirtschaft.

	Volieren- und Bodenhaltung			**Käfighaltung**
Stalleinrichtungen	Legehennen Zuchttiere	Masttiere	Kücken von Legerassen bis 10 Wochen alt	Legehennen
Freßplatzlänge am Trog bei manueller Fütterung	16 cm/Tier		3 cm/Tier	
Freßplatzlänge am Trog oder Band bei mechanischer Fütterung	8 cm/Tier	3 cm/Tier	3 cm/Tier	10 cm bzw. 12 cm bei schweren Legerassen/ Tier
Futterrinne und Rundautomaten	3 cm/Tier	2 cm/Tier	2 cm/Tier	
Trinknippel	1 je 15 Tiere, mindestens aber 2 je Haltungseinheit			
Trankrinnenseite	2,5 cm/Tier	2,5 cm/Tier	1 cm/Tier	durchgehend
Trankrinne an der Rundtränke	1,5 cm/Tier	1,5 cm/Tier	1 cm/Tier	
Sitzstangen (außer bei Lattenrostboden) Sitzstangenlänge	20 cm/Tier			
horizontaler Sitzstangenabstand	30 cm			
Eiablageplatz Einzelnester	1 je 5 Tiere			
Gemeinschaftsnester Tunnelnester	1 m^2 je 100 Tiere			

Stallklima, Temperatur
Erwachsene Hühner benötigen im Stall 12–22 °C bei einem Optimum von 14–18 °C. Bei gleichmäßiger Temperatur im Stall (unter der Glucke) verteilen sich die Kücken regelmäßig und drängen sich nicht in Gruppen zusammen.

Tab. 45.6
Temperaturen während der Aufzucht (in °Celsius).

	1. Lebenswoche	Wöchentliche Absenkung
Mastkücken	34–35	3
Legehuhnkücken	32	2
Puten	35	2–3

Luftfeuchtigkeit
Die optimale relative Luftfeuchtigkeit beträgt 60–70 %.

Luftfeuchtigkeit zu hoch: feuchte Einstreu, günstig für Bakterien- und Parasitenentwicklung.

Luftfeuchtigkeit unter 50 %: Staubentwicklung (Juckreiz, Federzupfen, Unruhe, Schädigung der Schleimhäute).

Fremdgasgehalt
Die Qualität der Stalluft kann mit Gasspürgeräten objektiv festgestellt werden.

Bei Heranziehung der MAK-Werte (Maximale Arbeitsplatzkonzentration), die für den Menschen bei Berücksichtigung eines 8-Stundentages festgelegt werden, ist zu beachten, daß Tiere der Stallluft permanent ausgesetzt sind. Außerdem kann durch die Vielfalt der schädigenden Einflüsse (andere Schadgase, Staub, Feuchtigkeit, etc.) eine additive bzw. kumulative Wirkung eintreten.

Ammoniak: Ab 20 ppm Schleimhautreizungen am Respirationstrakt.

Kohlendioxid: Werte über 3500 ppm gelten als Gradmesser für die Luftqualität.

Schwefelwasserstoff: Ab 5 ppm Reizung von Lunge und Augen, 500 ppm gelten als tödliche Konzentration. Freisetzung hoher Konzentrationen ist bei größeren Kotumwälzungen (z. B. Entleerung von Kotkellern) möglich.

Luftwechsel
Die Luftgeschwindigkeit in Tiernähe sollte nicht über 0,2 m/s betragen.

Beleuchtung
Diese erfolgt über natürliches Licht (Fensterflächen), jahreszeitlich bedingt mit Zusatzbeleuchtung oder über Kunstlicht.

Künstliches Licht: Zu unterscheiden sind Lichtprogramm (Lichtdauer) und Lichtintensität.

Lichtprogramm

Legehennen: Vom Eintagsküken (24 Stunden) bis zu 18 Wochen alten Junghennen soll die Lichtzeit auf 8 Stunden/Tag verkürzt werden. Dann erfolgt ein stufenweiser Anstieg bis zu 16 Stunden.

Masthühner: Eine Dunkelphase zur Ruhigstellung sollte eingehalten werden. Bei 1–2 Lux wird die Nahrungsaufnahme nicht beeinträchtigt.

Große Lichtzeitveränderungen sind zu vermeiden (maximal 1/2 Stunde/Woche).

Lichtintensität

Tab. 45.7 Zahlen zur Lichtintensität.

Hybridart	Alter	Lichtintensität in Watt/m²
Legehennen	1.–2. Tag	40
	1. Woche	20
	ab 4. Woche	5–10
	ab 21. Woche	10–20
Masthühner	1.–9. Tag	3
	10.–15. Tag	1,5
	16. Tag bis Ende	1

Fütterungstechnik, Futter

Von Hand;

Halbautomatisch (Futterwagen, Futterautomat);

Vollautomatisch (Kette, Rohrfutteranlage).

Futterstellen

Art (Tröge, Automaten, Futterkette, Futterrohre), Anzahl, Länge pro Tier, Lokalisation (Abstand voneinander und zu den Tränkstellen, Sitzstangen), Höhe, Füllungsgrad, Sauberkeit; Quarzgrit- und Muschelgritgefäße (Anzahl, Verteilung) sind zu beachten.

Futter

Die Inhaltsstoffe ändern sich altersabhängig. Angaben für Österreich finden sich in der gültigen Futtermittelverordnung.

Alleinfuttermittel für Junghennen, Legehennen, Masthühner, Puten, etc.

Alleinfuttermittel in Mehlform, Pellets oder – diese wieder zerkleinert – Granulat. Kombinierte Fütterung erfolgt durch Gabe von Ergänzungsfutter und Körnern.

Restriktive Fütterung: Eine quantitative Beschränkung der Futteraufnahme bei Adaptierung der Futterinhaltsstoffe kann in der Junghennenaufzucht oder bei Mastelterntieren vorgenommen werden.

Tränken, Wasserbedarf

Verschiedene Tränksysteme: Rundtränken, Rinnentränken, Nippeltränken (2/Käfig). Die Hälfte des empfohlenen Freßplatzbedarfes ist für die Wasseraufnahme ausreichend. Kenntnisse des Fassungsvermögens verschiedener Wasserbehälter sowie vom Vorlaufbehälter (Zumischung von Medikamenten und Impfstoffen) sind notwendig.

Der tägliche Wasserbedarf in ml ist ungefähr doppelt so groß wie die Futtermenge und ist abhängig von Umgebungstemperatur, Futterzusammensetzung etc. Tränkwasserbedarf und -verbrauch sind nicht identisch (z. B. höherer Verbrauch als Bedarf bei Wassergeflügel).

Leistungsdaten

Körpermassezunahme

Zunahme und Endgewicht bei Mastgeflügel und Puten sowie die Körpermasse bei Junghennen sollen kontrolliert werden. Weiterhin werden der Futteraufwand (Futterverzehr/Körpermassezunahme) sowie der Futterverbrauch pro Tier und pro kg Zunahme registriert. Der Futteraufwand ist abhängig von Futterzusammensetzung, Alter, Geschlecht und Wachstumskapazität der Tiere.

Mastdauer bei Masttyp-Hühnern ca. 5–6 Wochen, Langmast > 8 Wochen.

Legeleistung

Abb. 45.8
Legeleistungskurve.

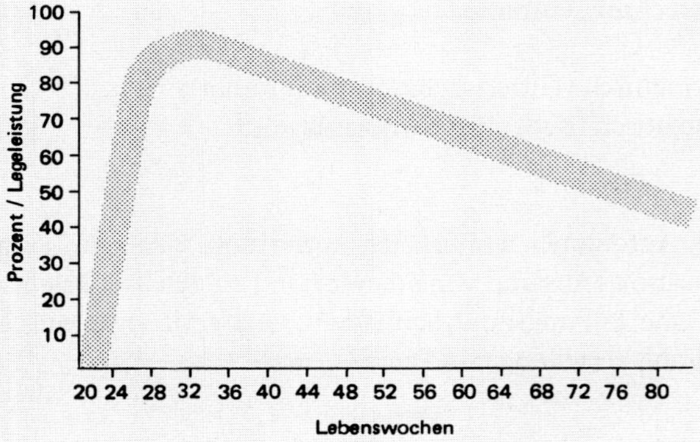

Angaben pro Tag (Woche) in Prozent der Gesamtherde (100 % = Gesamtzahl der Legehennen), Kontrolle der Legelisten, Art des Legeleistungsanstieges oder -abfalles (plötzlich, allmählich, seit wann, in welchem Ausmaß?).

Legebeginn: 20.–22. Lebenswoche, Höchstleistung (ca. 95 %) nach 4–6 Wochen, dann langsamer Abfall um ca. 1,5 % pro Monat (Abb. 45.8). Legedauer 1–1,5 Jahre, dann Mauser. Bei Mastelterntieren geringere Leistung.

Sporadische Abgänge

Damit bezeichnet man Todesfälle in größeren Populationen aus verschiedensten Gründen. Akzeptiert werden während der Kurzmastperiode 2,5–5 %, 2,5 % bei der Junghennenaufzucht und monatlich 0,5 % bei Legehennen.

Brutdaten

Bruttemperatur

Richtwerte: Vorbrüter 1.–17. Tag: 37,8 °C (37,5–37,7 °C), Schlupfbrüter 18.–21. Tag: 37,0 °C.

Ungleiche Verhältnisse sowie Temperaturabweichungen nach beiden Seiten verschlechtern das Schlupfergebnis.

Zu hohe Temperatur: Verringert die Brutzeit, Kücken sind schwach und dehydriert.

Zu niedrige Temperatur: Schlupf findet später statt, langgezogene Schlupfdauer.

Feuchtigkeit

Richtwerte (in % relative Luftfeuchtigkeit):

Hühner: 1.–17. Tag: 55–60 %, 18.–21. Tag: 80 %,

Puten: 1.–22. Tag: 55–60 %, 23–28. Tag: 80 %.

Zu niedrig: Dehydration der Embryonen, große Zahl angepickter Eier, Kücken können nicht schlüpfen.

Zu hoch: Verzögerter Schlupf, reduzierte Schlupfzahlen, schlecht eingezogener Nabel, Schalen kleben am Kücken.

Wenden der Bruteier: Ist vor allem in der Vorbrut wichtig.

Ventilation im Brutschrank ist notwendig, da sowohl der O_2-Gehalt in der Luft (nicht über 21 %) garantiert sein soll, als auch der CO_2-Gehalt nicht ansteigen soll (nicht über 0,8 %).

Vor allem beim Schlupf sind die Kücken sehr empfindlich, bei Stromausfall ist die Aufrechterhaltung der Lüftung zu beachten.

Kontrolle der Sauberkeit im Brutschrank ist regelmäßig vorzunehmen.

Gute Aufzeichnungen über Datum der Brutvorgänge sind notwendig!

Schieren (Durchleuchten) der Bruteier am 5. oder 6. Bebrütungstag und bei Umlage in den Schlupfbrüter.

Bruteilagerung bei 14–16 °C und 70–80 % rel. Luftfeuchtigkeit. Dauer der Lagerung 7–10 Tage (optimal 3–7 Tage).

Brutdauer: Einige Beispiele sind in Tabelle 45.8 zu finden.

Tab. 45.8
Brutdauer einiger Vogelarten.

Vogelarten	Brutdauer (Tage)
Haushuhn	21
Pute	28
Ente	28
Gans	30
Tauben	18
Fasan	25
Rebhuhn	23
Wachtel	18
Wellensittich	18
Kanarienvogel	13
Graupapagei	26–28
Agapornide	22

45.4 Adspektion der Herde beim Geflügel

45.4.1 Adspektion der Herde im Stand der Ruhe

Das Eintreten in den Stallraum oder in das Gehege einer Hühnerherde hat ohne wesentliche Beunruhigung der Tiere zu erfolgen. Handelt es sich um einen Stall mit Bodenhaltung, so sind die Tiere vor Öffnen der Stalltür zunächst durch ein Geräusch (Klopfen etc.) auf diesen Vorgang aufmerksam zu machen. Dann hat das Eintreten langsam ohne jähe Bewegung und überlaute Geräusche, eventuell nach Drosselung der Lichtintensität zu erfolgen. Es ist zu beachten, daß es bei Flucht der Tiere und Zusammendrängen in Stallecken zu Todesfällen kommen kann. Bei Legeherden kann nach Beunruhigung Legeleistungsdepression eintreten. Sind einzelne Tiere abzufangen, so kann das erst nach einiger Zeit (Gewöhnung der Tiere an den Untersucher) erfolgen. Auch hier sind plötzliche Bewegungen etc. zu vermeiden.

Allgemeinverhalten, Körperhaltung

a) Einzeltier: Aufmerksamkeit, Körperhaltung, Bewegung, Futteraufnahme (Picktrieb), Scharren.
b) In der Gesamtherde zusätzlich: ausgeglichener oder unausgeglichener Bestand (ungleiche Größe und Befiederung gleichaltriger Tiere), Verteilung der Tiere im Stall (Gruppenbildung), soziale Rangordnung (Pickordnung, Rangkämpfe etc.), Futter- und Wasseraufnahme, Lautgebung.

Physiologisch: Ruhig, aufmerksam, ausgeglichener Bestand.

Pathologische Verhaltensweise: Verminderung oder Steigerung der Verhaltensäußerungen aufgrund von Krankheiten oder unzweckmäßigen Umweltverhältnissen.

Federkleid, Hautoberfläche, Hautanhangsgebilde

Bei der *Beurteilung des Federkleides* und der *Hautoberfläche* sind die Haltungsbedingungen zu berücksichtigen (Überbesatz, Boden-, Käfighaltung). Weiters sind Kenntnisse des Federwechsels von Bedeutung (altersbedingter Wechsel, Mauser).

Federausfall kann physiologisch in der Mauser, symptomatisch als Folge von Stressoreneinwirkungen, Erkrankungen der Haut sowie Ektoparasitenbefall eintreten. Auch Ernährungsschäden (Vitamin-, Spurenelementmangel etc.) führen zu einer schlechten Entwicklung des Tieres und damit zu Störungen im Federkleid und Hautbereich.

Beurteilung des *Schnabelhornes*: Gekürzt? Art der Veränderung?

Kamm- und Kehllappen: Blaß bei chronischen (z. B. Marekscher Krankheit), gerötet oder zyanotisch bei akuten Krankheiten (z. B. Newcastle-Krankheit).

Augen, Nase

Verklebte Umgebung der Augen und Nasenöffnungen weisen auf dementsprechenden Ausfluß hin.

Kropf
Fallweise sind in der Herde bei einzelnen Tieren vergrößerte Kröpfe (Pendelkröpfe) feststellbar.

Atmung
In der Intensivtierhaltung sind es neben Erkrankungen des Atmungstraktes vor allem die Klimafaktoren wie Lufttemperatur, Luftfeuchtigkeit, Gehalt der Luft an Fremdgasen, Aufregung etc., die zur Dyspnoe führen.

Zur Symptomatik der Dyspnoe beim Vogel siehe adspektorische Beurteilung der Atmung beim Ziervogel.

Kot, Harn
In der Intensivtierhaltung beurteilt man bei Bodenhaltung den Kot in der Einstreu, bei Käfig- und Batteriehaltung den Kot am Käfigboden oder auf den Kotbändern.

Beim Geflügel mischt sich der Kot in der Kloake mit dem Harn, außerdem wird fallweise der anders aussehende Blinddarmkot zugesetzt. Man kann daher 3 Anteile unterscheiden: 1. den breiigen und stark durchfeuchteten grünlichen Dünndarmkot, 2. die kreidigen, mit Flüssigkeit vermischten Massen des Harnes (Harnsäure) und 3. fallweise den pastösen, grüngelblichen, Blinddarmkot. Der Kot ist annähernd strangförmig geformt.

Extremitäten: Stellung, Belastung, Funktion
Siehe entsprechenden Punkt bei der Adspektion von Ziervögeln.

Zentralnervöse Störungen
Symptome wie Tortikollis, Retrokollis etc. sind zu registrieren.

Eier: Diese sind auf abnorme Formen, Farben und Konsistenz des Inhalts zu überprüfen.

45.4.2 Beurteilung der durch Aufscheuchen bewegten Tiere

Diese erfolgt wie unter 45.4.1 angegeben.

45.5 Nationale und Vorbericht bei Ziervögeln

Die Erhebung einer genauen Anamese ist notwendig, um sich ein möglichst genaues Bild über die Lebensverhältnisse des Vogels, mögliche Krankheitsursachen sowie offensichtliche Krankheitsanzeichen zu verschaffen.

Nationale

Art (Spezies)
Die Kenntnis der wichtigsten Ziervögel ist für den Tierarzt von Bedeutung, da manche Erkrankungen gehäuft bei bestimmten Gattungen oder Arten auftreten. Zu den am häufigsten als Ziervögel gehaltenen Arten gehören Vertreter der Ordnung Psittaciformes (Papageien und Sittiche)

wie zum Beispiel der Wellensittich (*Melopsittacus undulatus*), Nymphensittich (*Nymphicus hollandicus*) oder der Graupapagei (*Psittacus erithacus*). Aus der Ordnung der Passeriformes (Finkenvögel) werden als häufigste Vertreter der Kanarienvogel (*Serinus canaria*) und der Zebrafink (Taeniopygia guttata) gehalten.

Rasse, Verwendungszweck
Beim Ziergeflügel oder bei Tauben sind außer der Art auch die Rasse sowie der Verwendungszweck anzugeben.

Geschlecht
Viele Ziervögel sind monomorph, ihr Geschlecht ist aufgrund phänotypischer Merkmale nicht erkennbar. Nur bei einigen Vogelarten bestehen geschlechtsspezifische Unterschiede. Zum Beispiel ist der männliche Wellensittich an seiner blau gefärbten Wachshaut zu erkennen, beim Weibchen ist diese bräunlich. Die Unterseite der langen Schwung- und Schwanzfedern ist bei wildfärbigen Nymphensittichen einfärbig dunkelgrau, beim Weibchen gebändert, auch ist der orange Wangenfleck beim männlichen Nymphensittich zumeist kräftiger gefärbt. Der männliche Kanarienvogel ist, je nach Jahreszeit anhand seiner konusartig vorgewölbten Kloake mehr oder weniger deutlich vom weiblichen Tier zu unterscheiden. Als sekundäres Geschlechtsmerkmal dient der Gesang des Kanarienhahnes.

Die Geschlechtsbestimmung monomorpher Vogelarten ist mittels endoskopischer Untersuchung möglich. Die Geschlechtsbestimmung mit Hilfe der Lymphozytenanzucht wurde weitgehend durch moderne molekulargenetische Untersuchungsmethoden von Feder- oder Blutproben ersetzt.

Alter
Bei manchen Vogelarten sind Jungtiere anhand verschiedener Merkmale wie z. B. Irisfarbe (z. B. Graupapageien, Aras) oder Färbung des Gefieders zu erkennen. Bei der endoskopischen Untersuchung gibt der Entwicklungszustand der Gonaden Hinweise darauf, ob das Tier bereits geschlechtsreif ist. Eine Altersbestimmung von adulten Vögeln ist nicht möglich. Hingegen kann an einem geschlossenen Fußring (Zuchtring) das Zuchtjahr abgelesen werden. Ist ein Vogel behördlich beringt (Washingtoner Artenschutzabkommen – WAA), kann das Importjahr, bzw. das Zuchtjahr beim zuständigen Amt erfragt werden.

Farbe
Wird nur bei Vogelarten, die in verschiedenen Farben gezüchtet werden, angegeben.

Kennzeichnung, erworbene Abzeichen
Die dauerhafte Kennzeichnung von Vögeln kann mittels Fußring oder Mikrochip erfolgen. Geschlossene Fußringe werden dem Nestling über-

gezogen. Der Ring trägt Daten des Zuchtvereines, Züchternummer, laufende Nummer und Zuchtjahr. Artengeschützte Vögel sind meldepflichtig und werden von der Behörde mit offenen Ringen, die mit einer Niete dauerhaft verschließbar sind, gekennzeichnet (unterschiedliche Vorschriften in den einzelnen Bundesländern). Mikrochips werden zumeist in die Brustmuskulatur implantiert. Als erworbene Abzeichen können zum Beispiel fehlende Zehenglieder, Schnabelmißbildungen oder andere bleibende Veränderungen festgehalten werden.

Vorbericht (Anamnese)
Welche Symptome sind aufgefallen?
Seit wann?
Seit wann ist der Vogel in Besitz?
Einzeltier oder Gruppe?
Sind noch andere Vögel erkrankt?
Zukauf oder Kontakt zu anderen Vögeln?
Wurde vorbehandelt?
Haltung, Fütterung, Freiflug?

45.6 Adspektion bei Ziervögeln

Einige Punkte des Untersuchungsganges wie zum Beispiel das Allgemeinverhalten und die Körperhaltung, der Gesamteindruck des Federkleides, das Sehvermögen, die Atmung in Ruhe und Extremitätenstellung und -belastung sind bei der eigentlichen klinischen Untersuchung nicht beurteilbar und müssen daher schon vor dem Fangen des Vogels überprüft werden.

Allgemeinverhalten, Körperhaltung
Die Beurteilung des Allgemeinverhaltens bei der ersten Adspektion ist schwierig, da die Tiere zumeist aufgrund des Transportes und der ungewohnten Umgebung aufgeregt sind. Vögel neigen dazu, ihren schlechten Gesundheitszustand in solchen Situationen zu verbergen, nur schwer kranke Tiere sind dazu nicht mehr in der Lage.

Vermindertes Allgemeinverhalten äußert sich in aufgeplustertem Gefieder und reduzierter Aufmerksamkeit. Schwer erkrankte Tiere können sich nicht mehr auf der Stange halten und sitzen am Käfigboden. Die Futteraufnahme kann reduziert sein, kranke Vögel singen oder sprechen nicht mehr. Manchmal berichten die Besitzer von auffälliger Zahmheit oder von anderen Verhaltensänderungen. Gesteigertes Allgemeinverhalten äußert sich in Schreckhaftigkeit, Nervosität und Hyperaktivität bis zu Exzitationen.

Die Körperhaltung kann Hinweise auf verschiedene Erkrankungen geben. So deutet zum Beispiel eine gekrümmte Rücken-Schwanzlinie auf schmerzhafte Prozesse im Abdomenbereich hin.

Federkleid, Hautoberfläche, Hautanhangsgebilde
Schon bei der ersten Adspektion des Vogels aus der Distanz wird beurteilt, ob das Gefieder glatt, glänzend und anliegend ist, das Vorhandensein

federloser Stellen oder Verschmutzungen wird festgehalten. Bei dieser ersten Beurteilung wird auch auf sichtbare Veränderungen der Haut und Horngebilde geachtet. Alle beobachteten Veränderungen werden dann im Rahmen der klinischen Untersuchung genauer beschrieben.

Auge, Nase

Verklebungen in der Umgebung des Auges werden wie beim Geflügel beurteilt. Zur Beurteilung des Sehvermögens werden die Bewegungen des Vogels im Käfig beobachtet, vor allem wird darauf geachtet, wie sich der Vogel orientiert, ob er sich in einer ungewohnten Umgebung zurechtfindet und ob er auf äußere Reize, wie zum Beispiel Handbewegungen, reagiert. Bei der Adspektion müssen immer beide Augen beurteilt werden. Der Vogel wendet dem Untersucher immer das gesunde (sehende) Auge zu, Veränderungen am anderen Auge können daher leicht übersehen werden. Anamnestische Hinweise auf ein vermindertes Sehvermögen sind z. B., daß der Vogel Probleme hat, sich beim Freiflug zu orientieren. Im gewohnten Käfig finden sich sogar blinde Vögel in der Regel gut zurecht.

Kropf

Hochgradige Vergrößerungen des Kropfes können bereits adspektorisch festgestellt werden.

Atmung

Atemnot äußert sich beim Vogel in atemsynchronen Schwanzbewegungen (Schwanzatmung), Schnabelatmung, und Atemgeräuschen, die piepsend, knackend, oder rasselnd sein können. Bei geringgradiger Dyspnoe ist manchmal nur vertiefte Atmung zu beobachten. Zeigt ein Vogel bereits in Ruhe deutliche Anzeichen einer Dyspnoe, ist die Manipulation und klinische Untersuchung mit besonderer Vorsicht durchzuführen.

Kot, Harn

Da die meisten als Ziervögel gehaltenen Arten (Psittaciformes, Passeriformes) keine Blinddärme besitzen, fehlt bei diesen der Blinddarmkot. Konsistenz und Farbe sowie die Menge der Ausscheidungen sind von Faktoren wie Spezies, Tageszeit, Futter und hormonellen Einflüssen abhängig. Veränderungen des Kotes oder Probleme beim Kotabsatz führen meistens zu Verschmutzungen des Gefieders im Kloakenbereich.

Eine Unterscheidung von Kot- und Harnanteil ist für die Diagnosestellung von großer Bedeutung. Von Durchfall spricht man, wenn der Kotstrang ungeformt ist, eine Vermehrung des flüssigen Harnanteiles wird als Polyurie bezeichnet. Bei Gicht kann die Menge der ausgeschiedenen Harnsäure vermehrt sein. Farbveränderungen können Hinweise auf verschiedene Erkrankungen geben. Gelbfärbung kann durch vermehrte Ausscheidung von Biliverdin entstehen und deutet daher auf Leberveränderungen hin (z. B. bei bestimmten Infektionskrankheiten). Weißlich graubrauner und voluminöser Kot deutet auf Pankreasinsuffizienz hin. Blutbeimengungen im Kot können bei Verletzungen in kaudalen Darmabschnitten oder bei Erkrankungen des Urogenitaltraktes gefunden werden. Verdautes Blut stammt aus weiter kranial gelegenen Darmabschnitten und gibt dem Kot eine dunkle bis schwarze Färbung. Die Menge des Kotes kann bei Malabsorption und Maldigestion vermehrt sein. Die Beimengung unverdauter Futterbestandteile ist immer ein Anzeichen für schwere Erkrankungen. Setzt ein Vogel nur Harn, aber keinen oder nur sehr wenig Kot ab, liegt dem zumeist Nahrungskarenz zugrunde, Obstipationen oder Passagehindernisse sind selten. Darmparasiten können nur gelegentlich mit freiem Auge gesehen werden. Im Zusammenhang mit der Beurteilung von Kot und Harn sollte auch der Kotabsatz Beachtung finden. Ist dieser erschwert, können Passagehindernisse im Abdomen- oder Kloakenbereich vorliegen. In diesen Fällen wird häufig ein Pressen auf die Kloake beobachtet.

Extremitäten: Stellung, Belastung, Funktion
Bei der Adspektion werden auch die Extremitätenstellung, -belastung und ihre Funktionsfähigkeit beurteilt. Werden Schonung oder Fehlbelastung eines Beines oder Hängenlassen eines oder beider Flügel bzw. Flugunfähigkeit beobachtet, gibt dies Hinweise auf eine Erkrankung der betreffenden Extremität. Differentialdiagnostisch müssen nerval bedingte Störungen berücksichtigt werden, die im Rahmen des neurologischen Untersuchungsganges überprüft werden. Vor allem beim Wellensittich wird eine einseitige Beinparese häufig durch Tumoren im Bauchraum (meistens Niere) hervorgerufen.

Zentralnervöse Störungen
Bereits im Rahmen der Beurteilung des Allgemeinverhaltens müssen auch zentralnervöse Erscheinungen wie z. B. Tortikollis, Zittern, Myoklonien usw. registriert werden. Diese Symptome werden im Rahmen des neurologischen Untersuchungsganges einer genaueren Überprüfung unterzogen.

45.7 Klinische Einzeltieruntersuchung beim Geflügel und bei Ziervögeln

Für die Durchführung der klinischen Untersuchung muß der Vogel gut fixiert werden, um Verletzungen des Patienten und des Untersuchenden zu verhindern (siehe Zwangsmaßnahmen). Hühner werden für die Einzeltieruntersuchung am besten auf einen Tisch gesetzt, sie sind während der Untersuchung zumeist relativ ruhig. Im Gegensatz dazu müssen Zier- und Wildvögel während der gesamten klinischen Untersuchung von einer Hilfsperson fixiert werden und sind dadurch großem Streß ausgesetzt. Daher muß die Untersuchung von Zier- und Wildvögeln möglichst schnell und schonend durchgeführt werden.

Ist der Vogel in sehr schlechtem Allgemeinzustand, können bei der Erstuntersuchung unter Umständen nur die wichtigsten, für die vorläufige Diagnosenstellung erforderlichen Befunde erhoben werden. Die fehlenden Punkte können nach Stabilisierung des Patienten nachgeholt werden (siehe „fraktionierte Untersuchung").

45.8 Ernährungszustand

Die Beurteilung des Ernährungszustandes erfolgt durch Palpation der Brustmuskulatur, sie ist art- und rassespezifisch unterschiedlich, aber auch von der Flugaktivität abhängig. Der Ernährungszustand kann Hinweise geben, ob es sich um eine akute oder chronische Erkrankung handelt. Bei akuten Erkrankungen ist er aufgrund des schnellen Krankheitsverlaufes „gut“, ist der Vogel abgemagert, liegt bereits seit einiger Zeit eine Krankheit vor. Jedoch nicht alle chronischen Erkrankungen müssen zu einer Verschlechterung des Ernährungszustandes führen. Eine genaue Überprüfung der Körpermasse durch Abwiegen ist für Verlaufskontrollen nützlich.

Physiologischer Befund: **„gut“**.

45.9 Federkleid: Beurteilung der Einzelfeder

Zuerst wird der Gesamteindruck des Gefieders beurteilt, federlose Stellen werden registriert (Mauser, Federrupfen, Technopathien). Anschließend werden die Einzelfedern auf Veränderungen untersucht. Sie geben Hinweise auf den Allgemeinzustand des Vogels. Auf Ektoparasiten ist zu achten.

Physiologischer Befund: **„glatt, glänzend und anliegend; Einzelfeder o. B.“**.

45.10 Hautoberfläche, Hautanhangsgebilde, Bürzeldrüse

Es werden die Hautoberfläche, bestehend aus befiederter und unbefiederter Haut sowie Hautanhangsgebilde beurteilt. Die Farbe der Ständer muß vor allem beim Geflügel beachtet werden. Kranke Hühner haben eine auffallend blasse Haut in diesem Bereich. Hautveränderungen sind häufig an Stellen lokalisiert, die bei der Adspektion aus Distanz nicht gesehen werden können, wie zum Beispiel an den Unterseiten der Patagia, an der Brustwand unter den Flügeln und an den Fußsohlen. Diese Regionen müssen daher bei der Untersuchung besonders beachtet werden.

Hautanhangsgebilde sind Krallen, Schnabelhorn, Wachshaut, Nasenkappen und eventuell vorhandene Kopfanhänge (Kamm und Kehllappen). Die Bürzeldrüse, die nicht bei allen Vogelarten ausgebildet ist, befindet sich dorsal am Schwanzansatz, Sekretionsstörungen können Ursache von Haut- und Federveränderungen sein.

Ektoparasiten: z. B. bei Hühnern und Ziervögeln durch Knemidokoptes sp. bedingte borkige Veränderungen im Kloaken- und Schnabelbereich sowie an der unbefiederten Haut der Ständer.

Physiologischer Befund: **„o. B.“**.

45.11 Hydratationszustand

Die Vogelhaut besitzt keine Subkutis und ist relativ unelastisch, die bei anderen Tierarten durchgeführte Prüfung der Hautelastizität ist daher nur wenig aussagekräftig. Bei Dehydratation kann bei der klinischen Untersuchung beobachtet werden, daß die Haut des Rumpfes in Falten liegt und nur schlecht verschieblich ist. Die Gefäßfüllung und Spannung ist ab einer Dehydratation von ca. 7 % vermindert, bei Flüssigkeitsverlusten über 10 % wird Enophthalmus gesehen. Auch der Hämatokrit gibt Hinweise auf eine Exsikkose.

Physiologischer Befund: **„o. B."**.

45.12 Auge

Die ophthalmoskopische Untersuchung des Vogels erfolgt in Anlehnung an jene der Säugetiere, erfordert jedoch aufgrund großer artspezifischer, morphologischer und physiologischer Unterschiede in vielen Bereichen spezielle Techniken. Für Details muß daher auf weiterführende Literatur hingewiesen werden.

Beurteilt werden:

Umgebung des Auges: Ausfluß (Art und Menge), Verkrustungen, Verletzungen;

Augenlider: Stellung, Entzündungen, Verletzungen;

Konjunktiva, Sklera, drittes Augenlid;

Kornea: Verletzungen, Trübungen;

Iris: Farbe, Struktur;

Pupille: Lichtreaktion, Größe, Form, vergleichende Betrachtung (Mydriatika sind beim Vogel aufgrund der quergestreiften Muskulatur unwirksam);

Linse: Trübungen, Synechien;

Vordere und hintere Augenkammer;

Glaskörper;

Retina und Pecten oculi.

Verschiedene durch Bakterien (z. B. Salmonellen, Mykobakterien, Chlamydien, Mykoplasmen) bedingte oder virale Infektionen (z. B. Pocken, Herpes, usw.), aber auch nichtinfektiöse Erkrankungen können sich unter anderem auch am Auge manifestieren. Beim Geflügel kann eine verminderte Pigmentierung der Iris ebenso wie der Verlust der Irisstreifung (Ödem, zellige Infiltration) Ausdruck eines pathologischen Prozesses sein (Mareksche Krankheit). Man findet dann auch Formveränderungen der Pupille bzw. Fehlen des Pupillarreflexes. Linsentrübungen findet man als Spätfolge bei der Aviären Encephalomyelitis.

Physiologischer Befund: **„Auge o. B., Schleimhaut rosarot"**.

45.13 Ohr

Der Meatus acusticus externus ist bei den meisten Vogelarten kaudoventral des Auges zu finden. Schon bei der Adspektion wird darauf geachtet, ob die Federn im Bereich der Ohren glatt anliegen. Der äußere Gehörgang wird auf überschüssige Zerumenproduktion, Entzündungsanzeichen und Ektoparasiten untersucht.

Physiologischer Befund: **„o. B."**.

45.14 Nase, Nebenhöhlen

Die Umgebung der Nasenöffnungen wird auf Verschmutzungen kontrolliert, es wird überprüft, ob die Nasenlöcher frei sind und ob Nasenausfluß vorliegt. Durch leichten Druck auf die Gegend der Nasenlöcher kann versucht werden, Sekretfluß zu provozieren. Die Beurteilung der Sinus infraorbitales wird vergleichend vorgenommen. Bei Entzündung ist die Unteraugengegend gerötet, ödemisiert und temperiert. Bei einem Flüssigkeitserguß können die Sinus ein- oder beidseitig vorspringen („Eulenkopf"), gleichzeitig liegt häufig Konjunktivitis vor. Die Palpation gibt Aufschluß über die Konsistenz des Inhaltes. Mittels Punktion können Proben für eine genaue Untersuchung gewonnen und therapeutische Maßnahmen durchgeführt werden.

Niesen ist bei Vögeln häufig zu beobachten. Mit schleudernden Kopfbewegungen bzw. explosionsartiger Ausatmung wird die Entfernung der Fremdkörper etc. bezweckt. Bei Vögeln wird das Ausschleudern von Schleim oder Exsudat aus der Trachea und dem Larynx mit schlenkernden Kopfbewegungen auch als Husten bezeichnet, obwohl dies sicher nicht richtig ist, da diesen Tieren das Zwerchfell fehlt und somit der Hustenvorgang nicht auf die gleiche Weise ablaufen kann wie beim Säugetier. Vor allem bei Papageien kann trockenes Niesen ohne Sekretbildung ein Hinweis für Aspergillose sein.

Physiologischer Befund: **„o. B."** .

45.15 Schnabelhöhle

Die Schnabelhöhle des Huhnes wird untersucht, indem man mit einer Hand den Kamm und mit der anderen Hand den Kehllappen erfaßt und dann Ober- und Unterschnabel auseinanderzieht. Anschließend drückt man mit dem Mittelfinger gegen den Larynx und schiebt diesen und die Zunge weiter nach vorn, wodurch nun auch der Kehlkopf und der Anfangsteil der Trachea mit Hilfe einer Lichtquelle besichtigt werden können.

Für die klinische Untersuchung der Schnabelhöhle der Ziervögel muß der Schnabel geöffnet werden (siehe Zwangsmaßnahmen). Beurteilt werden Schleimhaut, Choanenspalte, Zunge und Larynx. Dabei wird wie bei den anderen Tieren auf quantitative und qualitative Veränderungen der Schleimhautfarbe sowie auf Verletzungen, Auflagerungen und Fremdkörper geachtet.

Festhaftende Beläge können zum Beispiel als Folge einer diphtheroiden Entzündung (z. B. Pocken) entstehen, des weiteren bei Infektionen mit Candida, bei Trichomonadenbefall oder bei Vitamin A-Mangel.

Physiologischer Befund: **„Schleimhaut rosarot, Schnabelhöhle o. B."**.

45.16 Kropf

Bei der klinischen Untersuchung wird der Kropf palpiert, wobei auf Füllungsgrad, Art des Inhaltes, Schleimhautdicke und -struktur und eventuelle Zubildungen oder Fremdkörper geachtet wird. Als „harter Kropf" wird eine hochgradige Futteranschoppung und -verdickung bezeichnet, er kann durch falsche Futterzusammensetzung, gestörte Peristaltik oder ein Passagehindernis verursacht werden. Der Kropf kann aber auch eher flüssigkeits- („Wasserkropf") oder gasgefüllt sein. Solche Veränderungen können im Zusammenhang mit Kropfentzündungen und verschiedenen Infektionskrankheiten auftreten.

Beim Wirtschaftsgeflügel findet man leere Kröpfe u. a. bei Inappetenz oder bei Unvermögen das Futter aufzunehmen.

Ursachen von Kropfdilatationen und Verstopfungen sind neben unzweckmäßiger Fütterung eine gestörte Peristaltik infolge Schädigung des vegetativen Nervensystems (Lähmung des N. vagus bei Marekscher Krankheit). Entzündungen der Kropfschleimhaut (Ingluviitis) können diese Zustände begünstigen. Ein Befall mit Hefepilzen kann die Gärungsvorgänge fördern.

Physiologischer Befund: **„o. B."**.

45.17 Atmung: Beurteilung während und nach der klinischen Untersuchung, Auskultation der Lunge

Hühner von geringer Körpermasse werden am Schweifansatz knapp über dem Boden hochgehoben. Durch die Laufbewegungen kommt es zu Erregung und vertiefter Atmung, dann kann eine Auskultation angeschlossen werden. Diese kann mit dem freien Ohr oder dem Stethoskop durchgeführt werden. Es wird auf pathologische Atemgeräusche wie Rassel- oder Reibegeräusche geachtet.

Bei Ziervögeln, die während der Untersuchung in der Hand fixiert werden, muß die Atmung während der gesamten klinischen Untersuchung beobachtet werden. Geringgradige, aufregungsbedingte Atemnot ist nicht außergewöhnlich, bei hochgradiger Atemnot muß die Untersuchung abgebrochen werden. Nach Beendigung der Untersuchung wird der Vogel im Käfig beobachtet. Ein gesunder Vogel sollte nach 1–3 Minuten wieder ruhig atmen.

Physiologischer Befund: **„o. B."**.

45.18 Abdomen

Bei der Adspektion des Abdomens wird auf das eventuelle Vorliegen einer Umfangsvermehrung geachtet. Fehlende Federn sind häufig ein Hinweis auf pathologische Prozesse in diesem Bereich. Bei der Palpation können je nach Vogelart der Muskelmagen, Darmschlingen und bei legenden Hennen eventuell ein Ei gespürt werden. Der Abstand der Legebeine (Ossa pubis) gibt Hinweise auf die Legetätigkeit, er ist bei legenden Hennen deutlich größer. Als häufige pathologische Veränderungen können bei der Palpation des Abdomens zum Beispiel vermehrte Flüssigkeitsfüllung (Aszites), verkalkte oder schalenlose Eier bei Legenot, Tumoren innerer Organe oder äußere Zubildungen bzw. Hernien palpiert werden.

Physiologischer Befund: **„durchtastbar"**.

45.19 Kloake

Verschmutzungen und Federverlust in der Umgebung der Kloake weisen auf Erkrankungen hin. Die Kloakenöffnung wird auf Verletzungen, Zubildungen und Entzündungsanzeichen untersucht, weiterhin werden der Kloakenschluß durch den Musculus sphincter cloacae sowie die Form und Symmetrie der Kloake kontrolliert. Mit einem Stieltupfer kann die Kloakenschleimhaut vorgestülpt und einer Untersuchung zugängig gemacht werden.

Physiologischer Befund: **„Kloake und deren Umgebung o. B.“**.

45.20 Extremitäten: Palpation der Knochen und Gelenke

Die Palpation der Knochen und Gelenke erfolgt von proximal nach distal und wird am besten vergleichend durchgeführt. Die Extremitäten müssen dafür proximal gut fixiert werden, um Verletzungen durch Abwehrbewegungen des Vogels zu verhindern.

Physiologischer Befund: **„o. B.“**.

45.21 Neurologische Untersuchung

Flügelhängen, Flugunfähigkeit, Beinschwäche, Überköten, die Unfähigkeit, sich auf der Stange zu halten sowie Veränderungen der Schmerzempfindung können sowohl durch periphere als auch durch zentrale Läsionen hervorgerufen werden. Paresen, Paralysen, Myoklonien usw. müssen registriert werden. Beim Vorliegen nerval bedingter Symptome muß mittels Reflexprüfung (z. B. Zwischenzehen-, Rückzieh-, Stellreflex) überprüft werden, ob es sich bei der festgestellten Störung um eine generalisierte oder fokale Neuropathie handelt, und wo letztere lokalisiert ist.

Die vielfach nur schwach ausgeprägten Schmerzreaktionen beim Vogel werden häufig als geringe Schmerzempfindlichkeit mißinterpretiert. Das Schmerzempfinden des Vogels ist klinisch meist schwer zu beurteilen, aktives und passives Vermeidungsverhalten sind nicht leicht von Fluchtversuchen zu unterscheiden. Messungen von Parametern wie zum Beispiel Herzfrequenz, Blutdruck oder EEG zeigen jedoch deutliche Reaktionen auf schmerzhafte Reize.

Physiologischer Befund: **„o. B.“**.

45.22 Applikation von Arzneimitteln und Diagnostika

45.22.1 Orale Applikation ▶

Die orale Applikation von Arzneimitteln erfolgt beim *Geflügel* über Einzelgabe direkt in den Schnabel oder über das Trinkwasser bzw. über das Futter.

In größeren Betrieben kann über die Futterautomaten das medikierte Futter eingebracht werden. Kurzfristiger Austausch von Futter im Silo ist nicht möglich, man kann daher erst nach Entleerung desselben mit einer Therapie beginnen. Bei der Verabreichung über das Futter muß das Arzneimittel mit diesem gleichmäßig vermischt sein. Dies ist ohne Anwendung eines modernen Futtermischgerätes nicht möglich bzw. nicht vertretbar. Aber auch dann können bei ungünstigen physikalischen Verhältnissen (Korngröße, elektrische Aufladung) Entmischungen eintreten.

Die Mobilität der Tiere und ihr Futteraufnahmevermögen ist gleichfalls wichtig. Auch ist ein über das Futter zu verabreichendes Medikament in Regel nicht so teuer wie ein wasserlösliches Präparat.

Die Applikation von Medikamenten über Wasser oder Futter ist bei *Ziervögeln* problematisch, da die aufgenommenen Menge nicht genau feststellbar ist. Kranke Vögel fressen und trinken oft weniger oder gar nicht. Durch eine eventuelle Geschmacksveränderung wird die Aufnahme unter Umständen noch herabgesetzt. Die direkte Eingabe in den Schnabel ermöglicht eine genauere Dosierung. Da die Resorption durch mögliche Wechselwirkungen des Medikamentes mit der Darmflora vermindert, oder durch verschiedene Krankheiten gestört sein kann, ist bei Ziervögeln die parenterale Applikation der oralen vorzuziehen.

45.22.2 Sonden

Sonden können für die orale Applikation von Medikamenten, Eingabe von Kontrastmitteln, Durchführung einer Kropfspülung oder Entnahme von Kropfspülproben sowie Zwangsfütterung von inappetenten Vögeln bzw. Jungtieren verwendet werden. Für das Einführen der Sonde muß der Vogel gut fixiert, der Hals gestreckt und der Schnabel geöffnet und fixiert sein (siehe Zwangsmaßnahmen). Die Sonde wird von links über Larynxspalt und Zungengrund in den Kropf eingeführt. Der richtige Sitz wird durch Palpation überprüft. Es können Schlauchsonden oder Knopfkanülen eingesetzt werden. Mit einem Beißholz oder Schnabelspekulum muß verhindert werden, daß der Vogel die Schlauchsonde abbeißen kann. Um einer Regurgitation und Aspiration vorzubeugen, soll der Hals bis zum Loslassen des Vogels in gestreckter Haltung fixiert bleiben. Die Applikation soll möglichst in der Nähe des Käfigs durchgeführt werden, damit der Vogel unmittelbar danach ausgelassen werden kann, um eine Aspiration auf Grund der Aufregung zu vermeiden.

45.22.3 Intramuskuläre Injektion

Musculus pectoralis profundus: Am Übergang vom kranialen zum mittleren Drittel des Brustbeinkamms (Crista mediana sterni) wird paramedian möglichst nahe neben dem Kamm in kraniodorsaler Richtung steil (70–80°) eingestochen. Zwischen dem Musculus pectoralis superficialis und profundus befindet sich ein Venenplexus. Der Einstich darf nicht zu flach erfolgen, um Sickerblutungen dieses Plexus zu verhindern. Zu weit kaudal und lateral durchgeführte Injektionen können in einer Leberpunktion resultieren.

Musculus tibialis lateralis: Injektionsstelle bei juvenilen und kachektischen Vögeln mit schlecht ausgeprägter Brustmuskulatur sowie bei der Impfung von Eintagsküken gegen Marek'sche-Krankheit. Applikation in proximo-distaler Richtung in der Mitte des Tibiotarsus in den, die laterale Kontur des Unterschenkels bildenden Muskel, parallel zum Knochen.

45.22.4 Subkutane Injektion

Pro Injektionsstelle sollen nicht mehr als ca. 2 % der Körpermasse appliziert werden, da es sonst zu Bindegewebsschädigungen kommen kann.

Nackenfalte: In eine hochgehobene Hautfalte dorsal im kaudalen Halsdrittel, Einstichrichtung flach nach kranial. Zu beachten ist der Venenplexus im kranialen Hals-Nackenbereich (Plexus venosus intracutaneus collaris), der bei zu weit kranial oder lateral durchgeführter Injektion punktiert werden kann.

Kniefalte: In die Hautfalte, die sich zwischen dem Kniegelenk und der lateralen Bauchwand befindet.

Brustwand: In die an der seitlichen Brustwand im Unterflügelbereich gebildete Hautfalte.

45.22.5 Blutabnahme, intravenöse Injektion

Vena jugularis: Die rechte Vena jugularis ist bei den meisten Vogelarten stärker ausgeprägt. Die Vene wird gestaut und im rechten unteren Halsbereich punktiert. Insbesondere bei kleinen Vögeln kann es bei Abwehrbewegungen schnell zur Perforation des Gefäßes kommen, was zu starken, bis zu lebensbedrohlichen Blutungen führen kann.

Vena basilica: Die Vene liegt am ventralen Oberarm, sie wird mittels Mittel- und Ringfinger gestaut und in proximaler Richtung punktiert. Die distalere Punktion der medial über das Ellenbogengelenk ziehenden Vena ulnaris superficialis führt meist zu lang andauernden Nachblutungen und Hämatombildung.

Vena metatarsalis plantaris superficialis: Das Gefäß zieht dorso-medial über den Tarsometatarsus.

45.22.6 Intraossäre Injektion

Als Notfalltherapie: Ähnlich schnelle Resorption wie bei i.v. Injektion. Flüssigkeits- und Elektrolytersatz. Als Bolus oder Dauertropfinfusion. Die Kanüle kann bei regelmäßiger Spülung mit heparinisierter Kochsalzlösung bis zu 3 Tage am Ort belassen bleiben.

Distale Ulna: Die Kanüle wird von distal mit leicht drehenden Bewegungen in den Markraum der Ulna eingeführt. Bei richtiger Plazierung läßt sie sich nach dem Durchstoßen der Kortex leicht vorschieben und eine kleine Menge Knochenmark ist zu gewinnen.

Proximale Tibia: Die proximale Tibia wird im kranialen Kniegelenksbereich in distaler Richtung durchbohrt und die Kanüle im Markraum parallel zum Knochen vorgeschoben.

45.22.7 Intrakutane Injektion

Wing-web-Methode: Das Propatagium wird mit einer speziellen Nadel durchstochen.

Federfollikelmethode: Pockenimpfung von Tauben. An der lateralen Seite des Oberschenkels werden einige Federn gezogen und der Impfstoff mit einem Pinsel tief in die Federfollikel einmassiert.

45.22.8 Lokale Applikationsarten

Inhalation: Zerstäubung von Medikamenten (Antibiotika, Antimykotika) zu einer Teilchengröße von maximal 3 µm, die Pharmaka gelangen direkt in Lunge und Luftsäcke.

Spray-Impfung: Impfstoffe gelangen mittels Spray-Verfahren auf die Schleimhäute des Kopfes und werden eingeatmet.

Intratracheale Applikation: Bei Atemwegserkrankungen.

Lokale Applikation: Auge, Nase, Kloake, Haut.

46 Untersuchung der Heimtiere

46.1 Einleitung

Die Heimtierhaltung ist in der letzten Zeit immer populärer geworden. Für den heutigen Tierarzt ist es daher wichtig, sich auch mit Nagetieren, Kaninchen, Frettchen sowie Vögeln, Reptilien und Amphibien zu befassen.

Nachfolgend werden grundlegende Informationen über Untersuchungsmöglichkeiten, Vorgehensweisen bei der Untersuchung und Normalwerte hinsichtlich biologischer und physiologischer Daten der einzelnen Tiere angeboten. Für weiterführende Angaben zu den verschiedenen Tierarten wird auf Spezialliteratur verwiesen.

46.2 Untersuchungsgang

Bei Kaninchen und Nagetieren handelt es sich um potentielle Beutetiere, für die jegliche Manipulation eine enorme Streßbelastung bedeutet. Daher sollten die Tiere vor einer Handhabung in ihren Käfigen genau beobachtet werden, um möglichst viel Information über die Tiere zu gewinnen. Weiterhin ist im Umgang mit diesen Tieren ein ruhiges, aber gezieltes Vorgehen wichtig. Die Tiere sind auf dem Untersuchungstisch so zu fixieren, daß sie an der Flucht gehindert werden können, sich aber nicht zu sehr „erbeutet“ fühlen. Sie sollten nie ohne Aufsicht auf dem Tisch zurückgelassen werden.

Reptilien sollten im spezieseigenen Temperaturoptimum untersucht werden, um sie in ihrer Aktivität beurteilen zu können. Dies kann erreicht werden durch Wärmelampen und elektrische Wärmekissen. Metalltische sollten zur Untersuchung mit Handtüchern abgedeckt werden, um ein rasches Herunterkühlen der Tiere zu vermeiden.

Zur genauen Adspektion müssen die Tiere erfaßt und gut fixiert werden, denn Flucht und heftige Abwehrreaktionen können zu Verletzungen von Tier und Personen führen.

46.3 Untersuchung von Heimtieren, Zwangsmaßnahmen

46.3.1 Kaninchen ▶

Die Kaninchen werden durch Ergreifen am Nackenfell aus dem Käfig bzw. Transportbehälter gehoben. Das Becken wird dabei mit der anderen Hand unterstützt und die Hinterextremitäten nach Möglichkeit in Abhängigkeit der Größe der Tiere fixiert. Kaninchen haben sehr kräftige Hinterbeine und ausgeprägte Fluchtreflexe. Wird der hintere Teil des Körpers nicht fixiert, kann durch starkes Strampeln mit den Hinterbeinen eine Luxation oder Fraktur der Lendenwirbelsäule hervorgerufen werden.

Müssen Kaninchen über eine gewisse Distanz getragen werden, sollten die Tiere in beiden Armen gehalten werden, während der Kopf des Kaninchens mit dem Ellbogen abgedeckt wird. Dadurch fühlen sich die Tiere wie in einer Höhle geborgen.

Die Untersuchung der Kaninchen erfolgt in sitzender Stellung auf dem Tisch mit ständigem Handkontakt, um eine Flucht zu verhindern. Ist für eingehendere Untersuchungen eine stärkere Fixation der Kaninchen erforderlich, so ist darauf zu achten, daß Bauch- und Brustbereich nicht zu sehr komprimiert werden, was die Atmung behindern und demzufolge Panikreaktionen auslösen kann. Die Zwangsmaßnahmen sollten sich auf die Fixierung der Extremitäten konzentrieren, um übermäßige Abwehrbewegungen zu verhindern.

46.3.2 Meerschweinchen

Meerschweinchen werden zunächst im Käfig oder Behälter beobachtet. Hierbei sollten laute Geräusche und rasche Bewegungen vermieden werden, da diese Tiere sehr schreckhaft sind.

Um das Tier näher zu untersuchen, umfaßt man das Meerschweinchen mit einer Hand von unten her im Thoraxbereich und unterstützt mit der zweiten Hand den Beckengürtel. Zwangsmaßnahmen sollten nicht angewendet werden, da es sich um sehr schreckhafte Tiere handelt und erhöhte Schockgefahr besteht.

46.3.3 Chinchilla

Chinchillas sind sehr lebhafte Tiere. Das Herausgreifen aus dem Käfig muß daher schnell und gezielt erfolgen. Chinchillas dürfen nicht am Fell ergriffen werden, da sie dazu neigen, in Schrecksituationen ihre Haare abzuwerfen. Die Tiere werden daher am besten im Käfig an der Schwanzbasis (nur an der Basis!) fixiert und zum Herausnehmen mit der zweiten Hand im Nacken- und Schulterbereich umgriffen und hochgehoben. Auf dem Untersuchungstisch sollte dieser Fixationsgriff beibehalten werden.

46.3.4 Degu

Degus sind wie die Chinchillas mit den Meerschweinchen verwandt, können jedoch ein stärkeres Abwehrverhalten zeigen. Sie neigen eher zum Beißen als ihre Verwandten, was eine zielsichere Fixation erfordert. Das Ergreifen erfolgt wie bei den Chinchillas.

46.3.5 Ratte

Ratten werden ebenfalls an der Schwanzbasis fixiert und mit der zweiten Hand im Brustbereich umgriffen. Viele Ratten sind Handkontakt gewöhnt und lassen sich problemlos aus dem Käfig heben. Doch einige Tiere können sehr ängstlich und bissig sein. Dann empfiehlt es sich ein Handtuch oder Handschuhe zu Hilfe zu nehmen.

Bei sehr erregten Tieren oder für spezielle Untersuchungsvorgänge und Behandlungen kann es nötig sein, die Tiere durch einen speziellen Fixationsgriff im Nacken zu immobilisieren. Dabei ist darauf zu achten, möglichst viel Nackenhaut zu ergreifen, um das Tier am Wenden des Kopfes und Beißen zu hindern.

Ansonsten genügt es, die Tiere auf dem Tisch sitzend im Nacken und an der Schwanzbasis zu halten.

46.3.6 Maus, Gerbil ▶

Mäuse und Gerbils (Rennmäuse) können ebenfalls an der Schwanzbasis ergriffen und hochgehoben werden. Das Festhalten darf nur an der Basis des Schwanzes erfolgen, da sonst ein Abreißen der Schwanzhaut verursacht werden kann.

Für eingehendere Untersuchungen und therapeutische Maßnahmen müssen die Mäuse durch den Nackenfellgriff fixiert werden. Dazu setzt man die an der Schwanzbasis gehaltenen Tiere auf eine feste Unterlage oder auf das Käfigdach, wo sich die Mäuse festhalten können. Dann ergreift man mit der zweiten Hand soviel wie möglich vom Nacken- und Rückenfell, um ein Herauswinden aus dem Griff zu vermeiden.

46.3.7 Hamster ▶

Hamster sind eigentlich nur in der Nacht aktiv und können dementsprechend recht unwirsch auf Störungen der Tagesruhe reagieren und beißen. Bei solchen Tieren sind Lederhandschuhe oder ein Handtuch zu empfehlen, um die Tiere aus dem Käfig zu heben.

Hamster, die häufigen Handkontakt gewöhnt sind, lassen sich meistens einhändig oder mit beiden Händen von unten im Thoraxbereich umfassen und hochheben. Für gezielte Untersuchungen kann auch hier der Nackenfellgriff angewendet werden. Hierbei ist zu berücksichtigen, daß Hamster sehr große Backentaschen besitzen, die bis in die Schultergegend reichen können. Daher ist darauf zu achten, daß möglichst viel von der Nackenhaut ergriffen wird, um eine gute Fixation von Kopf und Nacken zu erzielen.

46.3.8 Streifenhörnchen ▶

Streifenhörnchen sind äußerst flinke und abwehrbereite Tiere, die eher als andere Nagetiere dazu neigen, zuzubeißen. Daher ist zu empfehlen, die Hörnchen mit Lederhandschuhen im Nackenbereich zu umfassen und zusätzlich an der Schwanzwurzel zu fixieren.

46.3.9 Frettchen ▶

Frettchen sind sehr lebhafte und neugierige Tiere, welche für Untersuchungen fixiert werden müssen. Dazu ergreift man sie am Nackenfell, wobei die Tiere in eine Trageschlaffe verfallen. Währenddessen kann eine gute Untersuchung durchgeführt werden. Auf dem Tisch können Frettchen jeweils mit einer Hand im Nacken- und Schwanzwurzelbereich fixiert werden.

46.3.10 Igel ▶

Igel dürfen nicht ganzjährig als Heimtiere gehalten werden. Zahlreiche geschwächte Igel gelangen im Frühjahr und im Spätherbst in menschliche Obhut und werden häufig dem Tierarzt vorgestellt. Sie müssen aber im Frühjahr wieder ausgesetzt werden (in manchen Ländern dürfen Igel nur von dazu ausgewiesenen Personen und Stationen überwintert werden). Bei der Untersuchung sind laute Geräusche (Zischen, Klirren von Instrumenten) zu vermeiden, da Igel ein hochempfindliches Gehör haben und sich bei störenden Geräuschen einrollen. Vor der Berührung erfolgt eine genaue Adspektion. Bei Palpation der Kopfgegend muß mit einem ruckartigen Stoßen des Kopfes gegen die Hand gerechnet werden. Um ein Einigeln bei der Untersuchung zu verhindern, kann der Igel kräftig mit beiden Daumen (mit Handschuhen) flach gegen die Unterlage gedrückt werden. Dadurch ist ein Aufwölben der Wirbelsäule nicht mehr möglich. Zur Untersuchung der Bauchunterseite wird der Stachelbalg auf einer Seite ergriffen und der Igel unter Beibehaltung des Druckes auf die Wirbelsäule aufgerollt. Hat sich der Igel bereits zusammengerollt, hilft oft ein kräftiges Streicheln der hinteren Körperhälfte nach kaudal, um ein Aufrollen zu provozieren. Auch ein seitliches Hin- und Herwiegen des Tieres hat sich bewährt. Ist der Igel einmal aufgerollt, sollte man versuchen, mit sehr langsamen und ruhigen Bewegungen und viel Geduld die Fingerspitzen unter den behaarten Bauch nahe der Kniefalten zu schieben. Die Tiere gewöhnen sich meistens an die leichte Berührung ohne Druck und werden sich nicht gleich wieder einrollen. Haben sie die Berührung akzeptiert, ist es möglich, die Hinterbeine vorsichtig und mit langsamen Bewegungen zu erfassen, etwas hochzuheben und nach hinten zu strecken. Dabei ist darauf zu achten, daß der Igel immer mit den Vorderfüßen Bodenkontakt hat, da er sich sonst sofort einrollt. Wird der hintere Teil des Körpers etwas angehoben, lassen sich Anogenitalöffnungen, Bauchunterseite und Fußsohlen auf ihre Beschaffenheit hin untersuchen und eine Geschlechtsbestimmung durchführen. Ist diese Technik nicht erfolgreich, so kann der Igel auch in eine Plexiglaskammer gesetzt werden. So können Bewegungen und Körperunterseite beurteilt werden.

Um eine genaue Untersuchung auf Verletzungen und Ektoparasiten durchführen zu können, ist eine Sedation oder Narkose (Inhalationsnarkose mit Isofluran oder Halothan, oder Injektion von Ketaminhydrochlorid 20 mg/kg KM s.k.) erforderlich. Steht keine Induktionskammer zur Verfügung, kann ein durchsichtiger Plastiksack benutzt werden, um den Igel darin mit dem eingeleiteten Gas zu betäuben.

46.3.11 Schildkröten

Schildkröten werden mit beiden Händen vor den Hinterbeinen am Panzer umfaßt. Die Daumen werden auf den Rückenpanzer gelegt. Mit dieser Fixierung läßt sich gleichzeitig neben der Adspektion des Tieres die Festigkeit des Panzers durch Druck prüfen. Dieser soll hart und unnachgiebig sein, außer bei sehr jungen Tieren und Vertretern der Weichschildkröten.

Bei den etwas bissigeren Wasser- und Sumpfschildkröten ist gewisse Vorsicht geboten. Da sie einen etwas längeren und wendigeren Hals und sehr scharfe Schnabelkanten haben, sollten sie nicht zu nahe im Bereich der Vorderbeine gehalten werden. Dies gilt besonders für Schnappschildkröten, die sehr rasche Schnappbewegungen durchführen können. Dabei sind sie in der Lage, mit dem scharfkantigen Schnabel bis über die hintere Körperhälfte zu gelangen. Schnappschildkröten sollten daher am kräftigen Schwanz oder am hinteren Rückenpanzer zwischen den Hinterbeinen gehalten werden.

46.3.12 Echsen

Kleine Echsenarten können für eine erste allgemeine Beobachtung und Adspektion in einer durchsichtigen Plexiglasröhre gefangen werden. Zur genaueren Untersuchung und Palpation sollten sie in einer Hand gehalten und möglichst dicht hinter dem Kopf mit Daumen und Zeigefinger fixiert werden. Ein Ergreifen am Schwanz muß vermieden werden, da viele Echsen in der Lage sind, den Schwanz abzuwerfen (Autotomie). Dieser wächst zwar nach, wird aber mit Gewebe geringerer Qualität ersetzt.

Größere Echsen beispielsweise der Familie der Leguane oder der Agamen sind ebenfalls hinter dem Kopf am Nacken und zusätzlich im Beckengürtelbereich zu fixieren. Die Hinterbeine werden nach hinten gestreckt und zusammen mit der Schwanzbasis umgriffen, um Kratzen mit den scharfen Krallen und Schwanzschlagen zu verhindern.

Sehr wehr- und lebhafte Tiere lassen sich am besten fixieren, indem man sie gut in ein Handtuch einwickelt und jeweils die zu untersuchenden Körperteile freilegt. Außerdem lassen sich Leguane durch Druck auf die geschlossenen Augen in eine Art Hypnose versetzen.

46.3.13 Schlangen

Das Ergreifen einer Schlange soll gezielt und ohne hektische Bewegungen erfolgen. Da die Tiere meist in einem Leinensack vorgestellt werden, wird die Schlange durch das Tuch hindurch hinter dem Kopf ergriffen und dann der Sack abgestreift. Um sich zu vergewissern, wo sich der Kopf befindet, kann man einerseits die Schlange durch Berührungen zu Bewegungen motivieren, wodurch das Kopfende erkennbar werden kann. Andererseits kann der Sack leicht geöffnet werden und ein durchsichtiger Plastikbecher umgestülpt in die Öffnung eingeführt werden. Nun kann man die Schlange wie durch ein Fenster beobachten und von außen den Kopf umfassen.

Ist das Tier hinter dem Kopf fixiert, ist es wichtig, den Rest des Schlangenkörpers mit der anderen Hand zu unterstützen. Manche Schlangen reagieren relativ stark auf die Fixation und versuchen sich dem Griff zu entwinden. Dabei ist es wichtig, daß der Handgriff nicht zu fest ist, sondern gerade fest genug, um ein Entweichen zu verhindern. Beginnt die Schlange sich zu winden, sollte versucht werden, ihren Bewegungen etwas nachzufolgen. Sobald die Tiere keine allzugroße Gegenwehr verspüren, beruhigen sie sich. Außerdem kann so ein Umschlingen der Arme und somit Verletzungen an Person und Tier (bei Tragen von Uhren und Schmuck) besser vermieden werden.

46.3.14 Amphibien

Amphibien werden mit einem feuchten Tuch oder feuchten Handschuhen gehalten und untersucht. Frösche können gut durch Einklemmen ihrer Hinterbeine zwischen den Fingern fixiert werden.

46.4 Nationale (Kennzeichen, Signalement)

Auch für die Heimtiere ist das Signalement festzuhalten. Es würde jedoch den Rahmen des Kapitels sprengen, auf jede einzelne Rasse einzugehen. So werden nur die häufigsten Rassen als Beispiele angeführt. Weitere Details sind der jeweiligen Fachliteratur zu entnehmen.

◄ 46.4.1 Kaninchen

Rasse: Deutsche Riesen (groß), Blauer Wiener (mittelgroß), Holländer (klein), Widderzwerge (Zwergrasse); Dalmatiner-Rex (Kurzhaar), Angorakaninchen (Langhaar).

Farbe: in der Regel rassetypische Färbung.

Geschlecht: Häsin/Zippe, Bock/Rammler. Die Bestimmung des Geschlechts ist bei adulten Tieren gut durchführbar. Wenn der Bock intakt ist, ist der Hodensack zwischen den Hinterbeinen gut sichtbar, da er nur sehr leicht mit Flaum behaart ist.

Bei jungen Kaninchen, und wenn es sich um einen kastrierten Bock handeln könnte, ist die Geschlechtsbestimmung anhand der Form der Geschlechtsöffnung möglich. Die weiblichen Tiere weisen eine geringgradig ausstülpbare schlitzförmige Vulvaöffnung auf, während die Präputialöffnung der Böcke rundlich ist und der Penis sich ausschachten läßt, indem man leichten Druck auf das Gewebe seitlich im Bereich der Präputialbasis ausübt.

Alter: Kaninchen werden nackt, blind und taub geboren. Nach etwa einer Woche sind sie mit einem dünnen Fell bedeckt. Die Augen und Ohren öffnen sich im Alter von 8–10 Tagen. Mit 2 Wochen beginnen die Kaninchen feste Nahrung aufzunehmen. Sie werden im Alter von 4–6 Wochen entwöhnt.

Sind die Tiere einmal ausgewachsen, ist die Altersbestimmung sehr schwierig und anhand der Zähne unmöglich, da Kaninchen lebenslang wachsende Zähne besitzen.

Körpermasse: Normalgewicht s. Tabelle 46.1.

Verwendungsart: Heimtier, Zucht, Ausstellung, Mast.

◄ 46.4.2 Meerschweinchen

Rasse: Glatthaar, Langhaar, Rosetten.

Farbe: einfarbig, gescheckt, dreifarbig, agouti (wildfarben), goldagouti, albino.

Geschlecht: Weibchen, Bock/Männchen. Bei den Meerschweinchen ist die Unterscheidung der Geschlechter relativ einfach. Der Anogenitalabstand ist bei den Böcken um einiges größer und der Penis läßt sich

Tab. 46.1
Gewicht und Lebenserwartung einiger Heimtiere.

Tierart	Körpermasse (in g) weiblich	Körpermasse (in g) männlich	Lebenserwartung (in Jahren)
Kaninchen			
Zwergrassen	1500–2000	2000–2500	8–10
Mittelrassen	2500–4000	3000–5000	6–8
Riesenrassen	4000–5500	5000–7000	6–8
Meerschweinchen	700–900	900–1200	4–8
Chinchilla	450–650	400–600	12–20
Degu	250–350	170–300	3–5
Maus	10–36	10–36	2–4
Ratte	250–300	350–500	2–3,5
Gerbil	50–130	50–130	2–4
Hamster	85–130	95–150	1,5–2
Streifenhörnchen	90–125	90–125	6–12
Frettchen	600–1100	1200–2000	5–9
Igel	800–1000	1000–1400	3–5

durch Druck in der Präputialgegend ausschachten. Die Anogenitalöffnungen sind bei den Weibchen so angeordnet, daß sie die Form des Buchstabens Y darstellen.

Die Hoden der Meerschweinchenböcke sind verglichen zur Körpergröße relativ groß und von Fettgewebe umgeben. Adulte intakte Böcke sind demzufolge anhand ihres großen Skrotums gut von den Weibchen zu unterscheiden.

Alter: Die Jungtiere der Meerschweinchen werden voll entwickelt, d. h. behaart, mit offenen Augen und Ohren, geboren. Sie haben bereits den Wechsel des Milchgebisses intrauterin abgeschlossen. Die Jungtiere werden im Alter von 2–3 Wochen abgesetzt.

Da auch die Meerschweinchen permanent wachsende Schneide- und Backenzähne besitzen, kann der Zahnabrieb nicht zur Altersbestimmung verwendet werden.

Verwendungsart: Heimtier, Zucht, Ausstellung.

Weitere Informationen zu biologischen Daten finden sich in Tabelle 46.1.

46.4.3 Chinchilla

Rasse: Langschwanzchinchilla.

Farbe: grau (wildfarben), weiß, silber, beige, schwarz.

Geschlecht: Weibchen, Bock/Männchen. Die Geschlechtsbestimmung kann bei adulten Tieren manchmal erschwert sein. Ältere Weibchen können eine geringgradig vergrößerte Klitoris aufweisen, die dem Präputium des Bockes ähnlich sieht. Die Differenzierung kann vorgenommen werden mittels Messung des Anogenitalabstandes, der beim Bock größer ist, oder mittels des Versuchs einer Vorlagerung des Penis aus dem Präputium.

Alter: Die Jungtiere sind wie bei den Meerschweinchen zum Zeitpunkt der Geburt voll entwickelt. Chinchillas haben ebenfalls lebenslang wachsende Schneide- und Backenzähne. Das Absetzalter bei Chinchillas ist mit etwa 6–8 Wochen erreicht.

Verwendungsart: Heimtier, Zucht, Ausstellung, Pelztierzucht.

Für weitere biologische Daten s. Tabelle 46.1.

46.4.4 Degu

Farbe: wildfarben (sandfarben).

Geschlecht: Weibchen, Bock/Männchen. Die Unterscheidung der Geschlechter läßt sich anhand des Anogenitalabstandes durchführen, der beim Männchen größer ist. Die Hoden werden sehr häufig intraabdominal verlagert, was die Bestimmung des intakten Männchens erschweren kann.

Alter: Degus sind mit den Meerschweinchen und den Chinchillas verwandt. Die Jungtiere werden ebenfalls voll entwickelt geboren und sie besitzen lebenslang wachsende Schneide- und Backenzähne. Dadurch ist die Altersbestimmung anhand des Zahnabriebes nicht möglich. Die Jungtiere werden mit etwa 5–6 Wochen entwöhnt.

Verwendungsart: Heimtier, Zucht, Ausstellung.

◄ 46.4.5 Maus, Ratte

Rasse: Die meisten Mäuse und Ratten gehen auf Linien zurück, die spezifisch für Forschungszwecke in Instituten gezüchtet wurden.

Farbe: Albino, Farbratten, Farbmäuse (meist gescheckt, aber auch einfarbig: grau, beige, schwarz).

Geschlecht: Weibchen, Bock/Männchen. Bei Jungtieren läßt sich das Geschlecht anhand des Anogenitalabstandes bestimmen, der bei Böcken größer ist.

Die Hoden sind wie bei den Meerschweinchen relativ zur Körpergröße groß und von einem großen Fettkörper umgeben. Demzufolge sind intakte Männchen wegen ihres großen, gefüllten Skrotums deutlich von Weibchen zu unterscheiden.

Alter: Mäuse und Ratten werden nackt, blind und taub geboren. Nach 2–3 Tagen entwickeln sie ihr erstes Haarkleid. Im Alter von 2–3 Tagen öffnen sie die Ohren, nach 10–14 Tagen die Augen. Im Alter von ca. 2 Wochen wird feste Nahrung aufgenommen und die Jungtiere werden mit 3–5 Wochen entwöhnt. Die Lebenserwartung ist in der Regel nicht länger als 2–3 Jahre.

Verwendungsart: Heimtier, Zucht, Futtertierzucht, Labortierzucht.

◄ 46.4.6 Gerbil

Rasse: Mongolische Wüstenrennmaus. Zuchtlinien gehen häufig auf Laborkolonien zurück.

Farbe: sandfarben (wildfarben), schwarz, weiß, gescheckt, beige, albino.

Geschlecht und **Alter:** siehe Ratten und Mäuse.

Verwendungsart: Heimtier, Zucht, Futtertierzucht.

◄ 46.4.7 Hamster

Rasse: Goldhamster oder Syrischer Hamster, Teddy-Goldhamster (Langhaar), Chinesischer Streifenhamster, Sibirischer Zwerghamster.

Farbe: Rassespezifische Farbe.

Geschlecht: siehe Ratten und Mäuse.

Alter: Auch Hamster werden nackt geboren. Die Haare beginnen im Alter von 9 Tagen zu wachsen. Nach 2 Wochen werden die Augen geöffnet. Im Alter von 7–10 Tagen wird feste Nahrung aufgenommen. Die Tiere werden mit 3–4 Wochen abgesetzt.

Verwendungsart: Heimtier, Zucht, Futtertierzucht.

◄ 46.4.8 Streifenhörnchen

Geschlecht: siehe andere Nagetiere.

Alter: Streifenhörnchen werden blind und nackt geboren. Sie öffnen die Augen mit 26 Tagen, die Ohren werden meist früher geöffnet. Nach 30 Tagen fressen sie feste Nahrung und sind mit 50 Tagen entwöhnt. Im Alter von 60 Tagen sind Streifenhörnchen ausgewachsen.

Verwendungsart: Heimtier.

◄ 46.4.9 Frettchen

Rasse: viele Zuchtlinien zurückgehend auf Pelztierzuchten (Europa) und Labortierzuchten (USA).

Farbe: Albino, wildfarben (fitch), sand/zimtfarben.

Geschlecht: Fähe, Rüde. In Hitze sind die Geschlechter leicht zu unterscheiden anhand der geschwollenen und geröteten Vulva der Fähe und der angeschwollenen Hoden und Hodensäcke der Rüden.

Außerhalb der Fortpflanzungszeit sind Vulva und Hoden sehr klein. Doch die Rüden sind sehr gut anhand ihres sich im Nabelbereich befindlichen Präputiums und des palpierbaren Penisknochens zu bestimmen.

Alter: Frettchen werden mit geschlossenen Augen und Ohren geboren. Im Alter von 3–5 Wochen öffnen sie die Augen. 2 Wochen nach der Geburt beginnen sie solide Nahrung aufzunehmen. Mit 6–8 Wochen sind Frettchen in der Regel entwöhnt. Der Zahnwechsel setzt im Alter von 2 Wochen ein. Mit 50 Tagen Alter brechen die Canini durch.

Das Alter von Frettchen kann zum Teil anhand des Zahnabriebes ähnlich wie bei den Hunden annähernd bestimmt werden. Da diese Tiere jedoch extrem neugierig sind und alles benagen, ist die Altersbestimmung anhand der Zähne kaum möglich.

Verwendungsart: Heimtier, Zucht, Pelztierzucht, Labortierzucht.

Angaben zu weiteren biologischen Daten finden sich in Tabelle 46.1.

46.4.10 Igel ►

Geschlecht: Präputialöffnung liegt sehr weit vorn im Bereich des Bauchnabels. Die Vulvaöffnung befindet sich direkt vor der Analöffnung.

Alter: Das Alter ist beim Adulttier nicht bestimmbar. Die Körpergröße ist abhängig vom Ernährungszustand und der Jahreszeit zum Zeitpunkt der Geburt. Die Zähne werden je nach Futterquelle unterschiedlich abgenutzt.

Igel werden blind und taub, mit rosa Haut und weißen weichen Stacheln geboren. Nach 5–7 Tagen beginnt die Haut sich gräulich zu verfärben und einzelne dunklere Stacheln mit weißlichen Spitzen wachsen zwischen den juvenilen Stacheln. Nach etwa 10 Tagen öffnen sich die Ohren, nach ca. 2 Wochen die Augen. Sobald die Augen offen sind, beginnen die Jungigel selbständig festere Nahrung aufzunehmen. Im Alter von 40 Tagen sind sie entwöhnt.

46.4.11 Schildkröten ►

Rassen: Griechische Landschildkröte, Maurische Landschildkröte, Breitrandschildkröte, Rotwangenschmuckschildkröte.

Farbe: rassespezifisch.

Geschlecht: Weibchen, Männchen/Bock. Bei den meisten Arten läßt sich das Geschlecht im Alter der Geschlechtsreife bestimmen. Die Weibchen weisen in der Regel einen flachen Bauchpanzer (Plastron) auf (Platz für Gravidität), während der Plastron der Männchen konkav gewölbt ist (Paarung). Außerdem haben die Männchen einen längeren Schwanz. Die Kloakenöffnung ist bei den Männchen dementsprechend näher zur Schwanzspitze zu finden, während sie bei den Weibchen auf Höhe des Rückenpanzerrandes liegt.

Bei Schmuckschildkrötenmännchen sind die Krallen der Vorderfüße wesentlich länger als bei den Weibchen.

Alter: Das Alter einer Schildkröte wird an der Länge des Rückenpanzers (Carapax) gemessen. Dazu dient ein spezieller Indexschlüssel, der für einzelne Rassen entwickelt wurde. An dieser Stelle wird auf Spezialliteratur hingewiesen.

Das Alter kann jedoch nur annähernd bestimmt werden, da viele Umweltfaktoren (Haltung, Umgebungstemperatur, Fütterung) das Wachstum beeinflussen können.

46.4.12 Echsen

Rasse: Leguane, Chamäleons, Agamen, Basiliske, Geckos, Skinke.

Für detaillierte Rassenbestimmung und -beschreibung ist auf die Fachliteratur zu verweisen.

Geschlecht: Weibchen, Männchen. Einige Echsenarten weisen mehr oder weniger deutlichen Geschlechtsdimorphismus auf. Andere Rassen lassen sich nur mit Hilfsmitteln wie Ultraschall oder Endoskopie differenzieren.

Ausgewachsene Grüne Leguane lassen sich anhand der Femoralporen an den Schenkelinnenseiten bestimmen, deren Zugänge sich beim Männchen wesentlich deutlicher hervorheben. Außerdem sind die Anhangsgebilde und die Backentaschen und Kehllappen beim Männchen stärker ausgebildet. Die männlichen Tiere sind dazu meist größer und haben einen kräftigeren und längeren Schädel als die Weibchen.

Eine weitere Möglichkeit der Geschlechtsdifferenzierung besteht in der Sondierung der Hemipenisgruben hinter dem Kloakeneingang an der Schwanzbasis. Bei den Männchen sind diese Gruben um einiges größer und tiefer als bei den Weibchen, um den Hemipenissen Raum zu geben.

Alter: Das Alter ist schwierig zu bestimmen, da die Entwicklung der Tiere wie bei allen anderen Reptilien wesentlich von Umweltfaktoren beeinflußt werden kann.

46.4.13 Schlangen

Rassen: Nattern, Pythons, Boas.

Für weitere Angaben zu Rassen wird auf die Fachliteratur verwiesen.

Geschlecht: Die Schlangen weisen keinen eigentlichen Geschlechtsdimorphismus auf. Infolge der in Gruben hinter dem Kloakeneingang eingelagerten Hemipenisse, weisen männliche Schlangen eine breitere Schwanzbasis auf. Dadurch ist der Schwanz nicht so deutlich vom Rumpf abgesetzt wie bei den Weibchen.

Mittels einer Knopfsonde lassen sich die Hemipenisgruben in ihrer Tiefe messen, die je nach Schlangenart einige Millimeter bis Zentimeter erreichen können. Die Weibchen besitzen auch kleine Gruben, die jedoch wesentlich weniger tief reichen. Bei dieser Art der Geschlechtsbestimmung ist jedoch sehr vorsichtig vorzugehen, um eine Penetration der Grubenwand zu vermeiden.

Bei Pythonarten sind die sogenannten Sporen neben dem Kloakeneingang (Rudiment der Beckengliedmaßen) der Männchen deutlicher ausgebildet und stärker beweglich als diejenigen der Weibchen.

Außerdem besteht die Möglichkeit bei adulten männlichen Schlangen die ossifizierten Hemipenisskelette mittels Röntgenaufnahmen darzustellen. Das Fehlen dieser Strukturen ist jedoch kein Beweis dafür, daß es sich in diesem Fall um ein Weibchen handelt.

Alter: Die Schlangen wachsen ständig, weisen aber wechselnd aktive Wachstumsperioden auf. So kann eine Schlange in bestimmtem Alter eine gewisse Länge aufweisen. Da jedoch die Entwicklung der Schlangen wie bei anderen Reptilien stark von Umweltfaktoren beeinflußt werden kann, läßt sich anhand der Größe eines Tieres das Alter nur sehr vage bestimmen.

46.5 Anamnese

Da die meisten Krankheiten bei Heimtieren und Exoten aufgrund von Haltungs- und Fütterungsfehlern entstehen, sind Fragen über Beschaffungs- und Haltungsbedingungen von besonderer Bedeutung. Um die Angaben der Besitzer beurteilen zu können, ist es wichtig, sich mittels Fachliteratur mit den spezifischen Bedürfnissen einzelner Tierarten vertraut zu machen. Um ein gutes Verhältnis zu den Tierbesitzern aufzubauen, eignen sich Handzettel oder Broschüren über die betreffenden Tierarten, die ausgehändigt oder im Wartezimmer aufgelegt werden können.

Zu einer vollständigen Anamnese gehören:

a) Angaben zum Tier: Nationale/Signalement (Rasse, Alter, Geschlecht, Verwendungsart); Herkunft/wie lange im Besitz; Neuzukauf zu bestehender Gruppe, Neuzukauf zu betreffendem Tier; Quarantänebedingungen; Ortswechsel, Transport, Urlaub außer Landes; Impfstatus; Zuchtstatus/Zuchtprobleme; frühere Krankheiten, Verlauf, Behandlungen.

b) Angaben zum Problem: Symptome; wann aufgetreten; Verlauf; Vorbehandlungen (eigene, durch Tierarzt).

c) Angaben zur Haltung: Einzelhaltung/Gruppenhaltung/Gruppenzusammensetzung/Anzahl Tiere zusammengehalten/andere Tiere im Haushalt; Innenhaltung: Käfig, Plastikwanne, Freilauf; Außenhaltung: Einzeltierboxen, Stall, Stall mit Auslauf, Gehege im Freien; Gehegeeinrichtung: Unterschlupf, Nagegelegenheit, Beschäftigung, Klettermöglichkeiten, Liegeplatz, Kot- und Harnabsatzmöglichkeit, Bodenbeschaffenheit; Umgebungstemperatur (Temperaturschwankungen); Ventilation (Luftbelastung, Zugluft); Luftfeuchtigkeit; Lichtverhältnisse (UV-Bestrahlung, Photoperiode).

d) Angaben zur Fütterung/Tränkung: Fütterungstechnik: in Schalen, am Boden; Fütterungshäufigkeit: ad libitum/auf bestimmte Zeit beschränkt; Fütterungsqualität: Fertigfutter/Eigenmischung/Rohfaseranteil/Fettanteil/Proteinanteil/Mineralstoffanteil/Frischfutteranteil/Futterzusätze; Fütterungsquantität: Mengenangaben meist sehr ungenau, Besitzer sollten dazu angehalten werden, die Futtermenge abzumessen; Wasserangebot: Schalen, Flaschen, Berieselung; Wasserqualität: Besitzer sollten dazu angehalten werden, auch in ihrem eigenen Interesse, die Wasserqualität beurteilen zu lassen; Wasserquantität: ad libitum/zu bestimmten Zeiten Zugang.

e) Klinische Untersuchung: Auch bei Heimtieren ist das Beibehalten einer bestimmten Vorgehensweise wichtig, um nicht wesentliche Einzelheiten zu vergessen.

Doch sollten beim Vorgang Untersuchungen, die besondere Zwangsmaßnahmen erfordern, wie Maulhöhleninspektion, Augeninspektion, neurologische Untersuchung zuletzt durchgeführt werden, um die Kooperativität zu erhalten. Auch ist es ganz besonders wichtig, die Untersuchung bei den Heimtieren und Exoten möglichst rasch durchzuführen, da sie mit viel Streß verbunden ist.

46.6 Umweltverhältnisse

Je kleiner die Tiere, desto größer ist ihre Körperoberfläche. Das bedeutet, daß diese Tiere einen höheren Energieverbrauch infolge höheren Wärmeverlustes haben. Dadurch stehen die Tiere unter einem stärkeren Einfluß von Umweltfaktoren, wobei Umgebungstemperatur und Luftfeuchtigkeit eine wesentliche Rolle spielen.

46.6.1 Methodik

Die Besitzer sollten dazu angehalten werden, die Umgebungstemperatur mit einfachen Zimmerthermometern an verschiedenen Punkten in den Käfigen und in der unmittelbaren Umgebung des Käfigs zu messen.

Auch das Messen der Luftfeuchtigkeit sollte durchgeführt werden, um die Umgebungsverhältnisse beurteilen und Änderungsvorschläge geben zu können.

Dies ist von äußerster Wichtigkeit in der Reptilienhaltung. Als wechselwarme oder poikilotherme Tiere sind sie von der Umgebungstemperatur abhängig. Nicht nur die Aktivität, sondern auch die Darmmotilität und die Funktion verschiedener Organe und somit der gesamte Metabolismus wird dadurch beeinflußt.

Die verschiedenen Arten haben ihr bevorzugtes Temperaturoptimum. Dazu sind genauere Angaben in der Fachliteratur zu finden. Wichtig in der Reptilienhaltung ist jedoch, daß ein Temperaturgradient im Terrarium aufgebaut wird mit einem Temperaturbereich, der über und einem der unter dem Optimum liegt. So haben die Reptilien, je nach Aktivitätsphase die Möglichkeit verschiedene Temperaturbereiche aufzusuchen.

46.6.2 Haltung

Kaninchen/Nagetiere: Einzel-/Gruppenhaltung, mit oder ohne Auslauf, Innen-/Außengehege/Käfighaltung. Für Tiere, die natürlicherweise in Kolonien leben wie Kaninchen und die meisten Nagetiere, ist es zu empfehlen, sie in Gruppen zu halten. Hamster bilden eine Ausnahme. Da sie untereinander sehr unverträglich sind, sollten sie einzeln gehalten werden.

Frettchen: Einzel-/Gruppenhaltung mit und ohne Auslauf, Innen-/Außengehege/Käfighaltung. Für die Haltung von Frettchen ist in gewissen Ländern (Schweiz) eine Bewilligung erforderlich. Frettchen lassen sich gut zu mehreren in Gruppen halten, wenn genügend Raum vorhanden ist. Sie sollten nicht frei in der Wohnung gehalten werden, da sich infolge ihrer Neugier daraus Probleme ergeben können (Trauma, Fremdkörperingestion).

46.6.3 Stallungen

46.6.3.1 Nagetiere und Kaninchen

Die Käfige sollten eine Größe aufweisen, die es den Tieren erlaubt, sich ungehindert zu bewegen. Neben der Größe der Käfige ist jedoch die Einrichtung ebenso wichtig. Der Käfig sollte mit Unterschlupf-, Kletter- und Beschäftigungsmöglichkeiten sowie einer Liegefläche ausgestattet sein.

Richtmaße für die Käfighaltung sind den jeweiligen Tierschutzverordnungen zu entnehmen, die in verschiedenen Ländern etwas voneinander abweichen. Jedoch sollte man sich bewußt sein, daß dies Richtwerte sind, die als Mindestmaße angegeben werden. Eine optimale Haltung sollte darüber hinaus gehen.

Futter kann in Automaten oder Schalen angeboten werden. Die Futterschalen sollten aus schwerem Material wie Keramik bestehen, um ein Umstoßen zu vermeiden. Wasser wird am besten über Trinkflaschen verabreicht. So wird das Wasser nicht mit Harn und Kot verunreinigt.

46.6.3.2 Frettchen

Käfige müssen aus möglichst solidem Material bestehen, das gut zu reinigen ist. Wenn Drahtgeflecht verwendet wird, sollte die Maschengröße oder der Gitterabstand ziemlich klein gewählt werden, damit die Tiere nicht hängenbleiben oder sich nicht hindurchzwängen können. Frettchen sind gute Ausbruchskünstler und können durch Lücken von etwa 4 cm Durchmesser entwischen. Der Käfig sollte Raum für eine Schlafbox (Holz, Karton, Plastik) und einen Versäuberungsplatz bieten. Frettchen lassen sich wie Katzen an eine Toilettenkiste gewöhnen. Außerdem lieben sie Höhlen (Kunststoffröhren, Holzkisten) und wühlen sich bevorzugt in einen Berg von Tüchern oder Decken. Diese sind außerdem einfach zu wechseln und zu reinigen.

Wenn Auslauf geboten wird, ist der dazu ausgewählte Raum „frettchensicher" zu gestalten. Es dürfen keine Löcher oder Spalten vorhanden sein, durch die sich die Tiere hindurchzwängen und womöglich hängenbleiben können. Frettchen sind sehr neugierig und lieben es an Gegenständen zu nagen (Kabel, Spielzeug), was zu Aufnahme von Fremdkörpern führen kann.

Ein *Außengehege* muß ausbruchsicher gestaltet sein. Dazu muß das Drahtgitter der Zäune tief in den Boden reichen. Der Boden sollte möglichst aus einem Zementfundament bestehen, damit sich die Tiere nicht durchgraben können. Das Maschengeflecht muß, wie bereits erwähnt, sehr klein gewählt werden. Das Gehege muß Schattenplätze und eine Schlaf-/Ruhebox aufweisen, die gut isoliert (auch gegen Hitze, da Frettchen eher hitzeempfindlich sind) und nötigenfalls beheizbar ist (bei Außentemperaturen von unter 5 °C).

Die Schlafbox kann hier mit Decken und Tüchern ausgelegt werden.

46.6.3.3 Igel

Igel benötigen einen Käfig oder Gehege mit viel Auslauf und einen Unterschlupf mit Heu, Stroh oder Trockenlaub. Die Unterlage sollte möglichst einfach zu reinigen sein, da die Tiere häufig Kot und Harn absetzen. Futter- und Wassergeschirr sollten wie bei Nagetieren schwer und solide sein, um ein Umstoßen zu verhindern. Igel sind gute Ausbruchskünstler. Daher ist der Käfig mit einem soliden Drahtgeflecht oder luftdurchlässigen Deckel abzudecken. Wird der Igel auf dem Balkon oder im Keller gehalten, sollte ihm nie ohne Aufsicht Auslauf gewährt werden. Igel sind in der Lage unebene Wände emporzuklettern.

Igel sind Insektenfresser. Doch können sie vorübergehend mit anderen Produkten ernährt werden. Zur Fütterung der Igel in Menschenobhut eignen sich Mischungen aus Hunde- oder Katzenfutter in Dosen, Getreideflocken, eventuell einem kleinen Anteil an getrocknetem Gemüse oder Früchten. Daneben sollten den Igelpatienten auch Insekten wie Mehlwürmer, auch junge flugunfähige Grillen, angeboten werden, sobald sie in kräftigerem Zustand sind. Einerseits benötigen die Igel einen Anteil an Chitin zur Verdauungsförderung, doch andererseits verbraucht diese Art der Verdauung viel Energie. So sollte sehr geschwächten Igeln nur Weichfutter angeboten werden.

Wird der Igel vor der Freilassung wieder langsam auf seine natürliche Nahrung umgestellt, sollte auch etwas Erde zur Verfügung gestellt werden. Igel nehmen zeitweise Erde zwecks zusätzlichen Mineralstoffgehalts und zur Einspeichelung auf.

Jungigel sind mit einem Gemisch aus Milchersatz für Katzen (auch Hunde) und Fencheltee anzufüttern. Beginnen sie selbständig aus einem Geschirr zu fressen, kann langsam mit Hilfe von Kinderbrei, Rührei und Dosenfutter auf feste Nahrung umgestellt werden. Eine genügende Versorgung mit Kalzium ist besonders in den ersten Lebenswochen sehr wichtig.

Den Igeln ist Wasser anzubieten. Auf Milch ist zu verzichten, da adulte Tiere nicht in der Lage sind, Laktose zu verdauen. Die Folge ist eine osmotische Diarrhoe, die bei geschwächten Igeln tödlich sein kann. Auch Jungigel haben Probleme Kuhmilch zu verdauen.

Überwinterung: In der Natur dauert die Überwinterungsphase der Igel von November bis März/April. Doch die Igel schlafen häufig nicht den ganzen Winter durch. In wärmeren Perioden können sie erwachen und erneut auf Futtersuche gehen.

Während der Überwinterung in Menschenobhut können die Tiere bei Temperaturen von etwa 5–10 °C gehalten werden, wenn den Tieren genügend Isoliermaterial wie Heu oder Stroh zur Verfügung steht. Auch sollte ihnen immer etwas Futter und Wasser angeboten werden für den Fall, daß sie erwachen sollten. Werden die Tiere bei höheren Umgebungstemperaturen gehalten, müssen sie regelmäßig gefüttert werden, da sie dann keine eigentliche Winterruhe eingehen.

Wird Heu als Isolier- und Nistmaterial verwendet, sollte es nicht zu lange Halme aufweisen, da sich die Igel darin verwickeln und schwächere Tier unter Umständen verhungern können.

◁ 46.6.3.4 Schildkröten

Terrarien-, Aquarien-, Aquaterrarien-, Freilandhaltung. Bei der Haltung von Schildkröten ist vor allem zu beachten: Die Tiere haben speziesspezifische Temperaturansprüche; bei Aquarienhaltung ist eine Wasserfilterung oder häufiger Wasserwechsel nötig; bei Zimmerhaltung ist

Zugang zu UV-Licht zu gewährleisten; für die meisten Arten müssen Überwinterungsmöglichkeiten angeboten werden; Hygiene ist besonders wichtig im Umgang mit Reptilien, da sie potentielle Salmonellenträger und -ausscheider sein können.

Landschildkröten: Das *Terrarium* sollte ausgestattet sein mit: Lüftungsgitter an Seitenwänden; Wasserteil zum Trinken und Baden; Heizquellen (in Boden eingebaut, Lampen): Die Quellen müssen so angebracht werden, daß ein direkter Kontakt unmöglich ist (Brandwunden); Temperaturgradient: Eine Seite sollte eine höhere, ein Seite eine tiefere Umgebungstemperatur aufweisen als die Vorzugstemperatur der jeweiligen Spezies. Somit haben die Tiere die Möglichkeit, eine bevorzugte Temperatur während des Tages aufzusuchen. Für Angaben zu artspezifischen Vorzugstemperaturen ist auf Spezialliteratur hinzuweisen; Unterschlupfmöglichkeiten; hygienischer, leicht zu reinigender Bodenbelag; genügend Raum für einzelne Tiere in Gruppenhaltung; UV-Licht (Vollspektrumlampe sollte alle 3–6 Monate ausgewechselt werden, da UV-Spektrum schneller verbraucht ist). UV-Bestrahlung ist nötig, wenn die Tiere keinen Zugang zu direktem Sonnenlicht haben. Bei Mangel ist Panzererweichung möglich, bei zu langer Bestrahlungsdauer kann eine Korneatrübung auftreten. Vor allem Jungtiere sind 2 mal pro Woche etwa 5 Minuten zu bestrahlen. Die Dauer der Bestrahlung ist jedoch abhängig vom Abstand der Lampe zu den Tieren und der Stärke der Lampe; Luftfeuchtigkeit: Sie kann erzeugt werden durch Wasserverdunstung mittels eines Wasserbeckens und durch tägliches Besprühen des Terrariums mit Wasser.

Freilandhaltung: Dazu eignen sich Wiesenbereiche mit reichem Kräuterbewuchs. Eine genügend große Fläche für die einzelnen Tiere ist zu gewährleisten. Unterschlupfmöglichkeiten gegen Hitze, Kälte und Regen müssen zur Verfügung stehen und an kühlen Tagen nötigenfalls beheizbar sein. Ein Wasserbecken darf nicht fehlen.

Überwinterung: Die Winterruhe gehört zum physiologischen Vorgang bei den meisten Schildkröten. Dabei wird der Stoffwechsel herabgesetzt. Zeichen der Bereitschaft zur Winterruhe sind herabgesetzter oder aufgehobener Appetit und reduzierte Aktivität. Besteht die Möglichkeit dazu, versuchen die Tiere sich einzugraben. Da die Schildkröten während der Überwinterung bis zu 50 % ihrer Körpermasse verlieren können, sollten sehr junge (bis zu 2 Jahren), sehr leichte und kranke Tiere daran gehindert werden. Jungtiere ruhen etwa 4–10 Wochen, während Adulttiere bis zu 5 Monate überwintern.

Für eine erfolgreiche Überwinterung ist wichtig, daß die Tiere allmählich darauf vorbereitet werden, indem sie 8 Tage vorher kein Futter mehr erhalten. Daraufhin werden die Schildkröten noch 3 mal lauwarm gebadet, um eine Darmentleerung zu erzielen. Das letzte Bad kann 24 Stunden vor Überführung ins Winterquartier erfolgen. Die Umgebungstemperatur wird allmählich abgesenkt, aber nicht unter 1–6 °C.

Im Winterquartier ist eine saubere Luftzufuhr und eine gewisse Luftfeuchtigkeit aufrechtzuerhalten. Im Freiland graben sich die Tiere gerne in Humus oder Sand-Laub-Gruben ein. Hierbei sollte darauf geachtet werden, daß Schadnager keinen Zugang zu den Schildkröten haben und diese benagen können. Ein weiterer Nachteil der Freilandüberwinterung ist, daß bei plötzlichem Temperaturanstieg die Tiere unbemerkt erwachen können.

Bei einer Umgebungstemperatur von ca. 15 °C kann eine Auswinterung erfolgen. Dann sind die Schildkröten für 10–15 Minuten in ein lauwarmes Wasserbad zu verbringen, um ihre Aktivität und die Darmmotilität anzuregen. Die Futteraufnahme setzt in der Regel 2–3 Tage später ein. Für eine erfolgreiche Zucht ist eine Überwinterung erforderlich.

Die *Fütterung* der Landschildkröten wird ein- bis zweimal täglich durchgeführt, da die Diät vornehmlich aus Frischfutter besteht. Auch wird das liegengebliebene Futter durch Kot und Harn leicht verunreinigt.

Landschildkröten sind zur Hauptsache Pflanzenfresser und sollten möglichst abwechslungsreiches Frischfutter angeboten erhalten. Dazu eignen sich Löwenzahn, verschiedene Salatarten (möglichst mit dunklen Blättern), verschiedene Grasarten und diverse Früchte. Die Farbe Rot scheint eine besondere Anziehungskraft auf Schildkröten auszuüben. Tierisches Protein wird in Form von hart gekochten Eiern, Fleisch wie Rinderherz oder Katzendosenfutter verabreicht, sollte aber in geringer Menge erfolgen. Auch gibt es verschiedene Fertigfutter für Landschildkröten, welche als Teil der Diät zu empfehlen sind, da diese zusätzliche Vitamine, Mineralstoffe und leicht verdauliche Proteine enthalten. Je nach Art der Diätzusammensetzung sind die Tiere mit Vitamin- und Mineralstoffprodukten zu supplementieren. Für weitere Informationen ist auf Spezialliteratur zu verweisen.

Wasserschildkröten: Sie werden am besten in einem Aquaterrarium gehalten, wobei der Wasseranteil mindestens zwei Drittel der Bodenfläche beträgt und eine Wassertiefe von 40–60 cm aufweist. Der Beckenrand sollte flach und rutschsicher sein. Der Schwimmraum und die Unterschlupfmöglichkeiten sind je nach Spezies verschieden anzubieten.

Als Bodengrund eignet sich vor allem Kies. Eine Wasserfilterung ist nötig. Jedoch sollte das Wasser trotzdem alle 10–14 Tage gewechselt werden, da Wasserschildkröten einen höheren Stoffwechsel haben und Harn und Kot im Wasser absetzen.

Wasser- und Lufttemperatur sollten ungefähr gleich sein und der Vorzugstemperatur der jeweiligen Spezies entsprechen.

Wasserschildkröten, die im Aquaterrarium gehalten werden, sind auf UV-Licht-Zufuhr mittels Vollspektrumlicht angewiesen. Eine Überexposition ist jedoch zu vermeiden.

Winterruhe: Auch Wasserschildkröten können eine Winterruhe eingehen. Diese ist vor allem einzuhalten, wenn gezüchtet wird. Wie bei den Landschildkröten wird 8 Tage vor Beginn der Winterruhe mit der Fütterung ausgesetzt. Die Wassertemperatur wird allmählich herabgesetzt bis auf 8–10 °C. Bei kleinen Wasserbehältern ist ein Wasserwechsel während der Winterruhe empfehlenswert. Den Tieren muß eine Unterschlupfmöglichkeit zur Verfügung stehen.

Fütterung: Wasserschildkröten sind vor allem Fleischfresser. Fisch, Krustentiere, Fleisch, Insekten, Würmer lassen sich verfüttern. Aber zwischendurch sollten auch Pflanzen und Früchte angeboten werden. Eine Vitamin- und Mineralstoffsupplementierung erfolgt mittels Einreiben des Futters mit den Pulverprodukten.

Das Futter wird im Wasser angeboten, da die Futteraufnahme im Wasser stattfindet. Um eine zu starke Wasserverschmutzung zu vermeiden, sollten keine zu großen Futtermengen verabreicht werden.

46.6.3.5 Echsen

▷ Die Bedingungen der *Haltung* variieren zwischen den einzelnen Arten. Somit ist für Angaben hinsichtlich Vorzugstemperatur und Luftfeuchtigkeit auf Spezialliteratur zu verweisen.

Die Größe der Terrarien ist der Aktivität und der Größe der Tiere anzupassen. Die Seitenwände sollten Lüftungslöcher zwecks guter Ventilation aufweisen. Die Terrarien sind so zu gestalten, daß sie sich leicht öffnen lassen, ohne daß dabei die Tiere in Panik geraten oder entweichen. Die Deckel oder Türen müssen dicht abschließen, um ein versehentliches Öffnen oder einen Ausbruch der Tiere zu vermeiden.

Die Terrarieneinrichtung ist ebenfalls auf die Bedürfnisse der einzelnen Spezies abzustimmen. Generell gilt, daß in Bäumen und Sträuchern lebenden Arten wie Leguanen und Chamäleons Klettermöglichkeiten anzubieten sind. In Felsen lebende Arten (z. B. Geckoarten) sollten Unterschlupf finden, aber auch klettern können. Dazu eignen sich Kunstfelsen aus Pappmaché oder anderen Materialien. Im Sand lebende Arten brauchen genügend Sandtiefe, um sich eingraben zu können. Für die Einrichtung und die Bodenstruktur sollten Materialien verwendet werden, die leicht zu entfernen und zu ersetzen sind, die sich leicht reinigen und desinfizieren lassen. Als Bodenbelag eignet sich am besten Zeitungspapier. Die Druckerschwärze scheint einen zusätzlichen keimabtötenden Effekt zu haben. Terrarien von Insekten und Fleisch fressenden Arten können mit Kunststoffpflanzen dekoriert werden. Auf diese Weise ist bestmögliche Hygiene in der Reptilienhaltung zu gewährleisten.

Terrarien von Echsen, die nicht dem direkten Sonnenlicht ausgesetzt werden können, müssen ebenfalls mit einer künstlichen UV-Lichtquelle versehen werden. Eher nachtaktive Echsen, wie einige Geckoarten, sind jedoch nicht auf UV-Bestrahlung angewiesen.

Fütterung: Pflanzenfressende Echsen (Leguane) werden möglichst abwechslungsreich mit vor allem Grünblattgemüsen (Vitamin A-Gehalt), anderen Gemüsen und Früchten ernährt. Die Ration kann zu einem Teil auch aus tiefgefrorenem Gemüse bestehen, das kurz vorher aufgetaut wird. Gefrierkost sollte jedoch infolge des reduzierten Vitamingehaltes nicht als Hauptnahrung angeboten werden (vor allem Vitamin B-Mangel möglich). Ab und zu sollte auch etwas tierisches Protein angeboten werden (Eier, Fleischprodukte, nackte Mäuse, Mehlwürmer).

Andere Echsen wie Chamäleons und Geckos sind reine Insektenfresser und werden vor allem mit Heimchen und Grillen gefüttert. Bei der

Verfütterung von Futtertieren ist zu beachten, daß diese eine gute Diät erhalten, da sich deren Fütterungsqualität direkt auf den Gehalt der Insekten für die Echsen niederschlägt. Werden Mehlwürmer angeboten, so sind deren Beißzangen vorher zu entfernen, da diese erhebliche Traumatisierung des Verdauungstraktes bei den Echsen verursachen können.

◁ 46.6.3.6 Schlangen

Haltung: Für die Gestaltung und Einrichtung der Terrarien gelten dieselben Richtlinien wie bei den Echsen. Optimalerweise sollte das Terrarium eine Größe aufweisen, daß die Länge der Schlange der dreidimensionalen Diagonalen des Terrariums entspricht.

In Abhängigkeit von der jeweiligen Lebensart der Spezies sind Kletter-, Ruhe- und Bewegungsmöglichkeiten zu bieten. Ein Wasserbecken ist wichtig für die Luftfeuchtigkeit. Außerdem nehmen viele Schlangen gerne ein Bad. Der Bodenbelag sollte möglichst einfach zu reinigen sein. Er kann aus fein strukturiertem Kies oder Zeitungspapier bestehen. Torf- oder Erdgemische absorbieren viel Feuchtigkeit und bergen somit das Risiko einer Pilzinfektion.

Fütterung: Als Futter für Schlangen dienen vor allem Nagetiere, mit Ausnahme einzelner Nahrungsspezialisten (Amphibien- und schlangenfressende Arten, Eierschlange). Die Futtertiere werden meistens lebend dargeboten. Doch einige Schlangenarten lassen sich auch an tote Nahrung gewöhnen. Die Futtertiere werden dann entweder frisch getötet oder nach Tiefkühlung aufgetaut verabreicht. Der Vorteil der Lebendfutterverabreichung liegt in der Stimulation des normalen Verhaltens und in einer stärkeren Aktivität der Schlangen. Jedoch besteht dabei eine erhöhte Verletzungsgefahr durch Bisse von Nagetieren. Deshalb sollten Schlangen nie für eine längere Zeit unbeobachtet mit dem Futtertier zusammengelassen werden. Hat die Schlange ihre Beute nicht innerhalb weniger Stunden verzehrt, ist das Futtertier zu entfernen.

Außerdem sollten Schlangen in einem separaten Behälter gefüttert werden. So gewöhnen sie sich rasch an bestimmte Fütterungszeiten und -rituale. Auf diese Weise ist es einfacher für die Besitzer mit der Schlange Kontakt zu pflegen und sie in ihrem Terrarium zu berühren, ohne daß Gefahr besteht, daß die Hand als Futter angesehen wird und die Schlange zubeißt.

Tab. 46.2 Richtlinien für die Haltung einiger Heimtiere.

Tierart	Käfiggröße	Umgebungstemperatur (°C)	Relative Luftfeuchtigkeit (%)
Kaninchen	Mind. 0,2 m^2 pro Tier	18–20	40–60
Meerschweinchen	L 80 × B 60 × H 35–50 cm	18–26	40–70
Chinchilla	50 × 50 × 60 (0,115 m^3 Lebensraum)	16–22	30–50
Gerbil	1000–1800 cm^2 (Mind. 100 cm^2 pro Tier)	18–26	30–50
Goldhamster	L 50 × B 30 × H 35 cm	18–26	40–60
Frettchen	1–4 m^2 pro Tier	16–22	30–60

Tab. 46.3
Futter- und Wasserverbrauch einiger Heimtiere.

Tierart	Futter (in g/Tag)	Wasser (in ml/Tag)
Kaninchen	50–100/kg KM	50–100/kg KM
Meerschweinchen	6/100 g KM	10/100 g KM
Maus	10–15	3–4
Ratte	5–10/100 g KM	8–11/100 g KM
Hamster	5	2
Frettchen	70–130	75–100

Tab. 46.4
Empfehlungen für die Haltung und Ernährung einiger häufig gehaltener Reptilienarten (aus: P. H. Beynon, M. P. C. Lawton, J. E. Cooper: Kompendium der Reptilienkrankheiten, Haltung-Diagnostik-Therapie, Schlütersche, 1997).

Spezies	Temperatur (°C) *)	Relative Luftfeuchtigkeit (%)	Habitat	Ernährung
Maurische Landschildkröte (Testudo graeca)	20–27	30–50	Terrestrisch	H/Om
Rotwangenschmuckschildkröte (Trachemis scripta elegans)	20–22	80–90	Semiaquatisch	K
Grüner Leguan (Iguana iguana)	26–30	60–80	Baumbewohnend	H/K
Leopardgecko (Eublepharis macularius)	25–30	20–30	Terrestrisch	I
Dreihornchamäleon (Chameleo jacksoni)	28–30	50–70	Baumbewohnend	I
Wasseragame (Physignathus lesueri)	24–30	80–90	Baumbewohnend/ semiaquatisch	I/Om
Abgottschlange (Boa constrictor)	25–30	50–70	Baumbewohnend	K
Tigerpython (Python molurus)	25–30	20–30	Grabend	K
Königspython (Python regius)	25–30	70–80	Baumbewohnend	K
Strumpfbandnatter (Thamnophis sirtalis)	21–26	60–80	Semiaquatisch	P/K
Königsnatter (Lampropeltis getulus)	23–30	50–70	Terrestrisch	Op/K

*) Die aufgezeigten Temperaturen entsprechen den idealen Tagesumgebungstemperaturen. Diese können während der Nacht um bis zu 5 °C fallen. Der „hot-spot" kann bis zu 5 °C wärmer als die höchste aufgezeigte Temperatur sein.
Abkürzungen: K = karnivor (fleischfressend); H = herbivor (pflanzenfressend); I = insektivor (insektenfressend); Om = omnivor (allesfressend); Op = ophiophag (frißt Mitglieder der eigenen Gattung).

Vitamine/ Mineralstoffe	Vionate (Ciba Geigy)/g	Collo-Cal (C-Vet)/ml	Nutrobal (Vetark)/g	ACE-High (Vetark)/g
Vitamin A (IU)	220	–	500	2530
Vitamin C (mg)	–	–	2.5	250
Vitamin E (IU)	0,12	–	20	122
Vitamin D3 (IU)	22	70	150	20
Calcium (mg)	94,5	0,5	208	9,9
Phosphor (mg)	63,6	–	4,5	4,9
Ca : P	1,48 : 1	Kein P	46 : 1	2 : 1
Dosierungs-empfehlung	1/8 Teelöffel pro 0,5 kg KM (ca. 0,5g/kg)		0,1g/kg/Tag	0,1g/kg/Tag

Tab.46.5
Zusammensetzung häufig verwendeter Vitamin-Mineralstoff-Mischungen für Reptilien (aus: P. H. Beynon, M. P. C. Lawton, J. E. Cooper: Kompendium der Reptilienkrankheiten, Haltung–Diagnostik-Therapie, Schlütersche, 1997).

46.7 Allgemeinverhalten, Körperhaltung

46.7.1 Methodik

Lebhaftigkeit, Reaktionsvermögen sowie Futteraufnahme (o. B./vermindert/aufgehoben/gesteigert) werden beurteilt.

46.7.2 Physiologischer Befund

Dieser lautet: **„ruhig und aufmerksam, Körperhaltung o. B.“**. Für die einzelnen Tierspezies werden nachfolgend spezielle Befunde angegeben.

46.7.2.1 Nagetiere und Kaninchen

Kaninchen und Nagetiere sind potentielle Beutetiere, die bei Gefahr in eine Bewegungsstarre verfallen können, die ein vermindertes Allgemeinverhalten vortäuschen kann. Daher ist es wichtig, den Tieren während der Anamneseerhebung etwas Zeit zur Gewöhnung an die neue Umgebung zu geben und das Beobachten des Verhaltens mehrmals zu wiederholen.

Nagetiere und Kaninchen ducken sich meist flach auf den Boden, wenn man sich ihnen nähert. Sie können aber plötzlich aus dieser Starre heraus rasche Fluchtbewegungen vollziehen.

Hamster sind nachtaktiv und werden deshalb meist in schlafendem Zustand vorgestellt. Werden sie etwas brüsk aus dem Schlaf gerissen, können sie ihren Unmut mit schmerzhaften Bissen äußern.

46.7.2.2 Frettchen

Frettchen sind normalerweise sehr lebhafte und äußerst neugierige Tiere. Doch zu bestimmten Zeiten legen sie eine Ruhephase ein, aus der sie manchmal mit etwas Mühe hervorgeholt werden. Sie wirken dann meistens desorientiert und lethargisch, was nicht mißinterpretiert werden darf.

Frettchen haben normalerweise eine aufgekrümmte Körperhaltung, die nicht als pathologisch angesehen werden darf.

46.7.2.3 Igel

Kräftige Igel rollen sich normalerweise ein und äußern ihre Erregung und Abwehrbereitschaft durch lautes Schnaufen oder Fauchen und durch ruckartiges Hochwerfen des Kopfes mit aufgestellten Stacheln.

Läßt man sie am Boden freilaufen, rollen sie sich nach kurzer Zeit auf und versuchen einen dunklen Unterschlupf aufzusuchen. Dabei kann ihre Fortbewegung untersucht werden.

46.7.2.4 Schildkröten ▷

Gesunde Schildkröten versuchen bei Reizen zu fliehen und sich in den Panzer zurückzuziehen. In Rückenlage gebracht, versuchen gesunde kräftige Tiere mit heftigen Ruderbewegungen wieder in Bauchlage zu kommen.

Zur Fortbewegung stemmen die Tiere ihren Bauchpanzer mit allen vier Beinen vom Boden ab.

46.7.2.5 Echsen ▷

Fluchtbereitschaft und Angriffslust sind typische Verhaltensweisen gesunder Echsen. Sie können ebenfalls in eine Bewegungsstarre verfallen, aus der sie ebenso plötzlich herauskommen können.

Auch die Echsen heben zur Fortbewegung ihren Körper vom Boden ab.

46.7.2.6 Schlangen ▷

Gesunde Schlangen versuchen sich den Reizen zu entziehen. Sie zeigen aktiven Kontakt mit der Umwelt durch lebhaftes Züngeln. Ängstliche Tiere gehen in Abwehrbereitschaft, indem sie den Köper zusammenziehen, den Kopf anheben und den Halsbereich in S-förmige Windungen legen. Somit sind sie wie eine Feder gespannt und können zubeissen. Dies kann vermieden werden, indem man die Schlangen am Schwanz ergreift und hochhebt. So haben sie keine Kraft, um sich von der Unterlage zum Sprung abzustoßen.

Zur Fortbewegung legen die Schlangen ihren Körper in leichte Windungen. Von hinten wird der Körper mit Hilfe der Bauchschuppen nach vorne geschoben. Dabei legt sich der ganze Körper in Windungen und alle Körperpartien sind in Bewegung.

46.7.3 Pathologische Befunde ▶

46.7.3.1 Nagetiere und Kaninchen ▷

Nagetiere und Kaninchen lassen bei reduziertem Verhalten den Kopf und die Ohren hängen.

46.7.3.2 Frettchen ▷

Apathische Frettchen schlafen mehr als sonst und sind nicht mehr so neugierig.

46.7.3.3 Igel ▷

Kranke Igel zeigen keine Abwehr und rollen sich nicht mehr ein. Sie versuchen es manchmal, doch suchen sie gleich wieder Seiten- oder Bauchlage auf, um besser atmen zu können.

46.7.3.4 Schildkröten ▷

Teilnahmslose Schildkröten ziehen sich in ihren Panzer zurück, ohne sich dem Reiz zu entziehen. Sehr geschwächte Tiere haben nicht die Kraft, den Kopf und Hals einzuziehen. Kranke Schildkröten besitzen nicht mehr die Kraft, den Bauchpanzer vom Boden abzuheben und schleifen ihn bei Fortbewegung am Boden.

◁ 46.7.3.5 Echsen

Lethargische Tiere liegen flach auf dem Bauch, lassen den Kopf hängen, halten die Augen halb oder ganz geschlossen. Solche Tiere reagieren nur sehr spärlich auf Reize. Kranke Echsen heben ihren Körper nicht mehr richtig vom Boden ab, wenn sie sich fortbewegen.

◁ 46.7.3.6 Schlangen

Lethargische Schlangen bewegen sich kaum, entziehen sich nicht mehr den Berührungen und zeigen reduziertes Züngeln. Bei Störungen des Bewegungsapparates wird nicht mehr der ganze Körper zur Fortbewegung benutzt und ein Teil nachgezogen.

46.8 Ernährungszustand

◀ 46.8.1 Methodik

Nagetiere und *Kaninchen* müssen immer zur Beurteilung des Ernährungszustandes palpiert werden, da das dichte und langhaarige Fell die Körperkonturen überdecken kann. Die Regionen über Thorax, Abdomen und Becken werden abgetastet. Nagetiere weisen meist relativ wenig Muskelmasse und ein ausgedehntes Abdomen auf.

◀ 46.8.2 Physiologischer Befund

Der physiologische Ernährungszustand wird als **„gut"** bezeichnet.

Tiere in gutem Ernährungszustand zeigen genügenden Muskelansatz. Bei Nagetieren sind die Rückenpartien nicht so stark ausgebildet wie bei *Kaninchen* und *Fleischfressern.* Die Skelettstrukturen sind auch bei gut genährten Tieren demzufolge etwas deutlicher zu fühlen.

Reptilien weisen so gut wie kein subkutanes Fettgewebe auf. Daher erscheint die Haut bei Schildkröten und Echsen immer etwas runzlig an bestimmten Körperstellen, wie seitlicher Halsbereich und Extremitätenansatz. Doch sollte das Skelett mit genügender Muskelmasse abgedeckt sein.

◀ 46.8.3 Pathologische Befunde

◁ 46.8.3.1 Verschlechterung des Ernährungszustandes

In unterernährtem Zustand treten die Dornfortsätze sehr deutlich infolge schlecht ausgebildeter longitudinaler Muskelmasse hervor.

Reduzierte Futteraufnahme bei exotischen Heimtieren kann die Folge sein von: Zahnproblemen, sozialem Streß (Dominanzverhalten, nicht ans Futter gelangend), Skeletterkrankungen bei Tieren, die die Vorderpfoten zur Futteraufnahme benutzen, sowie falsche Futterzusammensetzung und –menge.

◁ 46.8.3.2 Verbesserung des Ernährungszustandes (Fettsucht)

Ältere *Häsinnen* zeigen häufig einen übermäßigen Fettansatz im vorderen Hals- und Brustbereich. Adipöse *Kaninchen* können zusätzlichen Fettansatz in der Leistengegend aufweisen.

Meerschweinchen haben häufig übermaßigen Fettansatz im Kinn-, Axillar- und Inguinalbereich.

Bei *Frettchen* sieht man zugebildetes Fettgewebe vor allem im Unterbauch- und Zwischenschenkelbereich.

Fettansatz bei *Schildkröten* kommt vor allem im Bereich der Extremitäten und als vorwölbendes Gewebe im Bereich der Panzeröffnungen für Beine und Hals vor.

Echsen zeigen Fettdepots vor allem in der Gegend von Hals, Nacken und Schwanzansatz.

Übermäßig ernährte *Schlangen* weisen eine rundliche Körperkontur auf, wobei die Enden der Dornfortsätze nicht mehr zu ertasten sind.

Die Ursache für Fettsucht bei *Nagetieren* und *Kaninchen* ist meist in einer falschen Futterzusammensetzung (zuviel Fett und zuwenig Rohfaser) und in mangelnder Bewegung.

Frettchen neigen zur Verfettung, wenn sie kastriert sind und zu wenig Bewegung haben.

Häufig entwickeln *Igel* während der Betreuung Fettsucht, da sie meist zuviel Futter angeboten bekommen und zuwenig Auslauf haben. Außerdem bietet das Hunde- und Katzenfutter aus Büchsen zu hohen Energieanteil verglichen mit der hauptsächlichen Nahrung, die aus Insekten und Würmern besteht.

46.9 Haut, Haarkleid, Anhangsgebilde

46.9.1 Methodik ▶

Haut und Haarkleid wird bei Heimtieren unter den gleichen Kriterien und mit der gleichen Methodik wie bei anderen Tieren untersucht.

46.9.2 Physiologischer Befund ▶

46.9.2.1 Nagetiere und Kaninchen ▷

Nagetiere und Kaninchen produzieren ihren spezifischen Geruch mittels Perinealdrüsen. Meerschweinchen weisen vermehrte Talgdrüsen im Kruppenbereich auf, wo das Fell typischerweise etwas fettig ist. Bei *Meerschweinchen* ist physiologischerweise fast regelmäßig ein haarloser Hautbezirk hinter dem Ohransatz zu finden.

Chinchillas haben ein sehr feines und dichtes Fell. Die Felldichte entsteht durch das Wachsen von über 50 Haaren aus einem Haarfollikel. Chinchillas können in Streß-Situationen aktiv ihre Haare abstoßen. Deshalb sollten sie nie am Fell ergriffen werden.

Hamster besitzen bilaterale Markierdrüsen im Flankenbereich, die vor allem beim Männchen besonders ausgeprägt sind. Diese Flankendrüsen sind als dunkel pigmentierte Stellen im Fell zu erkennen.

Gerbils haben eine Markierdrüse im Nabelbereich.

46.9.2.2 Frettchen ▷

Als Vertreter der Stinkmarder weisen Frettchen einen spezifischen Körpergeruch auf. Dafür sind zum Teil die Analdrüsen, die sogenannten Stinkdrüsen, verantwortlich. Das Entfernen der Stinkdrüsen ist daher bezüglich einer Reduktion des Geruchs nur bedingt wirksam, da über den Körper verteilte Talgdrüsen ebenfalls mit ihrem Sekret zu dem typischen Geruch beitragen. Die Aktivität dieser Talgdrüsen wird hormonell durch die Gonaden gesteuert; sie läßt sich daher mittels Kastration zum Teil beeinflussen.

46.9.2.3 Igel ▷

Die Stachel der Igel sitzen fest verankert in der dicken Haut und sind bei Jungigel weiß, bei adulten Igeln zweifarbig (dunkel mit weißer Spitze).

Die Rückenhaut ist in der Regel glatt und glänzend, kann manchmal vereinzelt Schuppen aufweisen. An manchen Stellen sind Stacheln und Haut etwas krustig und verschmutzt. Dies ist darauf zurückzuführen, daß Igel sich mit zerkautem Futter, Erd- oder Pflanzenmaterial, vermischt mit Speichel einspeicheln, um die Hautoberfläche zu imprägnieren und zu markieren. Jedoch sollten diese Krusten nicht blutig sein. Die Bauchunterseite weist ein glänzendes, derbes Haarkleid auf, das über die Beine und das Gesicht reicht.

◁ 46.9.2.4 Schildkröten

Die Haut am Kopf, Hals und an den Beinen der Schildkröten ist normalerweise glatt und von mattem Glanz und speziesspezifisch gefärbt. Die Hornplatten des Bauch- und Rückenpanzers sind glatt, glänzend und von ebener und regelmäßiger Struktur. Der Panzer ist in seiner Gesamtstruktur fest. Nur bei sehr jungen Tieren ist der Panzer noch weich und sehr elastisch. Schildkröten häuten sich wie andere Reptilien, doch sie zeigen keine regelmäßige Häutung zu einem bestimmten Zeitpunkt. Manchmal lassen sich abgelöste Hornhautfetzen und oberflächliches Plattenhorn finden.

◁ 46.9.2.5 Echsen

Die Haut der Echsen ist normalerweise glatt und matt glänzend. In der Zeit der Häutung können vereinzelt lose, trockene Hautfetzen den Körper bedecken.

◁ 46.9.2.6 Schlangen

Bei Schlangen ist die Haut glänzend und die Schuppen von glatter regelmäßiger Struktur. Kurz vor der Häutung kann der Glanz stumpf werden, die Haut fühlt sich trockener an. In dieser Phase zeigt die Hautbrille der Augen eine bläulich-milchige Trübung. Dies erfolgt durch die Ablösung der alten oberflächlichen Hornhaut und etwas Flüssigkeitseintritt zwischen die Hautschichten zur Vorbereitung der Häutung. Diese Verfärbung verschwindet wieder, sobald die eigentliche Häutung beginnt.

◀ 46.9.3. Pathologische Befunde

◁ 46.9.3.1 Haarausfall

Bei *Nagetieren* und *Kaninchen* in Gruppenhaltung kann an einzelnen Tieren Haarbruch festgestellt werden, der durch übersteigertes Pflege- oder Dominanzverhalten verursacht werden kann. Übermäßige Fellpflege und Haarfraß kann aber auch Ausdruck von ungenügender Rohfaserversorgung durch das Futter sein. In der präpartalen Phase zeigen Kaninchen „Haarrupfen" in Brust- und Bauchgegend zwecks Nestbildung.

Meerschweinchen zeigen physiologischerweise eine Alopezie in der postpartalen Phase. Andererseits kann eine hormonell bedingte Alopezie infolge von Ovarialzysten oder -tumoren bzw. Nebennierenstörungen auftreten. Mangelernährung, Parasitenbefall und Vergiftungen können ebenfalls verantwortlich sein.

◁ 46.9.3.2 Talgsekretion

Bei den meisten Nagetieren, insbesondere bei *Mäusen* und *Ratten*, führt verminderte Fellpflege infolge von Krankheit, Schwäche, Schmerzen, Bewußtseinstrübung, Adipositas zu vermehrter Talgablagerung im Fell. Das Fell wirkt dann fettig, schmutzig und ist teilweise verfärbt.

46.9.3.3 Schweißausbruch ▷ *Nagetiere, Kaninchen* und auch *Frettchen* haben keine Schweißdrüsen und sind demzufolge sehr hitzeempfindlich.

46.9.3.4 Horngebilde ▷ Der Panzer der Schildkröten besteht aus einem Knochenskelett, das mit einer Hornschicht (dem Schildpatt) bedeckt ist. Neben der Festigkeit des Panzers wird dieser auch auf Verformung, Abschilferungen und Verletzungen untersucht. Die Schildkröten häuten sich unregelmäßig, wobei Hornhautfetzen und dünne Panzerhornschichten abgelöst werden.

46.9.3.5 Krallen ▷ Übermäßiges Krallenwachstum entsteht meist infolge von Bewegungsmangel oder Fehlstellung. Meerschweinchen entwickeln dann sogenannte Korkenzieherkrallen.

46.10 Hautoberfläche

46.10.1 Methodik ▶ Die Methodik zur Untersuchung der Hautoberfläche ist vergleichbar mit derjenigen bei anderen Tieren.

46.10.2 Physiologischer Befund ▶ Bei *Kleinsäugern* sollte die Hautoberfläche **„o. B."** sein.

Bei *Reptilien* zeigt sich die Haut etwas rauher, bei *Echsen* und *Schlangen* mit Schuppen bedeckt. Doch sollte die Oberfläche trotzdem eine glatte und regelmäßige Textur aufweisen. In Abhängigkeit der Umgebungstemperatur fühlt sich die Haut lauwarm oder kühl an.

46.10.3 Pathologische Befunde ▶ Die Morphologie der Hautveränderungen ist prinzipiell gleich wie bei anderen Tieren. Die Hautveränderungen haben im allgemeinen auch die gleichen Ursachen.

46.10.3.1 Veränderung der Hautfarbe ▷ Bei *Chamäleons* kann die Hautfarbe physiologischerweise durch Erregung bei Territorialverhalten und in Fortpflanzungsstimmung wechseln.

Auch kranke *Echsen* oder solche, die in ungenügender Umgebungstemperatur und Luftfeuchtigkeit oder unter Einfluß von anderen Streßfaktoren gehalten werden, verändern ihre Hautfarbe. Leguane wechseln von prächtigem Grün zu Orange oder gar Grau bei sehr schlechtem Allgemeinzustand. Chamäleons werden zuerst oft dunkler in ihrer Farbe und schwer kranke Tiere zeigen eine helle, fahle Farbe. Dies kann ein nützlicher Hinweis für die Prognose sein.

46.10.3.2 Ektoparasiten bei Heimtieren ▷ *Läuse: Nagetiere* und *Kaninchen*: ganzer Körper.

Haarlinge: Nagetiere und *Kaninchen*: ganzer Körper, vor allem Kruppbereich und hinter den Ohren. Haarlinge verursachen keine eigentlichen Hautprobleme. Hautschäden entstehen sekundär durch Kratz- und Bißverletzungen. Doch kann Haarlingsbefall eine extreme Irritation bewirken, was bei *Meerschweinchen* sogar epileptiforme Anfälle auslösen kann.

Zecken: Igel gehören zu bevorzugten Wirtstieren. Massenbefall deutet auf Schwäche und Krankheit hin.

Flöhe: Igel sind auch für Flöhe ein bevorzugter Wirt. Der Massenbefall an Flöhen weist ebenfalls auf Schwäche und Krankheit hin.

Milben: *Nagetiere* sind besonders empfänglich für Sarcoptes-Milben, aber auch zum Teil für Demodexmilben. *Kaninchen* sind vor allem Wirte der Psoroptes-Milben. Die Räude der *Igel* wird vor allem durch Chorioptes-Milben verursacht. Igel können auch eine Demodikose entwickeln. Räudebefall verursacht Hyperkeratose, Krusten- und Schuppenbildung.

◁ 46.10.3.3 UV-Licht

Meerschweinchen können empfänglich für Sonnenbrand sein, wenn sie unpigmentierte Köperstellen, vor allem Ohrmuscheln haben.

Schildkröten und tagaktive, vorwiegend pflanzenfressende Echsen sind für ihren Kalzium-Stoffwechsel auf UV-Licht angewiesen. Nachtaktive Echsen und Schlangen, die ihren Nährstoffbedarf mit ganzen Beutetieren decken, können ohne UV-Licht auskommen.

46.11 Hautelastizität

◀ 46.11.1 Methodik

Die Hautelastizität wird bei *Kleinsäugern* durch Aufziehen einer Hautfalte über dem Rücken geprüft.

◀ 46.11.2 Physiologischer Befund

Die *Reptilien* besitzen so gut wie kein subkutanes (Fett)Gewebe und demzufolge eine sehr unelastische Haut. Daher ist eine periodische Häutung nötig, wenn die Tiere sozusagen aus ihrer Haut herauswachsen. Somit kann bei Reptilien die Hautelastizität nur bedingt zur Beurteilung des Hydrationszustandes herangezogen werden.

◀ 46.11.3 Pathologische Befunde

Auch bei Heimtieren kommt es infolge von Dehydrierung zu verminderter Hautelastizität. Anhand der Geschwindigkeit, mit welcher die Hautfalte nach Aufziehen verstreicht, wird der Grad der Austrocknung bestimmt. Daher sollte das Aufziehen der Hautfalte immer an der gleichen Körperstelle erfolgen.

Hautveränderungen, die durch Infektionen oder Ektoparasitenbefall verursacht werden, können die Hautelastizität beeinflussen.

Ein übermäßiger Fettansatz kann ebenfalls einen Einfluß auf die Prüfung der Hautelastizität haben und die Beurteilung erschweren.

46.12 Hauttemperatur

◀ 46.12.1 Methodik

Die Hauttemperatur wird durch Befühlen der Haut beurteilt. Dazu sucht man physiologischerweise haarlose Stellen wie Ohren und Füße auf.

◀ 46.12.2 Physiologischer Befund

Die Hauttemperatur ist physiologischerweise **„regelmäßig verteilt“**.

Ohren und Füße fühlen sich angenehm warm an. Es ist zu beachten, daß an Stellen ohne Fell, z. B. bei Alopezie oder nach Rasur, sich die Haut viel wärmer anfühlt, da die isolierende Wirkung des Felles nicht mehr vorhanden ist.

Bei Reptilien als wechselwarmen Tieren ist die Hauttemperatur abhängig von der Umgebungstemperatur und kann sehr schnell wechseln.

46.12.3 Pathologische Befunde ▶ Bei Infektionskrankheiten, die mit erhöhter Körpertemperatur einhergehen, fühlt sich die Haut sehr warm an. In Schocksituationen wird die Hautoberfläche durch die Zentralisation des Blutkreislaufes herabgesetzt.

46.13. Innere Körpertemperatur

46.13.1 Methodik ▶ Mittels eines Thermometers wird die rektale Temperatur gemessen. Bei sehr kleinen Tieren kann dies mit den herkömmlichen Thermometern schwierig sein. Häufig wird eine zu geringe Temperatur angezeigt, da das Thermometer nicht genügend tief in das Rektum eingeführt werden kann.

Bei Reptilien wird auf diese Weise nur die kloakale Temperatur gemessen, die wesentlich tiefer liegen kann.

46.13.2 Physiologischer Befund ▶ *Reptilien* sind poikilotherme Tiere. Sie wechseln ihre innere Körpertemperatur in Abhängigkeit zur Außentemperatur. Daher gibt die Temperaturmessung bei Reptilien keinen Hinweis auf eine Erkrankung.

Tab. 46.6
Normalwerte für Körpertemperaturen von Heimtieren.

Tierart	**Innere Körpertemperatur (°C)**
Kaninchen	38,5–40,0
Meerschweinchen	37,2–39,5
Chinchilla	37,5–39,5
Degu	38,1–39,5
Maus	35,0–39,0
Ratte	37,0–39,5
Gerbil	37,4–39,0
Hamster	37,0–38,0
Streifenhörnchen	34,0–39,5
Frettchen	37,8–40,0
Igel	~ 35,0

46.13.3 Pathologische Befunde ▶ Bereits bei relativ geringer Aufregung kann die Temperatur von Kleinsäugern stark ansteigen. Nur schon die Messung der Körpertemperatur kann Streß bedeuten und zu einer veränderten Temperatur führen. Somit ist die Beurteilung der inneren Körpertemperatur zu Beginn der Untersuchung und mit möglichst geringer Streßeinwirkung durchzuführen.

Zu Beginn einer Infektionskrankheit ist die Temperatur meist erhöht. Doch in fortgeschrittenerem Stadium bei Entwicklung eines Schocks oder einer Septikämie kann die Temperatur stark abfallen.

Extrem erhöhte Temperatur tritt häufig bei Nagetieren und Kaninchen bei Überhitzung infolge zu langer Sonnen- und Wärmeexposition auf.

Bei Reptilien kommt es selbst bei schweren Infektionskrankheiten nicht zu einer Erhöhung der inneren Körpertemperatur, da diese Tiere als wechselwarme Tiere einen anderen Thermoregulationsmechanismus haben.

46.14 Untersuchung von Schleimhäuten – Allgemeines

46.14.1 Methodik

Die Untersuchung hängt von der Kooperativität und der Größe der Tiere ab. Bei Kleinsäugern ist die Lidbindehaut, Lippenschleimhaut sowie die Gingiva am einfachsten zu beurteilen.

46.14.2 Physiologischer Befund

Für *Kleinsäuger* gelten die gleichen Prinzipien wie für Hund und Katze.

Schlangen haben physiologischerweise eine sehr blasse Maulschleimhaut. Der Durchblutungsgrad der Schleimhaut ist somit bei diesen Tieren schwer zu beurteilen.

46.14.3 Pathologische Befunde

Es treten die gleichen Veränderungen an den Schleimhäuten der Heimtiere auf wie bereits früher besprochen.

Bei *Kaninchen* sind häufig bei diskretem Ausfluß infolge des Putzverhaltens auch Spuren von Sekret oder Exsudat seitlich am Kopf, hinter den Ohren oder an den Innenseiten der Vorderpfoten zu finden.

46.15 Auge, Lidbindehaut

46.15.1 Methodik

Nach der Adspektion des Auges und der Umgebung des Auges wird die Lidbindehaut untersucht, indem der Kopf fixiert und das untere Augenlid ggr. heruntergezogen und ausgestülpt wird. Durch leichten Druck auf den Augapfel läßt sich auch das 3. Augenlid vorverlagern und beurteilen.

46.15.2 Physiologischer Befund

Nagetiere: Mäuse, Ratten, Hamster und Gerbils weisen durch Porphyrin rötlich pigmentierte Tränenflüssigkeit auf, die in den Harderschen Drüsen gebildet wird. In Krankheits- und Streß-Situationen wird vermehrtes Sekret gebildet und die Augen und Nasenöffnungen sind häufig mit dem rötlichen Sekret verklebt infolge reduzierter Selbstpflege.

Echsen: Einige Geckoarten haben keine beweglichen Augenlider. Diese Tiere befeuchten ihre Augen mit der Zunge.

Schlangen weisen eine durchsichtige Hornhautschicht über der Kornea auf, die sogenannte Brille. Es wird angenommen, daß sie durch das Zusammenwachsen der ursprünglichen Augenlider entstanden ist. Die Brille wird während des Häutungsprozesses mit der ganzen Haut mit abgestreift.

46.15.3 Pathologische Befunde

Kaninchen und *Chinchilla* entwickeln bei chronischem Augenausfluß sehr leicht Haarausfall am temporalen Augenwinkel.

Nagetiere und Kaninchen weisen häufig Korneaveränderungen infolge von traumatischen Einwirkungen (Artgenossen, Spreu, Heugrannen), aber auch von infektiösen Erkrankungen mit Ablagerungen von Entzündungsprodukten und Abszessen im Augenbereich auf.

Bei Allgemeininfektionen sind sehr häufig die Konjunktiven mitbeteiligt.

46.16 Nase und Nebenhöhlen des Kopfes

46.16.1 Methodik

Die Beurteilung der inneren Nasenöffnungen ist infolge der geringen Größe der meisten Heimtiere sehr schwierig. Daher sind weiterführende Untersuchungen nicht möglich.

46.16.2 Physiologischer Befund

Der Nasenspiegel der Nagetiere und Kaninchen ist trocken und weist eine feine Behaarung auf.

Der Nasenspiegel der Frettchen ist vergleichbar mit dem der Katzen.

Die Nasenspiegel der Reptilien sind mit Hornhaut bedeckt und werden bei der Atmung nicht bewegt.

46.16.3 Pathologische Befunde

Bei Kaninchen werden Krustenbildungen im Maul- und Nasenbereich verursacht durch chronische Rhinitiden (Pasteurellose), Pilzinfektionen oder der sogenannten Kaninchensyphilis (Spirochätose, Treponematose).

46.17 Maul- und Rachenhöhle

46.17.1 Methodik

Bei *Nagetieren* und *Kaninchen* ist die Beurteilung der Maulhöhle relativ schwierig. Diese Tiere haben eine sehr enge Maulhöhle und dicke Backenschleimhautfalten. Ohne Instrumente sind nur die Lippen und die Inzisivi beurteilbar. Für weitere Inspektion von Zunge, Backenzähne und Rachendach sind Instrumente wie Kieferspreizer, Spreizspekulum mit Lichtquelle oder ein Otoskop mit Spekulum notwendig. Beim Hamster müssen die Backentaschen untersucht werden, welche mittels einer Pinzette ausgestülpt werden können. Die Backentaschen können bis zur Schulterblattgegend reichen. Ihr Inhalt kann als Fremdkörper mißinterpretiert werden.

Lebhafte und sehr ängstliche Tiere müssen für die Maulhöhleninspektion sediert werden. Um die Streßbelastung möglichst gering zu halten, empfiehlt es sich häufig eine Kurznarkose durchzuführen.

Schildkröten: Zur Untersuchung der Maulhöhle muß der Hals direkt hinter dem Kopf fixiert werden, um ein Zurückziehen des Kopfes zu verhindern. Der Schnabel wird mit Hilfe eines Holz- oder Plastikspatels geöffnet und offengehalten.

Echsen haben kleine Zähne, die leicht abbrechen können. Daher sollte zum Öffnen der Maulspalte Holz oder Plastik und kein Metall verwendet werden.

Schlangen: Für das Öffnen des Maules gelten bei Schlangen die gleichen Empfehlungen wie für die Echsen. Da die kleinen Zähne nach hinten gekurvt sind, ist es wichtig, ein Hängenbleiben mit Instrumenten während der Untersuchung zu vermeiden. Die Zähne brechen sehr leicht ab. Sie wachsen zwar nach, doch können sie Ursache für eine Maulhöhleninfektion sein.

Bei Reptilien ist die Maulhöhlenuntersuchung besonders wichtig, da sie sehr empfänglich sind für Infektionen im Bereich der Schleimhaut und der Zähne (Maulfäule).

46.17.2 Physiologischer Befund

Die Lippen sind glatt, trocken und symmetrisch. Die Zähne zeigen regelmäßigen Schluß. Die Oberfläche der Inzisivi ist bei *Chinchilla, Ratte* und *Gerbil* dunkelgelb bis orange gefärbt.

Die Maulschleimhaut ist bei *Kleinsäugern* blaßrosa, die Tiere weisen keinen Maulgeruch auf.

Schlangen haben physiologischerweise eine sehr blasse Maulschleimhaut.

46.17.3 Pathologische Befunde

Bei *Meerschweinchen* können krustige Veränderungen an den Lippen infolge von Vitamin C-, Fettsäure- oder Vitamin A-Mangel auftreten.

46.17.3.1 Maul- und Rachenschleimhaut

Unangenehmer Maulgeruch kann durch Schleimhautverletzungen, Zahnabszesse, infektiöse und metabolische Erkrankungen verursacht werden.

Bei *Reptilien* gehören Konturveränderung, Schleimhautrötung sowie Abszeßbildung und unangenehmer Geruch zum Krankheitsbild der Maulfäule.

46.17.3.2 Vermehrter Speichelfluß

Vermehrter Speichelfluß ist bei *Nagetieren* und *Kaninchen* ein häufiges Zeichen von Zahnerkrankungen (Zahnfehlstellungen), die in fortgeschrittenem Zustand meist mit Schleimhautverletzungen einhergehen. Die Tiere zeigen Speichelspuren im Kinn- und Halsbereich. Häufig ist auch eine Fellverfärbung oder Lichtung des Fells infolge des Speichels zu erkennen.

46.17.4 Zähne

Bei *Nagetieren* und *Kaninchen* weisen die Schneidezähne offene Wurzeln auf, was ein lebenslanges Wachstum ermöglicht. Die Zähne werden dann durch die gegenüberliegenden Zähne gleichmäßig abgenutzt. Dies wird durch die Ausbildung eines Schlitten-Kiefergelenkes unterstützt. Über- und Fehlwachstum der Schneidezähne wird relativ häufig bei diesen Tieren als Ursache für reduzierte Futteraufnahme beobachtet. Die Fehlstellungen können angeboren sein oder infolge von Traumen in Kiefer- und Maulhöhlenbereich, sowie durch einseitige Abnutzung wegen Erkrankungen im Kopfbereich verursacht werden.

Bei *Meerschweinchen, Chinchilla, Degu* und *Kaninchen* haben auch die Backenzähne offene Wurzeln und wachsen ständig. Somit ist besonders bei diesen Tieren eine gründliche Zahn- und Maulhöhleninspektion nötig. Eine Fehlstellung der Backenzähne kann zur Bildung von scharfen Spitzen und Kanten führen. Bei den Unterkieferzähnen entstehen die Kanten vor allem gegen die Zunge hin, während im Oberkiefer die Backenzähne vor allem Kanten zur Backenschleimhaut hin bilden. Dies führt zu irritierenden Schleimhautverletzungen bis hin zu Abszeßbildung.

Schildkröten besitzen keine Zähne. Die Kanten der Schnabelhornplatten dienen als Schneidewerkzeuge. Die Hauptarbeit bei der Futteraufnahme leistet die Zunge.

Tab. 46.7
Zahnformel einzelner Kleinsäuger.

Tierart	Zahnformel	Gesamtzahl Zähne
Kaninchen	2 0 3 3	
	2 ×	28
	1 0 2 3	
Meerschweinchen/Chinchilla/Degu	1 0 1 3	
	2 ×	20
	1 0 1 3	
Gerbil/Maus/Ratte	1 0 0 3	
	2 ×	16
	1 0 0 3	
Hamster	1 0 0 3	
	2 ×	16
	1 0 0 3	
Frettchen	3 1 3 1	
	2 ×	36
	3 1 4 2	
Igel	3 1 3 3	
	2 ×	36
	2 1 2 3	
	Milchgebiß:	
	3 1 3 0	
	2 ×	22
	1 1 2 0	

Echsen haben kleine Zähne in einer Reihe im Ober- und Unterkiefer, während die *Schlangen* im Oberkiefer zwei Zahnreihen hintereinander aufweisen. Die Zähne der Schlangen sind nach hinten gekurvt, um das das Festhalten der Beute zu erleichtern. Abgebrochene Zähne werden ersetzt.

Frösche und *Kröten* haben Zähne oder zahnähnliche Strukturen im Oberkiefer.

46.18 Futter- und Getränkeaufnahme

46.18.1 Methodik ▶

Bei der Untersuchung der Futter- und Wasseraufnahme wird die Fütterungstechnik, die Häufigkeit der Futteraufnahme, die aufgenommene Futtermenge, das Interesse am Futter, Kaubewegungen und mögliche Schmerzäußerungen beurteilt. Zur Bestimmung einer genügenden Futter- und Wasseraufnahme ist der Gefäßinhalt zu messen. Daneben gibt die regelmäßige Bestimmung der Körpermasse besonders bei kleinen Heimtieren eine Angabe über genügende Futteraufnahme.

46.18.2 Physiologischer Befund ▶

Bei *Nagetieren* und *Kaninchen* wird die Aufnahme und Passage des Futters durch den Darm vor allem über den Füllungsgrad des einhöhligen Magens gesteuert. Besonders die Magenwand des Kaninchens weist eine sehr dünne Muskelschicht auf. Der Magen besitzt ein sehr kleines Lumen und zeigt nur geringe Kontraktionsbewegungen. Neu aufgenommenes Futter fördert den Übertritt des im Magen befindlichen Futters in den Dünndarm. Bei reduzierter Futteraufnahme wird relativ rasch die gesamte Verdauung lahmgelegt. Es ist auch nicht möglich, den Magen durch Fasten (z. B. zur Narkosevorbereitung) zu entleeren. Dies würde eine sehr lange Fastenzeit benötigen, während derer die Tiere in ein Energiedefizit gelangen können.

Frettchen haben einen sehr kurzen Gastrointestinaltrakt und somit eine sehr kurze Transitzeit des Futters, die ca. 2 bis 4 Stunden dauert. Daher sind die Frettchen auf häufige Mahlzeiten angewiesen und das Fasten sollte sich auf 4 Stunden beschränken.

Schildkröten zerreissen ihr Futter mittels der Schnabelhornplatten und Seitwärtsbewegungen des Kopfes. Das Futter wird mittels der Zunge ins Maul und in den Schlund befördert.

Echsen und *Schlangen* besitzen zusätzliche Schädelgelenke, wodurch auch die Oberkiefer beweglich sind. Dies hilft den Echsen bei der Weiterbeförderung der zerbissenen Nahrung von der Maulspalte in den Schlund. Schlangen besitzen noch größere Bewegungsfreiheit. Die Unterkiefer sind gegen vorn nicht durch eine knöcherne Symphyse verbunden (wie bei Säugetieren) und daher einzeln beweglich. Außerdem sind Schlangen in der Lage ihre Kiefer auszurenken. Das ermöglicht ihnen Beutetiere unzerteilt zu verschlingen, die einen größeren Durchmesser haben als der Schlangenkopf. Die unzerteilte Nahrung wird mittels der Skelettmuskulatur in den Magen befördert, wo die Verdauung einsetzt.

46.18.3 Pathologische Befunde

46.18.3.1 Änderung des Appetits

Reduktion oder Verlust der Freßlust ist ein häufig zu beobachtendes Anzeichen einer Erkrankung bei Heimtieren.

Gesteigerte Freßlust geht vielfach einher mit Endoparasitenbefall, hormonellen oder zentralnervösen Störungen. Sie kann aber auch nach extremen Fastenperioden gesehen werden.

46.18.3.2 Unvermögen der Nahrungsaufnahme

Die häufigste Ursache für Unvermögen der Nahrungsaufnahme bei *Nagetieren* und *Kaninchen* sind Zahnprobleme oder Verletzungen im Maul- und Kopfbereich.

Frettchen zeigen reduzierte Futteraufnahme nach Verschlucken von Fremdkörpern oder Allgemeinerkrankungen.

Bei *Reptilien* kommt es meist zu einer Verminderung der Nahrungsaufnahme infolge von Maulhöhlenerkrankungen mit Mikroläsionen infolge von hartem Futter, Bisse durch Beutetiere oder Reduktion der Schleimhautabwehr bei Mangelernährung.

46.18.3.3 Besondere Bewegungsvorgänge am vorderen Verdauungstrakt

Infolge der reduzierten Magenmotorik und anatomischen Gegebenheiten sind *Nagetiere* und vor allem *Kaninchen* nicht in der Lage, Futter zu erbrechen. Zeigen diese Tiere Erbrechen, so ist dies ein Zeichen für einen sehr schlechten, wenn nicht sogar agonalen Zustand des Tieres.

Frettchen können ähnlich wie Katzen sehr leicht erbrechen. Dieser Vorgang kann vor allem durch Fremdkörperaufnahmen ausgelöst werden, ist jedoch nicht immer unter diesen Umständen zu beobachten.

Echsen und *Schildkröten* sind kaum in der Lage zu erbrechen, da sie einen gut entwickelten Sphincter cardiae haben. Hervorwürgen von Futter kann auftreten, wenn die Tiere sehr gestreßt sind, ist aber bei Echsen meist ein sehr schlechtes Zeichen, und meist in Verbindung mit Septikämien und Erkrankungen im Endstadium zu beobachten.

Schlangen können ein Regurgitieren von Futter zeigen. Häufigste Ursache dafür ist eine ungenügende Umgebungstemperatur, wodurch die Verdauungsaktivität gestört wird. Auch reagieren Schlangen auf Streßeinwirkungen kurz nach der Fütterung mit Regurgitieren. Daher sollten diese Tiere nie nach der Fütterung manipuliert werden.

Frösche können ebenfalls ihre Nahrung erbrechen, was in Streß-Situationen oder zur Abschreckung von Feinden auftreten kann. Dabei können sie den Magen soweit umstülpen, daß er in der Maulhöhle sichtbar wird.

46.19 Kehlkopf, Husten

46.19.1 Methodik ▶

Bei kleinen *Heimtieren* läßt sich der Husten nur sehr schwer durch Druck auf den Kehlkopf auslösen.

Bei *Reptilien*, die keine Kehlkopfstruktur wie die Säugetiere haben, ist das Auslösen des Hustens unmöglich.

46.19.2 Physiologischer Befund ▶

Bei den *Nagetieren* und *Kaninchen* liegt der Kehlkopf sehr weit hinten in der Rachenhöhle und läßt sich nur mittels Maulspreizer, Spekulum und Lichtquelle untersuchen. Infolge des geringen Durchmessers ist ein Intubieren sehr schwierig und verlangt viel Übung.

Die Kehlkopfstruktur der *Frettchen* ist vergleichbar mit derjenigen der Katzen.

Igel haben einen ähnlichen Aufbau des Kehlkopfes wie die Nagetiere und Kaninchen.

Reptilien haben keine eigentliche Kehlkopfstruktur wie die Säugetiere. Der Kehlkopf besteht nur aus einer Glottis als Öffnung zur Trachea.

Sie liegt bei *Schildkröten* und *Echsen* im Bereich des Zungengrundes und wird zur Inspiration aktiv geöffnet.

Bei *Schlangen* liegt die Trachealöffnung weit vorn in der Maulhöhle. Der Teil der Trachealröhre, welcher sich somit in der Maulhöhle befindet, ist extrem beweglich. Während die Schlange ihre Beute verschlingt, kann die Trachealöffnung seitlich verlagert werden, sodaß die Schlange weiter atmen kann. Die Glottis kann dann zum Teil außerhalb der Maulspalte zu liegen kommen.

46.19.3 Pathologische Befunde ▶

Bei *Nagetieren* und *Kaninchen* ist ein Husten in der Regel ein Zeichen für Aspiration oder Erkrankung der oberen und unteren Atemwege.

Igel zeigen einen rasselnden Husten meist in Verbindung mit massivem Lungenwurmbefall, wodurch das Lungengewebe irritiert wird und Lungenentzündungen infolge von bakteriellen Sekundärinfektionen auftreten.

Reptilien haben keinen Fimbrienbelag der Atmungsschleimhaut. Der Hustenreflex zur Beförderung von Fremdpartikeln nach außen ist bei diesen Tieren demzufolge nicht entwickelt.

46.20 Hals

46.20.1 Methodik

Bei kleinen Heimtieren ist die Beurteilung der Halsgegend meist infolge der Lebhaftigkeit der Tiere erschwert.

Meerschweinchen und *Ratten* besitzen eine sehr dicke Haut und viel subkutanes Fettgewebe im Halsbereich. Dadurch sind bei diesen Tieren die einzelnen Strukturen schwer zu beurteilen. Bei Kleinnagern ist dies infolge der geringen Körpergröße nicht möglich.

Schildkröten müssen zur Untersuchung des Halses am Kopf fixiert und der Kopf vorgelagert werden.

Bei *Schlangen* wird der schlanke Bereich hinter dem Kopf als Hals bezeichnet. Infolge der dicken, schuppigen Haut sind einzelne Strukturen mit Ausnahme der Trachea nicht auszumachen.

46.20.2 Physiologischer Befund

Bei *Meerschweinchen* und *Ratten* ist die Drosselrinne infolge von Fettgewebe und wegen der dicken Haut nicht tastbar. Die Trachea läßt sich ausmachen, doch der Ösophagus ist kaum beurteilbar.

Bei *Hamstern* ist der Halsbereich schwierig zu beurteilen wegen der großen Backentaschen, die häufig partiell gefüllt sind.

Frettchen haben eine dicke Haut. Der für die Untersuchung durchgeführte Nackengriff erschwert zudem eine Beurteilung der Drosselrinne.

46.20.2.1 Obere Halsgegend

Infolge der geringen Körpergröße der Heimtiere und der Lage der Speicheldrüsen, Schilddrüse und Epithelkörperchen sind diese nur schwer zu beurteilen. Sie sind eigentlich nur in verändertem Zustand feststellbar.

Speicheldrüsen: Infolge von Mißbildung, Trauma, Infektion und Abszeßbildung kann es bei *Frettchen* wie bei Hunden und Katzen zu Abflußstörungen kommen. Diese äußert sich meist in einseitiger Schwellung im Gesichtsbereich, vor allem im Maul-, aber auch im Orbitabereich.

Die *Schilddrüse* ist bei *Nagetieren* und *Kaninchen* paarig angelegt und im vorderen Halsbereich beidseits der Trachea zu finden. Die Epithelkörperchen sind wie bei anderen Säugetieren in den Schilddrüsenkörper eingelagert.

Bei *Frettchen* ist die Anordnung von Schilddrüse und Nebenschilddrüse vergleichbar mit der der Katzen.

Die Schilddrüse der *Schildkröten* ist unpaar angelegt und liegt direkt kranial des Herzens. Die Parathyreoidea befindet sich als paariges Organ im seitlichen Halsbereich. Daneben läßt sich häufig ein weiterer Teil der Nebenschilddrüse direkt bei der Schilddrüse finden. Das Thymusgewebe wird nicht wie bei adulten Säugetieren zurückgebildet. Es liegt im Fettgewebe im Bereich der Schilddrüse.

Bei *Echsen* befindet sich die Schilddrüse ebenfalls kranial des Herzens und ist je nach Spezies unpaar, gelappt oder paarig angeordnet. Durch sie wird der Häutungsvorgang kontrolliert. Die paarig angelegte Parathyreoidea liegt im vorderen Halsbereich.

Schlangen besitzen eine unpaare oder paarige Schilddrüse. Sie liegt direkt vor dem Herzen und ist ebenfalls unter anderem am Häutungsvorgang beteiligt. Der Thymus der Schlangen entwickelt sich nicht zurück und liegt im Fettgewebe kranial zur Schilddrüse.

46.20.2.2 Trachea ▷ Bei *Reptilien* sind die Trachealringe geschlossen und die Trachea somit ziemlich starr. Infolge der soweit vorn am Zungengrund befindlichen Glottis und der starren Tracheawand lassen sich Reptilien relativ einfach intubieren. Dabei sollten jedoch Tubusse ohne Manschetten verwendet werden, um Drucknekrosen an der Trachealschleimhaut zu verhindern. Bei Schildkröten und bei manchen Echsenarten teilt sich die Trachea bereits im unteren Halsbereich in die beiden Stammbronchen. Dies ist bei der Intubation dieser Tiere in Betracht zu ziehen.

46.20.2.3 Ösophagus ▷ Bei *Kleinsäugern* ist der Ösophagus im Normalzustand wegen des subkutanen Fettgewebes schwer zu beurteilen.

Bei *Reptilien* ist der Ösophagus wegen seiner dünnen Wand nicht zu ertasten.

46.20.2.4 Sonden ▷ Bei *Nagetieren* und *Kaninchen* ist das Setzen von Ösophagus- und Magensonden zur Ernährung oder zur Magenentleerung möglich. Da die Maulhöhle sehr eng ist, erfolgt die Sondierung meist blind. Dabei ist ein vorsichtiges Vorgehen geboten, da jeglicher Reiz des Kehlkopfbereiches einen Laryngospasmus auslösen kann.

Der Gebrauch von Sonden ist bei *Frettchen* ähnlich wie bei Katzen.

Der Schlund der *Reptilien* ist sehr weit und die Trachealöffnung weit vorn am Zungengrund liegend. Dadurch ist das Sondieren des Ösophagus sehr einfach. Doch ist das Einführen der Sonde sehr vorsichtig durchzuführen, da der Ösophagus sehr dünnwandig und leicht zu perforieren ist.

46.21 Lymphknoten

46.21.1 Methodik ▶ Bei Nagetieren und Kaninchen sind normalerweise nur die Submandibular- oder Zervikallymphknoten tastbar. Manchmal können die Axillarlymphknoten, vor allem bei mageren Tieren palpiert werden.

Reptilien haben keine Lymphknoten.

46.21.2 Physiologischer Befund ▶ Bei jungen Kleinsäugern sind die Lymphknoten generalisiert größer. Doch bei adulten Tieren sind sie im Normalzustand kaum fühlbar.

46.21.3 Pathologische Befunde ▶ Bei Vergrößerung der Lymphknoten durch Krankheit sind bei *Nagetieren* und *Kaninchen* zusätzlich Bug-, Axillar- und Popliteallymphknoten palpierbar. Generalisierte Lymphknotenveränderung kommt bei Nagetieren, vor allem bei Meerschweinchen, infolge von Yersiniose (Pseudotuberkulose) und bei Leukose vor.

46.22 Puls, peripherer Kreislauf

46.22.1 Methodik ▶ Bei kleinen *Nagetieren* kann man keinen peripheren Puls feststellen. Bei *Chinchillas*, *Degus* und *Ratten* kann der Puls an der Schwanzarterie gefühlt werden. Bei *Kaninchen* wird der Puls an der Ohrarterie, die in der

Mitte der Ohrmuschel verläuft, beurteilt. Der Puls ist auch an der A. femoralis fühlbar.

Bei *Frettchen* kann der Puls an der Femoral- und der Schwanzarterie gefühlt werden. Dabei ist eine physiologische respiratorische Arhythmie feststellbar.

Bei *Igeln* ist der Puls an der A. femoralis nur unter Narkose zu ertasten.

◄ 46.22.2 Frequenz

Da die Pulsfrequenz nur schwer bestimmt werden kann, wird die Herzfrequenz zur Beurteilung des Kreislaufes verwendet.

Dazu sind die Normalwerte einiger Heimtiere in Tabelle 46.9 zusammengestellt.

46.23 Atmung

◄ 46.23.1 Methodik

Bei *Nagetieren* und *Kaninchen* ist das Lungenfeld sehr klein und daher schwieriger zu untersuchen.

Die Beurteilung der Atmung bei *Frettchen* ist ähnlich wie bei der Katze.

Bei *Reptilien* ist die Lunge relativ primitiv ausgebildet. Sie besitzen kein richtiges alveoläres Feld wie die Säugetiere. Die Lunge ist eher sackähnlich gestaltet.

Die Lungen der *Schildkröten* liegen dorsal direkt unter dem Rückenpanzer und sind von diesem nur durch eine dünne Membran getrennt. Sie ist nur mittels Röntgenaufnahmen beurteilbar.

Bei *Schlangen* ist nur die rechte Lunge ausgebildet. Sie läßt sich in 3 Teile unterteilen. Ein tracheales Lungenfeld liegt der Tracheenwand angeschmiegt und wird gefolgt von einem eigentlichen alveolären Lungenfeld mit vergleichsweise primitiven Alveolen. Der letzte Teil der Lunge ist mehr sackähnlich wie ein Luftsack ausgebildet.

Tab. 46.8 Atemfrequenz einzelner Heimtiere.

Tierart	Atemfrequenz/min
Kaninchen	32–100
Meerschweinchen	45–150
Chinchilla	80–120
Maus	84–230
Ratte	70–110
Gerbil	70–120
Hamster	35–135
Frettchen	32–36
Igel	~20

Tab. 46.9 Herzfrequenz einzelner Heimtiere.

Tierart	Herzfrequenz/min
Kaninchen	220 – >300
Meerschweinchen	230–380
Chinchilla	200–240
Maus	320–780
Ratte	250–400
Gerbil	260–600
Hamster	250–500
Frettchen	220–260
Igel	~180

46.23.2 Physiologischer Befund

46.23.2.1 Atemfrequenz

Die Atemfrequenz sollte während der Adspektion beurteilt werden, bevor sich die Tiere durch jegliche Manipulation aufregen.

Normalwerte für Heimtiere sind in der Tabelle 46.8 zusammengestellt.

46.23.2.2 Typus

Infolge des kleinen Thoraxraumes und des großen Darmvolumens und des damit verbundenen Druckes auf den Thoraxbereich zeigen *Nagetiere* und *Kaninchen* einen abdominal betonten Atemtypus.

Frettchen haben einen thorakal betonten Atemtypus.

Reptilien haben kein Zwerchfell. Somit wird die Exspiration aktiv mit Hilfe der Skelettmuskulatur ausgeführt.

Bei *Schildkröten* wird die Atmung durch die Bewegung der Beine unterstützt und somit sichtbar.

Bei *Echsen* ist die interkostale Muskulatur hauptsächlich an der Atmungsbewegung beteiligt.

Schlangen haben infolge ihrer Körperform eine langestreckte Lunge. Der sackähnliche Teil der Lunge reicht bis weit nach kaudal. Daher ist die Atembewegung bis in das hintere Drittel des Schlangenkörpers sichtbar.

Werden Reptilien narkotisiert, muß die Exspirationsbewegung bei der Beatmung aktiv unterstützt werden.

46.23.2.3 Rhythmus

Der Atemrhythmus der Heimtiere ist ebenfalls regelmäßig wie bei den anderen Tieren.

Die *Reptilien* können den Atem über längere Zeit anhalten. Die Atembewegung wird durch die Skelettmuskulatur maßgeblich beeinflußt. Dadurch ist es oft schwierig, einen eigentlichen Atemrhythmus zu beobachten und die Frequenz zu bestimmen.

46.23.2.4 Qualität

Die Beurteilung der Qualität erfolgt wie bei den anderen Haussäugetieren.

46.23.3 Pathologische Befunde

Für die Kleinsäuger gelten die gleichen Anzeichen von pathologischen Veränderungen im Bereich des Atmungstraktes.

Bei oberen Atemwegserkrankungen zeigen diese Tiere häufig Stenosengeräusche, erhöhte Atemfrequenz, Unruhe und Niesen. Bei Beteiligung der unteren Atemwege und der Lungen lassen sich Husten, verschärfte Atemgeräusche und giemende oder rasselnde Geräusche über dem Lungenfeld feststellen. In fortgeschrittenem Stadium der Erkrankungen können Maulatmung, Schnappatmung und zyanotische Maulschleimhäute beobachtet werden.

Ursachen für Atemwegserkrankungen bei *Kaninchen* sind vor allem bakterielle Infektionen, allen voran Pasteurellose.

Die *Meerschweinchen* zeigen vielfach bakterielle Sekundärinfektionen, die viralen Erkrankungen folgen.

Bei *Frettchen* mit Anzeichen einer respiratorischen Erkrankung ist immer auch eine Staupeinfektion mit in Betracht zu ziehen.

Vielfach spielt eine ungenügende Luftfeuchtigkeit (vor allem in der Heizungsperiode, in Kontakt mit Rauchern) in der Umgebung der Tiere eine zu beachtende Rolle bei der Entwicklung von Atemwegsirritationen und als Wegbereiter für Infektionen.

Da der Atmungstrakt der *Reptilien* sich vom denjenigen der Säuger unterscheidet, sind die klinischen Zeichen einer Atemwegsveränderung etwas anders zu beurteilen. Anzeichen für Atemwegserkrankungen sind daher meist erst in fortgeschrittenem Stadium der Krankheit zu beobachten. Die Reptilien zeigen dann in der Regel Atmung bei gestrecktem Hals und Maulatmung. Schlangen und Echsen suchen dann oft erhöhte Positionen in den Terrarien auf, wo die Luftzirkulation besser ist.

46.24 Adspektion und Palpation der Herzgegend

46.24.1 Methodik

Bei *Kleinsäugern* ist der Herzstoß gut fühlbar. Dazu wird der Thorax von ventral her mit einer Hand umfaßt und abgetastet.

Bei *Schildkröten* ist der Herzstoß nicht zu sehen oder zu fühlen.

Bei *Echsen* ist der Herzstoß in der Achselgegend direkt hinter den Vorderbeinen sichtbar.

Bei *Schlangen* ist der Herzstoß sehr gut im Bereich der Bauchschuppen sichtbar. Bei den meisten Schlangenarten liegt das Herz vor der Lunge, welche sich im Übergangsbereich vom ersten zum zweiten Körperdrittel befindet. Somit wird zur Beurteilung des Herzstoßes die hintere Hälfte des ersten Körperdrittels aufgesucht. Man kann die Schlange dazu aufrichten, um die Unterseite begutachten zu können. Oder man kann ihren Körper etwas anheben und die Unterseite von der Seite her betrachten. Der Herzstoß ist an der Bewegung der Bauchschuppen erkenntlich. Es ist hilfreich, für wiederholte Beurteilungen die Stelle des Herzstoßes mit einem Stift zu markieren.

46.24.2 Physiologischer Befund

Der Herzstoß ist bei Kleinsäugern beiderseits fühlbar. Bei Echsen und Schlangen ist er meist gut sichtbar.

46.24.3 Pathologische Befunde

Brustwandverletzungen, intrathorakale Flüssigkeitsansammlungen oder eine sehr schwache Herzaktion können Ursache dafür sein, daß der Herzstoß nicht palpiert werden kann.

46.25 Perkussion

Bei Kaninchen und Frettchen läßt sich eine Perkussion wie bei Katzen durchführen, wird jedoch meist durch die Unruhe der Tiere erschwert.

Bei Nagetieren ist die Perkussion von Lungen und Herz infolge des kleinen Thoraxraumes und des geringen Rippenabstandes nicht möglich.

Bei Reptilien ist infolge des fehlenden Zwerchfells eine Perkussion thorakaler Organe nicht beurteilbar.

Bei Schildkröten ist die Perkussion schon wegen des Panzers, bei

Echsen und Schlangen wegen des geringen Rippenabstandes und der Anordnung der Organe nicht durchführbar.

46.26 Auskultation der Lunge

46.26.1 Methodik

Zur Auskultation der Lunge empfiehlt es sich, ein pädiatrisches Stethoskop mit einer feinen Auflösung zu verwenden.

46.26.2 Physiologischer Befund

Bei *Nagetieren* und *Kaninchen* ist während der Lungenauskultation häufig ein vesikuläres Atmen, manchmal auch ein Bronchialatmen infolge der Streßtachypnoe hörbar.

Bei *Schildkröten* ist die Auskultation wegen des Panzers nicht möglich.

Bei *Echsen* und *Schlangen* kann die Lunge nicht oder nur sehr schwer beurteilt werden, da durch das Auflegen des Stethoskopes auf die harte hornige Haut starke Reibegeräusche entstehen.

46.26.3 Pathologische Befunde

Rasselnde und giemende Geräusche deuten auf Lungenerkrankungen wie Pneumonie hin. Fehlende oder schwache Atemgeräusche, gleichzeitig auftretend mit schwachen Herztönen, können Anzeichen von intrathorakaler Flüssigkeitsansammlung sein. Überdeutliche Töne und Atemgeräusche entstehen infolge von intrathorakaler Luftansammlung außerhalb der Lungenlappen (Pneumothorax).

46.27 Auskultation des Herzens

46.27.1 Methodik

Zur Beurteilung des Herzschlags und etwaiger Geräusche sollte bei kleinen *Heimtieren* ein pädiatrisches Stethoskop mit einer feinen Auflösung benutzt werden.

Das Stethoskop wird ventral nahe des Sternums auf den Brustkorb aufgesetzt.

Bei *Echsen* und *Schlangen* kann die Auskultation des Herzens versucht werden, indem man einen befeuchteten Tupfer zwischen Stethoskopmembran und Haut des Tieres legt, um die Reibegeräusche zu reduzieren. Bei Echsen befindet sich das Herz weit kranial im Thorax. Am besten ist es im ventralen Bereich zwischen den Vorderbeinen zu hören.

46.27.2 Physiologischer Befund

Bei kleinen Heimtieren, bei denen der periphere Puls nicht tastbar ist, wird die Herzauskultation zur Bestimmung der Frequenz verwendet. Normalwerte für die Heimtiere sind in der Tabelle 46.9 zu finden.

46.27.3 Pathologische Befunde

Bei Nagetieren, Kaninchen, Frettchen und Igel sind vor allem Rhythmusstörungen und abnorme Herzgeräusche wahrzunehmen. Doch infolge der hohen Herzfrequenz und der geringen Thoraxoberfläche sind Herzgeräusche nicht deutlicher zu lokalisieren und charakterisieren. Die Beurteilung sollte bei Veränderungen mit Phonokardiographie und Elektrokardiographie unterstützt werden.

Frettchen sind für die Entwicklung einer kongestiven Kardiomyopathie bekannt.

Nagetiere können nach Infektionskrankheiten Herzinsuffizienzen infolge von Herzklappenentzündungen und -fibrosierungen entwickeln.

46.28 Elektrokardiographie

46.28.1 Methodik

Bei *Kleinsäugern, Schildkröten* und *Echsen* kann die Elektrokardiographie wie bei größeren Tieren durchgeführt werden.

Bei *Nagetieren, Kaninchen, Frettchen* und *Igeln* wird vorzugsweise die Ableitung II der Standardableitung bei hoher Geschwindigkeit verwendet.

Bei *Schildkröten* und *Echsen* können die Elektroden ähnlich wie bei den Säugetieren gesetzt werden.

Bei *Schlangen* werden die Elektroden zwei Herzlängen kranial und kaudal zum Herzen angebracht.

Die Auswertung erfolgt wie bei den anderen Tieren.

Bei *Reptilien* wird die Beurteilung der Wellen und Zacken durch Muskelaktivität, welche zusätzliche Ausschläge verursachen, erschwert. Außerdem sind die Potentiale sehr gering, sodaß eine Messung sehr schwierig sein kann. Hinzu kommt, daß es kaum möglich ist, Normalwerte für Reptilien zu etablieren, da bereits geringgradige Unterschiede in Körpergröße und Umgebungstemperatur zu unterschiedlichen Ergebnissen führen können. Die Bestimmung der Herzachse kann infolge der unterschiedlichen Position des Herzens und des geringeren Thoraxvolumens vor allem bei Reptilien nicht mit Werten anderer Tiere verglichen werden.

46.29 Untersuchung des Abdomens

46.29.1 Methodik

Bei *Nagetieren* kann die abdominale Palpation mit einer Hand durchgeführt werden. Normalerweise sind Leber, Magen, Nieren und Harnblase differenzierbar. Die anderen Organe werden durch den großen Blinddarm überlagert. Eine teigige Struktur des Magens kann bei *Kaninchen* Zeichen einer Haarballenbildung (Trichobezoar) sein. Bei kleinen Nagern wie Mäusen und Hamstern ist die Untersuchung des Abdomens infolge der geringen Körpergröße erschwert durchführbar.

Bei *Frettchen* findet sich eine ähnliche Situation wie bei den Katzen. Daneben ist häufig eine sehr große Milz tastbar.

Bei *Igeln* ist die abdominale Palpation nur unter Sedation oder Narkose durchführbar.

Bei *Schildkröten* ist ein Teil der Körperhöhle im Bereich der Panzeröffnungen bei den Hinterbeinen palpierbar.

Echsen lassen sich vergleichsweise einfach abtasten. Organe wie Leber, Magen und auch Harnblase können zwar ausgemacht werden, sind aber schwer zu beurteilen, da sie sehr beweglich sind und der Hand oft ausweichen.

Bei *Schlangen* lassen sich die Organe durch Palpation im Bereich der

Bauchschuppen und innerhalb der Rippenöffnungen teilweise differenzieren.

46.30 Kotabsatz und Kotuntersuchung

46.30.1 Methodik

Der Kotabsatz wird bei Heimtieren im Käfig nur sehr selten direkt beobachtet. Doch setzen viele Nagetiere bei der Untersuchung infolge des Stresses Kot ab. Der Vorgang sowie der Kot können dann beurteilt werden.

Zur Gewinnung von Schildkrötenkot kann ein kleiner Plastiksack über die Kloakenöffnung gestülpt und mit Klebestreifen am Panzer befestigt werden. Auch kann ein Kloakenabstrich durch Einführung eines angefeuchteten Wattestäbchens durchgeführt werden. Eine Probe des Kloakeninhaltes kann bei allen Reptilien gewonnen werden, indem eine kleine Menge isotoner Kochsalzlösung mit Hilfe einer Spritze und eines Plastik- oder Gummischlauches in die Kloake eingebracht und wieder abgesaugt wird.

46.30.2 Physiologischer Befund

Manche *Nagetiere* und die *Kaninchen* setzen ihren Kot bevorzugt an bestimmten Stellen ab. So lassen sich vor allem Kaninchen, aber zum Teil auch Meerschweinchen, an eine „Toilette" gewöhnen. Normalerweise werden beim Kotabsatz keine Schmerzäußerungen beobachtet.

Dies gilt vor allem auch für Frettchen.

Nagetiere, Kaninchen, *Frettchen* und *Schildkröten* setzen täglich mehrmals Kot ab. *Echsen* dagegen meist einmal täglich. *Schlangen* produzieren Kot in Abhängigkeit der Fütterungsfrequenz.

46.30.3 Pathologische Befunde

Sobald bei *Nagetieren* und *Kaninchen* die Futteraufnahme reduziert ist, wird weniger häufig und auch in der Menge weniger Kot abgesetzt.

46.30.4 Kot

46.30.4.1 Physiologischer Befund

Meerschweinchen und *Ratten* setzen würstchenförmige hell- bis dunkel olivbraune, die anderen Nagetiere eher böhnchenförmige dunklere schwarzbraune Kotbällchen ab. *Kaninchen* produzieren dunkelolivbraune Kotkügelchen.

Daneben wird der sogenannte Blinddarmkot gebildet, der direkt aus dem Blinddarm und nicht weiter fermentiert abgesetzt und gleich, meist direkt vom Anus, wiederaufgenommen wird. Dieser Vorgang der Zoekotrophie dient der Wiederaufnahme und Ausnutzung von sehr vitaminreichem (vor allem Vitamin B) Kot der pflanzenfressenden Nagetiere und Kaninchen.

Der Kot der *Frettchen* ist vergleichbar mit demjenigen der anderen Fleischfresser. Infolge der protein- und fettreichen Zusammensetzung der Nahrung und der sehr kurzen Transitzeit der Nahrung, setzen Frettchen häufiger und eher weicheren Kot ab.

Bei *Igeln* ist der Kot schwarzbraun, fest und würstchenförmig. Er hat zum Teil einen eher strengen Geruch. Beim Jungigel ist er grünlich und weicher.

Bei *Landschildkröten* ist der Kot auch würstchenförmig und schwarzbraun.

Bei *Nagetieren*, *Kaninchen* und *Frettchen* kann bei Aufregung, falscher Fütterung oder bei Enteritiden ungeformter Kot bzw. Diarrhoe beobachtet werden.

Igel zeigen bei Parasitenbefall grünlichen schleimigen Kot. Bei klinisch manifesten Salmonellosen ist der Kot meist wäßrig.

◁ 46.30.4.2 Pathologische Befunde

Tab. 46.10
Die wichtigsten Endoparasiten der Heimtiere.

Kaninchen	Protozoen	Kokzidien	Eimeria magna, stiedae, perforans, piriformis, exigua
			Passalurus ambiguus
	Nematoden	Oxyuren	Gryphidium strigorum
		Strongyliden	Trichstrongylus sp.
		Strongyloiden	Str.papillosus
		Trichuriden	Trichuris leporis
Meerschweinchen	Protozoen	Kokzidien	Eimeria caviae
		Trichomonaden	Tritrichomonas caviae
		Amoeben	Entamoeba muris
	Nematoden	Oxyuren	Parapsidolera uncinata
Chinchilla	Protozoen	Giardien	G. duodenalis
		Eimerien	E. chinchillae
		Toxoplasmen	T. gondii
Degu	Protozoen	Toxoplasmen	T. gondii
Goldhamster	Protozoen	Giardien	Giardia sp.
		Trichomonaden	Trichomonas sp.
	Zestoden	Hymenolepis	H. fraternis, H. diminuta
	Nematoden	Oxyuren	Syphacia obvelata
Gerbil	Protozoen	Trichomonaden	Tritrichomonas caviae
		Amoeben	Entamoeba muris
	Zestoden	Hymenolepis	H. fraterna, H. diminuta
	Nematoden	Oxyuren	Dentostomella translucida, Syphacia obvelata
Maus, Ratte	Protozoen	Trichomonaden	Trichomonas muris
		Giardien	G. muris
		Hexamita	H. muris
	Zestoden	Hymenolepis	H. fraterna, diminuta
	Nematoden	Oxyuren	Syphacia obvelata, Aspiculuris tetraptera
Streifenhörnchen	Protozoen	Kokzidien	Eimeria sciurorum, E. confusa
		Toxoplasma	T. gondii
Frettchen	Protozoen	Kokzidien	Isospora vulpis, I. bigemina, Eimeria putorius, E. iaidlavi, E. iatidea, E furonis
		Toxoplasmen	T. gondii
	Zestoden	Taenia	T. tenuicollis, T. hydatigena, T. mustela
		Dipylidium	Dipylidium caninum
	Nematoden	Askariden	Uncinaria criniformis
			Toxascaris leonina
		Akanthocephala	Corynosoma semerme, C. strumosum
		Filarien	Dirofilaria immitis
		Trichinen	Trichinella spiralis

Tab. 46.10
Fortsetzung.

Igel	Protozoen	Kokzidien	Isospora sp.
	Trematoden	Brachylaemus	Brachylaemus erinacei
	Zestoden	Hymenolepis	Hymenolepis erinacei
	Nematoden	Crenosoma	Crenosoma striatum,
		Capillaria	Capillaria aerophila, Capillaria sp.
Schildkröten	Protozoen	Hexamita	H. parva
		Amoeben	Entamoeba invadens
		Balantidium	B. spp.
		Haemogregarinen	H. spp.
	Nematoden	Oxyuren	
		Ascaroides	
Echsen	Protozoen	Kokzidien	Eimeria spp., Isospora spp.
		Monocercomonas	M. spp.
		Amoeben	Entamoeba invadens
		Hepatozoon	H. spp.
		Cryptosporidien	C. spp.
	Nematoden	Oxyuren	
Schlangen	Protozoen	Kokzidien	Eimeria spp, Isospora spp., Coryospora spp, Tyzzeria spp.
		Monocercomonas	M. spp.
		Amoeben	Entamoeba invadens, Acanthamoeba sp.
		Cryptosporidien	Cr. serpentis
		Sarcosporidien	Sarcocystis serpentis, S. crotali
		Blastocystis	Bl. spp.
		Haemogregarinen	H. spp.
	Zestoden	Ophiotaenia	O. sp.
		Crepidobothrium	Cr. sp.
	Nematoden	Acanthocephaliden	Kalicephalus sp.
		Ascariden	Ascaroidea
		Oxyuren	
		Strongyliden	
		Trichostrongyliden	
		Rhabdia	Rhabdiasidea (Lungenwürmer)
		Pentastomiden	(Zungenwürmer: bei Schlangen Lungenparasit)

46.30.5 Parasitologische Untersuchung ▶

Besonders bei geschwächten *Igeln* ist eine parasitologische Kotuntersuchung auf Lungenwurm- und Nematodenbefall notwendig. Aber auch bei den anderen Tieren empfiehlt es sich, vor allem bei chronischen Durchfällen oder wechselnder Kotkonsistenz, eine parasitologische Untersuchung durchzuführen (Tab. 46.10).

46.31 Rektale Untersuchung

46.31.1 Methodik ▶

Infolge der geringen Körpergröße ist die rektale Untersuchung bei Heimtieren nicht möglich.

Beim *Frettchen* kann unter Umständen die Untersuchung mit dem kleinen Finger versucht werden.

Bei *Reptilien* läßt sich die Kloake mittels des kleinen Fingers abtasten.

Tab. 46.11 Einige Daten zur Reproduktionsbiologie von Heimtieren.

Tierart	**Geschlechtsreife** (Monate = Mt; Tage = Tg)	**Trächtigkeitsdauer** (Tage)	**Wurfgrösse/-gewicht**
Kaninchen	3–5 Mt	29–33	2–12
Meerschweinchen	28–35 Tg	59–72	2–5/50–100 g
Chinchilla	~ 6 Mt	110–114	1–4/30–50 g
Degu	~ 6 Mt	85–95	1–10/14–20 g
Maus	~ 45 Tg	18–24	4–8
Ratte	weibl.: 65–110 Tg m.: 55–100 Tg	21–23	4–14/5–6 g
Gerbil	63–84 Tg	24–26	1–12/2,5–3,5 g
Hamster	35–45 Tg	15–16	5–9/2 g (1g Zwerghamster)
Streifenhörnchen	10–11 Mt	32–35	3–7
Frettchen	9–12 Mt	42–46	2–10/5–15 g
Igel	8–10 Mt	~ 35	2–6

46.31.2 Physiologischer Befund

Bei gesunden *Frettchen* sind bei der digitalen Palpation der rektalen Wand keine Besonderheiten festzustellen.

Bei *Echsen* (Iguaniden) kann die Größe der Nieren, welche ganz im dorsalen Beckenbereich zu finden sind, mittels der digitalen Palpation der Kloake untersucht werden. Im Normalzustand können die Nieren von rektal her nicht erreicht werden.

46.31.3 Pathologische Befunde

Veränderte Anal- oder Stinkdrüsen (Tumore, Abszesse, Anschoppung) sowie Befunde in der Rektumswand (Tumore, chronische Entzündungen) können bei Frettchen bei der rektalen Untersuchung ausgemacht werden.

Sind die Nieren bei Leguanen infolge von Stoffwechselstörungen, Gicht pathologisch vergrößert, können sie rektal palpiert werden.

46.32 Geschlechtsorgane

Zur Geschlechtsbestimmung bei Heimtieren siehe Abschnitt 46.4. Für weitere biologische Daten siehe Tabellen 46.11 und 46.12.

46.32.1 Methodik

Bei *Kleinsäugern* werden die äußeren Geschlechtsorgane mittels Adspektion und Palpation untersucht.

Bei *Reptilien* ist dies nicht möglich, da neben Darm- und Harnausgang auch die Ausgänge des Reproduktionstraktes in der Kloake münden und die Hoden sich in der Körperhöhle befinden.

46.32.2 Physiologischer Befund

46.32.2.1 Männliche Geschlechtsorgane

Der Hodensack von *Meerschweinchen, Mäusen, Ratten, Gerbils* und *Hamstern* liegt weit kaudal und ist sehr gut sichtbar. Bei der Beurteilung der Größe und Gestalt von Hoden und Nebenhoden ist der relativ große Fettkörper, der diese im inguinalen Teil umgibt, in Betracht zu ziehen.

Bei *Kaninchen* liegt der Hodensack zwischen den Hinterbeinen im Inguinalbereich. Die Hodensackhaut ist nur sehr spärlich behaart und gut von der Umgebung zu unterscheiden.

Nagetiere und Kaninchen haben einen sehr weiten Inguinalkanal und sind daher in der Lage, die Hoden und Nebenhoden zumindest teilweise

Tab. 46.12
Reproduktionsdaten einiger häufiger gehaltenen Reptilienarten.

Spezies	Reproduktion	Gestations-/ Inkubationsperiode	Inkubation Temperatur (°C)	Inkubation Rel. Luftfeuchtigkeit (%)
Maurische Landschildkröte (Testudo graeca)	Ov	60	28–32	90–100
Rotwangenschmuckschildkröte (Trachemis scripta elegans)	Ov	59–93	25–30	80–100
Gruener Leguan (Iguana iguana)	Ov	73	30	75
Leopardgecko (Eublepharis macularius)	Ov	55–60	26–33	80–100
Dreihornchamäleon (Chameleo jacksoni)	V	90–180		
Wasseragame (Physignathus lesueri)	Ov	90		
Abgottschlange (Boa constrictor)	V	120–240		
Tigerpython (Python molurus)	Ov	56–65	30–32	80–100
Königspython (Python regius)	Ov	90	30–32	80–100
Strumpfbandnatter (Thamnophis sirtalis)	V	90–110		
Königsnatter (Lampropeltis getulus)	Ov	50 –60	25–30	80–100

Ov = ovipar; V = vivipar.

in die Bauchhöhle zu verlagern. Der physiologische, aber unvollständige Abstieg der Hoden in das Skrotum findet kurz vor der Geschlechtsreife statt.

Chinchillas haben keine eigentlichen Hodensäcke, und die Hoden liegen inguinal oder abdominal. Es sind zwei bewegliche sogenannte Postanalsäcke zu finden, in welchen der Nebenhodenschwanz hineingleiten und palpiert werden kann.

Bei *Streifenhörnchen* schwellen die Hoden an und sind in der Zeit zwischen Februar und September deutlich sichtbar.

Der Penisstrang ist bei Nagetieren und Kaninchen bis zum Analbereich tastbar. *Meerschweinchen*, *Chinchillas* und *Degus* haben einen Penisknochen.

Das Präputium der *Frettchen* liegt sehr weit vorne im Bauchnabelbereich. Auch Frettchen besitzen einen Penisknochen. Die Hoden sind außerhalb der Ranz relativ klein und schwellen während der Paarungszeit stark an und sind dann infolge ihrer Größe und Röte gut sichtbar.

Auch bei *Igeln* liegt das Präputium in der Nabelgegend. Die Hoden liegen intraabdominal und im Inguinalbereich. Die genauere Untersuchung der Geschlechtsorgane und –öffnungen läßt sich bei Igeln nur unter Sedation oder Narkose durchführen.

Bei *Schildkröten* ist der Penis im Ruhezustand in der vorderen unteren Kloakenwand eingelagert. Bei sexueller Aktivität wird der plattenförmige Schwellkörper mit Blut gefüllt und ausgestülpt. Dabei faltet sich der Peniskörper zu einem Schlauch. Der Penis der Schildkröten dient nur zur Fortpflanzung und nicht zum Harnabsatz. Er enthält daher keine Harnröhre.

Bei *Echsen* und *Schlangen* besteht das Fortpflanzungsorgan aus zwei Hemipenissen, die im Ruhezustand in taschenförmigen Gruben kaudal der Kloakenöffnung eingelagert sind. Bei sexueller Aktivität werden die Hemipenisse ausgestülpt und jeweils nur ein Hemipenis in die weibliche Kloake eingeführt.

Zur Untersuchung lassen sich die Hemipenisse manchmal vor allem bei Jungtieren durch Druck auf die Schwanzbasis ausstülpen.

◁ 46.32.2.2 Weibliche Geschlechtsorgane

Weibliche *Nagetiere* und *Kaninchen* haben eine eher diskrete Geschlechtsöffnung. Bei *Meerschweinchen* hat die Urogenitalöffnung eine Y-Form. Die Vagina ist außerhalb der Brunst durch eine dünne Membran verschlossen.

Meerschweinchen, Chinchillas und *Degus* haben einen separaten Harnröhrenausgang im Gegensatz zu den anderen Nagetieren.

Chinchillas können einen relativ großen Harnröhrenzapfen aufweisen. Die Hautwölbung zwischen Scheidenöffnung und Harnröhrenzapfen wird durch einen kleinen Knochen gestützt. Dadurch kann es zu Verwechslung mit einem männlichen Präputium kommen. Außerhalb der Brunst ist der Gebärmuttermund bei Chinchillas mittels eines Vaginalpfropfes verschlossen.

Die Scheidenöffnung der Degus liegt quer zwischen Anus und Harnröhrenzapfen.

Nagetiere sind meist polyöstrisch. Die Brunst ist in der Regel zu erkennen an Unruhe, Vulvaschwellung und Vaginalausfluß. Bei Meerschweinchen kommt es dann zum Einreißen der Vaginalmembran.

Bei *Hamstern* kann der Vaginalausfluß so dickflüssig und milchig sein, daß er leicht als eitriger Ausfluß angesehen werden kann.

Kaninchen haben keinen eigentlichen Zyklus. Die Ovulation wird durch den Deckakt induziert. Doch haben Häsinnen eine 7–10 Tage Periode, während der sie aufnahmefähig sind. Diese Phase wird gefolgt von kurzen inaktiven Phasen, in denen neue Follikel angebildet werden. Die aktive Phase wird erkennbar durch Unruhe, Rötung und Schwellung der Vulva, sowie schleimigem Ausfluß und häufigem Harnabsatz.

Auch *Degus* haben keinen regulären Zyklus. Die Tiere zeigen spontane Ovulation bei Streß, bei Kontakt mit Männchen und beim Deckakt.

Streifenhörnchen sind saisonal zyklisch und paaren sich vor allem im Februar und März.

Auch die *Frettchen* sind saisonal polyöstrisch zwischen März und August. Der Östrus ist abhängig von der Lichtintensität. Die Ovulation wird durch den Deckakt ausgelöst. Nach der Geburt tritt ein neuer Zyklus ein. Wird die Fähe jedoch nicht während der Brunst gedeckt, kann sich eine Dauerbrunst über mehrere Monate mit Folgen eines Hyperöstrogenismus entwickeln.

Igel sind ebenfalls saisonal polyöstrisch und pflanzen sich vor allem zwischen April und September fort.

Meerschweinchen, Chinchillas und Degus haben wie die Kaninchen einen Uterus duplex, wobei die Gebärmutter mittels eines Septums unterteilt ist.

Reptilien können eierlegend (ovipar) wie die Schildkröten, Pythons und Krokodile sein, oder lebendgebärend (vivipar) wie Boas und bestimmte Nattern.

Bei den Echsen gibt es ovipare wie vivipare Arten (siehe Tab. 46.12).

Die meisten *Amphibien* sind ovipar. Dadurch läßt sich eine Trächtigkeit ohne Befruchtungsmöglichkeit über längere Zeit erklären.

46.32.3 Besondere Untersuchungen ▶

Kaninchen können eine der menschlichen Syphilis ähnlichen Treponematose entwickeln (Kaninchensyphilis). Die Treponemen lassen sich an den Geschlechtsöffnungen gut mittels eines Abklatschpräparates der entzündeten Schleimhaut nachweisen. Auch Abstriche können zur Diagnostik durchgeführt werden.

46.32.4 Pathologische Befunde ▶

Bei *Nagetieren* und *Kaninchen* kann nach erfolglosem Deckakt oder wenn die Weibchen nicht aufgenommen haben, eine Scheinträchtigkeit auftreten, die in der Regel 1–2 Wochen dauert. Die Scheinträchtigkeit endet meist mit einem normalen Östrus.

Meerschweinchen mit abdominaler Umfangsvermehrung und symmetrischer Alopezie im Flankenbereich müssen auf Ovarialzysten untersucht werden. Diese sind meist abdominal palpierbar. Die Diagnose kann mittels Röntgenaufnahmen und Ultraschall unterstützt werden. Neben zystischen Veränderungen können auch Tumore im Bereich der Ovarien für solche Veränderungen verantwortlich sein.

Da Meerschweinchen voll entwickelte Junge gebären, haben sie sehr große Früchte im Vergleich zu einem kleinen Becken. Die Symphysenfuge bleibt bei Meerschweinchen geöffnet und weitet sich kurz vor der Geburt. Bei erstgebärenden, die älter als 7 oder 8 Monate sind, dehnt sich die Symphysenfuge nicht mehr so weit, es kann zu Geburtsschwierigkeiten kommen.

Bei Kaninchen kann erhöhter Geschlechtstrieb, zusammen mit vaginalem Ausfluß und verbunden mit verstärkter Aggressivität, Zeichen einer hormonellen Störung sein, die von den Ovarien oder aber meistens vom Uterus (Metropathien) ausgehen kann.

Auch Nagetiere können Endometritiden entwickeln, vor allem wenn sie nicht zur Zucht verwendet werden. Meistens handelt es sich um retrograde Infektionen von der Vulva her in Zusammenhang mit Hormonimbalanzen. Bei Chinchillas sind Metropathien vor allem im Anschluß an Geburten oder bei Aborten zu beobachten.

Krustenbildung und Entzündung der Geschlechtsöffnungen sowie um Nasenöffnungen und Lippen herum können Anzeichen der Kaninchensyphilis (Spirochätose, Treponematose) sein.

Nichtkastrierte *Frettchenfähen* können infolge ausbleibender Ovulation eine Dauerbrunst entwickeln, die sich in erster Linie durch eine stark geschwollene und gerötete Vulva bemerkbar macht. Daneben zeigen die betroffenen Tiere in fortgeschrittenem Stadium Alopezie, Schwäche und Anämie, infolge der durch den erhöhten Östrogenspiegel hervorgerufenen Knochenmarksdepression.

Die Vulvaschwellung bei kastrierten Frettchen kann ein Zeichen für hormonell aktive Überreste von Ovarialgewebe oder Nebennierenveränderungen sein.

Auch bei Frettchen können Endometritiden relativ häufig auftreten. Eine Pyometra kann vor allem infolge des Hyperöstrogenismus entstehen.

Reptilien zeigen Reproduktionsschwierigkeiten vor allem bei suboptimalen Haltungsbedingungen (sozialer Streß, ungenügende Umgebungstemperatur, Luftfeuchtigkeit, fehlende Nistgelegenheit).

Schildkröten und *Echsen* werden vielfach wegen Legenot vorgestellt. Ob es sich hierbei um eine echte Legenot oder um eine normale Gravidität handelt, kann teilweise durch Röntgenaufnahmen bestimmt werden. Bei normaler noch nicht vollendeter Gravidität weisen die Eier (tischtennisballförmig bei Schildkröten, länglich oval bei Echsen) eine sehr dünne, kaum sichtbare regelmäßige Schale im Prozeß der Kalzifizierung auf. Bei einer Legenot haben die Eier meist eine stark und unregelmäßig mineralisierte Schale und stauen sich vor dem Beckeneingang.

Bei männlichen Nagetieren können Phimosen, aber auch häufig Strikturen am Penis infolge von Umwicklungen von Haaren oder Einstreumaterial beobachtet werden.

Bei männlichen Schildkröten kann ein Penisprolaps meist in Zusammenhang mit Enteritiden, Parasitenbefall oder bei Traumatisierung der Kloakengegend auftreten.

46.33 Untersuchungen der Milchdrüsen

Nagetiere (Ratten, Mäuse und Hamster) haben enorm große Milchdrüsenleisten, die seitlich bis in die Schulterblattgegend reichen. Dies ist zu beachten bei subkutanen Veränderungen wie Tumoren, die mit Milchdrüsengewebe in Verbindung sein können. Ratten und Mäuse haben 5 Paar Gesäugekomplexe, 3 im thorakalen, 2 im inguinalen Bereich.

Meerschweinchen und Chinchilla weisen ein Zitzenpaar in der Leistengegend auf. Hamster und Gerbils haben 6–8 und Hörnchen 4 Gesäugepaare.

Infolge einer Entzündung und Infektion von Mikroläsionen, verursacht durch die Zähne der Jungtiere, kann es zu Mastitiden kommen. Die Tiere zeigen dann Rötung, schmerzhafte Schwellung und Verhärtung des Gesäuges.

Kaninchen haben 5–6 Paar Gesäugekomplexe. Die Zitzen werden deutlich größer bei fortgeschrittener Trächtigkeit und Laktation.

Frettchen haben 5 Zitzenpaare. Nach erfolglosem Deckakt machen Frettchenfähen häufig eine Scheinträchtigkeit mit Milchsekretion durch, die in der Regel über 40 Tage dauert.

Igel haben 5 Zitzenpaare. Die Gesäugeleiste kann bis in die Halsgegend reichen.

46.34 Harnapparat

46.34.1 Methodik ▶

Bei kleinen *Heimtieren* können Nieren und Harnblase abdominal palpiert werden.

Bei *Reptilien* sind die Nieren sehr weit kaudal und dorsal der Wirbelsäule angelagert, so daß sie mittels Palpation nicht auszumachen sind.

Somit sind häufig Röntgenaufnahmen (Kontrastmitteldarstellungen) zu erstellen.

46.34.1.1 Gewinnung von Spontanharn ▷

Bei *Chinchillas* ist eine Gewinnung des Spontanharns relativ gut möglich, da diese Tiere in der Regel ihren Harn immer an der gleichen Stelle absetzen. Bei kleineren Nagern genügt es oft, die Tiere auf eine kühle Unterlage oder kurz in einen gekühlten Plastiksack zu setzen, um spontanen Harnabsatz zu stimulieren.

Schildkröten setzen vielfach schon bei Manipulationen spontan Harn ab. Ansonsten läßt sich der Harnabsatz stimulieren, indem ein stumpfer Glasstab in die Kloake eingeführt wird.

Bei *Echsen* ist eine Gewinnung von Harn durch Reizung der Kloake ebenfalls möglich.

46.34.1.2 Katheterisierung ▷

Beim *Frettchen*-Rüden ist die Harnblasenkatheterisierung ähnlich wie beim Hund durchführbar. Infolge des sehr dünnen Harnröhrendurchmessers und des weit zur Penisspitze hin reichenden Penisknochens muß ein Plastikkatheter von sehr geringem Durchmesser gewählt werden. Von Vorteil werden Zentralvenenkatheter verwendet. Außerdem befindet sich die Harnröhrenöffnung nicht direkt an der Penisspitze, sondern einige Millimeter seitlich darunter.

Bei der Frettchenfähe ist das Vorgehen ähnlich wie bei der Katze.

Nagetiere und *Kaninchen:* Rammler haben einen vergleichbaren Harnröhrendurchmesser wie Kater und lassen sich mit sehr kleinen Plastikkathetern katheterisieren. Bei Häsinnen ist das Einführen eines Katheters schwieriger.

Bei größeren Nagetieren wie *Meerschweinchen* und *Chinchilla* ist eine Katheterisierung mit sehr kleinen Harn- oder Zentralvenenkathetern möglich. Beim weiblichen Meerschweinchen und Chinchilla ist dies relativ einfach durchzuführen, da die Harnröhre außerhalb des Vestibulums mündet.

Beim Meerschweinchenbock ist die Harnröhrenöffnung beim ausgeschachteten Penis ca. 2 mm unterhalb der Spitze zu finden. Bei der Einführung eines Katheters kann es vorkommen, daß der Katheter statt in die Blase in die sehr groß ausgebildeten Samenblasendrüsen gelangt.

Doch zur einfachen Harngewinnung sollte wegen der erhöhten Traumatisierungsgefahr darauf verzichtet werden.

Bei *Reptilien,* wie Schlangen, die keine Harnblase haben, ist es praktisch unmöglich, reinen Harn zu gewinnen, da der Urin in der Kloake mit Kot kontaminiert ist. Urinproben können unter Umständen genommen werden, indem die Ureteren katheterisiert werden. Die Papillen der Ureteren sind in der dorsalen Kloakenwand neben der Öffnung des Reproduktionstraktes zu finden. Dazu wird mit Vorteil ein Endoskop benutzt.

46.34.2 Physiologischer Befund

Harnmenge für	Kaninchen	20–350 ml/kg KM
	Meerschweinchen	15–20 ml/kg KM
	Chinchilla	15–20 ml/kg KM
	Ratten	3–4 ml/100g KM
	Mäuse, Gerbils	0,5–2,5 ml/100g KM
	Hamster	5–8 ml/100g KM
	Frettchen	10–140 ml/100g KM

46.35 Untersuchung des Harnes

46.35.1 Physiologischer Befund

Nagetiere und *Kaninchen* haben als Pflanzenfresser alkalischen und dickflüssigen Harn.

Frettchen haben als Fleischfresser einen sauren Harn.

Reptilien setzen infolge des hohen Uratkristallgehaltes dickflüssigen bis gallertigen Harn ab.

46.35.2 Physikalische Untersuchung

46.35.2.1 Farbe

Frettchen: strohgelb.

Nagetiere: hellgelb bis bernsteinfarben.

Kaninchen: gelb bis dunkelbraunrötlich.

Bei Nagetieren und Kaninchen ist die Farbe zum Teil abhängig von Futterfarbstoffen (Karotinoide). Der Harn dunkelt an der Luft stark nach.

Igel: hell- bis dunkelgelb.

Reptilien: klar bis weißlich infolge von Uratkristallen.

46.35.2.2 Durchsichtigkeit

Nagetiere: klar und durchsichtig, selten milchig-trüb.

Kaninchen: trüb infolge eines höheren Kristallgehaltes (Urin ist bei Kaninchen primäre Exkretionsroute für Kalzium, daher erhöhter Gehalt an Ca-Karbonaten).

Igel: klar, durchsichtig.

Reptilien: klar, durchsichtig mit weißlichen Flocken; zum Teil feste gelblich-weiße Phase infolge der Uratausscheidung.

46.35.2.3 Konsistenz

Nagetiere, Igel: dünnflüssig.

Kaninchen: zum Teil dickflüssig.

Reptilien: dickflüssig, gallertartig.

46.35.2.4 Geruch

Nagetiere, Kaninchen: arttypisch, bei Männchen etwas strenger.

Reptilien: arttypisch.

46.35.2.5 Spezifisches Gewicht

Nagetiere und Kaninchen sind zu einer stärkeren Harnkonzentrierung fähig als größere Tiere.

Kaninchen:	1003–1036
Ratten, Mäuse:	1020–1050
Hamster, Gerbils:	bis 1060

46.35.3 Chemische Untersuchung ▶

46.35.3.1 Reaktion des Harnes (pH-Wert) ▷

Kaninchen: alkalisch (pH ca. 8,2).
Nagetiere: in der Regel alkalisch (pH ca. 8; Hamster: 8,5); Ausnahme: Ratte als Allesfresser: neutral bis leicht sauer (pH 7–7,5).

46.35.3.2 Untersuchung auf Eiweiß ▷

Bei *Nagetieren* und *Kaninchen* sind normalerweise geringe Proteinmengen im Harn zu finden. Bei aus Wüsten- und Steppenregionen stammenden Tieren, wie Hamster und Gerbils, kann infolge der enormen Harnkonzentrationsfähigkeit der Proteingehalt relativ hoch sein. Bei männlichen Tieren ist der Proteingehalt höher als bei Weibchen.

46.35.3.3 Untersuchung auf Gallenfarbstoffe ▷

Bei *Nagetieren* und *Kaninchen* können normalerweise geringe Mengen an Bilirubin nachzuweisen sein.

46.35.3.4 Untersuchung auf Harnzucker ▷

Bei *Nagetieren* und *Kaninchen* finden sich normalerweise Spuren von Glukose im Harn.

46.35.3.5 Untersuchung auf Azeton ▷

Bei manchen *Nagetieren* wie Ratten, Mäusen, Gerbils und Hamstern können Spuren von Azeton normalerweise im Harn vorkommen.

46.35.3.6 Untersuchung auf Salze ▷

Kaninchen haben einen relativ hohen Gehalt an Ca-Karbonaten im alkalischen Harn. Auch Mg-Phosphate lassen sich in Abhängigkeit der Diät nachweisen.

Nagetiere können ebenfalls abhängig von der Fütterung vermehrt Ca-Karbonate und -Phosphate im Urin ausscheiden, was zur Trübung des Harnes beiträgt.

Bei *Reptilien* finden sich vermehrt Urate im Harn, da diese Tiere als Proteinabbaustoffe vor allem Harnsäure ausscheiden.

46.35.4 Mikroskopische Untersuchung des Harnsedimentes ▶

Das Harnsediment von *Nagetieren* und *Kaninchen* enthält keine oder nur vereinzelt Bakterien, Epithelzellen oder Leukozyten. Dagegen sind sehr häufig Kristalle zu finden (Ca-Karbonate, Tripelphosphate).

Bei Harnsteinbildung (Urolithiasis) lassen sich beim *Meerschweinchen* vor allem Struvitkristalle, aber auch Ca-Karbonat und Kalzit finden. Bei *Kaninchen* sind es vor allem Ca-Karbonatkristalle, bei Mäusen und Ratten Tripelphosphate. Bei *Frettchen* sind vermehrt Struvite für die Bildung von Harnsteinen verantwortlich.

Zylinder lassen sich im Zusammenhang mit einer Nierenentzündung finden.

46.36 Untersuchung des Blutes

46.36.1 Methodik der Blutentnahme

Die Blutentnahme ist beim *Kaninchen* aus der Ohrvene (Auszupfen der Haare und gutes Reiben mit einem Alkoholtupfer zur besseren Darstellung des Gefäßes), aus der V. jugularis (bei gestreckter Kopfhaltung), aus der V. saphena oder durch Klippen einer Krallenspitze möglich. Es sollte die Methode zuerst versucht werden, welche geringere Fixationsmaßnahmen erfordert. Ohrvene und V. saphena sind die einfachsten Zugänge. Dabei ist zu beachten, daß die sehr kleinen Gefäße rasch kollabieren. Das Blut darf also nicht zu schnell und mit zuviel Negativdruck abgesaugt werden. Ist bei kranken Tieren mit einem niedrigen Blutdruck und daher mit einer Blutgewinnung über längere Zeit zu rechnen, so empfiehlt es sich Nadel und Spritze mit Heparin zu benetzen, um eine vorzeitige Gerinnung des Blutes in der Spritze zu verhindern. Das bereits heparinisierte Blut sollte dann in ein neutrales Blutröhrchen verbracht und das Labor darüber in Kenntnis gesetzt werden. Auch ist mit einem geringgradigen Verdünnungsfaktor zu rechnen, wodurch etwas an Plasmamenge verloren geht.

Nagetiere: Bei Chinchillas ist die Blutentnahme aus der Ohrvene oder aus der medialen V. saphena möglich. Auch kann wie bei den Ratten die ventrale Schwanzarterie versucht werden. Ratten haben relativ gut sichtbare laterale Schwanzvenen, die jedoch sehr rasch kollabieren können. Zur Erhöhung der Schwanzdurchblutung und der Sichtbarkeit der Venen kann der Schwanz der Ratte für eine kurze Zeit in einen Behälter mit warmem Wasser gehalten werden.

Beim Meerschweinchen und kleinen Nagern wird die Blutentnahme nur in Ausnahmefällen durchgeführt. Kleine Blutmengen können aus der Ohrvene nach Alkoholabreibung und Anschneiden derselben gewonnen werden, größere Mengen durch Punktion des retrobulbären Plexus. Dies wird in Vollnarkose durchgeführt, um plötzliche Bewegungen zu vermeiden. Die Tiere werden vom Rücken her mit einer Hand umfaßt. Mit dem Daumen und Zeigefinger werden die Halsvenen gestaut. Eine heparinisierte Pipette bzw. Kapillare wird unter drehenden Bewegungen am inneren Augenwinkel parallel zum Orbitarand wenige Millimeter tief in Richtung Kehlkopf eingeführt, bis ein knirschendes-poppendes Geräusch allgemein das Durchstoßen des Bindehautsackes ankündigt.

Bei *Frettchen* gelten die gleichen Vorgehensweisen wie bei Katzen. Das Punktieren der Venen ist jedoch wegen der dickeren Haut der Frettchen etwas schwieriger. Die bevorzugte Stelle zur Blutentnahme ist die V. jugularis, obwohl ihr Zugang durch den Nackenfellgriff etwas erschwert sein kann. Dann ist eine Punktion der V. cava cranialis direkt vor dem Brusteingang möglich, indem die Nadel in die Drosselgrube in Richtung Herz eingeführt wird. Sehr lebhafte Frettchen müssen unter Umständen in Narkose gelegt werden.

Die Blutentnahme beim *Igel* erfolgt in Narkose aus der V. jugularis oder der Vena saphena.

Bei *Reptilien* ist das Blut vorsichtig zu behandeln, da es infolge der großen kernhaltigen Erythrozyten sehr leicht hämolysiert. In Verbindung mit Ca-EDTA kann häufig eine Hämolyse beobachtet werden. Daher sollte das Blut mit einer heparinisierten Nadel und Spritze gewonnen, in neutrale Röhrchen verbracht und möglichst rasch verarbeitet werden. Das Labor ist auf die Wahl der Gerinnungshemmung hinzuweisen.

Auch bei *Schildkröten* gibt es mehrere Zugänge zur Blutgewinnung. Bei Landschildkröten ist es relativ einfach, den Kopf zu fixieren und bei gestrecktem Hals direkt hinter dem sichtbaren Trommelfell auf Höhe des Ohres die V. jugularis zu punktieren. Bei manchen Tieren ist sie manchmal unter der Haut als Schwellung sichtbar. Wasserschildkröten sind für diese Methode etwas weniger geeignet, da sie eine weichere, glitschigere und faltenreichere Haut am Hals besitzen und sich somit schlechter fixieren lassen. Bei sehr kräftigen Tieren muß eine Sedation durchgeführt werden, um den Kopf vorlagern zu können. Die dorsale Schwanzvene ist eine weitere Möglichkeit, um bei der Schildkröte Blut zu gewinnen. Auch kann die Blutentnahme an der Armvene erfolgen. Dazu wird die Schildkröte in Rückenlage fixiert und die Nadel in die Armbeuge senkrecht und medial zur palpierbaren Sehne eingeführt. Die V. femoralis kann ebenfalls versucht werden. Der Nachteil der peripheren Gefäße ist, daß sie nicht durch die Haut sichtbar sind und daß der Blutfluß mittels Skelettmuskulatur reguliert werden kann, was die Blutentnahme erschwert. Vereinzelt kann auch eine Herzpunktion erfolgen, doch infolge des invasiven Eingriffs, sowie der Kontaminations- und Infektionsgefahr sollte darauf verzichtet werden. Bei jungen Schildkröten kann dazu der Bauchpanzer (Plastron) in der Mittellinie durchstochen werden. Bei älteren Tieren, bei denen der Panzer bereits kalzifiziert ist, muß mit einem sterilen Bohrer ein Loch gebohrt werden.

Bei *Echsen* erfolgt die Blutentnahme aus der ventralen Schwanzvene (V. coccygea), die direkt an der unteren Seite der Schwanzwirbelkörper verläuft. Es sind zwei Zugänge möglich. Das Tier wird in Rückenlage gebracht, der Schwanz mit einer Hand gut gestreckt und fixiert. Die Nadel wird genau in der medianen Linie eingeführt und vorgeschoben, bis sie auf Knochen stößt. Dann wird ein geringes Vakuum mit dem Spritzenstempel erzeugt und die Nadel unter Beibehaltung des Vakuums ganz langsam und nur geringgradig zurückgezogen, bis Blut angesaugt wird. Um den Streß für die Echse etwas zu reduzieren, kann die Schwanzvene auch von der Seite her punktiert werden. Somit kann das Tier in der sternalen Position verbleiben. Für den seitlichen Zugang fixiert man den Schwanz wiederum mit einer Hand und ertastet die lateralen Wirbelfortsätze. Dann wird die Nadel ca. 0,5–1 cm (je nach Größe der Echse) unterhalb der Wirbelfortsätze in Richtung Wirbelsäule eingeführt, ebenfalls bis sie auf Knochen stößt. Dann wird wiederum ein geringes Vakuum erzeugt und unter Beibehaltung des Vakuums die Nadel ganz wenig zurückgezogen und mehr auf die mediane Linie gerichtet wieder vorgeschoben bis auf den Knochen. Dieser Vorgang wird wiederholt bis Blut in die Spritze eintritt. Da es sich um ein verhältnismäßig kleines Gefäß handelt, sollten zu starke Bewegungen mit der Nadel vermieden werden, da das Gefäß sonst wieder verloren werden kann. Unter Umständen kann auch Blut aus der unter der Haut verlaufenden medianen Bauchvene oder mittels Punktion des Herzens oder für kleinere Mengen aus dem Orbitalsinus gewonnen werden.

Bei mittleren und größeren *Schlangen* ist die Blutentnahme ebenfalls aus der ventralen Schwanzvene möglich. Ansonsten läßt sich relativ einfach eine Herzpunktion durchführen. Dazu sucht man den Übergang vom ersten zum zweiten Körperdrittel auf und beobachtet die Bewegung der Bauchschuppen, bis man den Herzstoß ausmachen kann. Dann wird mit einem Stift die Ausdehnung des Herzstoßes markiert. In dieser Markierung wird nun mit einer Hand das Herz so gut wie möglich zwischen Daumen und Zeigefinger fixiert. Die Nadel wird in der Medianen von ventrokaudal her nach kraniodorsal etwa in einem Winkel von 45 Grad eingeführt, bis Blut in Pulswellen in die Spritze eintritt. Daneben läßt sich das Blut auch aus den Gaumenvenen der Schlangen gewinnen.

Bei *Amphibien* wird die Blutentnahme nur in Ausnahmefällen durchgeführt. Dazu können größere Venen, die an der Bauchunterseite verlaufen oder die Zungenvene aufgesucht werden. Doch meist kommt es zu einer Durchmischung des Blutes mit Lymphflüssigkeit, was die Beurteilung der Blutparameter erschwert. Außerdem fehlen geeignete Kontrollwerte zur Analyse der Blutwerte. In Abhängigkeit von Umwelteinflüssen wie Temperatur, Jahreszeit, Geschlecht und speziesspezifischen Einflüssen zeigen die Normalwerte erhebliche Schwankungen.

Die Richtwerte sind den Tabellen 46.13 und 46.14 zu entnehmen.

46.36.2 Morphologische Blutuntersuchung (Blutstatus, Blutbild)

Zählung der weißen Blutkörperchen

Auswertung

Vermehrung der Leukozyten (Leukozytose): physiologisch als Verdauungsleukozytose, bei Muskelarbeit, Wärmeeinwirkung, Gravidität und Streßeinwirkungen.

Verminderung der Leukozyten (Leukopenie): Infektionskrankheiten (Viren), toxische Einwirkung (Endotoxine), Röntgen- und Radiumstrahlen, Knochenmarkstumoren, Medikamente (Chloramphenicol, Kortikosteroide, Chemotherapeutika).

Bei Reptilien werden die Granulozyten in heterophile, eosinophile und basophile Granulozyten eingeteilt.

Heterophile Granulozyten sind groß und weisen einen rundlichen bis ovalen Kern auf. Manche Echsen haben einen gelappten Kern. Eine Erhöhung der Anzahl an heterophilen Zellen tritt vor allem bei Entzündungsreaktionen in Zusammenhang mit mikrobiellen Infektionen, Parasitenbefall, nicht-spezifischen Entzündungsreaktionen, aber auch bei Streßeinwirkung und bei Neoplasien auf.

Eosinophile Granulozyten sind bei Echsen normalerweise nur in sehr geringer Zahl zu finden, während bei Schildkröten eine Anzahl bis zu 20 % der weißen Blutkörperchen als normal zu bezeichnen ist. Eine Erhöhung der Anzahl ist bei Parasitenbefall und bei Immunaktivität zu beobachten.

Basophile Granulozyten, eher kleine Zellen mit basophilen Granula, sind vor allem vermehrt bei Anwesenheit von Blutparasiten und bei Immunaktivität zu finden.

Ein Anteil von bis > 80 % Lymphozyten an der Gesamtzahl weißer Blutzellen kann bei Reptilien normal sein. Eine hohe Anzahl an Lymphozyten tritt meist bei Entzündungs- und Wundheilungsreaktionen, bei Parasitenbefall, aber auch bei Virusinfektionen auf.

Plasmazellen hingegen sind eher selten im peripheren Blut von Reptilien zu finden.

Tab. 46.13
Hämatologische Arbeitswerte bei Heimtieren.

Tierart	**Kaninchen**	**Meerschweinchen**	**Chinchilla**	**Degu**	**Hamster**	**Gerbil**	**Maus**	**Ratte**	**Hörnchen**	**Frettchen**	**Igel**
Ery (10^{12}/l)	4–8	4–7	5,6–8,4	4,2–13,8	7–8	7–8	7–11	7–10	7–10	M:7,3–12,2 W: 6,8–9,8	6,8 12,1
Hb (g/l)	80–175	110–150	118–146	72–150	166–186	140–160	100–200	120–180	170	150–180	90
Ht (%)	30–50	35–45	27–54	29–54	45–50	35–45	35–40	35–45	31–56	44–61	29
MCV (µm^3)	58–66,5	–	–	–	–	–	–	–	–	54–61	–
MCH (pg)	17,5–23,5	–	–	–	–	–	–	–	–	17,6–19,9	–
MCHC (%)	29–37	–	–	–	–	–	–	–	–	32,2–32,8	–
Thromboz. (10^9/l)	290–650	–	–	–	–	–	–	–	–	297–910	–
Leukozyten (10^9/l)	9–11	7–14	5,4–15,6	3,2–19,9	7–10	7,5–10,9	5–40	5–23	1,5–6,7	4,0–19,1	8,5
Lymphoz. (%)	25–50	30–80	45–60	9–86	56–80	75	30–90	50–70	–	12–54	–
Neutr. Granuloz. (%)	35–55	20–69	39–54	11–91	18–40	22	5–40	10–50	–	11–82	–
Eosinoph. (%)	0–5	0–5	0–5	0–18	0–1	0–3	0–5	0–5	–	0–7	–
Basoph. (%)	2–7	0–1	0–10	0–1	0–1	0–1	0–1	0–1	–	0–2	–
Monoz. (%)	2–10	2–20	0–5	0–8	2–4	0–4	0–10	0–10	–	0–9	–

Tab. 46.14
Hämatologische Arbeitswerte bei Reptilien.

Tierart	**Griech. Landschildkröte**	**Rotwangen-Schmuckschildkröte**	**Carolina-Dosenschildkröte**	**Boa constrictor**	**Pythons**	**Grüner Leguan**	**Wickelschwanzskink**
Ery (10^{12}/l)	0,7–1,0	0,3–0,8	0,3–0,8	1,0–2,5	1,0–2,5	3,5–5,8	0,8–1,4
Hb (g/l)	91–113	60–100	50–85	60–120	60–120	71	74–116
Ht (%)	28–34	26–30	20–38	24–40	25–40	45–52	24–60
MCV (µm^3)	384–944	310–1000	309–587	–	–	78–149	152–600
MCH (pg)	125–314	95–308	79–131	–	–	12–40	42–111
MCHC (%)	27–40	31	25–32	–	–	14–16	17–56
Leukozyten (10^9/l)	2,5–10	2,5–10	2,5–10	4–10	6–12	4,3–15,0	3,9–22,4
Lymphoz. (%)	25–50	25–50	20–56	10–60	10–60	35–55	2–40
Neutr. Granuloz. (%)	20–40	20–40	2–21	20–65	20–80	5–55	16–58
Eosinoph. (%)	0–10	0–20	0–2	0–3	0–3	0–2	0–18
Basoph. (%)	0–20	0–20	0–8	0–20	0–10	0–10	4–26
Monoz. (%)	0–10	0–10	0–10	0–3	0–3	0–4	0–6

Tab. 46.15
Arbeitswerte von klinisch-chemischen Blutparametern bei Heimtieren.

Parameter	Frettchen	Kaninchen	Meerschweinchen	Chinchilla	Degu	Hamster	Gerbil	Maus	Ratte
TP (g/l)	51–74	54–75	46–62	38–56	32–77	52–70	43–125	35–72	56–76
Albumin (%)	23–38	25–45	21–39	23–41	32–60	35–49	18–55	25–48	38–48
Globulin (%)	20–29	19–35	17–26	9–22	–	27–42	12–60	6	18–30
UREA (mmol/l)	1,7–7,5	2,8–3,9	1,5–5,2	–	4,4–8,4	–	–	–	–
CREA (µmol/l)	35,5–79,5	70,7–159	53–194,5	40–130	–	40–100	60–140	30–100	20–80
GLU (mmol/l)	4,9–11,5	4,1–8,7	3,3–6,9	6,1–10,7	6,2–9,8	2,1–10,9	2,7–7,5	3,4–9,7	2,1–10,9
ALT (U/l)	78–289	14–80	10–25	10–35	–	22–128	–	26–77	20–92
AST (U/l)	28–120	14–113	–	96	–	28–122	–	54–269	–
AP (U/l)	9–120	4–16	–	6–72	–	99–186	–	45–222	16–96
Lipase (U/l)	0 –2000	–	–	–	–	–	–	–	–
TBIL (µmol/l)	< 17,1	4,3–12,6	5,1–15,4	–	–	–	–	–	–
Natrium (mmol/l)	137–162	138–155	146–152	142–166	–	128–144	141–172	112–193	135–155
Kalium (mmol/l)	4,3–7,7	3,7–6,8	6,8–8,9	3,3–5,7	3,9–9,0	–	3,3–6,3	5,1–10,4	5,9
Chlorid (mmol/l)	102–125	92–112	98–115	108–129	–	–	–	82–114	–
Kalzium (mmol/l)	2–3	8–14	7,8–10,5	5,6–12,1	–	5,3–12	3,7–6,2	3,2–8,0	5,3–13,0
Phosphor (mmol/l)	1,3–3,0	2,3–6,9	5,4	4–8	–	3,0–9,9	3,7–7,0	6,0–10,4	5,8–8,2

Tab. 46.16
Arbeitswerte von klinisch-chemischen Blutparametern bei Reptilienarten.

Tierart	Griech. Landschildkröte	Rotwangen-Schmuckschildkröte	Carolina-Dosenschildkröte	Boa constrictor	Python	Grüner Leguan	Wickelschwanzskink
TP (g/l)	66	36	45	46–80	50–80	28–50	50–80
Harnsäure (mmol/l)	88–707	88–707	88–707	60–600	60–600	160–475	160–475
GLU (mmol/l)	4,3	3,88	1,99	0,5–3,3	0,5–3,3	10,9–15,5	3,88–6,77
ALT (U/l)	–	–	–	5–35	–	35–90	–
AST (U/l)	–	–	–	5–30	5–30	20–65	4–76
AP (U/l)	–	–	–	242–652	–	30–95	–
TBIL (mol/l)	–	–	–	3,4–6,8	–	6,8	–
Natrium (mmol/l)	127	121	130	130–152	130–152	140–158	145–167
Kalium (mmol/l)	4,4–7,8	4,1	4,7	3,0–5,7	3,0–5,7	3,6–5,2	–
Chlorid (mmol/l)	95–100	81	108	–	–	102–125	123–129
Kalzium (mmol/l)	0,6–17	0,6–17	0,3–10	2,5–5,5	2,5–5,5	2,2–3,2	2,7–5,2
Phosphor (mmol/l)	0,8–3,5	0,3–3,0	0,8–3,5	0,8–1,6	0,9–1,8	0,6–1,9	0,9–2,2
Magnesium (mmol/l)	–	2,2	3,5	–	–	0,9	–

Die Monozyten sind die größten Leukozyten im Reptilienblut. Wegen ihres bläulichen Zytoplasmas werden sie häufig auch als azurophile Zellen angesehen. Sie treten vermehrt bei chronischen Entzündungsreaktionen, bei granulomatösen Reaktionen von bakteriellen Infektionen, bei Trematodenbefall und nach Antigenstimulation auf.

Thrombozyten sind auch bei Reptilien in Zusammenhang mit starken Entzündungsreaktionen und bei Wundheilung in erhöhter Anzahl zu finden.

Bei der hämatologischen Untersuchung von Reptilien ist in Betracht zu ziehen, daß die weißen Blutzellen saisonalen Schwankungen unterliegen. Heterophile Granulozyten und Lymphozyten sind während des Sommers in höherer Anzahl zu finden, und die Zahl der eosinophilen Granulozyten ist vor allem im Winter erhöht. Aber es sind auch andere Umweltfaktoren mit in Betracht zu ziehen, die einen Einfluß auf die Anzahl der weißen Blutkörperchen im peripheren Blut haben. Als solche Faktoren sind die Umgebungstemperatur, aber auch das Geschlecht und der Ernährungszustand zu beachten.

Die Blutwerte müssen bei Reptilien um einiges höher als übliche Arbeitswerte sein, um als signifikant verändert angesehen zu werden.

46.36.3 Klinisch-chemische Blutuntersuchung

Bei *Kleinsäugern* gelten die gleichen Beurteilungskriterien für die klinisch-chemischen Blutwerte wie bei anderen Säugetieren. Einige Arbeitswerte sind in den Tabellen 46.15 und 46.16 zusammengestellt.

Für Reptilien gilt wie bei der hämatologischen Auswertung zu beachten, daß die klinisch-chemischen Blutwerte einigen Einflußfaktoren wie Haltungsbedingungen, Ernährung, Alter und Geschlecht unterliegen.

a) **Gesamteiweiß (TP)**
Herabgesetzte Werte sind zu finden bei Mangelernährung, Malabsorption, Maldigestion, welche meist in Zusammenhang mit Parasitenbefall auftreten. Ein Verlust an Proteinen kann bei Enteropathien, Blutverlust sowie chronischen Leber- und Nierenerkrankungen beobachtet werden.

Eine Erhöhung des Proteinwertes weist auf eine Hämokonzentration infolge von Dehydration hin oder wird durch vermehrte Globulinbildung bei chronischen Entzündungen verursacht.

b) **Glukose (GLU)**
Niedrige Glukosewerte treten bei Hungerzustand, Mangelernährung, Futter mit hohem Proteinanteil, schweren Lebererkrankungen, Septikämien und endokrinen Störungen auf.

Sehr selten ist ein Diabetes mellitus mit einhergehender Hyperglykämie bei *Reptilien* zu beobachten.

c) **Harnsäure**
Die Harnsäure ist das primäre Abbauprodukt des Proteinstoffwechsels bei *Reptilien.*

Eine Erhöhung der Harnsäure im peripheren Blut deutet auf eine schwere Nierenerkrankung oder Gicht hin, ist aber auch zu beobachten bei Nephrokalzinose durch überhöhte Kalzium- oder Vitamin D-Zufuhr. Alle Erkrankungen wie schwere bakterielle Infektionen, Septikämien, sowie Verabreichung von nephrotoxischen Substanzen (Aminoglykoside, Sulfonamide), die zu Nierenschädigung führen, haben einen Anstieg der Harnsäure im Blut zur Folge. Ein hoher Harnsäurespiegel kann aber auch die Folge einer sehr proteinreichen Diät (bei fleischfressenden Reptilien) sein.

d) **Harnstoff (UREA)**
Bei aus Wüstengegenden stammenden Arten ist ein erhöhter Harnstoffanteil im Blut normalerweise vorhanden, um mittels einer Erhöhung der Blutosmolalität den Wasserverlust zu verringern. Ansonsten ist ein Harnstoffanstieg meist zu beobachten bei starken Nierenerkrankungen, prärenaler Azotämie und Diät mit hohem Harnstoffanteil.

Zur Bestimmung der Nierenschädigung ist dieser Wert bei *Reptilien* kaum geeignet.

e) **Kreatinin (CREA)**
Ähnlich wie der Bluthamstoff ist der Kreatininwert zur Erfassung von Nierenerkrankungen bei *Reptilien* von geringem Wert.

f) **Leberenzyme, CK, AP, Gallensäuren**
Bei hohen CK-Aktivitäten in Zusammenhang mit erhöhten AST- und LDH-Aktivitäten kann eine Muskelschädigung in Betracht gezogen werden.

Sind jedoch nur AST und LDH erhöht und CK im Normalbereich, so ist eine hepatobiliäre Erkrankung zu vermuten.

Bei *Reptilien* besitzt die Bestimmung der Enzymaktivitäten im Blut infolge der geringen Organspezifität nur einen sehr geringen Wert zur Beurteilung von Leber- oder Muskelschädigungen. Dasselbe gilt auch für die Beurteilung von Gallensäurenwerten.

g) **Elektrolyte**
Erhöhte **Kalzium (Ca)**-Werte sind bei weiblichen Tieren (Reptilien) kurz vor und während der Eiproduktion zu finden. Ansonsten deuten sie auf exzessive Zufuhr von Kalzium und Vitamin D über das Futter hin. Weniger häufig tritt ein erhöhter Kalziumspiegel infolge eines Hyperparathyreoidismus, Pseudohyperparathyreoidismus oder von osteolytischen Knochenerkrankungen auf.

Der Kalziumwert kann durch mangelnde Zufuhr, vor allem bei einer Imbalanz von Kalzium, Phosphor und Vitamin D, vermindert sein.

Phosphor (P) kann erhöhte Werte bei Nierenerkrankungen oder bei zu hoher Zufuhr über das Futter und bei Hypervitaminose-D zeigen. Bei

Jungtieren sind physiologischerweise höhere Werte zu erwarten. Ein niedriger Phosphorwert tritt bei Mangelernährung auf.

Natrium (Na) kann infolge von Dehydration durch verminderte Flüssigkeitsaufnahme oder Flüssigkeitsverlust (Diarrhoe, Niereninsuffizienz, erhöhter Umgebungstemperatur) erhöht sein. Erniedrigte Werte entstehen durch Verlust über den Verdauungstrakt (Diarrhoe). Bei *Reptilien* mit Salzdrüsen, die zur Regulation von Natrium, Kalium und Chlorid dienen, kann eine Störung im Bereich der Salzdrüsen zu einer Senkung des Natriumspiegels führen.

Der **Kalium (K)**-Spiegel kann erhöht sein bei vermehrter Aufnahme über das Futter, bei vermehrter Sekretion infolge von Nierenerkrankungen und bei hgr. Azidose. Ein niedriger Kaliumwert ist ein Zeichen für reduzierte Aufnahme oder Verlust über den Verdauungstrakt infolge von Diarrhoe.

Zusammen mit einem erhöhten Natriumwert kann **Chlorid (Cl)** infolge von Dehydration, eventuell auch bei Nierenerkrankungen, erhöht sein.

46.37 Neurologische Untersuchung

Im allgemeinen lassen sich Untersuchungsmethoden zur Beurteilung des neurologischen Status von Haustieren auch bei Heimtieren anwenden.

Beschränkungen ergeben sich in der Regel aus der geringeren Körpergröße oder dem unterschiedlichen Verhalten von Beutetieren auf Umweltreize.

Bei Reptilien trägt die unterschiedliche Anatomie des Nervensystems dazu bei, daß sich manche Untersuchungsvorgänge nur schwer auf diese Tiere übertragen lassen. Wichtig ist auch, daß bei Reptilien die neurologische Untersuchung unter für die Tiere optimalen Umgebungstemperaturen durchgeführt werden. Das Verhalten und die Reflexstimulation werden bei diesen Tieren besonders von der Umgebungstemperatur beeinflußt.

46.37.1 Allgemeinverhalten und Bewußtsein ▶

Bei der Beurteilung der Befunde ist zu berücksichtigen, daß wir es mit potentiellen Beutetieren in ungewohnter Umgebung zu tun haben. Die Verhaltensweisen und die Reaktion auf bestimmte Reflexprüfungen können daher bereits ohne neurologische Störungen von der Norm abweichen oder gar nicht zur Befunderhebung verwendet werden.

Nagetiere und Kaninchen können in einer fremden Umgebung so verängstigt sein, daß sie in eine Schreckstarre verfallen, was als Lethargie oder Bewußtseinsstörung mißinterpretiert werden kann. Andererseits können sie auf Berührungen mit heftigen Fluchtbewegungen reagieren, was nicht als Überreaktion beurteilt werden darf.

46.37.2 Allgemeiner Untersuchungsgang ▶

Während einer neurologischen Untersuchung der Tiere ist es wichtig, zuerst einen allgemeinen Untersuchungsgang durchzuführen, da viele Krankheiten, die mit neurologischen Symptomen einhergehen, durch metabolische Störungen oder Infektionskrankheiten verursacht werden. Auch sollte eine orthopädische Untersuchung vorgenommen werden, um Skelett- und Muskelerkrankungen auf ihren Ursprung hin beurteilen zu können.

Vor jeglicher Manipulation sollten zuerst Fortbewegung, Körperhaltung, Futter- und Wasseraufnahme, Harn- und Kotabsatz, Bewußtseinsstatus und Verhalten der Tiere beurteilt werden. Dies gilt noch mehr im Umgang mit Heimtieren, da diese unter Zwangsmaßnahmen ein anderes Verhalten zeigen und ihre Reaktionen auf Stimulation von Reflexen durch Schreckstarre oder Fluchtbereitschaft beeinflußt werden können.

◀ 46.37.3 Durchführung der neurologischen Untersuchung

◁ 46.37.3.1 Bewegung, Verhalten

Die morphologische Untersuchung mittels Adspektion und Palpation von Schädel und Wirbelsäulenbereich wird bei Heimtieren ähnlich durchgeführt wie bei anderen Tieren. Durch Abtasten oder Stimulation läßt sich auch der Muskeltonus beurteilen.

◁ 46.37.3.2. Morphologische Untersuchung

Auch bei Heimtieren lassen sich ein veränderter Muskeltonus, Bewegungsstörungen, Spasmen, Paresen und Paralysen gut diagnostizieren. Doch hinsichtlich einer Lokalisation der Störung ist die Befundbeurteilung bei Heimtieren schwieriger.

Einerseits stellt die geringe Körpergröße einiger Nagetiere ein Problem bezüglich der korrekten Reflexprüfung dar. Andererseits können die Reflexaktivität sowie Bewegungsabläufe zum Zeitpunkt der Untersuchung infolge der erhöhten Streßeinwirkung (fremde Umgebung, Zwangsmaßnahmen) verändert sein.

Somit ist es wichtig, bei zweifelhaften Befunden die Untersuchung zu einem späteren Zeitpunkt zu wiederholen, wenn die Tiere sich etwas an die neue Umgebung gewöhnt haben.

◁ 46.37.3.3 Untersuchung des motorischen Nervensystems (Oberes und Unteres motorisches Neuronsystem)

Die Prüfung der Gehirnnerven bzw. die Beurteilung der Befunde ist bei *Kaninchen, Nagetieren* sowie bei *Reptilien* erschwert. Wenn infolge äußerer Reize die Tiere in eine Bewegungsstarre verfallen, reagieren sie nicht mehr mit normaler Reaktion auf Reflexstimulierung (keine Stimulation möglich oder Überreaktion auf rasche Bewegungen).

Reptilien sind phylogenetisch gesehen die ersten Tiere, bei denen 12 Gehirnnerven ausgebildet sind. Somit ist eine Untersuchung der höheren Sinne möglich, doch die Beurteilung ist unter Berücksichtigung der unterschiedlichen Anatomie vorzunehmen.

◁ 46.37.3.4 Prüfung der höheren Sinne

I. Nervus olfactorius

Der Geruchssinn ist bei Kleinsäugern relativ gut ausgebildet. Die Beurteilung ist vergleichbar mit derjenigen von Haustieren.

Schlangen und viele *Echsen* nehmen Geruchsstoffe über die Zunge (Züngeln) auf. Die Zunge führt diese zum sogenannten Jacobsonschen Organ im Dach der Maulhöhle, wo dann der olfaktorische Nerv stimuliert und die Information zum Gehirn geleitet wird. Bei *Krokodilen* fehlt dieses Jacobsonsche Organ, bei *Schildkröten* ist es etwas modifiziert ausgebildet.

Der Geruchssinn kann am besten geprüft werden mittels Substanzen von unangenehmem Geruch, z. B. Alkohol. Hierzu wird ein Tupfer mit etwas Alkohol getränkt und den Tieren vorgehalten. Gesunde Tiere weichen dem starken Geruch aus. Auch ist zur Beurteilung des Olfactorius hilfreich, wenn in der Anamnese erwähnt wurde, ob die Tiere Schwierigkeiten in der Lokalisation ihres Futters bei gutem Sehvermögen zeigen.

II. Nervus opticus

Die Untersuchung des optischen Nerves wird in der Regel mit visuellen Reizen oder mittels des sogenannten Drohreflexes ausgeführt.

Bei kleinen *Heimtieren* ist die Beurteilung des Drohreflexes wegen der Schreckstarre und Fluchtbereitschaft sehr schwierig oder gar unmöglich. Die Prüfung des Sehvermögens kann unter Umständen weiter untersucht werden, indem neue Hindernisse, sowie eine Unterschlupfmöglichkeit in der fremden Umgebung aufgestellt werden und die Tiere in ihrer Flucht beobachtet werden. Gesunde Tiere weichen den Gegenständen gezielt und ohne Zögern aus und suchen den Unterschlupf auf.

Viele *Reptilien* haben Augenlider und eine Nickhaut, mit Ausnahme von Schlangen und einigen Echsenarten (Geckoarten, Skinke). Das Auge wird mittels Bewegung des unteren Augenlides geschlossen (bei Krokodilen wird das obere Augenlid bewegt). Bei Reptilien mit Augenlidern ist ein Drohreflex anwendbar. Bei Schlangen ist die Beurteilung des optischen Nerves sehr schwierig. Denn Bewegungen in ihrer Umgebung werden von Schlangen nicht nur visuell, sondern eher über Vibration und Thermosensorik wahrgenommen.

III. Nervus oculomotorius

Bei Säugetieren wird der Pupillarreflex zur Beurteilung der Funktion des N. opticus und des N. oculomotorius verwendet.

Bei Reptilien ist dies nicht möglich, da die Iris aus Skelettmuskelfasern besteht, wodurch eine willkürliche Kontrolle der Pupillenbewegung besteht.

III. N. oculomotorius, IV. N. trochlearis, VI. N. abducens

Diese 3 Nerven sind an der Koordination der Augenbewegungen beteiligt. Koordinierte synchrone Bewegungen deuten auf eine normale Funktion dieser Nerven hin. Strabismus (Schielen) ist ein Anzeichen für eine Läsion in diesem Bereich.

Bei Chamäleons, die normalerweise ihre Augen unabhängig voneinander bewegen können, ist die Beurteilung dieser Funktion nicht möglich.

V. N. trigeminus

Eine normale Kieferfunktion (Schluß, Kaubewegung) ist Zeichen einer normalen Funtion dieses Nervs. Zusätzlich kann der sensible Anteil durch Berührung der Haut im Gesichtsbereich und um die Augen getestet werden.

Bei *Schlangen* werden die Gruben, die zur Wahrnehmung von Wärmestrahlung dienen, ebenfalls durch den Trigeminus versorgt. Bei Schwierigkeiten, die Beute zu lokalisieren, kann bei Schlangen eine Läsion des Trigeminus vorliegen.

VII. N. facialis

Dieser wird unter anderem mittels des Drohreflexes beurteilt. Sind die Tiere in der Lage mit den Augenlidern zu zwinkern, ist die Nervenfunktion normal. Da bei Heimtieren die Anwendung des Drohreflexes schwieriger ist, muß die Haut um die Augen und im Lippenbereich berührt werden, um einen Nervenreiz auszulösen. Dadurch können der Fazialis wie auch der Trigeminus (sensible Innervation der Gesichtshaut) in ihrer Funktion beurteilt werden.

Bei *Reptilien* ist der N. facialis nur im Bereich der Augen beurteilbar. Der Rest des Gesichts ist unbeweglich. Somit kann diese Nervenfunktionsprüfung nicht bei Schlangen oder Echsen (ohne Augenlider) angewendet werden.

VIII. N. vestibulocochlearis

Das Gehör ist bei Kleinsäugern sehr gut ausgebildet und läßt sich gleich wie bei anderen Tieren durch Geräuschreize beurteilen. Bei Beutetieren kann als Reaktion auf fremde Geräusche eine Bewegungsstarre oder Flucht ausgelöst werden. Bei Tieren in Bewegungsstarre ist häufig ein Zucken mit den Ohren feststellbar. Es sollte versucht werden, den Gehörsinn dieser Tiere mit eher vertrauten Geräuschen, wie Rascheln mit Futtersäcken oder mit der Einstreu zu stimulieren.

Das Gehör ist besonders bei *Reptilien* mit sichtbarem Trommelfell (Schildkröten, Echsen) gut ausgebildet und kann dementsprechend wie bei Säugetieren untersucht werden.

Bei Schlangen wird angenommen, daß sie taub sind. Sie scheinen zwar sehr tieffrequente Töne wahrzunehmen, doch ist es schwierig zu bestimmen, ob dies nicht infolge der Vibration der Töne erfolgt.

IX. N. glossopharyngeus, XII. N. hypoglossus

Diese Gehirnnerven sind zuständig für eine normale Zungenfunktion und zum Teil für den Schluckreflex. Läsionen im Bereich dieser Nerven führen zu Unvermögen der Nahrungsaufnahme, Zungenfehlstellung und Schluckstörungen.

Die Beurteilung ihrer Funktion ist für alle Heimtiere gleich wie für die Haustiere.

X. N. vagus

Dieser Gehirnnerv ist zusammen mit dem N. glossopharyngeus für die motorische Versorgung von Pharynx und Larynx und somit für den Schluckreflex zuständig.

Zur Beurteilung des Schluckreflexes kann den Tieren Flüssigkeit eingeflößt werden. Auch kann der Halsbereich über Larynx und Pharynx von außen berührt und mit dem Finger gestrichen werden, wodurch bei kleineren Tieren sich ein Schluckreflex auslösen läßt.

Eine weitere Funktion des N. vagus ist die parasympathische Versorgung des autonomen Nervensystems.

Bei großen *Echsen* und *Krokodilen* kann ein vago-vagaler Reflex ausgelöst werden, indem man mit Fingern für einige Minuten auf beide Augen gleichzeitig Druck ausübt. Dadurch lassen sich Herzfrequenz und Blutdruck senken. Die Tiere werden ruhig, und kleinere nichtinvasive Eingriffe können durchgeführt werden.

46.37.3.5 Untersuchung von spinalen Reflexen ▷

Bei Heimtieren wird die Beurteilung der Sehnenreflexe vor allem durch die Körpergröße und die zur Untersuchung nötige Fixation der Tiere erschwert. Bei größeren Tieren, wie *Kaninchen* und *Frettchen*, können die Reflexe wie bei der Katze untersucht werden.

Bei *Reptilien* ist eine Auswertung der Reflexe wegen der dicken Hornhaut und der Anatomie bestimmter Tiere (Schildkröten, Schlangen) kaum möglich.

Oberflächenreflexe (Pannikulus-, Rücken- und Bauchdeckenreflex), die Prüfung der Hautsensibilität sowie der Anal- bzw. der Kloakalreflex sind bei den Heimtieren relativ gut zu prüfen.

46.37.4 Schmerzempfindung und Tiefensensibilität ▶

Die Schmerzempfindung ist bei Heimtieren gleich zu erheben wie bei Haustieren.

Bei *Reptilien* ist die Reizschwelle in der Regel ggr. höher als bei Säugetieren und demzufolge zur Auslösung einer Schmerzempfindung etwas mehr Druck anzuwenden. Dasselbe gilt auch für die Tiefensensibilität.

46.37.5 Haltungs- und Stellreaktionen ▶

Die Untersuchung der Haltungs- und Stellreaktionen wird bei Kleinsäugern in gleicher Weise durchgeführt wie bei Hund und Katze. Doch können die Reaktionen auf bestimmte Stimulationen etwas schwieriger zu beurteilen sein, da Heimtiere in ihrer Schreckstarre ihre Haltung und Stellung meist nicht sofort korrigieren.

Bei *Reptilien* wird zur Beurteilung der Propriozeption vor allem der sogenannte Umkehrreflex stimuliert. Dazu werden die Tiere in Rückenlage verbracht. Gesunde Reptilien versuchen sich sogleich wieder in normale Position zu bringen.

Schildkröten und *Echsen* stemmen ihren Kopf gegen die Unterlage und versuchen mittels strampelnder Bewegungen mit den Beinen wieder Bodenkontakt zu gewinnen.

Schlangen beginnen mit der Umkehrung ihres Körpers im Bereich des Kopfes und winden sich in ihre normale Position zurück.

Bei diesen Bewegungsvorgängen können neben der Propriozeption auch die Bewegungsabläufe der Extremitäten und des Rückgrats beurteilt werden.

Bei Echsen und *Krokodilen* kann es vorkommen, daß sie in Rückenlage verbracht und bei Berührung des Bauches in einen sedativen Zustand verfallen und keinen Umkehrreflex mehr zeigen.

Weiterhin kann die Propriozeption bei Schildkröten und Echsen an den Gliedmaßen anhand des Rückzieh- oder Korrekturreflexes untersucht werden.

46.37.6 Weiterführende Diagnostik

Als weiterführende Diagnostik werden Blutuntersuchungen und Radiologie angewendet. Hinsichtlich Radiologie mit Kontrastaufnahmen (Myelographie) oder Elektrodiagnostik und Entnahme von zerebrospinaler Flüssigkeit ergeben sich aus der geringen Körpergröße vor allem für Nagetiere und der unterschiedlichen Anatomie bei Reptilien (kein eigentlicher Subarachnoidalraum zur Entnahme von Zerebrospinalflüssigkeit vorhanden) Schwierigkeiten der Durchführung und Befundinterpretation. Weitere diagnostische Möglichkeiten werden infolge der hohen Kosten nicht durchgeführt.

46.37.7 Wichtige neurologische Störungen bei einigen Heimtieren

Neurologische Symptome werden bei *Frettchen* meist in Zusammenhang mit systemischen Erkrankungen oder traumatischen Ereignissen beobachtet. Bei Störungen des Bewußtseins und Verhaltensänderungen müssen immer Krankheiten wie Staupe und Tollwut in Betracht gezogen werden. Andererseits führen Hypoglykämie infolge von Anorexie oder eines Insulinoms, Intoxikationen, Sepsis, Kardiomyopathie und Lebererkrankungen zu Schwäche (an den Hinterextremitäten zu beobachten), Kollaps und Bewußtseinstrübungen. Als primäre neurologische Erkrankungen sind Wirbelsäulenverletzungen, Bandscheibenerkrankungen, Neoplasien und ZNS-Infektionen zu erwähnen.

Bei *Kaninchen* werden als häufigste neurologische Störungen Kopfschiefhaltung, Tortikollis, Drehung um die Längsachse, Opisthotonus und Ataxie gesehen. Diese Störungen werden durch Infektionen mit Pasteurellen, Listerien, Enzephalitozoon, Toxoplasmen, Psoroptes-Milben, aber auch durch Vergiftungen verursacht.

Da Kaninchen in Relation zur Körpergröße und Muskelmasse ein feines Knochenskelett haben, treten bei falscher Handhabung sehr leicht Frakturen und Luxationen auf. Strampeln bei nicht unterstütztem Beckengürtel kann Frakturen und Subluxationen der Lendenwirbel, Fallen von Arm oder Tisch Frakturen der Extremitäten (vor allem Tibia) oder Luxationen von Ellbogen- oder Tarsalgelenken zur Folge haben.

Muskelschwäche und -atrophien entstehen meist bei Fütterungsproblemen oder Hypovitaminose E.

Muskelkrämpfe und Anfälle werden in Zusammenhang mit metabolischen Störungen und bei Intoxikationen beobachtet.

Nagetiere: Neurologische Störungen treten bei Nagetieren sehr häufig bei tumorösen Entartungen im ZNS-Bereich, sowie bei Mangelernährung (Hypoglykämie, Hypovitaminosen) und Vergiftungen auf.

Chinchillas entwickeln sehr leicht neurologische Störungen in Form von Anfällen infolge von Streßeinwirkungen. Sie reagieren auch auf bestimmte Medikamente wie Sedativa und Narkotika mit erhöhter Anfallsbereitschaft.

Reptilien: Echsen (hauptsächlich Iguaniden) entwickeln bei einer Ca-P-Imbalanz im Futter neurologische Störungen infolge der Hypokalzämie. Diese zeigen sich als Muskeltremor und Muskelschwäche bis hin zu Paralysen.

46.38 Applikation von Arzneimitteln und Diagnostika

Bei der Applikation von Medikamenten bei Heimtieren ist vor allem darauf zu achten, daß der Vorgang unter möglichst geringer Streßeinwirkung erfolgt.

Bei Reptilien ist darauf zu achten, daß diese während und nach der Behandlung in ihrer optimalen Umgebungstemperatur gehalten werden, um die Absorption der Arzneimittel enteral und parenteral zu gewährleisten.

46.38.1 Orale Applikation

Kaninchen: Nur bei ungestörter Futteraufnahme können Medikamente in das *Fertigfutter* eingemischt werden (z. B. Antikokzidia). Eine Mischung des Medikamentes in kleine Futterportionen ist möglich. Diese Portion wird den Tieren nach ca. 6-stündiger Hungerzeit vorgesetzt.

Nur bei ungestörter Tränkeaufnahme und wasserlöslichen Präparaten ist die Verabreichung von Arzneimitteln über das *Trinkwasser* möglich. Während der Behandlungszeit sollte keine weitere Wasserquelle und kein Naßfutter angeboten werden.

Die Arzneimittelapplikation ist über eine *Magen-Schlundsonde* auch bei gestörter Futter- und Trinkwasseraufnahme anwendbar. Eine genaue Dosierung ist möglich. Eine Magensonde wird vorsichtig über einen Tubus eingeführt (Durchmesser 2–3 mm). Der Tubus soll ein Zerkauen der Sonde verhindern. Zur Prüfung des richtigen Sitzes können 2–3 Tropfen Aqua bidestillata in die Sonde eingegeben werden. Liegt die Sonde in der Luftröhre, erfolgt starker Husten sowie heftige Abwehr der Tiere.

Bei Einzeltieren können Medikamente in Flüssigkeit aufgelöst über eine Plastikspritze verabreicht werden. Der Spritzeninhalt wird dabei auf der Zunge oder in der Backenfalte deponiert. Die Eingabe sollte tropfenweise oder in kleinen Portionen erfolgen, daß das Tier die Möglichkeit hat, abzuschlucken. Übermäßige Mengen auf einmal und Gabe der Medikamente zu weit hinten in den Rachenraum können eine Aspiration zur Folge haben.

Zur Förderung der Akzeptanz können die Medikamente mit Gemüse- und Fruchtsäften, Kinderbrei, Marmelade oder Sirup vermischt angeboten werden.

Auf diese Weise kann auch eine Zwangsfütterung z. B. mit Kinderbrei aus Gemüsen, Früchten und Getreide oder mit Haferschleim erfolgen.

Bei *Nagetieren* können Medikamente ebenfalls über das Futter oder Trinkwasser verabreicht werden. Bei gestörter Futteraufnahme kann auch eine direkte Applikation über eine Spritze mit aufgesetzter Knopfkanüle erfolgen. Bei einiger Übung und unter guter Fixation der Tiere können Medikamente über eine Knopfkanüle direkt in den Magen eingegeben werden.

Bei geschwächten *Igeln* kann eine direkte orale Eingabe von Medikamenten über eine Spritze, auch mit aufgesetzter Kanüle, erfolgen.

Bei kräftigeren Tieren mit Tendenz sich einzurollen wird die direkte Applikation schwieriger. Hier können Medikamente in kleinen Futterportionen vor der Fütterung verabreicht werden.

Bei *Frettchen* erfolgt die orale Medikamentenapplikation wie bei Katzen und kann ebenso schwierig sein. Es empfiehlt sich, die Medikamente in geschmacklich attraktiven Substanzen versteckt oder in kleinen Futterbissen nach 2–4stündigem Fasten anzubieten.

Medikamentenverabreichung und Zwangsfütterung erfolgt bei *Schildkröten* mittels Spritze und aufgesetzter Plastik- oder Gummisonde. Die Länge der Sonde sollte etwas größer sein als der Abstand von der Maulspalte bei gestrecktem Hals bis zur Mitte der Bauchpanzerplatte.

Neben der Medikamentenverabreichung über das Futter kann bei geschwächten *Echsen* eine direkte Eingabe in die Maulhöhle erfolgen, wobei kleine Portionen Futterbrei vermischt mit den Medikamenten auf die Zunge gegeben wird, wodurch in der Regel ein Schluckreflex ausgelöst werden kann. Bei direkter Verabreichung von Medikamenten in den Magen über eine Sonde ist Vorsicht geboten, da die Ösophaguswand bei Reptilien sehr dünn ist.

Bei *Schlangen* hat die Eingabe von Medikamenten über eine Sonde möglichst weit in den Ösophagus zu erfolgen (wenn möglich bis in den Magen), da die Schlangen bei Aufregung Tendenz zeigen, eingegebenes Material wieder hervorzuwürgen. Doch auch hier ist wegen der dünnen Ösophaguswand Vorsicht geboten. Die Sonde ist sehr behutsam und ohne viel Druck unter Berücksichtigung der Windungen und der angespannten Muskulatur bei der Abwehr der Schlange einzuführen.

46.38.2 Intravenöse Injektion

Bei *Kaninchen* kann die intravenöse Verabreichung von Medikamenten an den gleichen Stellen wie bei der Katze durchgeführt werden. Auch die Ohrrandvene kann zur Injektion gewählt werden. Doch ist hier Vorsicht mit leicht irritierenden Substanzen geboten, da es bei paravenöser Injektion leicht zu Ohrmuschelnekrosen kommen kann.

Diese Art der Medikamentenapplikation wird bei sehr *kleinen Nagetieren* infolge des geringen Gefäßdurchmessers kaum angewendet. Unter Umständen kann die V. saphena an der kaudolateralen Seite der Hinterextremität versucht werden. Doch die kleinen Gefäße kollabieren sehr leicht, die Gefahr einer paravenösen Injektion ist groß.

Unter Vollnarkose lassen sich Medikamente auch beim *Igel* in die V. saphena injizieren. Doch wird diese Art der Verabreichung nur sehr selten angewendet.

Die intravenösen Zugänge der *Frettchen* sind vergleichbar mit denjenigen bei der Katze.

Bei *Schildkröten* können Medikamente in die V. jugularis oder in die dorsale Schwanzvene injiziert werden.

Bei größeren *Echsen* kann eine intravenöse Injektion im Bereich der ventralen Schwanzvene erfolgen. Bei manchen Arten ist eine sehr oberflächliche Abdominalvene ausgebildet, in die sich injizieren läßt. Doch ist diese ziemlich beweglich und läßt sich schlecht unter der gespannten Bauchhaut fixieren. Dadurch ist die Gefahr einer unsichtbaren Blutung bei Anstich des Gefäßes erhöht.

Unter Narkose können Medikamente auch bei *Schlangen* in die Venen im Palatum injiziert werden.

46.38.3 Intramuskuläre Injektion

Die intramuskuläre Injektion sollte bei *Kaninchen* und *Nagetieren* nach Möglichkeit durch eine subkutane Injektion ersetzt werden. Medikamente können intramuskulär im Bereich der Oberschenkel verabreicht werden, da diese Muskeln am kräftigsten ausgebildet sind. Doch sollte bei der Injektion darauf geachtet werden, daß nicht zu nahe bei den Nerven (N. fibularis) eingestochen wird. Es empfiehlt sich für die Injektion den M. quadriceps oder den M. semitendinosus zu wählen. Der Einstich sollte vom Femurknochen weg erfolgen, um das Risiko einer Nervenläsion möglichst gering zu halten.

Bei *Igeln* kann eine intramuskuläre Injektion in die kräftige Hautmuskulatur oder in die Oberschenkelmuskulatur durchgeführt werden, wozu die Igel am besten mit einer Pinzette an einem Büschel Stacheln fixiert werden und die Muskulatur mit der anderen Hand aufgesucht wird.

Da *Reptilien* ein relativ gut ausgebildetes Nierenpfortadersystem aufweisen, sollten Medikamente, die über die Nieren ausgeschieden werden, möglichst in die Muskulatur der vorderen Körperpartie verabreicht werden. Dazu eignen sich die Oberarmmuskeln.

Bei *Echsen* kann die intramuskuläre Injektion in die dorsale Schwanzmuskulatur erfolgen. Bei nierengängigen Präparaten sind die Oberarmmuskeln zu verwenden.

Schlangen haben lange, gut ausgebildete Rückenmuskeln, die sich gut für intramuskuläre Injektionen eignen. Hierbei wird am besten die Körpermitte aufgesucht, wo die Muskulatur sehr dick ausgebildet ist und das Nierenpfortadersystem möglichst umgangen wird.

46.38.4 Subkutane Injektion

Eine subkutane Injektion oder Infusion läßt sich bei *Kleinsäugern* (Nagetieren, Kaninchen, Frettchen) ähnlich wie bei Hund und Katze durchführen. Dazu wird eine Hautfalte über dem Rücken oder im Flankenbereich aufgezogen und die Medikamente unter die Haut verabreicht.

Beim *Igel* wird eine Hautfalte im Übergangsbereich zwischen Stachelkleid und Bauchfell aufgezogen. Eine Injektion unter die Rückenhaut sollte vermieden werden, da Igel im Nacken- und Schulterbereich braunes Fett für die Überwinterung einlagern. Medikamente werden an dieser Stelle daher nicht gut absorbiert.

Schildkröten haben im Übergangsbereich von Panzer zu Hautgewebe an den Extremitäten reichlich Hautfalten, die zur Injektion verwendet werden können. Im Bereich der Vorderextremitäten ist jedoch Vorsicht geboten. Die Injektionsnadel darf nicht zu tief und zu dorsal eingeführt werden, da sich dorsal unter dem Rückenpanzer die Lungen befinden.

Bei *Echsen* lassen sich zur subkutanen Verabreichung von Medikamenten Hautfalten im Flankenbereich und die Kniefalten verwenden. Da nur sehr wenig subkutanes Fettgewebe vorhanden ist, ist die Applikation von größeren Mengen Flüssigkeit auf mehrere Stellen zu verteilen, um zu starke und schmerzhafte Spannung der nur geringgradig elastischen Haut zu vermeiden.

Bei *Schlangen* ist die subkutane Injektion schwieriger als die intramuskuläre. Schlangen haben kein eigentliches subkutanes Gewebe. Die relativ dicke Haut liegt demzufolge der Muskelschicht dicht an. Bewegt sich die Schlange, ist es relativ schwierig eine Hautfalte aufzuziehen. Wird Flüssigkeit subkutan injiziert, ist diese auf mehrere Stellen zu verteilen. Die sonst übermäßige Spannung der Haut führt dazu, daß sich die Injektionsporen nur sehr langsam schließen und die Flüssigkeit wieder nach außen verloren geht.

46.38.5 Intraabdominale Injektion

Die intraabdominale Injektion von Arzneimitteln wird bei Kleinsäugern dann verwendet, wenn eine rasche Absorption erwünscht und kein Gefäßzugang möglich ist.

Dazu werden die Tiere nach Möglichkeit in Rückenlage so fixiert, daß sich der Kopf in einer tieferen Lage befindet. Dann wird die Injektion lateral der Mittellinie vor dem vorderen Beckenrand direkt unter das Bauchfell durchgeführt. So ist die Wahrscheinlichkeit relativ gering, daß Darmschlingen oder andere intraabdominale Organe angestochen werden. Doch bedeutet diese Lage für sehr kranke Tiere zusätzlichen Streß.

Es kann auch versucht werden, die intraabdominale Injektion am Tier in sternaler Position durchzuführen. Dies gilt vor allem für größere *Nagetiere, Kaninchen* und *Frettchen.* Hierzu wird das Becken leicht angehoben, damit die Darmschlingen nach kranial verlagert werden. Dann wählt man die Injektionsstelle an der seitlichen Bauchwand möglichst tief und führt die Nadel eher tangential zur Körperoberfläche ein.

Zur intraabdominalen Injektion können die *Schildkröten* entweder sternal positioniert oder in Seitenlage fixiert werden. Bei der sternalen Position wird die Nadel vor der Hinterextremität parallel zum und möglichst nahe am Plastron (Bauchpanzer) eingeführt.

Bei Tieren in Seitenlage muß das Hinterbein nach hinten gestreckt werden. Die Nadel wird dann vor dem Hinterbein möglichst nahe am Plastron vertikal eingeführt. Diese Stellung ist mit etwas mehr Streß für die Tiere verbunden.

Bei *Echsen* ist die Vorgehensweise relativ ähnlich wie bei den Schildkröten. Die Tiere werden am besten in sternaler Position fixiert. Die Nadel wird dann am tiefsten Punkt gerade vor der Hinterextremität parallel zur Bauchoberfläche eingestochen. Die Injektion sollte nicht zu weit kranial ausgeführt werden, da einige Echsenarten sehr weit nach hinten ausgedehnte Lungensäcke aufweisen.

Für die intraabdominale Injektion wird die *Schlange* am besten in rechter Seitenlage fixiert. Die Injektionsstelle wird dann lateral gerade oberhalb der großen Bauchschuppen gewählt. Hierbei ist zu beachten, daß manche Schlangenarten sehr weit nach kaudal reichende Lungenluftsäcke haben. Somit sollte die Nadel möglichst im letzten Körperviertel eingeführt werden.

Bei *Amphibien* ist die intraabdominale Injektion die Applikationsart der Wahl. Das Vorgehen ist in der Regel ähnlich wie bei den Echsen. Doch ist bei der Wahl der Flüssigkeit darauf zu achten, daß diese möglichst isoton ist, um eine Ausscheidung der Flüssigkeit über die Haut und ein Austrocknen der Tiere zu vermeiden.

46.38.6 Intraossäre Injektion

Wenn kein intravenöser Zugang vorhanden ist, können Medikamente und Flüssigkeiten auch in das Knochenmark injiziert werden. Die Absorptionsmechanismen sind eigentlich ähnlich wie bei intravenöser Applikation. Die Arzneimittel und Flüssigkeiten können daher ebensoschnell und in vergleichbaren Volumina zugeführt werden. Dies ist bei sehr geschwächten Tieren von Vorteil, die in Schocksituation nicht mehr in der Lage sind, Medikamente subkutan zu absorbieren.

Bei *Nagetieren* und *Kaninchen* lassen sich anstelle von teuren und großen intraossären Kathetern einfache Injektionskanülen verwenden. Diese werden am Femurknochen zwischen den Trochantern unter drehenden Bewegungen durch den Knochen in das Mark eingeführt. Diese Kanülen können unter Umständen für 24–48 Stunden im Knochen belassen werden, müssen aber unter möglichst sterilen Bedingungen sehr gut mit Bandagenmaterial fixiert werden.

Bei *Frettchen* ist die Vorgehensweise gleich wie bei der Katze. Doch ist zu beachten, daß die Frettchen unter Umständen sehr neugierig sein können und am Katheter zu nagen versuchen. Herkömmliche Halskragen müssen wie ein Brustgeschirr vor und hinter den Vorderbeinen gut fixiert werden. Frettchen sind dank ihrer schlanken Körperform in der Lage aus einem Halskragen herauszuschlüpfen.

Bei *Igeln* ist eine inraossäre Injektion nur unter und während einer Narkose möglich. Danach ist der Katheter wieder zu entfernen.

Zur intraossären Applikation von Medikamenten kann bei *Schildkröten* der Panzerknochen verwendet werden. Die Extremitätenknochen sind dazu weniger geeignet, da die Schildkröten die Tendenz haben, diese in den Panzer zurückzuziehen.

Für die Einführung eines Katheters wird der kaudale Rand des Rückenpanzers (Karapax) gewählt. Der Panzer wird sehr gut und antiseptisch gereinigt. Daraufhin wird der Panzer etwas angefeilt, bis Knochengewebe sichtbar wird. Dann wird eine Kanüle eingeführt und die Medikamente verabreicht. Die Kanüle kann für 24, maximal 48 Stunden mit einem sterilen Verband fixiert werden.

Für Echsen ist die Methode ähnlich der der Säugetiere. Ein geeigneter Zugang ist der Tibiaknochen. Der Katheter oder die Kanüle wird im Bereich der Tuberositas tibiae unter drehenden Bewegungen gesetzt und kann gut fixiert 24–48 Stunden belassen werden.

46.38.7 Lokale Applikationsarten

46.38.7.1 Applikation auf die Haut

Eine Verabreichung von Arzneimitteln über die Haut kann als lokale Therapie zur Behandlung von Hautproblemen angewendet werden. Doch kann auch eine systemische Wirkung von Medikamenten durch die Absorption über die Haut erreicht werden.

Bei *Kleinsäugern* wird diese Art der Applikation zur Bekämpfung von Ektoparasitosen und von Hauterkrankungen angewendet.

Bei *Reptilien* ist infolge der dicken Hornschicht die Absorption von Medikamenten über die Haut reduziert. Hierbei ist wichtig, daß die Haut vorher gut erwärmt wird.

Die perkutane Verabreichung von Arzneimitteln spielt bei *Amphibien* eine große Rolle, da diese Tiere sehr viele Stoffe über die Haut aufnehmen. Dies kann einerseits durch direktes Auftragen von Substanzen erreicht werden. Oder die Tiere werden in einer Lösung gebadet und nehmen so die Medikamente über die Haut auf.

46.38.7.2 Intrakonjunktivale Applikation

Diese Applikationsart gilt für Augentropfen und -salben. Dazu werden bei allen Tieren die Augenlider mit Daumen und Zeigefinger einer Hand fixiert, damit das Tier die Augen nicht schließen kann. Mit der anderen Hand werden die Arzneimittel aufgetragen. Danach wird das Auge noch einen Moment fixiert, um ein Verteilen des Medikamentes zu ermöglichen und ein Ausspülen durch das Schließen des Auges zu verzögern. Dieser Vorgang ist bei kleinen *Nagern*, *Schildkröten* und *Echsen* etwas schwieriger.

Bei *Schlangen* ist die direkte Behandlung des Auges nicht möglich, da dieses durch die Hornhautbrille abgedeckt ist. Das Auftragen von Salben zur Erhöhung der Feuchtigkeit kommt einer kutanen Applikation gleich.

46.38.7.3 Rektale oder kloakale Applikation

Eine rektale Applikation von Arzneimitteln kann bei *Kleinsäugern* mittels einer Spritze und einer aufgesetzten sehr kleinen Gummisonde erfolgen. Die Volumina dürfen nicht zu groß gewählt werden, da sonst ein erhöhter Reiz gesetzt wird, der die Tiere veranlaßt, die Medikamente wieder auszupressen.

Bei *Reptilien* können Medikamente und Flüssigkeiten über die Kloake eingeführt werden, da diese Tiere eine gute Resorption über den Dickdarm aufweisen.

Werden Reptilien gebadet, können dem Wasserbad Medikamente zugeführt werden, die dann oral aufgenommen, über die Haut (zu einem geringen Teil) und vor allem über die Kloake absorbiert werden können.

46.38.7.4 Intrapräputiale und intravaginale Applikation

Auch bei *Kleinsäugern* lassen sich infolge der geringen Körpergröße in beschränktem Maße Medikamente zur lokalen Behandlung in das Präputium der männlichen und das Vestibulum und die Vagina der weiblichen Tiere eingeben.

46.38.7.5 Applikation in die Harnblase

Bei *Kleinsäugern*, bei denen die Harnblase katheterisiert werden kann, ist auch eine Verabreichung von Medikamenten direkt in die Harnblase möglich.

Sachwortverzeichnis

Seitenangaben **in Fettdruck** verweisen auf Abbildungen bzw. Tabellen.